AF643515

btb

Jeffrey Berman

Der Therapeut als Erzähler

Irvin D. Yalom und die Psychotherapie

Aus dem Amerikanischen
von Liselotte Prugger

btb

Auf die Zukunft – auf unsere geliebten Enkelkinder:
Audrey, Max, Nate, Skyler, Sloane und Talia.
Und auf Julie, der funkelnde Stern meines Lebens.

Inhalt

Danksagung

Ich bin Irvin Yalom sehr dankbar dafür, dass er sich die Zeit genommen hat, das Manuskript von *Der Therapeut als Erzähler* zu lesen und zu kommentieren, bevor ich es meinem Verlag zur Veröffentlichung gegeben habe. Er wies mich auf sachliche Fehler hin, half mir, Zusammenhänge zu erkennen, die ich nicht gesehen hatte, und erlaubte mir, seine Kommentare in diesem Buch zu verwenden. Als ich im Frühling 2017 in den Yalom-Archiven an der Stanford University recherchierte, luden Irv und Marilyn Yalom meine Frau Julie und mich zum Abendessen ein. Es war mir ein großes Vergnügen, die Yaloms zu treffen, die nicht liebenswürdiger hätten sein können. Als ich Irv Yaloms Antworten auf mein Manuskript las, hatte ich das gleiche Gefühl, das ich habe, wenn ich seine Bücher lese: Er gehört zu den Leuten, wie Henry James in »The Art of Fiction« anmerkt, »an denen nichts verloren ist«. Wie unzählige andere weiß ich seit Langem, dass Lesen und Schreiben therapeutisch wirken; ein Buch über Yalom zu schreiben, war die preiswerteste und effektivste Psychotherapie in meinem Leben.

Ich danke den Mitarbeitern der Abteilung *Special Collections* an der Stanford University, die alles getan haben, um mir bei meiner Recherche in den Yalom-Archiven zu helfen, in denen Hunderte von Briefen aufbewahrt werden, die von der Kraft seiner Schriften zeugen. Ein typischer Kommentar von einer Frau, die den kürzlichen Tod ihres Vaters betrauerte: »Ich möchte Ihnen für all Ihre großherzigen Schriften danken. Sie haben mir geholfen, den Tod anzunehmen, die Angst vor dem Tod zu verstehen und auch, wie wichtig es ist, das Leben in vollen Zügen zu genießen, und, am allerwichtigsten, jenen Liebe zu zeigen, mit denen wir einen Teil unseres Weges gehen. Hätte ich mich nicht ganz und gar in Ihren Schriften versenkt, würde ich vermutlich nicht so gut zurechtkommen. Ich danke Ihnen von ganzem Herzen. Danke!« Man könnte ein ganzes Kapitel Yaloms Korrespondenz widmen, insbesondere, was seinen Einfluss auf *Mental-Health-Professionals* angeht, wie etwa diesem Brief eines australischen Therapeuten von 2004 zu entnehmen ist: »Sie waren der einflussreichste Therapeut in meiner Ausbildung, und ich mag gar nicht daran denken, dass Sie irgendwann nicht mehr da sein könnten, um Ihre Weisheit und Ihren Humor mit uns zu teilen.«

Ein Teil der psychobiographischen Debatte, die in *Und Nietzsche weinte* verhandelt wird, taucht in meinem Aufsatz zu »Hemingways Selbstmorde: Ein psychobiographischer Ansatz zur Literatur« auf (in: *Kritische Einsichten: Psychologische Ansätze zur Kritik*, herausgegeben von Robert C. Evans, veröffentlicht 2017 von Grey House). Einige der Informationen über Anne Sextons sexuelle Beziehung zu ihrem Psychiater Frederick J. Duhl stammen aus dem Buch *Confidentiality and Its Discontents: Dilemmas of Privacy in Psychotherapy* (Vertraulichkeit und das Unbehagen daran: Das Dilemma der Privatsphäre in der Psychotherapie), das in Zusammenarbeit mit Paul W. Mosher entstand und 2015 in der Fordham University Press veröffentlicht wurde.

Ich danke den beiden anonymen Lesern der State University of New York Press für ihre hilfreichen Vorschläge zur Verbesserung dieses Buches. Dies ist mein viertes Buch bei SUNY Press, und wie immer bin ich James Peltz für seine unermüdliche Unterstützung dankbar. Mein besonderer Dank gilt Rafael Chaiken, dem Redaktionsassistenten des Verlags, der mitgeholfen hat, die Herstellung des Manuskripts zu beschleunigen. Ich nehme mir immer die Zeit, die grammatischen und stilistischen Fehler meiner Studenten und Studentinnen zu korrigieren, und deshalb danke ich meiner hervorragenden Lektorin Dana Foote, die mich auf meine grammatischen und stilistischen Fehler hinwies. Schließlich möchte ich Julie danken, die mir auf vielfältige Weise geholfen hat, unter anderem opferte sie Stunden, um die geheimnisvollen Artefakte zu entfernen, die beim Formatieren des Manuskripts zutage traten.

Einführung

Existenzieller Schmerz

Ich gehöre zu den Lesern von Irvin Yalom, welche, nachdem sie die erste Seite von ihm gelesen haben, mit Bestimmtheit wissen, dass sie alle Seiten lesen und auf jedes Wort hören werden, das er überhaupt gesagt hat. Mein Vertrauen zu ihm war sofort da und ist jetzt noch dasselbe wie vor neun Jahren. Ich verstand ihn, als ob er für mich geschrieben hätte. (Dies ist die verständlichste, allerdings auch einigermaßen törichte und eingebildete Art, es auszudrücken, gleicht sie doch exakt den Worten Nietzsches in seinem Aufsatz »Schopenhauer als Erzieher«.)

Die vorangegangenen Sätze beschreiben genau, was ich empfinde, wenn ich Irvin Yaloms Schriften lese, obwohl das in Wahrheit nicht meine, sondern wie erwähnt Friedrich Nietzsches Worte sind, mit denen er seine grenzenlose Bewunderung für seinen intellektuellen Mentor ausdrückt. Ich stieß auf diese Zeilen, als ich im Rahmen meiner Recherche zwei Romane Yaloms, nämlich *Und Nietzsche weinte* und *Die Schopenhauer-Kur* las.

Damit will ich nicht sagen, dass ich ein Nietzsche bin oder Yalom ein Schopenhauer. Aber Yalom ist seit Langem einer meiner Helden, schon länger als die neun Jahre, von denen Nietzsche spricht. Ich bewundere Yalom für seine fundierten Beiträge sowohl zur Psychotherapie als auch zur Literatur, und ich bewundere ihn für seine große Menschlichkeit. Er ist zwar nicht der Erste, der über den »existenziellen Schmerz« schreibt, aber nur wenige Autoren haben das Thema in Fachbüchern oder fiktiven Werken über einen längeren Zeitraum treffender erforscht als Yalom. Tatsächlich hat er den existenziellen Schmerz auf einzigartige Weise sowohl in die Psychotherapie als auch in die Erzählung darüber einfließen lassen.

Mit diesem Buch verfolge ich das Ziel, Yaloms Werdegang und Entwicklung als existenzieller Psychotherapeut und als Geschichtenerzähler aufzuzeigen. Nietzsche stellte sich letztendlich gegen Schopenhauer; er lehnte seinen ehemaligen Mentor wegen seines düsteren Pessimismus und seiner Schwarzmalerei ab; demgegenüber hat sich meine Wertschätzung für den lebensbejahenden Yalom im Laufe der Zeit noch gesteigert. Mein Vertrauen zu Yalom erwachte zum Leben, als ich vor Jahren zunächst *Die Liebe und ihr Henker* und danach *Und Nietzsche weinte* las. Beide Werke haben mich überwältigt. Dann begann ich, systematisch alle seine Schriften zu lesen. Ich bin Professor für Englisch, kein Psychotherapeut, glaube aber, dass ich ihn verstehe, als hätte er für mich geschrieben. Falls solch ein Eingeständnis dafür gesorgt hat, dass Nietzsche sich töricht und eingebildet vorgekommen sein möge, so habe ich kein Problem damit, ebenso zu fühlen.

»Autobiographische Anmerkungen«

Da die Selbstoffenbarung des Therapeuten der Eckpfeiler der Schriften Yaloms ist, liegt es nahe, mit seiner »Autobiographical Note« zu beginnen. Yalom wurde 1931 in Washington, D. C., als Sohn von Eltern geboren, die kurz nach dem Ersten Weltkrieg aus einem russischen Dorf in die Vereinigten Staaten einwanderten. Er lebte in einer winzigen Wohnung über dem Lebensmittelladen seiner Eltern in einem armen Schwarzen-Viertel. Washington war damals noch eine von Rassentrennung geprägte Stadt, und er enthüllt in seiner »Autobiographical Note«, dass Lesen seine Zuflucht war. Zweimal die Woche unternahm er »die gefährliche Fahrradtour« von seiner Wohnung zur öffentlichen Bibliothek:

> Zu Hause gab es weder Vorbildfunktion noch Orientierung: Meine Eltern hatten so gut wie keine weltliche Bildung, lasen keine Bücher und waren ausschließlich damit beschäftigt, um ihr wirtschaftliches Überleben zu kämpfen. Meine Buchauswahl war willkürlich und zum Teil von der Architektur der Bücherei bestimmt; der große, zentral aufgestellte Bücherschrank mit Biographien weckte schon früh mein Interesse, und ich verbrachte ein ganzes Jahr damit, das Bücherregal von A (John Adams) bis Z (Zarathustra) abzuarbeiten. Doch es waren die Romane, bei denen ich Zuflucht fand, eine alternative, befriedigendere Welt, eine Quelle der Inspiration und Weisheit. In jungen Jahren wuchs in mir der Gedanke – den ich niemals aufgegeben habe –, dass es nichts Schöneres für einen Menschen gebe, als einen Roman zu schreiben.

Yalom wusste um das ungeheuer schwierige Unterfangen, seinen Lebensunterhalt mit der Schriftstellerei zu verdienen. Angesichts der Entscheidungen seiner Klassenkameraden hatte er praktisch nur zwei Möglichkeiten: entweder Medizin zu studieren oder in das Geschäft seines Vaters einzusteigen. Er entschied sich für Ersteres, hauptsächlich, weil das Medizinstudium mehr mit Tolstoj und Dostojewski zu tun zu haben schien, die beide einzigartige Psychologen waren. Er wählte die Psychiatrie, die damals wie heute eine unendliche Faszination auf ihn ausübte. Yalom hebt das erzählerische Element der Psychiatrie hervor, das gleiche Element, das auch den Roman antreibt. »Ich widmete mich jedem Patienten mit gespannter Erwartung, im Hinblick auf die Geschichte, die sich vor mir entfalten sollte. Ich glaube, dass jeder

Patient seine ganz eigene Therapie braucht, weil jeder seine einzigartige Geschichte hat.«

1954 heiratete Yalom Marilyn Koenick, die Frau, die sich als seine Seelenverwandte erweisen sollte. Sie war über viele Jahre Französischprofessorin, danach Gastdozentin am *Clayman Institute for Gender Studies* in Stanford und Autorin vieler hochgelobter Bücher. Die Yaloms haben vier Kinder. Irv und Marilyn Yalom beziehen sich in ihren Büchern oft aufeinander, und beide beeinflussen einander im Denken wie im Schreiben.

Nach seinem Abschluss an der Boston University School of Medicine 1956 absolvierte Yalom 1960 seine praktische Ausbildung an der *Henry Phipps Psychiatric Clinic* des Johns Hopkins Hospital. In seinem Buch *In die Sonne schauen* schreibt er über den Tod zweier seiner Johns-Hopkins-Mentoren John Whitehorn und Jerome Frank sowie über den Tod eines dritten Mentors, Rollo May, der auch sein Analytiker und Freund war. Nach einer psychiatrischen Facharztausbildung am Mount Sinai Hospital in New York City diente Yalom als Captain in der US-Armee, die in Honolulu, Hawaii, stationiert war. 1960 begann er als Dozent für Psychiatrie an der Stanford Universität zu lehren. 1968 hatte er sich zum ordentlichen Professor hochgearbeitet. Von 1981 bis 1984 war er medizinischer Leiter der psychiatrischen Station des Stanford Universitätsklinikums und Mitarbeiter im Center for Advanced Study in the Behavioral Sciences in Palo Alto, Kalifornien.

In den Anfängen seiner akademischen Laufbahn schrieb Yalom die bahnbrechenden, psychiatrischen Lehrbücher, für die er schon frühen Ruhm erntete. Sein erstes Buch *Theorie und Praxis der Gruppenpsychotherapie* wurde 1970 in den USA veröffentlicht und erscheint derzeit in der 17. Auflage, was für einen psychiatrischen Text selten ist; weit über eine Million Exemplare wurden verkauft, und es wurde in achtzehn Sprachen übersetzt. Drei Jahre später war er Co-Autor von *Encounter Groups: First Facts (Encounter-Gruppen: Erste Fakten)*. Sein nächstes Buch *Jeden Tag ein bißchen näher: Eine ungewöhnliche Geschichte*, das er gemeinsam mit einer Patientin als Co-Autorin mit dem Pseudonym Ginny Elkin verfasste, wurde 1974 veröffentlicht. Yaloms Buch *Existentielle Psychotherapie* von 1980 war maßgebend für die Neuorientierung einer Psychotherapie, die von der Begeisterung des Therapeuten für die Philosophie inspiriert war. *Im Hier und Jetzt* erschien 1983.

Die Liebe und ihr Henker, der erste von drei Bänden mit Erzählungen aus der Psychotherapie, war in den Vereinigten Staaten bei seiner Veröffentlichung 1989 ein großer Erfolg bei Kritik und Publikum und begründete Yaloms Ruf als Meister des kreativen Sachbuches. Die zehn Erzählungen aus der Psychotherapie, die alle auf Patienten basieren, deren Identitäten stark verschleiert wurden, verraten Yaloms Lust am Geschichtenerzählen. Alle seine Bücher wurden in den Vereinigten Staaten von Basic Books publiziert – ungewöhnlich in einer Branche, in der sich Autoren und Verleger selten ein Leben lang gegenseitig verpflichten. Verpflichtung ist ein Schlüsselwort für Yalom: Er hat bewiesen, dass er sich seiner Familie, seinen Patienten, seinem Beruf und seinen Lesern und Leserinnen ein Leben lang verpflichtet fühlt.

Und Nietzsche weinte, Yaloms erster und vielleicht bekanntester Roman, wurde 1992 veröffentlicht und ist nach wie vor ein großer Erfolg bei Kritik und Publikum. Vier Millionen Exemplare des Romans wurden verkauft, er wurde in siebenundzwanzig Sprachen übersetzt und verfilmt. *Und Nietzsche weinte* ist ein historischer und philosophischer Roman, der imaginiert, wie es wäre, wenn zwei berühmte Zeitgenossen, Josef Breuer und Friedrich Nietzsche, die einander nie begegnet sind, sich gegenseitig mit einer neuen Therapie, der »Redekur« (an deren Entstehung Breuer tatsächlich beteiligt war), behandelt hätten. *Und Nietzsche weinte* repräsentiert auch ein neues Subgenre des Romans, den »Lehrroman«, der darauf abzielt, jungen Therapeuten unterschiedliche Aspekte der Psychotherapie zu erhellen. Yaloms Herausforderung als Psychiater und als Geschichtenerzähler ist es, zu lehren und zu unterhalten – eine gewaltige Aufgabe angesichts der sardonischen Beobachtung Jane Austens in *Stolz und Vorurteil*: »Es liegt nun einmal in der menschlichen Natur, alles besser wissen zu wollen als andere, aber beibringen können wir anderen leider nichts, was der Mühe wert ist.«

Nach *Die Liebe und ihr Henker* sowie *Und Nietzsche weinte* folgten zwei weitere Bände mit psychotherapeutischen Erzählungen, *Die Reise mit Paula* (1999) sowie *Denn alles ist vergänglich* (2015) und drei weitere Romane, *Die rote Couch* (1996), *Die Schopenhauer-Kur* (2005) und *Das Spinoza-Problem* (2012). *Liebe, Hoffnung, Psychotherapie* (2004) und *Was Hemingway von Freud hätte lernen können* 2003, editiert von seinem Sohn Ben Yalom, erschienen in den USA 1998 als *The Yalom Reader*, mit einem Umfang von fünfhundert Seiten. *The Yalom Reader* enthält eine Auswahl aus seinen Lehrbüchern, Romanen und Geschichten aus der Psychotherapie und erschien in Deutschland in zwei Bänden. *Der Panama-Hut*, veröffentlicht 2002, übermittelt viele Einsichten für Psychotherapeuten und für die breite Öffentlichkeit. *In die Sonne schauen: Wie man die Angst vor dem Tod überwindet*, veröffentlicht 2008, ist eine Meditation über unsere tiefsten Ängste. *Yaloms Anleitung zum Glücklichsein (Yalom's Cure)*, ein Dokumentarfilm über das Leben des Therapeuten als Achtzigjähriger, wurde 2014 gedreht. Yaloms autobiographisches Buch *Wie man wird, was man ist* wurde 2017 veröffentlicht. 1994 beendete Yalom nach zweiunddreißig Jahren in Stanford in der psychiatrischen Abteilung seine Lehrtätigkeit und ging in den Ruhestand; er führt nach wie vor eine kleine Psychotherapiepraxis in Palo Alto und San Francisco.

Auszeichnungen

Yalom hat zahlreiche Auszeichnungen von literarischen und psychiatrischen Organisationen erhalten. Die französische Übersetzung von *Das Spinoza-Problem* wurde 2014 mit dem Prix des Lecteurs gekürt. *Und Nietzsche weinte* gewann die Commonwealth-Goldmedaille für den besten Roman des Jahres 1993 und wurde 2009 von der Internationalen Wiener Buchmesse ausgezeichnet; hunderttausend Gratisexemplare wurden an die Bürger von Wien verteilt. Im Jahr 2000 wurde Yalom der Oskar Pfister Award der American Psychiatric Association für bedeutende Beiträge auf dem Gebiet der Religion und Psychiatrie verliehen, 1976 der Foundation's Fund Award für Forschung in der Psychiatrie von der American Psychiatric Association und 1974 der Edward Strecker Award für bedeutende Beiträge auf dem Gebiet der psychiatrischen Behandlung von Patienten, verliehen vom Institut des Pennsylvania Hospital. Das Department of Psychiatry and Behavioral Sciences an der Stanford School of Medicine sponsert den Irvin David Yalom, M.D. Literary Award, der alljährlich einem verdienstvollen Studierenden oder Doktoranden für einen außergewöhnlichen Aufsatz oder ein literarisches Schriftstück über seine oder ihre medizinische Erfahrung als Arzt, Auszubildender oder Patient verliehen wird.

Yaloms psychiatrische Lehrbücher, seine Erzählungen aus der Psychotherapie und seine Therapieromane wurden in vielen Fachzeitschriften rezensiert, und Interviews mit Yalom sind in mehreren Magazinen und Zeitungen erschienen. Er gehört zu den berühmtesten lebenden amerikanischen Psychiatern. In einer zum zwanzigjährigen Bestehen der Fachzeitschrift *Psychotherapy Networker* 2006 durchgeführten Umfrage wurden die Teilnehmer gefragt: »Welche Personen haben in den letzten fünfundzwanzig Jahren Ihre praktische Arbeit am meisten beeinflusst?« Die Befragten durften bis zu zehn Personen auflisten. Yalom erreichte Platz vier nach Lichtgestalten wie Carl Rogers, Aaron Beck (dem Begründer der kognitiven Therapie) und Salvador Minuchin (einem der Begründer der Familientherapie). Sigmund Freud schaffte es nicht auf die Liste, und Carl Gustav Jung kam auf Platz acht. In derselben Umfrage wurde Yalom als »bekanntester Theoretiker und Praktiker der existenziellen Psychotherapie des Landes« bezeichnet. Yalom hat auch den Weg in die Popkultur gefunden: In der Fernsehserie *In Treatment* beklagt sich der Therapeut Paul, dem seine Arbeit als Kliniker über den Kopf wächst, bei seiner Supervisorin Gina: »Vielleicht hatte Yalom recht: Vielleicht dreht sich alles immer nur um die Beziehung.«

Doch abgesehen von Ruthellen Josselsons Studie aus dem Jahr 2008, *Irvin D. Yalom: On Psychotherapy and the Human Condition* (Über Psychotherapie und die menschliche Verfassung), in der wertvolle Interviews mit Yalom enthalten sind, gibt es keine umfassenden Studien über seine Arbeit. In dem hier vorliegenden Buch verfolge ich einen chronologischen Ansatz, der uns in die Lage versetzt, sein Werden und seine Entwicklung sowohl als existenzieller Psychotherapeut als auch als Autor von Romanen und erzählerischen Sachbüchern zu verfolgen. In seinen Schriften gibt es deutlich mehr Kontinuitäten als Diskontinuitäten, aber auch einige Überraschungen, insbesondere seine Entwicklung zu einem selbstoffenbarenden Therapeuten. Manchmal beschreibt Yalom in einem frühen Buch einen anonymen Patienten, nur um in einem späteren Buch zu verraten, dass er selbst dieser Patient gewesen ist. Genauso häufig offenbart er sich in einem früheren Buch nur zum Teil, um sich dann in einem späteren Buch ausführlicher dazu zu äußern. Alle seine Bücher enthüllen die fortlaufenden Kapitel seines Lebens. Ein chronologischer Ansatz gibt uns die Möglichkeit zu erkennen, wie, wann, wo und warum Yalom seine Meinung zu bestimmten Themen ändert. Um nur ein Beispiel zu nennen: In seinem ersten Buch steht er dem Begriff *existenziell* so ambivalent gegenüber, dass er ihn in Anführungszeichen setzt und damit andeutet, dass er den Begriff nicht mag. Zehn Jahre später publizierte er die *Existenzielle Psychotherapie*.

Meine eigene autobiographische Notiz

Es mag seltsam erscheinen, dass ein Englischprofessor und nicht ein Psychiater oder Psychologe ein Buch über Yalom schreibt, aber ich interessiere mich seit Langem für die Verbindung zwischen Literatur und Psychoanalyse. Über dieses Thema habe ich mehrere Bücher geschrieben, angefangen 1985 mit *The Talking Cure: Literary Representations of Psychoanalysis* (Die Redekur: Psychoanalyse in der Literatur), in dem bekannte literarische Autoren erkundet werden, die physiologische Zusammenbrüche erlitten, sich der ein oder anderen Therapie unterzogen und später in Romanen oder Sachbüchern Geschichten über ihre Erfahrungen geschrieben haben. Vor Jahren habe ich den bedeutenden Psychoanalytiker und Romanautor Allen Wheelis interviewt und einen langen Essay über ihn geschrieben, der in einem Band veröffentlicht wurde, der der Anerkennung seiner Arbeit gewidmet war. Mit Yalom wollte ich gleichermaßen verfahren, stellte aber fest, dass sein Werk zu umfangreich und komplex ist, um auf einen einzigen Artikel reduziert zu werden. Deshalb entstand dieses Buch.

Ich bin nicht ganz so betagt wie Yalom – ich wurde 1945 geboren und bin in meinen Siebzigern, ein »septuagenarian«, wie ich meinen Studenten immer wieder sage. Seit fünfundvierzig Jahren lehre ich an der Universität von Albany, dazu kommen noch die fünf Jahre, in denen ich als Doktorand und Dozent in Cornell gelehrt habe. Jetzt, am absehbaren Ende meiner beruflichen Laufbahn, hat es für mich eine besondere Bedeutung, Bücher über die Redekur zu schreiben – ein Thema, das mich schon lange fasziniert.

Yaloms Bücher haben mein Verständnis dafür vertieft, weshalb einige meiner pädagogischen Methoden effektiv sind. Dabei fallen mir sofort zwei Beispiele ein:

Erstens hat Yalom lange darauf gepocht, dass das wichtigste Element in der Psychotherapie die Patienten-Therapeuten-Beziehung ist, eine Beobachtung, die durch unzählige empirische Studien gestützt wird. Ich glaube, dass die Student-Lehrer-Beziehung der wichtigste Faktor in der Bildung ist, weitaus bedeutsamer als alles Wissen, das ein Lehrer seinen Schülern vermittelt. Ich ermuntere meine Studenten und Studentinnen, mich mit Vornamen anzusprechen, was auch Yalom bei seinen Patienten macht. Meine Studenten wissen, dass ich mich sehr für sie interessiere. Ebenso wie Lehrer etwas im Leben ihrer Schüler bewirken können, bewirken Schüler etwas im Leben ihrer Lehrer. Ich habe das Glück, mit meinen Studenten und Studentinnen jahrzehntelang in Kontakt zu bleiben, und ich bin in der glücklichen Lage, nun die Kinder meiner ehemaligen Studenten zu unterrichten. Vielleicht werde ich eines Tages noch deren Enkel unterrichten.

Zweitens ist Yalom der einflussreichste Fürsprecher der Selbstoffenbarung des Therapeuten. Die Selbstoffenbarung des Lehrers ist schon lange der Eckpfeiler meines Unterrichts. Die Selbstoffenbarung des Lehrers bewirkt eine Selbstoffenbarung bei den Studenten, und diese Selbstoffenbarung versuche ich, meinen Studenten vorzuleben. Aus den veröffentlichten Rezensionen meiner Bücher weiß ich, dass ich zu einer verschwindenden Minderheit gehöre, die im Literaturunterricht zu selbstenthüllendem Schreiben ermuntert. Meine Studenten erzählen mir, dass ihnen die meisten ihrer Professoren an der Highschool und an der Uni verbieten, ihre Texte in der Ich-Form zu verfassen, größtenteils, weil sie befürchten, sie zu allzu großer Subjektivität zu ermuntern. Es ist zwar richtig, dass Studenten nicht jeden Satz mit »ich denke« oder »ich meine« beginnen sollten, doch in der ersten Person zu schreiben, ermutigt sie zur Selbstreflexion, ein Vorgang, der beim »objektiven« Schreiben schwieriger, wenn nicht gar unmöglich ist. Mein Buch *Risky Writing: Self-Disclosure and Self-Transformation in the Classroom* (Gefährliches Schreiben: Selbstoffenbarung und Selbsttransformation im Klassenzimmer, 2001) konzentriert sich auf die Art und Weise, in der ein empathischer Unterricht es den Studierenden ermöglicht, über die wichtigsten Themen in ihrem Leben zu schreiben. Der Literaturunterricht ist keine Selbsthilfegruppe, doch ich versuche alles, um im Unterricht ein sicheres, empathisches Umfeld zu schaffen, in dem die Studenten und Studentinnen sich gegenseitig unterstützen. »Im besten Falle«, merkt eine Person in *Die Schopenhauer-Kur* an, »existiert nur eine unscharf verlaufende Grenze zwischen Ausbildung und Therapie.«

Wie Yalom habe auch ich mehrere Lehrbücher geschrieben, in denen unzählige Texte meiner Studenten über eine große Vielfalt persönlicher Themen abgedruckt sind. Um die Gefahr einer noch so subtilen Nötigung zu minimieren, bitte ich die Studenten erst um die Erlaubnis, ihre Texte verwenden zu dürfen, nachdem sie meinen Kurs beendet und ihre Abschlussnoten bekommen haben. Sie verschleiern ihre Identität und erfinden ihre eigenen Pseudonyme. Dann zeige ich ihnen genau, wie ich ihre Texte kommentiere und kontextualisiere. Ich hole auch die Genehmigung der zuständigen Ethikkommission der Universität ein, die auf dem Campus die gesamte Forschung am Menschen überwacht. Wie Yalom habe auch ich entdeckt, dass Studenten genauso gern ihre Geschichten erzählen wollen wie Patientinnen. Auch profitieren sie sehr davon, wenn sie den Geschichten ihrer Kommilitonen und Professoren zuhören.

Ich führe ein zutiefst erfüllendes Leben und bin überglücklich mit meiner Familie und meiner Arbeit. Paradoxerweise handeln viele meiner Bücher von den beiden Tragödien in meinem Leben: vom Selbstmord meines Professors und Mentors an der Universität, Len Port, am Labor Day 1968 und vom Tod meiner ersten Ehefrau Barbara nach fünfunddreißig Ehejahren, die 2004 mit siebenundfünfzig Jahren an Bauchspeicheldrüsenkrebs starb. Mehrere meiner Bücher tragen Begriffe wie »Selbstmord«, »Sterben«, »Tod«, »Einschnitte« oder »Witwenschaft« im Titel. Yaloms Bücher zu lesen, war eine therapeutische Erfahrung für mich. Er hat mir geholfen zu erkennen, dass viele, vielleicht sogar die meisten meiner Bücher ein fortwährender Versuch waren, meine Angst vor dem Tod zu verstehen und damit zurechtzukommen. Über Yalom zu schreiben, war faszinierend, lebensbejahend und zutiefst heilsam. Auch Yaloms zahlreiche philosophische Quellen, darunter Marcus Aurelius, Spinoza, Schopenhauer und Nietzsche, waren bereichernd.

Der Plan zu diesem Buch

Im vorliegenden Buch gehe ich detailliert auf die Inhalte von Yaloms Romanen und Erzählungen aus der Psychotherapie ein. Auch erörtere ich seine umfangreiche und stets akribische Verwendung philosophischer, psychologischer und literarischer Quellen. Zusätzlich verweise ich auf die vielen veröffentlichten Rezensionen seiner Arbeit in Fachzeitschriften, Magazinen und Zeitungen. Yaloms Schriften wenden sich an Fachleute in Gesundheitsberufen und auch an die breite Öffentlichkeit. Er hat einen meisterhaften Prosastil geschaffen, der ihn in die Tradition der größten Geschichtenerzähler stellt.

Ich halte mich an Claudius' Aussage in Hamlet »das Beste selbst,/wenn's zur Entzündung in der Brust sich hebt,/stirbt an dem eigenen zu viel« und habe daher darauf verzichtet, drei der Bücher Yaloms zu kommentieren, bei denen er als Co-Autor fungiert hat. Dazu gehören *Encounter Groups: First Facts* (*Encountergruppen: Erste Fakten*) (1973), *Concise Guide to Group Psychotherapy* (Eine genaue Anleitung für die Gruppenpsychotherapie) (1989) und *Ein menschliches Herz*, eine einundvierzigseitige Kurzgeschichte, die in den USA 2009 als E-Book erschienen ist und im selben Jahr auf Deutsch in Printform.

Kapitel 1 beginnt mit Yaloms erstem und immer noch populärsten Lehrbuch *Theorie und Praxis der Gruppenpsychotherapie*. In diesem Werk interessiere ich mich vorwiegend für die Betonung der Kunst der Selbstoffenbarung, eine Kunst, die Yalom unweigerlich zur Literatur führt, wenn er Hermann Hesses Roman *Das Glasperlenspiel* und Eugene O'Neills Drama *Der Eismann kommt* untersucht. Yalom verwendet oft literarische Beispiele, um seine klinischen Erkenntnisse zu unterstützen. *Theorie und Praxis der Gruppenpsychotherapie* enthält eine seiner aufschlussreichsten Selbstenthüllungen, zu der sich zu bekennen er erst neunzehn Jahre später bereit war.

Jeden Tag ein bißchen näher, das Thema von Kapitel 2, ist Yaloms »zweimal erzählte« Therapiegeschichte, die er zusammen mit seiner Co-Autorin »Ginny Elkin« geschrieben hat. Yalom und seine Patientin schildern darin jeweils nacheinander in separaten Kapiteln ihre wechselnden Eindrücke von ihren wöchentlichen Therapiesitzungen. Die Struktur des Buches ist insofern einzigartig in der Geschichte der Literatur psychiatrischer Fallstudien, als wir hier eine duale Perspektive der Patient-Therapeut-Beziehung bekommen. Auch die Art der Bezahlung für die Therapie ist einzigartig, denn nach jeder Therapiesitzung schreibt die Patientin selbst eine Zusammenfassung. In einer Metapher, die Yalom zum ersten, aber keineswegs zum letzten Mal verwendet, lernen wir, dass alles »Wasser auf die Mühlen des Therapeuten ist«. Wir finden auch heraus, dass das, was für einen Therapeuten wichtig sein mag, für einen Patienten weniger Bedeutung hat und vielleicht überhaupt nicht angenommen wird. Einer der bizarrsten Augenblicke in *Jeden Tag ein bißchen näher* ergibt sich, als Marilyn Yalom in die Geschichte eintritt, was bei ihrem Ehemann einen Interessenkonflikt auslöst und er zwischen seiner Patientin und seiner Frau hin- und hergerissen ist.

Kapitel 3 befasst sich mit dem Buch *Existenzielle Psychotherapie*, das Lehrwerk, das für einen neuen Ansatz zur psychischen Heilung wirbt. Es ist auch das Quellenwerk für alle späteren Schriften Yaloms. Das Hauptproblem, das seine Patienten und fiktiven Figuren bedrängt, ist die Angst vor dem Tod, ein Thema, das unsere Kultur der Todesleugnung unter den Tisch kehren will. Für Schriftsteller ist es einfach, bei anderen Menschen die Angst vor dem Tod festzustellen, doch nur wenige bekennen sich dazu, selbst Angst vor ihrer Sterblichkeit zu haben. Wie Freud in *Die Traumdeutung* verwendet Yalom sich selbst als Beispiel für jemanden, der an Konflikten leidet, die er zu heilen sucht; Freud allerdings räumte nur selten ein, dass er über sich selbst geschrieben hat, was Yalom allerdings tut. Er scheut sich nicht, offenzulegen, dass er sich einer Therapie unterzogen hat, um mit der Angst vor dem Tod umgehen zu lernen, die er seinen Patienten zu nehmen versucht. Solche Eingeständnisse machen Yalom menschlicher. Er gewährt Einblicke in die Rolle der Angst vor dem Tod im Leben anderer, auch in dem seiner Zeitgenossen. Die von Elisabeth Kübler-Ross aufgestellte einflussreiche, aber fehlerhafte Stufentheorie des Sterbens verrät ihre eigene uneingestandene Angst vor dem Tod. Yalom erörtert auch die Rolle der Todesangst im Leben Hemingways. *Existenzielle Psychotherapie* bietet mit ihrer Fülle an Erkenntnissen eine neue Theorie, die aufzeigt, weshalb die Suche eines Patienten nach Selbsterkenntnis in der Psychotherapie so wichtig ist. Einsichten sind wertvoll, doch die größte Bedeutung der Suche nach Wissen liegt in der Stärkung der Patient-Therapeut-Beziehung.

Im Hier und Jetzt: Richtlinien der Gruppenpsychotherapie, dem ich mich in Kapitel 4 widme, ist das Lehrbuch, das eine Brücke zwischen Yaloms frühen klinischen Schriften und seinen bekannten Erzählungen aus der Psychotherapie schlägt. Mit diesem Buch verfolgte er sein Hauptziel, einen einzigartigen Ansatz für die Gruppenpsychotherapie auf Stationen mit großer Fluktuation anzubieten. Sich eine stationäre Gruppenpsychotherapie vorzustellen, erinnert manche Leser vielleicht an die therapeutischen Albträume in Ken Keseys *Einer flog über das Kuckucksnest*, wo Patienten, aufgehetzt vom Personal, die Psychotherapie als Waffe einsetzen, um Schwachstellen der anderen aufzudecken. Yalom gibt uns eine viel positivere Sicht auf die stationäre Gruppenpsychotherapie. Das Buch enthält viele klinische Vignetten, auch wenn die meisten zu kurz sind, um im Gedächtnis haften zu bleiben. Tatsächlich stellt *Im Hier und Jetzt* allerdings viele nützliche Techniken für eine Pädagogik vor, die auf einem sich entfaltenden Verständnis zwischen Beobachtern und Beobachteten beruht. Diese Techniken können sowohl im Klassenzimmer als auch im Krankenhaus angewandt werden.

Kapitel 5 befasst sich mit Yaloms erstem literarischen Meisterwerk *Die Liebe und ihr Henker*, dessen gruseliger Titel Figuren ankündigt, die in amerikanischen psychiatrischen Fallstudien kaum behandelt werden. Die zehn Geschichten umfassen eine bemerkenswerte Bandbreite bunter Charaktere, die alle mit Existenzschmerz kämpfen. Sie fordern Yaloms Vorstellungskraft als existenzieller Psychotherapeut und als Geschichtenerzähler heraus. Wie Yalom und seine Patienten werden auch die Leser Tränen vergießen und lächeln, wenn sie Zeugen der Dramen werden, die sich in der Psychotherapie abspielen. In der Literatur gibt es eine jahrhundertealte Tradition, den Psychoanalytiker als Meisterdetektiv, als eine Art psychologischen Sherlock Holmes darzustellen, doch Yalom gibt uns ein neues, schrilles Bild des Therapeuten als Henker der Liebe, eine Figur, die alle unsere Strategien zur Todesverleugnung herausfordert.

Kapitel 6 eröffnet mit einer Erörterung der Psychobiographie, einer Kunst, die Yalom in seinen drei philosophischen Romanen gemeistert hat. *Und Nietzsche weinte* liefert fesselnde Portraits von Josef Breuer, Friedrich Nietzsche und vom jungen Sigmund Freud, der damals noch Assistenzarzt war. Breuer bleibt eine schattenhafte Figur in der frühen Geschichte der Psychoanalyse. Obwohl Breuer Co-Autor der *Studien über Hysterie* war, dem ersten Buch über Psychoanalyse, äußerte Freud sich später herablassend über seinen älteren Kollegen. Freud zufolge steckte Breuer in seiner obsessiven Liebe zu seiner Patientin »Anna O.« fest, die den Begriff »Redekur« geprägt hat. Yalom tut viel, um Breuer zu vermenschlichen, macht ihn zu einer fesselnden Figur, die in mancher Hinsicht weitsichtiger ist als Freud. Auch Nietzsche entpuppt sich als menschlich, verblüffend brillant, doch gepeinigt von seiner düsteren Liebe zu einer Frau, die ihn gerade erst zurückgewiesen hat.

Kapitel 7 untersucht die zahlreichen Ironien und Ambivalenzen im vielsagenden Originaltitel des folgenden Romans von Yalom *Lying on the Couch (Die rote Couch)*. Die Geschichte erzählt von zwei existenziellen Psychiatern, der eine ein vollendeter Geschichtenerzähler und Schwindler (die beiden sind nicht immer identisch) und der andere ein ethischer Therapeut, der die verführerischen Tricks einer Patientin überlebt, die es darauf angelegt hat, ihn zu vernichten. Yalom ist nicht der erste Romanautor, der die sexuellen Versuchungen in der Patient-Therapeut-Beziehung exploriert, aber er ist der Erste, der zeigt, wie diese Bedrohungen durch die Selbstoffenbarung des Therapeuten noch verstärkt werden. *Die rote Couch* ist nach wie vor Yaloms lustigster Roman voller kunstvoll inszenierter Überraschungen. Er ist auch nach wie vor seine nachhaltigste Analyse sexueller Grenzverletzungen – ein Thema, bei dem er keinen Spaß versteht.

Die Reise mit Paula, Yaloms zweiter Band mit Erzählungen aus der Psychotherapie, wird in Kapitel 8 behandelt. Den sechs Geschichten fehlt der Überschwang von *Die Liebe und ihr Henker*, doch sie behalten die Ironie und Ambivalenz des ersten Bandes bei. Yalom enthüllt nicht nur die autobiographische Basis seiner Geschichten, sondern auch, wie es dazu kam, dass das Leben der »schwelende innere Komposthaufen« seiner Kunst ist. In den beiden letzten Geschichten des Bandes lässt er Ernest Lash wiederauferstehen. Es wird offensichtlich, dass Flauberts berühmte Aussage »Madame Bovary, c'est moi« gleichermaßen auf Yaloms Beziehung zu Ernest zutrifft: Es gibt viele Ähnlichkeiten zwischen dem realen und dem fiktiven existenziellen Psychotherapeuten. Yalom versteckt sich nicht hinter seinen fiktiven Psychotherapeuten; vielmehr zeigt er, auf welche Weise sie seine unterschiedlichen Seiten repräsentieren, die er nicht allen seinen Patienten verrät.

Kapitel 9 konzentriert sich auf *Der Panama-Hut*, in dem Yalom sich zu seiner fünfundvierzigjährigen Berufserfahrung als Psychotherapeut äußert. Das Buch markiert einen Wendepunkt in Yaloms Berufsleben: Ab jetzt sind er und seine Patienten sich seines fortgeschrittenen Alters voll bewusst. *Der Panama-Hut* ist eine Fundgrube an Einsichten für junge Therapeuten und Therapeutinnen, über die Yalom sich Sorgen macht, weil er befürchtet, dass seine geliebte Psychotherapie in einer Krise steckt, dass sie heimgesucht wird von externen und internen Problemen. Der Tenor des Bändchens ist nicht apokalyptisch, sondern beruhigend; man spürt, dass der Berufsstand den Sturm abwettern wird, was zum Teil Werken wie *Der Panama-Hut* zuzuschreiben ist.

Yaloms dritter Roman *Die Schopenhauer-Kur*, der Fokus von Kapitel 10, wirft viel Licht auf einen der misanthropischsten Denker der Philosophie und auf den emotional distanzierten Therapeuten in Ausbildung, der versucht, sein Leben nach einer fehlerhaften Philosophie auszurichten. Der Wiener Satiriker des frühen zwanzigsten Jahrhunderts, Karl Kraus, charakterisierte die Psychoanalyse bissig als jene Krankheit, für deren Therapie sie sich hält. Gleiches könnte man zur freudlosen Philosophie Arthur Schopenhauers sagen, dessen radikales Heilmittel für das Problem des Lebens ein gleichermaßen radikales Gegenmittel erfordert. Yalom kreiert in *Die Schopenhauer-Kur* einen todkranken existenziellen Psychotherapeuten, der über die Gruppenpsychotherapie ein lebensrettendes Gegenmittel für einen ehemaligen Patienten zu finden hofft, dem er Jahre zuvor nicht hatte helfen können. Das Ergebnis ist ein faszinierender philosophischer Roman, der wertvolle Lektionen fürs Leben in Form einer emotionsgeladenen Geschichte liefert.

In die Sonne schauen: Wie man die Angst vor dem Tod überwindet beansprucht in Kapitel 11 das Zentrum unserer Aufmerksamkeit. Das Buch offenbart Yaloms unbeirrbare Untersuchung der Rolle der Angst vor dem Tod im Leben seiner Patienten. Die Furcht vor dem Tod, behauptet er, ist eine Urangst; es gibt keine tiefere Angst. Unser Hauptinteresse in *In die Sonne schauen* liegt in seiner Kurzbiographie im Abschnitt »Im Bewusstsein des Todes«, in dem er seine frühen Erfahrungen mit dem Tod erörtert – ein Thema, das nie weit von seinem aktuellen Leben entfernt ist. Der Furcht vor dem Tod kann man nicht entfliehen, aber man kann damit leben, ohne nach übernatürlichen Heilmitteln zu suchen. *In die Sonne schauen* zeigt, wie die Furcht vor dem Tod als Inspiration hinter der Kunst dienen kann, eine treue Muse, der Yalom treu ergeben bleibt.

Kapitel 12 untersucht Yaloms vierten und letzten Roman *Das Spinoza-Problem*. Die Geschichte bietet psychobiographische Einblicke in zwei Figuren, die unterschiedlicher nicht sein könnten: den niederländischen Denker des siebzehnten Jahrhunderts, der als bedeutendster Rationalist der Philosophie gilt, und den antisemitischen Nazi-Chefideologen und Hitlers rechte Hand. Weshalb war Alfred Rosenberg so sehr von Spinozas Schriften beherrscht, dass er 1942 einen seiner Assistenten ins Rijnsburg-Spinoza-Museum in die Niederlande schickte, um die Schriften des Philosophen zu konfiszieren? Was war das Spinoza-Problem? Yalom hat nie irgendeinen historischen Beweis gefunden, der Rosenberg mit Spinoza in Verbindung gebracht hätte, doch er hatte eine Geschichte im Sinn, die erklärt, weshalb der Nazi den niederländischen Philosophen als so bedrohlich empfunden haben könnte. Yalom wirft eine weitere Frage auf: Wie würde ein Psychotherapeut, der sich an Spinoza orientiert, einen widerwärtigen Charakter wie Alfred Rosenberg behandeln? Die Aufgabe mag sich als unmöglich erweisen, doch Yaloms fiktiver Therapeut überzeugt uns davon, dass er ein durchdringendes Verständnis für einen Mann hat, der maßgeblich an der Entstehung der Ideologie beteiligt war, die zur »Endlösung« führte.

Kapitel 13 konzentriert sich auf das Buch *Denn alles ist vergänglich*, das einen Einblick in Leben und Werk eines Achtzigjährigen gewährt. Die meisten der Patienten, die Yalom beschreibt, begannen eine Therapie, weil sie eines oder mehrere seiner Bücher gelesen hatten. Was halten Patienten von einem Therapeuten, der über Behandlungen schreibt? Warum wünschen sich Patienten, auch Sterbende, dass Yalom ihre Klarnamen verwendet? *Denn alles ist vergänglich* ist eine unverzichtbare Lektüre für alle, die an diesen und ähnlichen Fragen interessiert sind.

In der Zusammenfassung konzentriere ich mich auf den Dokumentarfilm aus dem Jahr 2014 *Yaloms Cure (Yaloms Anleitung zum Glücklichsein)* und seine 2017 erschienenen Memoiren *Wie man wird, was man ist*. Der Dokumentarfilm gewährt einen seltenen Einblick in Yaloms Beziehung zu seiner Frau, seinen Kindern und Enkeln. Interessanterweise ist Marilyn Yalom offener als ihr Ehemann, und wir werden Zeugen ihrer unterschiedlichen Ansichten zur romantischen Liebe und zur geschlechtsspezifischen Natur der Liebe. Wenn man *Yaloms Anleitung zum Glücklichsein* anschaut, wird einem zwangsläufig die eigene nahende Endlichkeit bewusst, und doch lässt Yalom erkennen, wie sehr er seine goldenen Jahre genießt, die erfüllt sind von seinen beiden Leidenschaften Liebe und Arbeit und der Freude daran, seine Erkenntnisse an andere weiterzugeben. *Wie man wird, was man ist* wurde veröffentlicht, nachdem ich einen Entwurf des vorliegenden Buches schon fertiggestellt hatte, aber ich gehe kurz auf Yaloms Abschied von seinen Lesern und Leserinnen nach einer schriftstellerischen Karriere ein, die sich über ein halbes Jahrhundert erstreckte.

Eine doppelte und manchmal widersprüchliche Identität

Viele Menschen haben schon mit einer Identität genug zu tun, doch Yalom musste mit zwei Identitäten jonglieren, der eines Psychotherapeuten und der eines Schriftstellers. In seinem Buch *Was Hemingway von Freud hätte lernen können* verrät Yalom mit der ihm eigenen Selbstironie, dass er jedes Mal, wenn er eine Ausgabe des *American Journal of Psychiatry* in die Hand nimmt und über Psychopharmakologie oder bildgebende Verfahren in der Hirnforschung liest, nicht verstehen kann, dass die Artikel nichts mit den menschlichen Belangen der Patienten zu tun haben. Dann denkt er: »Ich gehöre nicht in die Medizin oder in die Psychiatrie; ich bin ein Schriftsteller – dort lebe ich wirklich«. Doch immer, wenn er von einer negativen Buchbesprechung gekränkt ist, besänftigt er sich mit den Worten: »Ich bin kein Schriftsteller, sondern Arzt. Bin es immer gewesen.« Ungeachtet dieser Spaltung hat niemand besser über die Kunst der Psychotherapie und die Psychotherapie als Kunst geschrieben – und niemand hat die beiden Berufe geschickter miteinander verbunden.

1

Theorie und Praxis der Gruppenpsychotherapie

Die Kunst der Selbstoffenbarung

»Nie hat ein Therapeut meiner Ansicht nach einen ernsthafteren Versuch gemacht, den therapeutischen Prozeß zu entmystifizieren.« Die Aussage nach zweihundert Seiten der vierten Auflage von Yaloms erstem Lehrbuch *Theorie und Praxis der Gruppenpsychotherapie* beschreibt treffend eines von Yaloms lebenslangen Zielen. Das Buch, 1970 erstmals in den USA veröffentlicht und nun in seiner aktualisierten 2005 erschienenen fünften Auflage, ist nach wie vor das Standardlehrbuch in diesem Fachbereich. Das *American Journal of Psychiatry* führte es als eines der zehn einflussreichsten psychiatrischen Publikationen des Jahrzehnts auf. Jerome Frank, Yaloms Mentor am Johns Hopkins Hospital, bejubelte das Werk als das »beste Buch, das es heute und für die absehbare Zukunft« zu diesem Thema gibt. *Theorie und Praxis der Gruppenpsychotherapie* ist Yaloms einziges Lehrbuch, das er wiederholt überarbeitet hat.

Als Ruthellen Josselson 1970 während ihres Praktikums für klinische Psychologie am *Massachusetts Mental Health Center* arbeitete, einer »ehrwürdigen Bastion psychoanalytischen Denkens«, beobachtete sie, wie Yaloms Lehrbuch von ihren Professoren und Vorgesetzten »mit Verachtung aufgenommen« wurde, weil sie dessen radikalen Ansatz gegenüber der in jener Zeit üblichen Lehrmeinung als subversiv betrachteten. Das Buch leitete in ihrer Generation »einen allmählichen Wandel« ein und ist nun, wie sie 2008 schrieb, »das wahrscheinlich meistgelesene Lehrbuch im professionellen Umfeld der Gesundheitsberufe«. Es ist noch immer Yaloms meistgelesenes Lehrbuch.

Als Yalom *Theorie und Praxis der Gruppenpsychotherapie* schrieb, war seine Hauptzielgruppe, wie er reumütig eingesteht, das Beförderungskomitee der Stanford University. Nachdem man ihm mitgeteilt hatte, dass er vorzeitig fest angestellt und befördert worden war, änderte er seine Zielgruppe und seinen Schreibansatz radikal. »Ich strich das Beförderungskomitee aus meinen Gedanken, eliminierte den Wissenschaftsjargon und jedweden nutzlosen komplexen theoretischen Überbau – ich schrieb nur noch mit einer Absicht: Studenten für die Gruppentherapie zu begeistern und sie darin zu unterrichten.« (aus: *Liebe, Hoffnung, Psychotherapie*)

Der Hauptnutzen von *Theorie und Praxis der Gruppenpsychotherapie* liegt im praxisbezogenen Ansatz, der alle Aspekte des Themas umfasst: ein Handbuch, das jede nur vorstellbare Frage zur Theorie und Praxis der Gruppenpsychotherapie in klarer, jargonfreier Sprache untersucht. Für uns hochinteressant ist vor allem die Art und Weise, wie es Yaloms Vision der Selbstoffenbarung veranschaulicht und sein Erscheinen als Romanautor antizipiert.

Schon im Vorwort zu *Theorie und Praxis der Gruppenpsychotherapie* stellt Yalom fest, dass die Psychotherapie beides ist: »Wissenschaft und Kunst« (alle Verweise stammen, wenn nicht anders angegeben, aus der vierten, 1996 veröffentlichten Ausgabe). Auf der letzten Seite des Buches kommt er auf die Aussage zurück: »Psychotherapie ist Wissenschaft *und* Kunst zugleich.« Diese Feststellungen beinhalten eine unerwartete Bedeutung. Im Lehrbuch bezieht Yalom sich immer wieder auf *literarische* Kunst, fiktive

Geschichten und Theaterstücke, die die Einsichten der Autoren in die Conditio humana, die Natur des Menschen, illustrieren. Zwei seiner literarischen Verweise sind besonders bemerkenswert: Hermann Hesses Roman *Das Glasperlenspiel*, das 1943 auf Deutsch und 1949 auf Englisch (manchmal unter dem Titel *Magister Lundi*) erschien, und Eugene O'Neills Theaterstück von 1946 *Der Eismann kommt.* Eine Untersuchung dieser beiden literarischen Werke zeigt, inwieweit sowohl die Psychotherapie als auch die Belletristik von der Erzählkunst abhängen.

Ein Geständnis auf dem Sterbebett: *Das Glasperlenspiel*

Im Kapitel »Der Therapeut: Übertragung und Transparenz« bezieht sich Yalom auf beide literarische Werke. Das Kapitel, in dem es um die Untersuchung der Beziehung des Therapeuten zu Gruppenmitgliedern geht, eröffnet sehr ungewöhnlich mit einer Art Ansprache, die Lehrbuchautoren eher selten anwenden, einer Apostrophe an den Leser: »Spielen Sie als Therapeut eine Rolle? Wie weit sind Sie frei, Sie selbst zu sein? Wie ›ehrlich‹ können Sie sein? Wieviel Transparenz können Sie sich selbst zugestehen?« Gegen Ende des Kapitels erörtert Yalom die Frage, ob Therapeuten den Patienten ihre Schwächen eingestehen sollten. Dann zitiert er M. B. Parloff, einen Kollegen, der anmerkte: »Ein ehrlicher Therapeut ist einer, der versucht, das zu liefern, was der Patient assimilieren, verifizieren und nützen kann.« In einer Fußnote nennt Yalom ein anschauliches Beispiel für die Notwendigkeit des richtigen Timings. Er fasst das Thema des dreißigseitigen Kapitels »Der Beichtvater« in Hesses Roman zusammen, einer Geschichte über zwei berühmte, für ihre Heilkraft legendäre christliche Büßer, die sich anfreunden und einander heilen:

> Joseph, einer der Heiler, leidet schwer unter Gefühlen der Wertlosigkeit und des Selbstzweifels; er macht sich auf eine lange Reise quer durch den indischen Subkontinent, um Hilfe bei seinem Rivalen Dion zu suchen. In einer Oase beschreibt Joseph einem Fremden, der sich dann auf wundersame Weise als Dion entpuppt, sein Leiden; Joseph nimmt daraufhin Dions Einladung an, als Patient und Diener mit ihm zu gehen. Alsbald gewinnt Joseph seine frühere Heiterkeit, seinen Eifer und seine Kraft zurück; schließlich wird er der Freund und Kollege seines Meisters. Erst nach vielen Jahren gesteht Dion auf dem Totenbett seinem Freund Joseph, daß er bei ihrer Begegnung in der Oase selbst in einer ähnlichen Sackgasse in seinem Leben angekommen und auf dem Weg gewesen war, Joseph um Hilfe zu bitten.

Die Geschichte ist durch und durch Yalom, denn sie bekräftigt das Bedürfnis nach einer authentischen therapeutischen Beziehung, den Wert der Selbstoffenbarung für Patienten und Therapeuten, das Konzept eines verwundeten Heilers, die Möglichkeit zu Veränderung und zum Wachstum und die Bedeutung, sich auf jemanden einzulassen, als Gegenmittel für existenzielle Einsamkeit.

Eine kurze Fußnote kann die Feinheiten von »Der Beichtvater« und insbesondere Josephs Gabe zum empathischen Zuhören nicht einfangen. Wann immer eine geplagte Seele Joseph aufsucht, so Hesse, »verstand Joseph ihn anzuhören, ihm sein Ohr und Herz zu öffnen und hinzugeben, sein Leid und seine Sorge in sich aufzunehmen und zu bergen und ihn entleert und beruhigt zu entlassen«. Joseph, geübt in der Redekur, lässt sich seine Ungeduld nie anmerken, wenn Büßer ausschweifend erzählen, ohne auf die Gründe einzugehen, weshalb sie ihn ausgewählt haben. Auch urteilt er nie über die Geständnisse und Gewissensängste, die er zu hören bekommt. Seine Weigerung, Urteile abzugeben, gibt den

Büßern nicht nur die Möglichkeit, sich selbst zu offenbaren, sondern hilft ihnen auch, die Bedeutung ihrer Worte zu verstehen. Was immer Joseph gebeichtet wurde, erklärt Hesse, schien »nicht ins Leere gesagt, sondern im Sagen und Gehörtwerden verwandelt, erleichtert und gelöst zu werden«.

Schon in der ersten Auflage von *Theorie und Praxis der Gruppenpsychotherapie* erörterte Yalom *Das Glasperlenspiel*, doch auch später ging ihm der Roman nicht aus dem Kopf, zweiunddreißig Jahre danach kam er in *Der Panama-Hut* wieder darauf zurück. Seine Interpretation des Romans verändert er nicht, aber nun erkennt er etwas an der Beziehung zwischen den beiden verwundeten Heilern, was er früher nicht gesehen hat. »Vielleicht verschenkten sie die Gelegenheit für etwas noch Tieferes, Authentischeres, nachdrücklicher Veränderndes. Vielleicht fand die *wahre* Therapie am Totenbett statt, als sie sich ehrlich offenbarten, dass sie beide nur menschlich, allzu menschlich waren. Die zwanzig Jahre der Geheimhaltung, so hilfreich sie auch waren, verhinderten womöglich eine grundlegendere Form gegenseitiger Unterstützung. Was wäre wohl geschehen, wenn Dions Beichte auf dem Totenbett zwanzig Jahre früher stattgefunden hätte, wenn Heiler und Suchender sich gemeinsam den Fragen gestellt hätten, auf die es keine Antwort gibt.«

Yalom identifiziert sich sowohl mit Joseph, dem jüngeren Heiler, als auch mit Dion, dem älteren, verwundeten Heiler in Hesses berühmtem Roman, den die Schwedische Akademie anlässlich der Verleihung des Literaturnobelpreises an ihn im Jahr 1946 lobend hervorhob. Yalom identifiziert sich auch mit dem Romanautor, dem Schöpfer der beiden fiktiven Figuren. Hesse schrieb den Roman als Warnung vor der aufkommenden Bedrohung durch die Nazis. Fünfhundert Jahre in die Zukunft versetzt, mahnt *Das Glasperlenspiel* die Intellektuellen, sich nicht weiterhin in ihren akademischen Elfenbeintürmen zu verschanzen, eine Warnung, die Yalom in seinen eigenen Schriften aufgreift, wenn er Denker wie sich selbst ermahnt, sich authentisch für die alltäglichen Probleme des gegenwärtigen Lebens zu engagieren.

In seinen beiden Verweisen auf Hesse vermittelt Yalom das »Beichtvater«-Thema, doch im Kapitel gibt es eine dritte Figur, zu der er sich nicht äußert. Ein »Gelehrter oder Schöngeist« besuchte Joseph und Dion und »sprach lang, gelehrt und schön über die Gestirne und über die Wanderung, welche der Mensch samt seinen Göttern vom Beginn bis zum Ende eines Weltalters durch alle die Häuser des Tierkreises zurückzulegen habe«. Der ungenannte Geschichtenerzähler, der einfach nur als Mythologe bezeichnet wird, sieht universelle Bedeutungen, die eng gefasste Ideologien oder religiöse Überzeugungen transzendieren. Joseph versteht nicht, weshalb Dion diesem Mann so gebannt zuhört, den Joseph einen Heiden nennt, welcher falsche Doktrinen verbreitet. Dions Erklärung für sein Interesse spiegelt Hesses Bekenntnis zu den Weisheiten wider, die in der Mythologie, in der Literatur und in den Künsten zu finden sind. Als Joseph behauptet, dass sein und Dions christlicher Glaube den veralteten Lehren des Heiden überlegen sei, weist der ältere Heiler darauf hin, dass der Geschichtenerzähler »in seiner Weisheit der Bilder und Gleichnisse lebt«, einer Weisheit, die von niemandem übertroffen wird.

Auf einer Ebene dürfte der Mythologe für Carl Gustav Jung stehen, den Hesse kannte und bewunderte: Hesse unterzog sich einer Analyse nach C. G. Jung und interessierte sich besonders für die jungianischen Archetypen und das kollektive Unbewusste. Auf einer anderen Ebene ist der Mythologe der Romanautor, der Geschichtenerzähler, der denjenigen, denen vielleicht der religiöse Glaube fehlt, Einsicht, Hoffnung und Inspiration verschaffen kann. Dion sieht im Mythologen eine jüngere Version von sich selbst, und er sagt zu Joseph, dass diejenigen Respekt verdienen, die uralte Weisheit von ihren Vorfahren beziehen. Auf wiederum einer anderen Ebene ist der Mythologe Yalom selbst, der in seiner Entwicklung als Geschichtenerzähler in der Weisheit von Bildern und Symbolen lebt und nach der Weisheit trachten wird, welche starre Ideologien oder religiöse Überzeugungen transzendiert.

Dions Selbstoffenbarung in Form einer letzten Beichte auf dem Sterbebett veranschaulicht den Wert von Therapeuten, die sich zu den gleichen menschlichen Schwächen bekennen wie ihre Patienten. Yalom bestätigt in *Theorie und Praxis der Gruppenpsychotherapie* immer wieder den Nutzen einer Selbstoffenbarung für Patienten und Therapeuten. Therapeuten, die sich selbst offenbaren und in der Lage sind, ihre Grenzen anzuerkennen, ohne sie zu verteidigen, ermutigen ihre Patienten, ihre eigenen Unzulänglichkeiten zu akzeptieren. »Die Forschung hat gezeigt, daß erfolgreiche Patienten sogar das komplexe Wertsystem des Therapeuten übernehmen.«

Yalom weist auch darauf hin, dass Studenten ebenso wie Psychotherapiepatienten von der Selbstoffenbarung profitieren. Er zitiert zwei Forscher, D. Medeiros und A. Richards, die in einer Studie von 1991 nachgewiesen haben, dass Studenten in den ersten Semestern viele pädagogische und psychologische Vorteile erzielten, wenn sie mit ihren Kommilitonen anonym Geheimnisse austauschten. Die beiden Forscher, berichtet Yalom, taten alles, um die Anonymität der Studenten zu gewährleisten: Die Geheimnisse wurden auf einheitliches Papier geschrieben und vom Dozenten in einem abgedunkelten Raum vorgelesen, damit niemand aus den Gesichtern der Kommilitonen Anzeichen von Unbehagen herauslesen konnte. Bei den Geheimnissen ging es um sexuelle Vorlieben, illegale oder unmoralische Handlungen, psychische Störungen oder Familienprobleme wie Alkoholismus. Die Atmosphäre im Klassenzimmer war während der Lesungen emotional aufgeladen, doch hinterher empfanden die Studenten die gleiche Art von Erleichterung wie die Patienten in der Psychotherapie. »Die Studenten berichteten von einem Gefühl der Erleichterung, als sie hörten, wie ihre Geheimnisse vorgelesen wurden – als hätte man ihnen eine Last abgenommen. Doch noch größere Erleichterung entstand in der anschließenden Diskussion, in der die Studenten ihre Reaktionen auf die verschiedenen Geheimnisse mitteilten, ähnliche Erfahrungen austauschten und sich nicht selten dazu entschlossen, das von ihnen aufgeschriebene Geheimnis zu enthüllen. Die Unterstützung von den anderen Studenten war ausnahmslos positiv und stark beruhigend.«

Es könnte sein, dass Yalom die bahnbrechende Forschung des experimentellen Psychologen James Pennebaker von der University of Texas zitiert hat, der in seinem Klassiker *Opening Up by Writing It Down* (1990/1997) die gesundheitlichen Vorteile der Selbstoffenbarung unter Universitätsstudenten aufzeichnete. Pennebaker beobachtet in seinem Sammelband *Emotion, Disclosure & Health* (Emotion, Enthüllung & Gesundheit, 1995), dass die »Offenbarung der tiefsten Gedanken und Gefühle ein starkes soziales Phänomen darstellt, ob in einem therapeutischen Umfeld oder im täglichen Leben«. Pennebaker rät Studenten nicht dazu, ihre persönlichen Aufzeichnungen mit anderen zu teilen, da er befürchtet, sie könnten ihre Selbstoffenbarungen bereuen. Ich gebe zu, dass solche Aufzeichnungen riskant sind, glaube aber, dass Lehrer Protokolle verwenden können, um den Hörsaal zu einem sicheren Ort für den Austausch persönlicher Aufzeichnungen zu machen. Außerdem lernen Studenten eine Menge, wenn sie gegenseitig ihre Geschichten anhören, und sie sind selbst gute Lehrer. »Pädagogen wissen seit langem«, schreibt Yalom, »daß der wirksamste Lehrer oft ein Altersgenosse ist, ein Mensch, der dem Schüler so nahe ist, daß er akzeptiert wird, und der, indem er mit den geistigen Vorgängen des Schülers korrespondiert, fähig ist, Material rechtzeitig und zugänglich zu präsentieren.«

Die Selbstoffenbarung eines törichten Philosophen: *Der Eismann kommt*

Was geschieht, wenn die Selbstoffenbarung, speziell im Rahmen einer Gruppe, zynisch und rücksichtslos eingesetzt wird? Yalom wirft diese Frage in *Theorie und Praxis der Gruppenpsychotherapie* auf. Er denkt dabei an die trendigen Encounter-Gruppen der 1960er und 1970er Jahre, als viele Therapeuten die Selbstoffenbarungen der Patienten zu eigennützigen Zwecken manipulierten, was oft zu sexuellen Grenzverletzungen führte. Yalom zitiert eines der schlimmsten Beispiele eines charismatischen Therapeuten, der seine Anhänger ausbeutete. Die Rede ist von Werner Erhard, einem Autoverkäufer, der sich später zum Guru wandelte und der »est« (Erhard Seminars Training, A. d.Ü.) gründete. Doch Yalom bevorzugt ein literarisches Beispiel einer fehlgeschlagenen Selbstoffenbarung: *Der Eismann kommt.* In O'Neills Theaterstück geht es um eine Gruppe Obdachloser, die zwanzig Jahre lang friedlich im Hinterzimmer einer Kneipe leben. Die Gruppe ist über die Jahre stabil geblieben, weil die Lebenslügen – die »Pfeifenträume« – jedes Einzelnen von den anderen in der Gruppe respektiert werden.

Das Überleben der Gruppe wird durch die Ankunft von Hickey, dem Eismann, bedroht, einem »Handlungsreisenden«, der, in Yaloms Worten, ein »total aufgeklärter Therapeut [ist], ein falscher Prophet, der glaubt, jedem dieser Männer Erfüllung und dauernden Frieden zu bringen, indem er ihn zwingt, seine Selbsttäuschungen aufzugeben und die Sonne seines Lebens anzustarren, ohne mit der Wimper zu zucken«. Weil er jeden Einzelnen in der Gruppe ermuntert, die Illusionen der anderen zu attackieren und zu zerstören, übt der Eismann einen zutiefst destabilisierenden Einfluss aus, der dazu führt, dass einer der Männer Selbstmord begeht und die anderen sich gegeneinander wenden. Erst als die Gruppe aus Selbsterhaltungstrieb Hickey als psychotisch abstempelt und ihn vor die Tür setzt, können die Männer ihre alten Illusionen wieder aufnehmen und ihren früheren Zusammenhalt wiedergewinnen, auch wenn sie danach nicht mehr dieselben sind.

Hickey schmeichelt sich bei den Bewohnern ein, spricht sie mit Vornamen an, spendiert ihnen Drinks und tut so, als sei er an ihrem Leben interessiert, doch sein Versprechen, ihnen zu helfen, ihre »verdammten, verlogenen Pfeifenträume« aufzugeben, ist nichts weiter als ein Versuch, sich selbst von vernichtenden Schuldvorwürfen zu befreien. Hickey scheitert an seinem eigenen Eingeständnis – am Ende des Stücks gesteht er, dass er seine Frau Evelyn im Schlaf ermordet hat, angeblich, um sie vom Kummer über seine Frauengeschichten zu erlösen. Sein Geständnis in Gegenwart der Männer und zweier Polizeibeamter, die er in die Bar eingeladen hat, sowie der erklärte Wunsch, sein Leben auf dem elektrischen Stuhl zu beenden, verraten einen Hang zum Suizid, der ihn zu dieser Handlung verleitete. Erst nach der Lektüre von *Der Eismann kommt* lernen wir Yaloms Ironie der Charakterisierung Hickeys als »total aufgeklärten Therapeuten« zu schätzen, als einen Heiler, der nicht nur verwundet ist, sondern auch selbst verwundet. Hickey und Yalom haben wenig gemeinsam, aber es ist eine Ironie, dass Letzterer sich selbst in seinem ersten Band mit Psychotherapiegeschichten (*Die Liebe und ihr Henker*) als »Henker der Liebe« bezeichnet, als Zerstörer falscher Vorstellungen von der Liebe. Daher könnten wir Yalom als eine positive Version von Hickey betrachten, als einen aufgeklärten, aber nicht törichten Philosophen.

Yalom zeigt in seinen Erörterungen von *Das Glasperlenspiel* und *Der Eismann kommt*, dass Selbstoffenbarung eine Art von Kunst ist. Zu wenig und zu späte Selbstoffenbarung kann, wie *Das Glasperlenspiel* zeigt, zu verpassten Möglichkeiten von Wachstum und Freundschaft führen. Zu viel und zu frühe Selbstoffenbarung kann, wie *Der Eismann kommt* demonstriert, in einer persönlichen und sozialen Katastrophe enden. Die Kunst der Selbstoffenbarung hängt von vielen Faktoren ab, darunter auch vom richtigen Timing.

Vertikale und horizontale Selbstoffenbarungen

In *Theorie und Praxis der Gruppenpsychotherapie* ermutigt Yalom immer wieder zu wohldosierten Selbstoffenbarungen, wobei er zwischen vertikalen und horizontalen Selbstoffenbarungen unterscheidet. Eine vertikale Offenbarung bezieht sich auf den Inhalt eines Geheimnisses und erfordert Graben, Abtragen, Freilegen und Ausgraben. Demgegenüber bezieht sich eine horizontale Offenbarung auf die Offenbarung der Offenbarung selbst (*Meta-Offenbarung*), auf die »Interaktionsaspekte« der Offenbarung. Was in der Gruppenpsychotherapie von entscheidender Bedeutung ist, so argumentiert Yalom, ist, wie sich eine Selbstoffenbarung auf die Gruppenmitglieder auswirkt, auf ihre aktuellen – weniger auf die vergangenen – Beziehungen, die mit dem Inhalt des Geheimnisses zu tun haben. Als Beispiel führt er seinen Patienten John an, der der Gruppe offenbart hat, dass er Transvestit ist. Die »natürliche Neigung« der Mitglieder war, mehr über den Inhalt der Offenbarung zu erfahren: wie alt John war, als er mit dem Crossdressing begann, welche Kleidung er damals trug, seine damaligen sexuellen Phantasien. Yaloms Ansatz hingegen zielte darauf ab, von John mehr horizontale Informationen über seine Offenbarung zu bekommen: ob es für ihn schwierig gewesen sei, zwölf Wochen zu warten und sich dann erst der Gruppe zu offenbaren, ob er sich unbehaglich gefühlt habe, diese Information mit der Gruppe zu teilen, ob er prognostizieren könne, dass einige Mitglieder der Gruppe mit der Information besser als andere umgehen werden. Yalom zieht den folgenden Schluss: »[N]och wichtiger als die tatsächliche Selbsterleichterung ist der Umstand, daß die Enthüllung eine tiefere, reichere und komplexere Beziehung zu anderen zur Folge hat.«

Ich hatte einen »Aha«-(oder Heureka-)Moment, als ich Yaloms Unterscheidung zwischen vertikalen und horizontalen Selbstoffenbarungen las. Ich gebe seit über vierzig Jahren private Schreibkurse. Ich benote Studenten nicht nach dem Inhalt ihrer Essays oder nach dem Umfang ihrer Selbstoffenbarung, sondern »nur« nach der Qualität des Schreibens. (Ich setze *nur* in Anführungszeichen, weil ich darauf hinweisen möchte, welche Herausforderung es für einen Lehrer ist, den Studenten zu helfen, ihre Schreibqualität zu verbessern.) Da Studierende oft über düstere Themen schreiben, wie Selbstmord, Depressionen, Cutting, Essstörungen oder sexuellen Missbrauch, verzichten wir darauf, den Inhalt ihrer Schriften zu diskutieren, zumindest nicht direkt. Nachdem ein Student einen Aufsatz laut vorgelesen hat, werfen die drei Studenten zu seiner Rechten oder Linken Fragen auf, zu denen der Autor bzw. die Autorin Überlegungen anstellen, aber nicht in der Klasse beantworten soll. Wenn beispielsweise ein Autor einen Aufsatz über Depressionen geschrieben hat, könnten die Teilnehmer vielleicht die folgenden inhaltlichen Fragen stellen: Wann hat die Depression begonnen? Was war für die Depression verantwortlich? Wann hat sich die Depression wieder gelegt? Oder Klassenkameraden könnten eine andere Art von Fragen stellen, die den Prozess der Selbstoffenbarung betreffen. Was passiert mit dir, wenn du das vor der Klasse offenlegst? War es schwierig oder einfach, dich vor der Klasse zu offenbaren? Was hältst du von den Reaktionen der Kursteilnehmer auf deine Selbstoffenbarung? Erst nachdem ich Yalom gelesen hatte, wurde mir bewusst, dass die Fragen der ersten Kategorie »inhaltliche« Fragen sind und die der zweiten Kategorie »Prozess«-Fragen. Da ein Schreibkurs mehr Ähnlichkeit mit Gruppenpsychotherapie als mit Einzeltherapie hat, sind horizontale Fragen oft wertvoller als vertikale.

Ptolemäische versus kopernikanische Sichtweisen im Veränderungsprozess

Eine der Implikationen von Yaloms Forschung zu Encounter-Gruppen, die mich demütig machten, gilt auch für die Gruppenpsychotherapie. Wie er als Co-Autor der Studie *Encounter-Groups: First Facts* von 1973 herausstellt, müssen diejenigen, die Encounter-Gruppen und – wie wir gern ergänzen dürfen – auch Psychotherapiegruppen leiten, »eine ptolemäische Sichtweise des Veränderungsprozesses verlassen. Veränderung kreist nicht um die alleinige Sonne des Leiters: Es gibt starke Hinweise, dass psychosoziale Beziehungen in der Gruppe beim Veränderungsprozess eine außerordentlich wichtige Rolle spielen« (Lieberman, Yalom und Miles). Der Wechsel von einem ptolemäischen zu einem kopernikanischen Paradigma unterstreicht die Notwendigkeit eines aufrichtigen und offenen Umgangs der Mitglieder untereinander sowie deren Bereitschaft, ein Feedback über ihr zwischenmenschliches Verhalten zu geben und zu bekommen.

Yaloms Selbstoffenbarungen in den ersten vier Auflagen von *Theorie und Praxis der Gruppenpsychotherapie* sind rar, zurückhaltend und immer im Hier und Jetzt. Dass er die Bedeutung der Hier-und-Jetzt-Therapie erkannt hat, schreibt er Dorothy Semenow Garwood, einer »sehr klugen Psychologin«, zu, die eine Gruppentherapiesitzung leitete, an der er nach seinem Militärdienst im National Training Laboratory teilgenommen hatte. Zu Ruthellen Josselson sagte Yalom, dass er sprachlos gewesen sei, als sie die Gruppensitzung mit den Worten einleitete: »Ich möchte, dass wir ausschließlich im Hier und Jetzt bleiben.«

In seinen klinischen Geschichten schreibt Yalom gewöhnlich in der dritten Person über einen ungenannten Therapeuten oder Co-Therapeuten, der Yalom selbst sein könnte. Gelegentlich schreibt er über sich in der ersten Person und liefert negative Details über den Therapeuten, die selten den Weg in psychiatrische Fallstudien finden. Eine seiner aufschlussreichsten Selbstoffenbarungen findet statt, als er über drei weibliche Mitglieder einer Gruppe schreibt, die sich zu ihm, nicht aber zum anderen Co-Therapeuten hingezogen fühlten. Daraufhin bat Yalom die Frauen, ihm zu helfen, seine blinden Flecken zu identifizieren, die unwissentlich für die sexuelle Reaktion der Patientinnen auf ihn verantwortlich waren:

> Durch meine Bitte kam eine lange und fruchtbare Diskussion über die Gefühle der Gruppenmitglieder beiden Therapeuten gegenüber in Gang. Große Übereinstimmung herrschte darüber, daß wir sehr verschieden waren: Ich sei eitler, sei viel mehr auf meine physische Erscheinung und meine Kleidung bedacht, und ich hätte eine Genauigkeit in meinen Aussagen, die mir eine attraktive Aura gewinnender Perfektion verleihe. Der andere Therapeut sei unordentlicher in Erscheinung und Verhalten: Er spreche öfter, wenn er noch unsicher sei, was er sagen wolle; er sei risikofreudiger, sei bereit, sich ins Unrecht zu setzen, und helfe damit öfter dem Patienten. Dieses Feedback kam mir richtig vor. Ich hatte das alles schon einmal gehört und sagte dies der Gruppe. Ich dachte während der Woche über ihre Kommentare nach, und auf der folgenden Sitzung dankte ich der Gruppe und sagte, sie hätten mir geholfen.

Mir ist kein anderer Psychotherapeut bekannt, der in einem Lehrbuch, einer Fallstudie oder in seinen Memoiren eingeräumt hätte, dass Patientinnen sich zum Teil wegen seiner Eitelkeit stark von ihm angezogen fühlten. Selbst wenn Therapeuten bereit wären, dies zu offenbaren, ist es unwahrscheinlich, dass sie selbstironische Worte wie »gewinnende Perfektion« verwenden würden. Ebenso wenig würden Therapeuten das sexualisierte Verhalten von Patientinnen auf blinde Flecken des Therapeuten zurückführen. Um die Ironie weiter auf die Spitze zu treiben, räumt Yalom ein, dass sein Co-Therapeut, schlampig, unsicher und bereit, sich zu irren, seinen Patienten eine größere Hilfe war.

An anderer Stelle spricht Yalom in der dritten Person von sich, wenn er die Unzufriedenheit mit seinem Verhalten während einer Gruppentherapiesitzung beschreibt. »Er hatte das Gefühl, er habe zu sehr dominiert, sei zu aktiv, zu richtunggebend gewesen. Zweifellos beruht dies weitgehend auf seinem Schuldgefühl, weil er die vorigen beiden Sitzungen versäumt hatte und dies heute ausgleichen wollte, indem er so viel wie möglich gab.«

Manchmal entlarven die Kritiken der Patienten die menschliche Seite Yaloms. Als Patienten ihn Jahre zuvor fragten, weshalb er ein Kupferarmband trage, und er darauf antwortete, dass es wegen seines Tennisarms sei, kam ihr Urteil schnell und unbarmherzig. »Sie waren wütend über die Vorstellung, daß ich abergläubisch sein oder mich Kurpfuscher-Behandlungen unterziehen sollte. (Sie hatten mich monatelang getadelt, ich sei zu wissenschaftlich und nicht menschlich genug!) Einige schlugen vor, wenn ich mehr Zeit mit meinen Patienten verbrächte als auf dem Tennisplatz, würde es allen besser gehen.« Weiter unten auf der Seite beschreibt er eine Situation, als Gruppenmitglieder ihn wegen seiner vermeintlichen Unzugänglichkeit angriffen; einer der Patienten verteidigte ihn und erwähnte nebenbei, dass er Yalom angerufen habe – ein Gespräch, das der Therapeut vergessen hatte, der Gruppe zu erzählen. »Wo ist Ihr Unbewußtes?«, spotteten sie.

»So scheinen wir nun einmal gebaut zu sein«: Eine verspätete Selbstoffenbarung

Die faszinierendste Selbstoffenbarung in *Theorie und Praxis der Gruppenpsychotherapie* bleibt anonym. Im Eröffnungskapitel der ersten vier Ausgaben des Lehrbuches gibt es einen Abschnitt »Universalität des Leidens«, in dem Yalom feststellt, dass die meisten Patienten, die eine Psychotherapie beginnen, fürchten, dass »sie in ihrem Elend einzigartig« seien. Diese Patienten sind erleichtert, wenn sie entdecken, dass ähnliche Ängste auch andere Mitglieder der Gruppe plagen. Die Erleichterung, die sich aus dem Wissen ergibt, dass »alle im gleichen Boot« sitzen, tritt auch in der Einzeltherapie auf. Yalom nennt dann das folgende Beispiel für die Bedeutung einer Validierung durch Einvernehmlichkeit:

> Einmal hielt ich mit einem Patienten Rückschau auf seine sechshundert Stunden dauernde Einzelanalyse bei einem anderen Therapeuten. Als ich ihn fragte, was ihm in der Erinnerung als das wichtigste Ereignis in seiner Therapie erscheine, beschrieb er einen Vorfall, bei dem er über seine Gefühle gegenüber seiner Mutter zutiefst beunruhigt gewesen war. Trotz gleichzeitiger stark positiver Gefühle bedrängten ihn Todeswünsche ihr gegenüber – er sollte ein recht ansehnliches Vermögen erben. An einem bestimmten Punkt bemerkte sein Analytiker: »So scheinen wir nun einmal gebaut zu sein.« Diese einfache Aussage verschaffte dem Patienten erhebliche Erleichterung und befähigte ihn außerdem, seine Ambivalenz in großer Tiefe zu untersuchen.

Was diese klinische Vignette von einer Vielzahl anderer in Yaloms erstem psychiatrischen Lehrbuch abhebt, ist die Tatsache, dass er neunzehn Jahre später in *Die Liebe und ihr Henker* darauf zurückkommt und dort zum ersten Mal verrät, dass er von *sich selbst* gesprochen hat. Yalom, der eine Patientin beschrieb, die »sich fürchterlich schämte, daß sie sich wegen ihres Vaters schämte«, erinnert sich an etwas, was Olive Smith, seine erste Analytikerin, dreißig Jahre zuvor zu ihm gesagt hatte. (»Ich erinnere mich deshalb so gut daran, weil es in sechshundert Sitzungen das einzige

Mal war, daß sie mir etwas halbwegs Persönliches – auf jeden Fall aber äußerst Hilfreiches – gesagt hatte. Ich war zutiefst erschüttert gewesen, nachdem ich ihr einige gräßliche Gefühle in Bezug auf meine Mutter offenbart hatte. Olive Smith hatte sich über die Couch gebeugt und mit sanfter Stimme geantwortet: ›So sind wir nun mal einfach.‹«)

Was sollen wir zu Yaloms verspäteter Selbstoffenbarung sagen? 1970, als *Theorie und Praxis der Gruppenpsychotherapie* zum ersten Mal erschien, war er noch nicht zu einer öffentlichen Beichte bereit, und das änderte sich auch nicht in der zweiten, dritten oder vierten Ausgabe des Lehrbuches. Er *war* bereit dazu, als er *Die Liebe und ihr Henker* publizierte und selbstbewusst genug war, höchst peinliche Details über seine konfliktreiche Beziehung zu seinen Eltern zu enthüllen. In seinem Lehrbuch bezieht er sich auf das »Tabu-Trio«, das in der Therapie selten thematisiert wird: Sex, Geld und Tod. Jetzt ist er bereit, zwei dieser verbotenen Themen mit seinen Lesern zu teilen. So wie Olive Smith das Wort *wir* verwendete, um ihre Nähe zu Yalom zu beschreiben – ein Eingeständnis ihrer Schattenseite –, ist er bereit, die Leser von *Die Liebe und ihr Henker* damit zu trösten, dass er eine Seelenverwandtschaft mit ihnen einräumt.

Diejenigen, die zur riskanten Kunst der Selbstoffenbarung ermuntern, müssen darauf achten, dass diese möglicherweise mit Scham behaftet sein könnte. Silvan Tomkins, Helen Block Lewis und Léon Wurmser haben unser Verständnis für die Dynamik von Schamgefühlen vertieft. Wurmser beispielsweise hat drei unterschiedliche Bedeutungen von Schamgefühlen identifiziert: die Angst vor Schande, der Affekt der Selbstverachtung und die Charaktereigenschaft, die eine beschämende Bloßstellung verhindert. Im Unterschied zu diesen Theoretikern hat Yalom wiederholt seine eigene Scham offenbart und ist damit ein Vorbild für seine Patienten.

Yaloms verspätete Selbstoffenbarung ist ein Geschenk an seine Leser, denen er versichert, dass dunkle Emotionen zu unserem

Wesen gehören. Indem er die Identität des Therapeuten offenbart hat, der sich selbst für seine niedrigen Impulse anklagt, setzte er seine Überzeugung einer sorgfältigen Selbstoffenbarung in die Praxis um. Wir können nur mutmaßen, dass er beim Schreiben von *Die Liebe und ihr Henker* in einen Freudentaumel geriet, als er zum ersten Mal gedrucktes Material offenlegte, das ihm über die Jahre auf der Seele gelegen hatte.

Was sich an Yaloms Selbstoffenbarung auch verändert hat, ist die Ausdrucksform. Seine Prosa in *Theorie und Praxis der Gruppenpsychotherapie* ist immer klar und barmherzigerweise frei von Fachchinesisch, aber die Sprache funkelt nicht so wie in seinen späteren Schriften. (Akademiker wissen, dass nur wenige Amts- und Beförderungskomitees mit funkelnder Prosa zu beeindrucken sind!) Yaloms Gabe für metaphorische Sprache wird deutlich, wenn er sich später sarkastisch als »von der Anklage plattgemacht« bezeichnet, eine Metapher, die uns an Kafkas *Der Prozess* erinnert. Yalom bezieht sich nicht einfach darauf, auf ein Vermächtnis zu hoffen: Er erwartet es »gierig«. Und mit ein paar einsilbigen Worten fängt er seine Macht als Analytiker ein, die potenziell tödliche Natur des Schattenselbst anzuerkennen und zu entschärfen.

Die Therapie entmystifizieren

Die *Theorie und Praxis der Gruppenpsychotherapie* markiert den Beginn von Yaloms lebenslangem Versuch, den therapeutischen Prozess zu entmystifizieren. Das Buch bleibt aus vielerlei Gründen wegweisend, nicht zuletzt wegen seines nachdrücklichen Beharrens auf Transparenz des Therapeuten. Yaloms Authentizität zeigt sich auf jeder Seite des Buches. Alles, was der Echtheit im Weg steht, wird zu einem Hindernis für die Therapie. So ist er beispielsweise in der vierten Ausgabe des Lehrbuchs mit einem Artikel nicht einverstanden, der in einer Ausgabe des *American Journal of Psychiatry* aus dem Jahr 1993 veröffentlicht wurde, in dem Therapeuten empfohlen wird, sich von »ebenjener Menschlichkeit« loszusagen, die der Kern der Therapie ist. In dem Artikel, der in einem »vornehmen viktorianischen Ton« geschrieben war, den Yalom in seinen Worten wiedergibt, »wurden Psychiater gemahnt, ihren Patienten weder Kaffee noch Tee anzubieten, sie *nicht* beim Vornamen zu nennen, ihre eigenen Vornamen *nicht* zu verwenden, *niemals* die fünfzig Minuten Behandlungszeit zu überschreiten, *keinen* Patienten in der letzten Arbeitsstunde des Tages zu sehen (weil in dieser Zeit am häufigsten Übergriffe geschehen), *niemals* einen Patienten zu berühren – selbst eine Handlung wie einem AIDS-Patienten, der sich wie ein ausgestoßener Leprakranker fühlt, den Arm zu drücken oder auf die Schulter zu klopfen, sollte genau geprüft und dokumentiert werden«. Diese Anweisungen, betont Yalom, »wirken ... auf die therapeutische Beziehung zutiefst zersetzend«. Die Co-Autoren des beleidigenden Artikels scheinen in der Bibliographie auf, auch wenn ein Name falsch geschrieben ist: T. Gutheil und G. Gabbard. Die gleiche Kritik der beiden Co-Autoren erscheint in der fünften Ausgabe, doch nun aktualisiert Yalom seinen Kommentar. »Zu ihrer Ehrenrettung sei erwähnt, dass die Autoren des 1993 erschienen Artikels die antitherapeutische Wirkung dieser ersten Veröffentlichung erkannten und eingestanden und fünf Jahre später einen zweiten Aufsatz publizierten, in dem sie die durch den ersten Artikel hervorgerufene Überreaktion zu korrigieren versuchten.«

Verheerende Selbstoffenbarungen

Yalom beschönigt nie die Wahrheit oder rationalisiert seine Versäumnisse. Auch macht er keine Aussagen, die für seine Patienten oder Leser zu verstörend sein könnten, um sie zu akzeptieren.

Aber das hindert ihn nicht daran, das »letzte ... schreckliche ... Geheimnis des Psychotherapeuten« zu verraten, dass nämlich das »intensive Drama im Gruppenraum in seinem Leben nur eine ganz kleine Rolle spielt«. Yalom gab das Geheimnis nur einmal preis – vor einer Therapiegruppe von Assistenzärzten der Psychiatrie, die seine Abreise zu einem einsemestrigen Sabbatical schon vorab betrauerten. Er präsentierte der Gruppe eine Tatsache, die sie kannten, aber nicht wahrhaben wollten, dass »ich ihnen viel wichtiger war als sie mir. Schließlich hatte ich viele Patienten; sie hatten nur einen Therapeuten. Dieses Ungleichgewicht kannten sie in ihrer psychotherapeutischen Arbeit mit ihren eigenen Patienten sehr gut; sie hatten diese Erkenntnis aber nie auf sich selbst angewendet. Die Gruppe hielt den Atem an, als diese Wahrheit, diese Leugnung ihrer Besonderheit, diese der Psychotherapie innewohnende Grausamkeit, bei ihnen einschlug.«

Yalom hätte diese schonungslose Wahrheit abmildern können, hätte er gesagt, dass er in ein paar Monaten zurückkehren werde, ihnen aber trotz seiner Abwesenheit alles Gute wünsche und zuversichtlich sei, dass sie ohne ihn sehr gut zurechtkämen. Er hätte sagen können, dass er einfach nur der Überbringer einer unpopulären Botschaft sei. Er hätte auch sagen und damit seine frühere Analytikerin zitieren können: »So scheinen wir nun einmal gebaut zu sein.« Aber dadurch, dass Yalom darauf hinwies, dass er Teil der inhärenten Grausamkeit der Psychotherapie ist, darf vermutet werden, dass er nichts dagegen hatte, ja seine Patienten sogar dazu ermunterte, ihn zu entidealisieren, um es ihnen auf diese Weise leichter zu machen, ohne ihn zurechtzukommen.

Obwohl Yalom das »letzte schreckliche Geheimnis des Psychotherapeuten« nie genauer definiert, präsentieren seine Romane und Geschichten der Psychotherapie ironischerweise ein anderes, nicht weniger bemerkenswertes Geheimnis. Der sterbende Psychotherapeut Julius Hertzfeld in *Die Schopenhauer-Kur* braucht die anderen Gruppenmitglieder ebenso, wie sie ihn brauchen. Sein

Bestreben, vom Tod mitten aus dem Arbeitsleben gerissen zu werden, hängt davon ab, ob er seine geliebte Arbeit bis zum Ende ausüben kann. Die Gruppenmitglieder sind sowohl einzeln als auch im Kollektiv so wichtig für Julius, wie er es für sie ist.

Selbst wenn Yalom einen radikalen Gedanken anbietet wie die Selbstoffenbarung des Therapeuten, rät er zur »Mäßigung in allen Dingen«, wie er in der vierten und fünften Ausgabe seines Lehrbuches erklärt. »Es gibt einen angemessenen Platz für Geheimhaltung des Therapeuten, und der beste Therapeut ist keineswegs derjenige, der sich am umfassendsten und beständigsten selbst enthüllt.« Der literarische Yalom kann nicht anders, als in einer Fußnote zu seiner Bemerkung hinzuzufügen, dass viele »abenteuerlichere Neuerungen in der Therapie« ihren Ursprung in Südkalifornien haben. Dann erinnert Yalom an Saul Bellows »phantasievolle Vorstellung in seinem Buch *Geschäft des Lebens*: Jemand kippt die große Flächenkarte der Vereinigten Staaten und stellt fest: ›Alles, was nicht niet- und nagelfest ist, rutscht nach Südkalifornien hinunter.‹«

»Sehnsucht nach einer menschlicheren Beziehung«

Nach der Veröffentlichung von *Die Liebe und ihr Henker* sowie *Und Nietzsche weinte* bekam Yalom eine »Flut von Briefen sowohl von Patienten als auch von Therapeuten, die bestätigten, daß ein weitverbreitetes Interesse an sowie Sehnsucht nach einer menschlicheren Beziehung in der therapeutischen Unternehmung besteht«. Die laufend aktualisierten Ausgaben von *Theorie und Praxis der Gruppenpsychotherapie* zeugen von ihrer anhaltenden Relevanz. »Jeder neuen Auflage«, beobachtet er in *Liebe, Hoffnung, Psychotherapie*, »gingen zwei Jahre intensiver Arbeit voraus« (aus: *Liebe, Hoffnung, Psychotherapie*). Das Lehrbuch ist nach wie vor ein hervorragender Leitfaden für Patienten, Therapeuten und die breite Öffentlichkeit. Yalom stellt fest, dass trotz seiner Bemühungen das letzte Wort über individuelle Therapie oder Gruppentherapie nie geschrieben werden kann, und er mahnt Leser zu einem kritischen Blick, besonders, wenn er einem Patienten erzählt: »Sie halten mich für weiser, als ich bin.« Es ist eine der wenigen Aussagen in dem Buch, der die Leser und Leserinnen nicht zustimmen werden.

2

Jeden Tag ein bißchen näher

Eine ungewöhnliche Geschichte

Psychotherapeuten, die über ihre eigenen klinischen Erfahrungen schreiben, sehen sich mit einem lästigen Problem konfrontiert, das womöglich sogar unlösbar ist: Wie die Vertraulichkeit der Patienten bewahren und gleichzeitig ihre tiefsten Geheimnisse aufdecken? Zu viel Verschleierung verändert den Sinngehalt ihrer Geschichte; zu wenig Verschleierung gefährdet ihre Identität. Das Problem plagte auch Freud, als er zu Beginn von *Bemerkungen über einen Fall von Zwangsneurose* – die Geschichte des Rattenmannes (1909) – einräumte: »Die vollständige Behandlungsgeschichte kann ich nämlich nicht mitteilen, weil sie ein Eingehen auf die Lebensverhältnisse meines Patienten im einzelnen erfordern würde. Die belästigende Aufmerksamkeit einer Großstadt, die sich auf meine ärztliche Tätigkeit ganz besonders richtet, verbietet mir eine wahrheitsgetreue Darstellung.« Alle Patienten Freuds wurden enttarnt, viele noch zu deren Lebzeiten – und einige, wie im Falle des »Wolfsmannes«, vom Patienten selbst.

Wie steht es nun aber mit der Vertraulichkeit des Therapeuten? Wie viel dürfen Analytiker über sich selbst preisgeben, ohne befürchten zu müssen, dass solche persönlichen Informationen die Therapie erschweren oder sogar sabotieren? Um diese und andere Probleme zu vermeiden, betonte Freud die Neutralität des Analytikers. »Ich kann den Kollegen nicht dringend genug empfehlen«, mahnte er in »Ratschläge für den Arzt bei der psychoanalytischen Behandlung« (1912), »sich während der psychoanalytischen Behandlung den Chirurgen zum Vorbilde zu nehmen, der alle seine Affekte und selbst sein menschliches Mitleid beiseite drängt und seinen geistigen Kräften ein einziges Ziel setzt: die Operation so kunstgerecht als möglich zu vollziehen«. Freud räumte ein, dass seine Empfehlung »Gefühlskälte« implizierte, doch er war gewillt, dieses Risiko einzugehen.

Ein chirurgisches Modell der Therapie, so Freud, »[schafft] für beide Teile die vorteilhaftesten Bedingungen ..., für den Arzt die wünschenswerte Schonung seines eigenen Affektlebens, für den Kranken das größte Ausmaß von Hilfeleistung, das uns heute möglich ist«. Im nächsten Absatz verwendet er eine noch unpersönlichere Metapher für die therapeutische Beziehung. »[I]n eine Formel gefaßt: er soll dem gebenden Unbewußten des Kranken sein eigenes Unbewußtes als empfangendes Organ zuwenden, sich auf den Analysierten einstellen wie der Receiver des Telephons zum Teller eingestellt ist«. Gegen Ende des Essays weist Freud die Versuchung der »jungen« und »eifrigen« Psychoanalytiker zurück, »viel von der eigenen Individualität« in die Behandlung ihrer Patienten einzubringen. »Ich stehe darum nicht an, diese Art der Technik als eine fehlerhafte zu verwerfen. Der Arzt soll undurchsichtig für den Analysierten sein und wie eine Spiegelplatte nichts anderes zeigen, als was ihm gezeigt wird.«

Freud gab diese Empfehlungen zum Teil ab, um die Psychoanalyse als medizinische Wissenschaft zu etablieren. Später änderte er seine Meinung, dass Analytiker Ärzte sein sollten, jedoch nicht seine Überzeugung, dass die Psychoanalyse eher Wissenschaft ist als Kunst – und zum Teil auch, weil er befürchtete, dass Analytiker, die sich emotional zu sehr engagieren, Aspekte von sich preisgeben könnten, die der Therapie schadeten. Freuds Entdeckung der Übertragung (die unbewussten, projektiven Tendenzen des Patienten), der Gegenübertragung (die unbewussten, projektiven Tendenzen des Analytikers) und des klinischen Widerstands gehören zu seinen wichtigsten Erkenntnissen. Er hatte recht, Analytiker an die Gefahren zu erinnern, die von Übertragung und Gegenübertragung drohen. »Der Psychoanalytiker weiß«, schrieb er gegen Ende der »Bemerkungen über die Übertragungsliebe« (1915), »daß er mit den explosivsten Kräften arbeitet und derselben Vorsicht und Gewissenhaftigkeit bedarf wie der Chemiker.«

Doch bezeichnenderweise hat Freud nie praktiziert, was er predigte. Wir wissen zum Beispiel aus dem Bericht des Wolfsmannes über seine Analyse, dass Freud nicht zögerte, ihm Ratschläge zu erteilen, etwa dessen Wunsch, Maler zu werden, nicht weiterzuverfolgen und nicht ins postrevolutionäre Russland zurückzukehren, um seinen verlorenen Reichtum wiederzugewinnen, was gefährlich und obendrein vermutlich vergeblich gewesen wäre. Außerdem machte Freud dem Wolfsmann Geschenke und vertraute ihm persönliche Informationen über seine Familie, Freunde und Kollegen an. Viele Analysanden, die später selbst Analytiker wurden und über ihre Erfahrungen mit Freud schrieben, bestätigen, dass er für sie nie ein unbeschriebenes Blatt war. Von Beginn seiner Berufslaufbahn an hat Yalom Freuds chirurgisches Modell der Psychotherapie mit der Begründung abgelehnt, dass dieses eine authentische Therapie ausschließe.

»Eine doppelt erzählte Therapie«

Eine Lösung für das Vertraulichkeitsproblem ist, einen Patienten einzuladen, als Co-Autor an einem Buch mitzuarbeiten und es ihm oder ihr zu überlassen, für die nötigen Tarnungen zur Verschleierung der Identität zu sorgen. Yalom wendete diese Strategie im Buch *Jeden Tag ein bißchen näher* (1974) an, das er gemeinsam mit seiner Patientin mit dem Pseudonym Ginny Elkin schrieb. Das Buch mit dem englischen Untertitel *A Twice-Told Therapy* –

vielleicht eine Anspielung auf Hawthornes Kurzgeschichtensammlung *Twice-Told Tales* (doppelt erzählte Geschichten) – enthält Yaloms Eindrücke von seinen wöchentlichen Sitzungen mit Ginny, gefolgt von ihren eigenen Eindrücken. So bekommen wir eine doppelte Perspektive der Patient-Therapeut-Beziehung. Zusätzlich schrieben beide eineinhalb Jahre nach ihrer letzten Therapiesitzung jeweils ein Vorwort und ein Nachwort.

Die Struktur des Buches ist einzigartig in der psychiatrischen Geschichte, und einzigartig ist auch die Zahlungsmethode der Patientin. Anstelle des Therapiehonorars, das Ginny sich nicht leisten konnte, schlug ihr Yalom vor, nach jeder Sitzung eine Zusammenfassung zu schreiben, »die nicht nur ihre Reaktionen auf das Besprochene, sondern auch eine Beschreibung der unterirdischen Vorgänge während der Stunde enthalten sollte – eine Botschaft aus dem Untergrund mit all den Gedanken und Phantasien, die niemals das Tageslicht der Unterhaltung erreichen«. Würde Ginny durch diese »kühne technische List«, wie Yalom es nannte, ihre Schreibblockade überwinden können – ein erstaunliches Problem bei einer dreiundzwanzigjährigen angehenden Romanautorin, die sich erst kurz zuvor für ein kreatives Schreibprogramm an einem örtlichen College eingeschrieben hatte?

Yalom beeilt sich hinzuzufügen, dass die Vereinbarung ihm selbst keine finanziellen Opfer abverlangte, da er in Stanford als Mitglied der Fakultät Vollzeit arbeitete und alle Einkünfte, die er durch seine klinische Arbeit erzielte, ohnehin an die Universität abgeben musste. Yalom und Ginny vereinbarten, die Berichte des anderen mehrere Monate lang nicht zu lesen, um sich nicht verunsichern zu lassen. Als sie mit ihrer gemeinsamen Arbeit begannen, stand eine Veröffentlichung noch nicht zur Debatte.

Yalom war sich der Risiken seines therapeutischen Experiments bewusst. Mit Selbstoffenbarung war er viel vertrauter als sie, und sie hatte mehr zu verlieren, falls ihre Identität auffliegen sollte. Schließlich war sie die verwundbare Patientin, und in ihrem

Leben gab es vieles, was ihr Angst, Schuldgefühle und Scham bereitete. Aber Yaloms gewagte Selbstoffenbarungen stellten sein eigenes öffentliches Image aufs Spiel. Er schreckt nie davor zurück, schwierige, ethische Fragen aufzuwerfen. War ihr »Vertrag« eine Form von Ausbeutung? Er war sich nicht sicher. »Ich habe den Verdacht, daß ich große Ansprüche an Ginny stelle. Beute ich vielleicht ihr schriftstellerisches Talent aus, damit sie etwas für mich produziert? Wieviel von meinem Verzicht auf Bezahlung zugunsten dieser Schreiberei ist echter Altruismus? Wieviel ist Egoismus?« Die Formulierung dieser Fragen lässt vermuten, dass Altruismus und Egoismus einander nicht ausschließen. Da Yalom die Patientin aus einer dualen Perspektive heraus betrachtete, hoffte er, ernsthaft an Ginny, der Person, interessiert zu sein und »nur einen kleinen Flirt mit der Schriftstellerin Ginny« zu haben.

Eine zögerliche Schriftstellerin

Ginny war nie so motiviert wie Yalom, die Eindrücke von den Sitzungen niederzuschreiben. Manchmal schob sie es vor sich her und dann – besonders, wenn sie Depressionen hatte – wusste sie nicht, worüber sie schreiben sollte, was die meiste Zeit der Fall war. Yalom konnte sich nicht entscheiden, ob er sie zum Schreiben ermahnen oder sie dafür tadeln sollte, dass sie ihren Teil der Abmachung nicht erfüllte. Falls er sich für Letzteres entschied, würden sich ihre Depressionen dann verstärken? Es überrascht nicht, dass er immer mitteilsamer und nachdenklicher ist als Ginny. Seine Einträge sind länger, detaillierter und zahlreicher als die ihren. Da er sie so gleichberechtigt wie möglich behandeln möchte, redet er sie mit »Ginny« an, doch sie siezt ihn und kann sich nicht überwinden, ihn mit seinem Vornamen anzusprechen.

Ginnys Abneigung, sich in ihren Kommentaren zu offenbaren, zieht sich durch die ganze Geschichte. Ihre Weigerung, auf Abruf zu schreiben, erinnert an Bartleby in Melvilles Erzählung »Bartleby, der Schreiber«, dessen Aussage »ich möchte lieber nicht« den Erzähler rasend macht. Ungeachtet ihres Vertrages hat Ginny gute Gründe, mit schriftlichen Selbstoffenbarungen vorsichtig zu sein. »All diese Aufzeichnungen nach den Sitzungen sind Zauberei mit Worten, die ich verberge. Die ich niemand sehen lassen möchte.« Nur selten freut sie sich darauf, die Therapieberichte zu schreiben, und sie überwindet nie ihre Angst, dass ihr Freund Karl sie entdecken könnte. (Wie sich herausstellt, ist Karl bei einigen der Sitzungen dabei und bietet an, seine eigenen Eindrücke von der Therapie zu schreiben, womit er eine dreifach erzählte Therapiegeschichte ins Leben ruft.) Ginny macht sich Sorgen, dass sie sich mit ihren schriftlichen Kommentaren selbst belastet und dass weder Yaloms noch ihr Therapiebericht ihr Leben akkurat wiedergebe.

Ginny ist oft verunsichert, wenn sie Kommentare von Yalom liest. Psychologen wissen schon lange, dass Emotionen ebenso ansteckend sind wie Keime, und Ginny, die nun weiß, dass sie Yalom mit ihren düsteren Emotionen angesteckt hat, versinkt noch tiefer in ihren Trübsinn. Im Allgemeinen jedoch sind Yaloms Kommentare zu Ginny fast alle aufbauend, und sie realisiert, dass er ein Verbündeter ist. Er bestätigt ihr literarisches Talent und hält im Vergleich dazu seine Sprache für »unbeholfen und einfallslos«. Er greift keine einzelnen Sätze lobend heraus, obwohl es deren viele gibt. Sie vermutet, »dass es nur ein Trick ist, über meine Muse (nein!), über mein Schreiben zu reden«. Und auf derselben Seite weiter unten liefert sie eine einzigartige Beschreibung, wie diese Aufzeichnungen die Behandlung beeinflussten. »Es scheint, als lebte ich in der Therapie in einem Konditionalsatz; mein Leben baumelt an einem hängenden ›Wenn‹.« Gegen Ende der Therapie schreibt sie einen satirischen Essay »The Misfit (Die Niete)«, in dem sie davon träumt, alle ihre zukünftigen Bücher Yalom zu widmen, »*der mir die Freiheit zu weinen und die Kraft zu fliegen und zehn vernünftige Gründe gab, warum man nicht sterben soll*«.

Während ihrer zweijährigen Therapie gelangt Ginny zu mehreren Schlussfolgerungen im Hinblick auf ihre Aufzeichnungen. Je zahmer die Sitzung war, umso schwieriger war es, darüber zu schreiben. Können wir daraus ableiten, dass der Konflikt sowohl Quelle als auch Inspiration ihres Schreibens war? Vielleicht, aber darüber lässt sie sich nie aus. Auch ist nicht ersichtlich, ob das Schreiben ihre inneren Konflikte verringert hat. In ihrem neunseitigen Nachwort vermerkt sie, dass sie sich, unabhängig davon, ob ihre Aufzeichnungen manchmal »bewußt ernst und düster oder schlampig und nachlässig« ausfielen, nicht dazu durchringen konnte, »nach den heilenden Worten zu greifen«, die Yalom hören wollte, wie sie wusste. Sie lässt durchblicken, dass die Tatsache, dass sie ihre eigenen Eindrücke zur Therapie aufgeschrieben und anschließend Yaloms Texte gelesen hat, nicht zu besonderen Erkenntnissen oder Durchbrüchen führte. Und auch klinisch seien diese Niederschriften nicht hilfreich. Sie erwähnt, dass sie einen Job gefunden habe, in dem sie recherchieren und schreiben könne, obwohl es nicht sicher sei, dass ihre neue Arbeit ein Resultat ihrer Therapie sei.

Auch wenn sie sich immer über die Berichte beklagte, blieb Ginny Yalom sowohl während als auch nach ihrer Therapie treu. Er half ihr, besser mit sich zurechtzukommen und ihr Leben mit mehr Zuversicht anzugehen. Großzügigkeit und Dankbarkeit sind für Yalom überaus wertvolle Charaktereigenschaften, und er erinnerte Ginny daran, ihre Bemühungen, mit anderen Menschen Umgang zu pflegen, positiv zu betrachten. Er ermahnte sie, ihre mitfühlenden Instinkte nicht als Laster abzutun, was sie gern machte. »Ich sagte, sie müsse diesen Freud'schen Reduktionismus überwinden und Großzügigkeit und Freundlichkeit als positive und wichtige Eigenschaften an sich akzeptieren, die für sich sprechen und keiner Analyse bedürfen.« Yaloms Bemerkung wird, wie wir noch feststellen werden, der Eckpfeiler in *Und Nietzsche weinte*, wo der Philosoph Dankbarkeit als Geschenk zu schätzen lernt, das sowohl den Wohltäter wie auch den Empfänger bereichert.

Literarisches Selbstbewusstsein

Eine besondere Stärke Yaloms ist seine Fähigkeit, Zweifel und Unsicherheiten einzugestehen, die andere Schriftsteller gern verbergen würden. Auf der ersten Seite des Buches räumt er ein, dass seine Gespräche mit Ginny ihn an seine kürzlichen Gespräche mit dem Existenzpsychologen Viktor Frankl erinnern. Beim Gedanken daran, dass andere Therapeuten Ginnys Behandlung beeinflusst haben, fühlt er sich immer »wie ein Chamäleon: so als hätte ich keine eigene Farbe«. Ein paar Seiten danach trifft er dieselbe Beobachtung, allerdings noch schonungsloser: »Ich bin jedesmal sehr ärgerlich über mich, wenn ich bemerke, daß ich jemandes Bücher lese und dann in der nächsten Sitzung seine Methoden verwende.« Diese Geständnisse finden nur selten Eingang in die umfangreiche Literatur über psychologische Fallstudien. Ebenso misstrauisch steht Yalom dem performativen Element des Schreibens gegenüber: Es ist ihm unangenehm, danach zu trachten, die Leser seines Buches zu beeindrucken. Und doch weiß er, dass der Wunsch, die Anerkennung seiner Leser zu gewinnen, nicht sein Bedürfnis schmälert, seinen Patienten zu helfen. Die Lösung für das Selbstbewusstsein, so schlussfolgert er: »[I]ch muss ein Auge darauf haben – das dritte Auge und das dritte Ohr«; Letzteres ist möglicherweise eine Anspielung auf Theodor Reiks *Hören mit dem dritten Ohr*.

Yaloms Schriften sind voller literarischer Bezüge, auch wenn er in seinen frühen Büchern manchmal einem Doktoranden ähnelt, der sich auf seine Examina vorbereitet und seinen Professor schuldbewusst daran erinnert, was er alles nicht weiß. Vor einer Präsentation am folgenden Tag im *Modern Thought*-Seminar fühlt er sich unsicher und räumt ein, dass sein »Interesse für Literatur bei weitem von den Lücken in meinem Wissen übertroffen« wird. Für den Leser sind die Lücken allerdings nie offensichtlich. Mühelos zitiert er literarische Autoren, wenn er etwa beobachtet, dass Ginny ihr Dilemma manchmal in tragischem Tonfall romantisiert, was ihn an Virginia Woolf erinnert, die »eines Tages ihre Taschen mit Steinen … füllen und hinaus ins Meer« gehen wird. (In Wahrheit ertränkte Woolf sich im Ouse-Fluss hinter ihrem Haus in Sussex, England.) Dann wiederum hütet er sich, »in einen Proust'schen Zirkel der Vergangenheit [Ginnys] gezogen zu werden«. Er scheut sich nicht zuzugeben, dass er manche Autoren noch nicht gelesen hat, als er etwa feststellt, dass Ginny sich für Romane von Anthony Powell begeistert.

Wasser auf die Mühlen des Therapeuten

Fast alles ist Wasser auf die Mühlen des Therapeuten/Schriftstellers, auch ein Thema, über das niemand anderer schreiben würde, nämlich, wie sich die Beziehung eines Therapeuten mit einer Patientin auf seine Ehe auswirkt. *Jeden Tag ein bißchen näher* beginnt mit dem Vorwort der Herausgeberin Marilyn Yalom, die als Französischprofessorin beschreibt, was sie empfunden hat, als sie zum ersten Mal die beiden Perspektiven – die ihres Ehemanns und die von Ginny – las. »Insgeheim fragte ich mich, ob die Berichte nicht ein interessantes Stück Literatur werden könnten – mit zwei verschiedenen Hauptfiguren und zwei ausgeprägten literarischen Schreibweisen, zusammen so eine Art Briefroman.« Ihre literarische Beurteilung erwies sich als richtig; sie überzeugte ihren Mann davon, das Buch mit Ginny als Co-Autorin zu schreiben, und er wiederum überzeugte Ginny. Yalom versicherte ihr, dass alles, was sie schreiben würden, gemeinsames Eigentum sei. Beide müssten sich einverstanden erklären, das endgültige Manuskript zur Veröffentlichung einzureichen, und würden danach die Tantiemen zur Hälfte teilen. Marilyn Yalom redigierte *Jeden Tag ein bißchen näher*, wurde aber unfreiwillig selbst zu einer Figur in dieser Geschichte. Vierzehn Monate nach der letzten Sitzung setzte Yalom sich mit Ginny und seiner Frau zu einem, wie er es nennt, »beruflich-gesellschaftlichen« Treffen zusammen. Die Situation ist für alle verwirrend. »Meine Frau nennt mich Irv, Ginny bringt den Namen nicht über die Lippen, und ich ziehe als Dr. Yalom meine Kreise.« Noch »merkwürdiger«, gesteht er, ist »mein Widerwillen gegen die Vertraulichkeit meiner Frau in Ginnys Gegenwart. Ich erinnere mich kaum noch, was ich bei Ginny erreichen wollte? Ach ja, ich wollte ›ihre Realitätsprüfung verbessern, so daß sie ihre positive Übertragung verarbeiten könnte‹«.

Es kommt noch gruseliger. Während Yalom in seiner Praxis mit Ginny spricht, klopft seine Frau an die Tür und will mit Ginny über ein paar Sätze in deren Therapiebericht sprechen. Yalom und Ginny versuchen, nicht auf die Unterbrechung zu reagieren, doch dann klopft seine Frau, die allmählich ungeduldig wird, abermals, woraufhin Ginny zu Yaloms Erstaunen giftet: »Nur noch ein paar Minuten«, und dann – die Tür ist noch immer geschlossen – in Tränen ausbricht und schluchzt: »Mir ist jetzt gerade klar geworden, daß ich nur noch ein paar Minuten habe. Es geht mir nicht darum, daß Ihre Frau Sie ja immer hat, aber diese Zeit ist wirklich kostbar für mich.« Yaloms Reaktion? »Sie weinte wegen uns beiden.« Ein paar Seiten später kommt Yalom wieder auf seinen »Gefühlsausbruch« zurück, als seine Frau versuchte, sich in seine Beziehung mit Ginny zu drängen. »Als Ginny gegangen war, war ich mürrisch, ein unbestimmter Ärger erfüllte mich, und verdrießlich wies ich die Bemühungen meiner Frau zurück, ein Gespräch über die Begegnung in Gang zu bringen. Obwohl meine telefonischen Verabredungen mit Ginny im Allgemeinen kurz und makellos dienstlich waren, fühlte ich mich unweigerlich irritiert, wenn meine Frau im Raum anwesend war. Möglicherweise habe ich meine Frau in meiner Ambivalenz sogar eingeladen, an unserer Beziehung teilzunehmen, um mir bei meiner Gegenübertragung zu helfen.«

Yalom achtet stets penibel darauf, berufliche Grenzen einzuhalten, aber er schildert eine Situation, in der Grenzverletzungen unvermeidlich sind: eine ehemalige Patientin, die nun Co-Autorin ist und beruflich mit der Frau des Therapeuten an einem schriftstellerischen Projekt arbeitet, an dem alle drei Personen beteiligt sind. Yalom schlachtet die Situation in ihrem ganzen literarischen Reichtum aus, und die Tatsache, dass seine Frau Französischprofessorin ist, verstärkt noch den Ton dieser französischen Posse.

Duale Perspektiven

Yaloms siebenunddreißigseitiges Nachwort fasst seine Therapieziele für Ginny zusammen, die sich auf interpersonelle Theorie konzentrieren, auf die Überzeugung, psychologische Störungen beruhten auf Konflikten in interpersonellen Beziehungen. Er beruft sich auf einen Begriff, der in seinen späteren Büchern auftaucht, um zu erörtern, dass die Psychotherapie eine »Zyklotherapie« ist, innerhalb derer Therapeut und Patient »gemeinsam eine wacklige, langsam ansteigende, spiralförmige Treppe« hinaufgehen. (In einer Fußnote zur *Existenziellen Psychotherapie* führt er den Begriff *zirkuläre Therapie* (*Existenzielle Psychotherapie*, S. 584, Nr. 71) auf eine mündliche Mitteilung von D. Hamburg zurück, der Lehrstuhlinhaber am Stanford Department of Psychiatry war, als Yalom dort als Assistenzprofessor arbeitete.) Der Ansatz der dualen Perspektive führt Yalom zu einer bemerkenswerten Schlussfolgerung: Patient und Therapeut schätzen in der Behandlung oft unterschiedliche Aspekte. Für Ginny war der wichtigste Teil der Therapie ihre Beziehung mit Yalom. Sie schätzte es, mit jemandem zusammen zu sein, dem sie vertraute, den sie respektierte und der ihr die Unterstützung zukommen ließ, die sie brauchte. Auch Yalom schätzte die Patient-Therapeut-Beziehung, doch ihm lag hauptsächlich daran, Ginny zu helfen, diejenigen Einsichten zu erlangen, die zu einer Veränderung der Persönlichkeit und zu therapeutischem Wachstum führen. »Sie hingegen nimmt diese Bemühungen kaum jemals wahr, geschweige denn, daß sie sie schätzt, sondern scheint viel mehr von einfachen, menschlichen Dingen zu profitieren.« Manchmal akzeptiert sie eine Interpretation nur, um die enge Patient-Therapeut-Bindung zu bewahren.

Die dualen Perspektiven in *Jeden Tag ein bißchen näher* erzeugen einen Rashomon-Effekt, bei dem Patient und Therapeut auffallend unterschiedliche Sichtweisen von dem haben, was in der Therapie passiert. »Das Buch ist eine Übung in postmodernem Realismus«, bemerkt Ruthellen Josselson. »Das, was unserer Meinung nach geschieht, ist nur eine Version der Realität, und wehe dem Therapeuten, dem das Bewusstsein abhandenkommt, dass der Patient die Interaktion vielleicht ganz anders erlebt.« Yalom vergleicht die Therapie mit Tom Stoppards Schauspiel *Rosenkranz und Guildenstern sind tot*, in dem das Drama auf der Bühne sich anders abspielt als das Drama abseits der Bühne. »Daß der Psychotherapeut in vielen verschiedenen Dramen gleichzeitig auftreten muß, ist sein letztes schreckliches Geheimnis« (S. 307). Dies stellt sich als eine wichtige Enthüllung für Yalom heraus, eine, die seine Vorstellung von Therapie für immer verändert. Kein Schriftsteller hat die vielen Paradoxe in der Psychotherapie schonungsloser beschrieben, in der Patient und Therapeut, wenn sie Glück haben, eine Intimität erreichen, die so weder vor noch nach der Therapie existiert. »Unsere Beziehung ist zwar sehr intensiv und authentisch, aber gleichzeitig antiseptisch verpackt: wir sind die vorgeschriebenen fünfzig Minuten zusammen, und vom Computer der Klinikverwaltung erhält sie vorprogrammierte Informationen. Und es ist immer dasselbe Zimmer, es sind dieselben Sessel, die im gleichen Winkel zueinander im Raum stehen. Wir bedeuten uns gegenseitig sehr viel, aber dennoch sind wir nur Figuren in einer Kostümprobe. Wir haben sehr starke Empfindungen füreinander und gehen doch unserer Wege, wenn die Stunde vorbei ist, und wenn unsere ›Arbeit‹ getan ist.«

Ein Therapeut, der eine Behandlung braucht

Yaloms wichtigste Selbstoffenbarung in *Jeden Tag ein bißchen näher* taucht fast am Ende des Nachworts auf, in dem er eine Erklärung abgibt, die irgendwo zwischen einer Einlassung und einem Geständnis angesiedelt ist. Er verleiht der Selbstoffenbarung so viel Spannung wie möglich und lockt uns mit einem Geheimnis, das er nicht länger für sich behalten kann. Dann verrät er uns die Gegenübertragung, die er in seine Therapie mit Ginny eingebracht hat. »Es ist nicht die ganze Wahrheit, daß sie der Patient und ich der Arzt war. Das habe ich zuerst vor einigen Jahren bemerkt, als ich ein Forschungssemester in London verbrachte. Ich hatte keinerlei Verpflichtungen und wollte ausschließlich an einem Buch über Gruppentherapie arbeiten. Anscheinend war das nicht genug. Ich wurde depressiv und unruhig und arrangierte es schließlich, daß ich zwei Patienten behandeln konnte – mehr um meinet- als um ihretwillen. Wer war der Patient, und wer war der Arzt? Ich hatte größere Probleme als die Patienten, und ich glaube, ich profitierte von der gemeinsamen Arbeit mehr als sie.«

In *Jeden Tag ein bißchen näher* verzichtet Yalom auf den Begriff »verwundeter Heiler«, gleichwohl bildet dieser in seinen späteren Romanen und Sachbüchern ein zentrales Konzept. Der Begriff, der zuerst von Carl Gustav Jung verwendet und von späteren Therapeuten erweitert wurde, besagt, dass verwundete Heiler nicht anders können, als Patienten zu heilen, da sie selbst verwundet sind. Eines der Paradoxe der Therapie ist also, dass die Heilung anderer dem verwundeten Therapeuten die Möglichkeit gibt, sich selbst zu heilen. Teil der Gegenübertragung des Analytikers ist, wie Yalom aus persönlicher Erfahrung feststellt, kontraphobisch motiviert. Therapeut und Patient mögen zwar auf unterschiedliche Weise verwundet sein, jedoch profitiert jeder von der Arbeit mit dem anderen.

Yaloms Verwendung einer dualen Perspektive in der Therapie antizipierte ein ähnlicher Ansatz drei Jahrzehnte zuvor, der in der »narrativen Medizin« eingesetzt wird. Damals gab es eine Bewegung, die zu Beginn der Wende zum einundzwanzigsten Jahrhundert an der Columbia-Universität begann, wo Mediziner versuchten, so viel wie möglich über die Geschichte eines Patienten zu erfahren. Narrative Medizin integriert die Werte und Methoden der Literaturwissenschaft in die klinische Praxis und Ausbildung. Das Ziel, von der Gesundheits- und Krankengeschichte eines Patienten zu lernen, ist letztendlich eine Verbesserung der Gesundheitsversorgung. Eine der Techniken beinhaltet, dass ein Arzt Aufzeichnungen von Fallstudien macht, die der Patient dann liest und darauf reagiert. Diese Aufzeichnungen im »Geiste gemeinsamer Entdeckungen« gegenzulesen, führen, wie Rita Charon und Eric R. Marcus in *The Principles and Practice of Narrative Medicine* (2016) erläutern, zu einer Art »Aha-Erlebnis«. Yalom vermittelt dieses Gefühl in *Jeden Tag ein bißchen näher*.

Verwundete Geschichtenerzähler und Lehrer

Das Gegenstück zum verwundeten Heiler ist der verwundete Geschichtenerzähler, was auch der Titel des einflussreichen Buches von Arthur W. Frank *The Wounded Storyteller* (1995) ist.

> Als Verwundete werden Menschen vielleicht umsorgt, doch als Geschichtenerzähler kümmern sie sich um andere. Die Kranken und all jene, die leiden, können auch Heiler sein. Ihre Verwundungen werden zur Kraft-

> quelle ihrer Geschichten. Durch ihre Geschichten schaffen die Kranken empathische Bindungen zwischen sich und ihrem Publikum. Diese Bindungen erweitern sich, wenn die Geschichten weitererzählt werden. Diejenigen, die sie gehört haben, erzählen sie anderen, und der Kreis des gemeinsam Erlebten wird größer. Weil Geschichten heilen können, sind der verwundete Heiler und der verwundete Geschichtenerzähler nicht getrennt voneinander: Sie sind verschiedene Aspekte derselben Figur.

Yalom ist sowohl ein verwundeter Heiler als auch ein verwundeter Geschichtenerzähler, und diese beiden Rollen verschmelzen geschickt in seinen Werken.

Nur selten hört man von einem »verwundeten Lehrer«, außer im Zusammenhang mit den zunehmenden Schießereien in Schulen, doch der verwundete Lehrer verwendet wie der verwundete Heiler und der verwundete Geschichtenerzähler seine oder ihre Verletzlichkeit, um empathische Bindungen mit Schülern herzustellen. Die Verwundung des Lehrers wird zu einer akademischen Tatsache des Lebens, die zu jedem Thema passt, in dem von Leiden die Rede ist. Verwundete Heiler, Geschichtenerzähler und Lehrer legen Zeugnis von der Unvermeidlichkeit des Leidens und von der Möglichkeit der Heilung ab – eine Einsicht, die gleichermaßen für Patienten, Leser, Schüler und Lehrer gilt.

Das Ende der Geschichte

Nach der Lektüre von *Jeden Tag ein bißchen näher* wissen wir weit mehr über Yalom als über Ginny. Und das ist keine Überraschung. Während der ganzen Fallstudie hat sie tunlichst vermieden, zu viel über ihr Leben zu verraten, vielleicht in dem Glauben, es nicht verdient zu haben, persönlich oder öffentlich unter die Lupe genommen zu werden. Sie bleibt schüchtern und zurückhaltend, ist nicht auf Aufmerksamkeit oder Exhibitionismus irgendeiner Art aus, eine Frau mit bescheidenen Erwartungen an das Leben. Es ist leicht zu verstehen, weshalb sie glaubt, sich mit ihren therapeutischen Aufzeichnungen selbst »schrecklich« zu belasten, obwohl diese auch aufschlussreich und mutig sind. Wir können auch verstehen, weshalb sie bei starken emotionalen Äußerungen, egal ob Wut oder Empörung, wie gelähmt ist. Nichts in ihrem Leben hat sie darauf vorbereitet, es durch Yaloms Lupe zu betrachten. Sie ist eine gute Patientin, fühlt sich aber schuldig, weil sie keine außergewöhnliche Patientin ist, wie Yalom es sich von ihr erhofft hat. Sie ist sich seiner Enttäuschung bewusst und schafft es daher nicht, in ihren Berichten alles auf den Tisch zu legen.

Nachdem wir die Geschichte zu Ende gelesen haben, wünschen wir uns ein Update zu ihrem Leben oder mindestens eine Aussage darüber, was sie Jahre später beim abermaligen Lesen der dualen Perspektive ihres Lebens empfunden hat. Wurde ihr Leben nach der Therapie von ihrer Identität als erste wichtige Patientin Yaloms bestimmt, wie es bei einigen von Freuds Patienten wie Dora oder dem Wolfsmann der Fall gewesen war? Hat sie ihre Schreibblockade überwunden und ist sie die Autorin geworden, die sie werden wollte? Hat sie die Fallstudie noch einmal gelesen, um ihre Identität zu bestätigen oder zu korrigieren? Weil sie uns als Mensch am Herzen liegt, sind das die Fragen, die noch offen sind, nachdem wir die Geschichte zu Ende gelesen haben. An Yalom haben wir andere Fragen. War es schwierig oder einfach für ihn, die Aufmerksamkeit auf seine überbordende Eitelkeit zu lenken? Er weist uns immer wieder auf seine literarischen Ambitionen hin, auf seinen Wunsch, ein großer Schriftsteller zu werden. Ganz am Anfang der Geschichte gesteht er, dass er gehofft hatte, Ginny würde bemerken, dass er einige Bücher in seinem Regal stehen hat, die mit Psychiatrie nichts zu tun haben, »O'Neill z. B. und Dostojewski. Jesus, das ist schon ein Kreuz! So etwas Lächerliches! Auf der einen Seite versuche ich Ginny beim Überleben zu helfen, auf der anderen schleppe ich meine eigenen kleinen Eitelkeiten mit mir herum.«

In einem Interview, das 2007 im *North American Journal of Psychology* erschien, erwähnte Yalom, dass er den Kontakt zu Ginny Elkin mehrere Jahre verloren hatte, bis sie ihm ein von ihr zur Hundertfünfzigjahrfeier von Texas veröffentlichtes Buch mit ihren Interviews mit achtzig- oder neunzigjährigen Texanern schickte. Das nächste Mal sah er sie, als sie überraschend bei einem seiner Vorträge in einem Buchladen in Berkeley auftauchte. Danach führten sie noch mehrere lange Gespräche. Sie war Englischlehrerin in einer Schule in Berkeley, wie Yalom noch hinzufügte, und starb um 2005 an einem Marfan-Syndrom, einer genetischen Störung, die das Bindegewebe des Körpers schwächt und manchmal ein Aneurysma in der Aorta verursacht.

Was will Yalom, der sich wünscht, Ginny und sich selbst zu entschlüsseln, mit dem Titel des Buches *Jeden Tag ein bißchen näher* aussagen? Näher woran? Auf einer Ebene ist der Titel eine Anspielung auf den Song »Everyday« von Buddy Holly und Norman Petty. Ginny zitiert mehrere Zeilen dieses beschwingten Liedes, das besagt, dass die wahre Liebe vor der Tür steht. Auf einer anderen Ebene deutet der Titel an, dass die Therapie bei Ginny allmählich anschlägt. Die letzte Zeile ihres Nachworts weist auf die Nähe und die Dauerhaftigkeit ihrer therapeutischen Beziehung mit Yalom hin: »So oft ich mich zusammenrollte, haben Sie mich wieder auseinandergerollt.« Auf einer noch anderen Ebene kündigt der Titel das Ende von Yaloms literarischer Lehrzeit und sein Auftreten als bedeutender Schriftsteller an. *Jeden Tag ein bißchen näher* stieß bei den Rezensenten auf geringes Interesse. Ich konnte nur einen veröffentlichten Kommentar in den *Kirkus Reviews* ausfindig machen: Der anonyme Kritiker wusste nicht recht, was er mit dem Buch anfangen sollte. »Welchen vermeintlichen Wert das Buch für andere auch haben mag, für mich zeigt es den osmotisch-katalytischen Prozess in Aktion.« Ungeachtet der Momente literarischer Befangenheit bei Yalom und beim verwirrten Rezensenten wird der Psychiater schon bald Geschichten schreiben, die zu den Klassikern der Literatur über Fallstudien zählen werden.

3

Existenzielle Psychotherapie

Leben mit der Angst vor dem Tod

Existenzielle Psychotherapie, 1980 veröffentlicht und knapp über sechshundert Seiten lang, ist nichts für schwache Nerven. Yalom erzählte Ruthellen Josselson, dass er zehn Jahre damit zugebracht hatte, philosophische Werke zu lesen, um das Lehrbuch zu schreiben. Es war eine »Quellensammlung für alles, was ich bisher geschrieben hatte. All die Bücher mit Geschichten und die Romane dienten dazu, einen oder die anderen Aspekte der existenziellen Psychotherapie zu erweitern.« In *Liebe, Hoffnung, Psychotherapie* bemerkt er trocken, dass *Existenzielle Psychotherapie* ein »Lehrbuch [war], das ich für einen Kurs schrieb, den es noch nicht gab. Ich entwarf darin eine professionelle Disziplin, die sowohl amorph als auch kontrovers war.«

Yalom beginnt *Existenzielle Psychotherapie* mit einer klaren Definition: »*Existenzielle Psychotherapie ist ein dynamischer Zugang zur Therapie, der sich auf die Gegebenheiten konzentriert, welche in der Existenz des Individuums verwurzelt sind.*« Ohne sich zu verteidigen, konzediert er: »[K]eine von all den therapeutischen Ausdrucksweisen kann mit der existenziellen in ihrer Vagheit und Verwirrung konkurrieren.« Alle Bücher Yaloms demonstrieren sein Bekenntnis zu klarem Schreiben und klarem Denken, ein Bekenntnis, das existenzielle Denker, denen er sich verpflichtet fühlt, oft missachten. »Der eine höchst bedeutsame Text in diesem

Bereich, Heideggers *Sein und Zeit*, steht einsam da als der unangefochtene Champion linguistischer Verwirrung.« Eine solche Verwirrung findet in Yaloms Werk nicht statt.

Existenzielle Psychotherapie, ein Füllhorn philosophischer und therapeutischer Weisheit, ist reich an Erkenntnissen, doch unser Interesse gilt in erster Linie dem, was es über Yalom als Person, Therapeut und Schriftsteller enthüllt. Neben der Angst vor dem Tod spielen existenzielle Schuld, existenzielle Isolation und die therapeutische Beziehung eine wichtige Rolle in Yaloms Erörterungen. Darüber hinaus beleuchtet das Buch andere Autoren, etwa Yaloms Kollegin, die Psychiaterin Elisabeth Kübler-Ross. In *Existenzielle Psychotherapie* lässt er sich immer wieder von Schriftstellerikonen wie Ernest Hemingway oder Franz Kafka inspirieren und erweitert gleichzeitig unser Verständnis für sie. Verweise auf Spinoza, Schopenhauer und Nietzsche geben uns einen Vorgeschmack auf seine späteren Romane über die drei Philosophen.

Wie die anderen Bücher von Yalom bezieht auch *Existenzielle Psychotherapie* ihre größten Einsichten in die menschliche Natur vorwiegend aus den humanistischen Welten der Literatur und der Philosophie und nicht so sehr aus der Domäne der empirischen psychologischen Forschung. »Die Wahrheit fiktiver Charaktere bewegt uns, weil es unsere eigene Wahrheit ist.« Oder wie Picasso feststellte, ist Kunst eine Lüge, die die Wahrheit erzählt. Dann zitiert Yalom eine Aussage von Thornton Wilder: »Wenn Königin Elizabeth oder Friedrich der Große oder Ernest Hemingway ihre Biographien lesen könnten, würden sie ausrufen: ›Oh – mein Geheimnis ist immer noch sicher!‹ Aber wenn Natascha Rostow *Krieg und Frieden* lesen könnte, würde sie ihr Gesicht mit den Händen bedecken und ausrufen: ›Wie konnte er das wissen? Wie konnte er das wissen?‹«

Akademiker lernen, andere Akademiker zu kritisieren, aber nur selten kritisieren sie sich selbst und schon gar nicht in gedruckter Form. Yaloms Skepsis gegenüber der psychologischen Forschung erstreckt sich auch auf seine Bücher. Er verrät, dass er und zwei Kollegen ein paar Jahre zuvor ein großes Forschungsprojekt über die Ergebnisse von Encounter-Gruppen durchführten. Sie veröffentlichten ihre Forschung in *Encounter Groups: First Facts* (1973). Einige Wissenschaftler lobten das Buch für seine Präzision, was die klinische Arbeit anging, aber andere Wissenschaftler mit humanistischem Hintergrund attackierten es heftig. Die beiden Co-Autoren Yaloms schrieben »robuste und schlagkräftige« Antworten auf die veröffentlichte Kritik, doch Yalom blieb stumm, da er zum Teil mit den Kritikern übereinstimmte. Trotz seiner Vorbehalte fühlt er sich der empirischen Forschung immer noch verpflichtet, ist jedoch hauptsächlich an einem phänomenologischen Ansatz interessiert, der die innere Welt des Patienten zu verstehen sucht.

Existenzialistische Vorfahren

Yalom verwendet Metaphern aus dem Bereich der »Familie«, wenn er auf seine Beziehung zu seinen Vorgängern im Bereich der seelischen Gesundheit hinweist. Existenzialistische Analytiker wie Ludwig Binswanger, Viktor Frankl und Rollo May sind »alte Vettern vom Lande«. Humanistische Psychologen wie Gordon Allport, Henry Murray, Gardner Murphy, George Kelly, Abraham Maslow und Carl Rogers sind »auffällige amerikanische Vettern«. Humanistische Psychoanalytiker wie Otto Rank, Karen Horney, Erich Fromm und Helmuth Kaiser, die alle in Europa ausgebildet wurden und dann in die Vereinigten Staaten einwanderten, sind »Freunde der Familie«. Die Existenzielle Psychotherapie, bemerkt er ironisch, ist »ziemlich heimatlos«, denn sie ist nirgendwo zu Hause.

Yalom hat nur wenig Toleranz für akademische Wichtigtuerei, aber er ist bereit, dort Anerkennung zu zollen, wo sie angebracht ist. Ernsthafte Leser, erzählt er uns, stören sich oft an den vielen

Ablenkungen in Viktor Frankls Schriften. »In wirklich jedem Werk von ihm gibt es zahlreiche Kommentare, in denen er sich selbst rühmt: Selbstzitate, Erinnerungen an die vielen Universitäten, an denen er gelehrt hat, seine vielen Titel, die vielen hervorragenden Menschen, die seinen Ansatz unterstützen, die große Zahl Professioneller, die ihm assistieren, die Gelegenheiten, bei denen Medizinstudenten während eines seiner Interviews in ungezügelten Applaus ausbrachen, die närrischen Fragen, die ihm gestellt werden, und seine markigen Erwiderungen.« Solche Nebenbemerkungen, das sollten wir anmerken, kommen in Yaloms Schriften nie vor. Frankls Allüren stoßen ihn ab, allerdings würdigt er auch die Erkenntnisse in dessen Schriften. Yalom weist zum Beispiel darauf hin, dass Frankls Einsatz der Technik der Dereflexion vereinfachend und autoritär ist, wenn er Patienten auffordert, sich nicht übertrieben auf sich selbst zu konzentrieren, dass der Gedanke hinter der Technik jedoch stichhaltig ist. »Der Therapeut muss einen Weg finden, der dem Patienten bei der Entwicklung seiner Neugier und Sorge für andere hilft.«

Angst vor dem Tod

Fachleute im Bereich seelischer Gesundheit bekennen kaum jemals schriftlich, dass sie dieselben Probleme haben wie ihre Patienten. Yalom ist die Ausnahme. Zu Beginn von *Existenzielle Psychotherapie* offenbart er seine eigenen Probleme mit der Angst vor dem Tod, darunter eines, das nach einem Frontalzusammenstoß mit einem anderen Auto auftrat. Beide Autos hatten einen Totalschaden, und der andere Fahrer, der den Unfall verursacht hatte, erlitt schlimme Schnittwunden. Yalom hatte Glück, dass er selbst körperlich unverletzt geblieben war, und noch am selben Tag flog er in eine andere Stadt, wo er am Abend einen Vortrag hielt. In der Folge des Autounfalls entwickelte er eine Reihe psychologischer Symptome, darunter Angstzustände beim Mittagessen, wenn er und seine Kollegen über wissenschaftliche Themen diskutierten. »Würde ich etwas von Bedeutung zu sagen haben? Was würden meine Kollegen von mir halten? Würde ich mich zum Narren machen?« Seine Angst wurde so groß, dass er auf die gemeinsamen Mittagessen verzichtete, auf die er sich früher immer gefreut hatte. Die Angst vor dem Tod, die durch einen Autounfall ausgelöst worden war, der tödlich hätte ausgehen können, wurde »zu solch kleinen Sorgen wie Selbstwertgefühl, Furcht vor zwischenmenschlicher Zurückweisung oder Erniedrigung säkularisiert«. Ähnliche Probleme traten auf, wie die Angst vor dem Autofahren, Fahrradfahren und Skifahren. Die Welt wurde für ihn zu einem immer gefährlicheren Pflaster.

Die Sorge wegen eines anderen Themas, seine Schlaflosigkeit, veranlasste Yalom, vor einer geplanten Vortragsreise nach Cleveland, einer »schlechten Schlafstadt«, einen Verhaltenstherapeuten aufzusuchen. Die vier oder fünf Sitzungen, die sich auf eine systematische Desensibilisierung konzentrierten, halfen nicht. Doch als er die Praxis verließ, machte der Therapeut eine beiläufige Bemerkung, die sich als unerwartet effektiv herausstellte. »Er sagte: ›Wenn Sie den Koffer für Cleveland packen, vergessen Sie nicht, einen Revolver einzustecken.‹ ›Warum?‹, fragte ich ihn. ›Nun‹, antwortete er, ›wenn Sie nicht schlafen können, können Sie sich immer noch erschießen.‹« Viele Patienten hätten den Scherz als beleidigend empfunden, aber er stellte sich als »geniales therapeutisches Manöver« heraus. Die Bemerkung machte tief in Yaloms Innerem »klick« und wirkte auch Jahre später immer noch nach. Weshalb? Die Aussage half ihm, die Situation neu zu bewerten und seine Ängste in eine sinnvolle existenzielle Perspektive zu stellen. Nietzsches Beobachtung: »Der Gedanke an Selbstmord ist ein großer Trost: durch ihn kommt man durch manche dunkle Nacht«, hätte bestimmt auch geholfen, aber diesen Aphorismus hatte der Verhaltenstherapeut nicht auf Lager.

Die Angst vor dem Tod spielt in *Jeden Tag ein bißchen näher* eine eher untergeordnete Rolle, aber Yalom deutet sie in seinem Vorwort an. »Es gibt mir jedesmal einen Stich, wenn ich in alten Terminkalendern die halbvergessenen Namen von Patienten finde, mit denen ich die zartesten seelischen Erfahrungen gemacht habe.« Seine zahlreichen Karteikästen, randvoll mit Fallstudien, sowie Berge von Tonbandaufzeichnungen erinnern ihn »an einen riesigen Friedhof«. Mit diesen »Zeugnissen« zu leben, erfüllt ihn mit einem »geschärften Bewusstsein für die Vergänglichkeit«. Seine Erfahrungen mit Ginny aufzuschreiben, erlaubt ihm, »die Zerstörung hinauszuzögern, die Dauer unseres kurzen Zusammenlebens zu verlängern«. Gegen Ende von *Jeden Tag ein bißchen näher* bemerkt er: »Das Buch hat sichergestellt, daß Ginny niemals ein halbvergessener Name in einem alten Terminkalender oder eine verlorene Stimme auf einem elektromagnetischen Band werden wird. Sowohl real wie symbolisch haben wir ein Ende verhindert. Wäre es zuviel gesagt, wenn man feststellen wollte, daß unsere Affäre in dieser gemeinsamen Arbeit aufgegangen ist?« Das Schreiben einer Fallstudie ist also eine Möglichkeit, mit einem Patienten Unsterblichkeit oder zumindest die Illusion von Unsterblichkeit zu erlangen – ein starkes Motiv für das Schreiben.

Yalom liefert in *Existenzielle Psychotherapie* eine überzeugende Analyse der Rolle, die die Angst vor dem Sterben nicht nur bei ihm spielt, sondern auch bei anderen Theoretikern, angefangen mit Freud, der lieber von Kastrationsangst sprach als von der Furcht vor dem Tod, die ihm zu sehr zusetzte. Yalom erinnert uns daran, dass wenige geschichtliche Größen bessere Chancen auf Unsterblichkeit hatten als Freud: »[E]r hatte große Imaginationskraft, unbegrenzte Energie und unbezähmbaren Mut.« Freud war mehrmals kurz davor, wahre Größe zu erreichen, schrammte aber jedes Mal knapp an dauerhaftem Erfolg vorbei. Die Struktur des Geistes aufzudröseln, wurde zur »Geliebten« Freuds. Er steckte sein ganzes Geld in die Libido-Theorie, auch wenn das bedeutete, Jünger fallen zu lassen, die seine Ansichten nicht akzeptieren konnten. Die Rolle des Todes, ob als Ursache von Angst oder als Bestandteil von Motivation, übte auf Freud nur wenig Reiz aus. Selbst in seinem Spätwerk wie in *Jenseits des Lustprinzips*, das sich mit dem Prinzip des Wiederholungszwangs beschäftigt, dem Wunsch, traumatische Erfahrungen zu bewältigen, ignorierte Freud die grundlegendste Furcht überhaupt: die menschliche Endlichkeit. In Yaloms Worten war der Tod für Freud ein »alter Hut, sozusagen Altes Testament«, keine Vorstellung, die ewigen Ruhm versprach. Yalom zitiert einen von Freuds Lieblingswitzen über einen Mann, der zu seiner Frau sagt: »Wenn einer von uns beiden vor dem anderen stirbt, denke ich, werde ich nach Paris umziehen.«

Wie fühlen sich Patienten, wenn ihre Therapeuten weltberühmte Schriftsteller sind? Wie wirken sich publizierte Selbstoffenbarungen eines Therapeuten auf einen Patienten aus? In *Existenzielle Psychotherapie* zeigt Yalom das Beispiel einer Patientin, die auf eines seiner Bücher auf ganz andere Weise reagierte, als er erwartet hatte. »Karen« war eine vierzigjährige Patientin, seit zwei Jahren bei ihm in Behandlung und hatte eine starke positive Übertragungsbeziehung zu ihm entwickelt. Man könnte nun erwarten, dass eine Patientin, die ihren Therapeuten zu einer mit Allwissenheit und Allmacht ausgestatteten, überlebensgroßen Figur mythologisierte, sich eigentlich ein menschlicheres Portrait gewünscht hätte. Keineswegs. »Sie las ein Buch, das ich mit einer Patientin zusammen geschrieben hatte und in welchem ich sehr selbstoffenbarend über meine eigenen Ängste und Begrenzungen gewesen war.« Als Karen *Jeden Tag ein bißchen näher* las, bewunderte sie ihn nur noch mehr. Das mag weniger überraschend sein, als Yalom erkennt: Öffentlich über seine Ängste und Einschränkungen zu schreiben, erfordert ungewöhnlichen Mut und Stärke. Die Behandlung war insofern erfolgreich, bemerkt Yalom, als sie einige Probleme Karens lindern konnte, doch dann kam eine Phase, als die anhaltende Therapie weiteres Wachstum zu behindern schien. Und so beschloss er, das Ende der Behandlung auf ein halbes Jahr später festzulegen. Als der Termin näher rückte, geriet sie in Panik und drohte, sich umzubringen, wenn er die Therapie beendete, doch er blieb hart. Es gelang ihr, ihre Ängste zu überwinden und wieder Kontrolle über ihr Leben zu gewinnen. Zwei Jahre später hatte sie noch eine einzige Sitzung bei ihm. Sie hatte gelernt, dass es in der Therapie wie auch im Leben »ein unausweichliches Substrat einsamer Arbeit und einsamer Existenz« gibt.

Ein kontraintuitives Thema

Yaloms fiktionale und nicht fiktionale Werke zeigen, dass die Angst vor dem Tod umgekehrt proportional zur Lebenszufriedenheit steht. Das Thema mag kontraintuitiv sein, räumt er ein, da man erwarten könnte, dass die vom Leben Enttäuschten und Desillusionierten den Tod als einen Ausweg sehen. Aber das Gegenteil ist der Fall, meint Yalom, und dann zitiert er Nietzsche, der in seinen »bezeichnenden Hyperbeln« feststellte: »Was vollkommen geworden ist, alles was reif ist – möchte sterben. Alles was unreif ist, möchte leben. Alles was leidet, möchte leben, so dass es reif und freudig und sehnsuchtsvoll werden möge – sehnsuchtsvoll nach dem, was weiter, höher, heller ist.«

Elisabeth Kübler-Ross: Den Tod verleugnen

Die gebürtige Schweizer Psychiaterin Elisabeth Kübler-Ross stand 1980 im Zenit ihrer Popularität und war bereits eine Kultfigur, als *Existenzielle Psychotherapie* publiziert wurde. Yalom argumentiert, dass sie zwar schon zu Beginn ihrer Karriere die religiöse Praxis ablehnte, Kinder mit Märchenbildern vom Himmel, von Gott und den Engeln zu indoktrinieren; aber genau das tut sie, wenn sie Kindern erklärt, dass die Menschen im Augenblick des Todes transformiert oder »wie ein Schmetterling« in eine tröstliche Zukunft befreit werden, wie sie 1978 in einer Rede an der Stanford Medical School behauptete. Typisch für Yalom, kritisiert er den Gedanken, nicht die Person. »Die gegenwärtige Position dieser bemerkenswerten Therapeutin, die sich dem Tod unerschrocken stellte, weist darauf hin, wie schwierig es ist, sich mit dem Tod ohne Selbsttäuschung auseinanderzusetzen.«

Kübler-Ross, geboren 1926, nur fünf Jahre vor Yalom, war die berühmteste Thanatologin in der zweiten Hälfte des zwanzigsten Jahrhunderts. Mit Yalom hatte sie viel gemeinsam. Beide griffen damals vorherrschende, im psychiatrischen Bereich tief verwurzelte Konventionen an, darunter die Überzeugung, dass Ärzte unheilbar kranken Patienten die Wahrheit verschweigen sollten. Beide drängten auf eine empathische, urteilsfreie Herangehensweise bei Fragen zum Ende des Lebens. Beide wiesen auf die Interdependenz von Leben und Tod hin. Yalom teilte die Feststellung von Kübler-Ross in ihrem bahnbrechenden Buch *Interviews mit Sterbenden* von 1969: »Je tiefer wir in die Naturwissenschaften eindringen, umso mehr scheinen wir die Realität des Todes zu fürchten und zu verleugnen. Wie ist das möglich?« Kübler-Ross stimmt Yaloms Feststellung in *Existenzielle Psychotherapie* zu, dass »[e]s … nicht möglich [ist], den Tod den Sterbenden zu überlassen«. Beide erklärten, dass sie das meiste nicht von ihren Professoren oder Kollegen an der medizinischen Fakultät gelernt hätten, sondern von ihren Patienten, die auch später noch ihre Lehrmeister waren. Beide bewunderten oft dieselben Theoretiker, darunter Ernest Becker. Dieser argumentierte in seinem Buch *Dynamik des Todes. Die Überwindung der Todesfurcht*, für das er 1973 den Pulitzer-Preis erhielt, dass die tiefsten Ängste der Menschheit Vernichtung und Tod beträfen. Beide glaubten, dass freimütige und offene Diskussionen über die Sterblichkeit zu einer gesünderen Einstellung zum Leben und zum Tod führten. Beide studierten Psychoanalyse und unterzogen sich langen persönlichen Analysen, doch weder sie noch er konnte sich mit der klassischen psychoanalytischen Theorie anfreunden. Beide standen der zunehmenden Abhängigkeit der Psychiatrie von der Psychopharmakologie kritisch gegenüber.

Sowohl Kübler-Ross als auch Yalom waren produktive Autoren, deren Bücher Hunderte von anschaulichen klinischen Skizzen enthalten, die die trockenen Diskussionen der meisten psychiatrischen Fallstudien transzendieren. Ihre Bücher, von kommerziellen Verlagen und nicht von Universitätsverlagen veröffentlicht, sprechen ein breites Publikum an und verzichten immer auf Fachjargon.

Der Tod war Elisabeth Kübler-Ross' Muse, was auch auf Yalom zutrifft. »Sterben« und »Tod« taucht im Titel oder Untertitel von zwölf ihrer Bücher auf. Sie hat ihr ganzes Leben damit verbracht, über die zerstörerischen Konsequenzen der Verleugnung des Todes, einschließlich der Isolation zu schreiben, die Sterbende durchmachen. In *Interviews mit Sterbenden* wirft sie die folgende Frage auf: »[Wer war es, der gesagt hat]: ›Wir können nicht lange in die Sonne blicken, und wir können dem Tod nicht immer ins Auge sehen[?]‹« Die Antwort, die sie immer schuldig bleibt, gibt La Rochefoucauld: »Der Sonne und dem Tod kann man nicht ins Gesicht blicken.« Yalom verwendet die gleiche Maxime für den Titel von *In die Sonne schauen.* »Ich würde niemandem empfehlen, in die Sonne zu starren, doch dem Tod ins Gesicht zu sehen ist eine völlig andere Sache. Ein voller, fester Blick auf den Tod ist die Botschaft dieses Buches.«

Kübler-Ross ist in erster Linie für die »Stufentheorie« des Sterbens bekannt, die besagt, dass der Sterbende fünf aufeinanderfolgende Phasen der Trauer durchläuft: Leugnen, Zorn, Verhandeln, Depressionen und Annehmen. Die Stufentheorie ist immer noch eine der einflussreichsten, wenn auch fehlerbehafteten Theorien der modernen Thanatologie. Kritisiert wurde die Theorie von Kübler-Ross für die mangelnde empirische Evidenz; weil sie andere Stufen des Sterbens wie Furcht, Schuld, Hoffnung und Verzweiflung außer Acht lässt; weil sie das letzte Stadium, das Annehmen, privilegiert; und weil sie es versäumt, bei der Gestaltung von Sterbepraktiken auf die Rolle der Kultur einzugehen. Trotz dieser Kritikpunkte hat die Stufentheorie des Sterbens die Aura wissenschaftlicher Glaubwürdigkeit. Anders verhält es sich mit Kübler-Ross' späteren Theorien über den Tod. Ihre späten Publikationen lesen sich wie Science-Fiction. Sie war eine der bedeutendsten Verfechterinnen »außerkörperlicher« Erlebnisse und schrieb über ihre persönlichen Begegnungen mit Engeln, kosmischem Bewusstsein, Wiedergeburtserfahrungen und Gesprächen mit Jesus. Nichts war ihr zu abstrus, um es nicht zu glauben, und selbst als einige ihrer Mitarbeiter als Scharlatane entlarvt wurden, die behauptet hatten, Geister aus der jenseitigen Welt einschleusen zu können, beteuerte sie weiterhin, wissenschaftliche Beweise für die Unsterblichkeit zu haben.

In ihren Memoiren *Das Rad des Lebens* schreibt Kübler-Ross, dass sie 1969 in die Schweiz geflogen war, um ihre siebenundsiebzigjährige Mutter zu besuchen, die, besorgt um ihre Gesundheit, zu ihr sagte: »Falls ich jemals nur noch dahinvegetiere, möchte ich, dass du meinem Leben ein Ende machst.« Verärgert über den Wunsch ihrer Mutter gab ihr Kübler-Ross zur Antwort: »›Wenn dir etwas zustoßen sollte, werde ich für dich dasselbe tun, was ich für alle meine Patienten tue‹, sagte ich. ›Ich werde dir helfen zu leben, bis zu stirbst.‹« Kurz darauf erlitt ihre Mutter einen schweren Schlaganfall. Sie lebte noch vier Jahre, unfähig, sich zu bewegen oder zu sprechen. Warum ließ Gott sie so lange in einem vegetativen Zustand leben?, fragt Kübler-Ross. Sie verflucht Gott für die Situation ihrer Mutter und hat dann eine Erleuchtung. »Doch dann änderte ich meine Auffassung, so unglaublich es auch klingen mag, um ihm für seine Güte zu danken. Mein Unmut verging nämlich, als mir dämmerte, daß meine Mutter als ihre letzte Lektion zu lernen hatte, Zuneigung und Fürsorge anzunehmen, denn das war ihr zeitlebens schwergefallen. Von da an pries ich Gott dafür, daß er ihr diese Lehre noch vor ihrem Tod vermittelt hatte.«

Jahre später, als Kübler-Ross sich in der Situation ihrer Mutter wiederfand, änderte sich ihre Sichtweise. Mitte und Ende der 1990er Jahre erlitt sie mehrere Schlaganfälle, war gelähmt und an den Rollstuhl gefesselt. Geschieden von ihrem Mann, entfremdet von ihren beiden Kindern und weitgehend von der Gesellschaft isoliert, beendet sie *Das Rad des Lebens* und wartet ungeduldig auf den Tod. Caroline Myss verrät in ihrem Vorwort der 2008 erschienenen Ausgabe von *Interviews mit Sterbenden*, dass Kübler-Ross sich ihre Unterstützung beim Sterben erhoffte. »In ihren letzten zwei Jahren, als ihre Gesundheit versagte, rief sie mich drei Mal an: nicht, um zu erfahren, was sie tun könnte, um sich selbst zu heilen, sondern um herauszufinden, was sie tun könnte, um schneller zu sterben. Sie empfand das Leben im Rollstuhl, das lange Warten darauf, bis der Tod kommt, als unerträgliches Leiden. Sie kämpfte mit Gott bis zum bitteren Ende und war wütend, dass sie den Zeitpunkt ihres Todes nicht selbst bestimmen konnte. Selbst Elisabeth, so schien es, musste die berühmten Phasen des Todes und des Sterbens durchlaufen.« Der letzte Satz impliziert, dass Myss an der Stufentheorie des Sterbens festhält, aber wir werden nie erfahren, wie es Kübler-Ross am Ende ihres Lebens ging. Sie starb 2004 im Alter von achtundsiebzig Jahren.

Yalom hat die Erkenntnisse der *Existenziellen Psychotherapie* auf das Leben und den Tod von Kübler-Ross nie angewendet, aber ihre Theorien können als Versuch angesehen werden, ihre eigene Angst vor dem Tod zu leugnen. Yalom zitiert Robert Jay Liftons Beobachtung, dass Freuds Libido-Theorie »den Tod aufhebt«, eine Beobachtung, die gleichermaßen auf die Theorien von Kübler-Ross zutrifft. In der Tat behauptet sie in *Das Rad des*

Lebens: »Der Tod existiert nicht.« Ihr Glaube an vergangene und zukünftige Leben stellt die Bedeutung von Freiheit, Wahlfreiheit und Verantwortung im gegenwärtigen Leben infrage. Anders als Yalom, der mit den Existenzialisten argumentiert, dass das Sterben ein einsamer Vorgang ist und niemand für jemanden anderen sterben kann, behauptet Kübler-Ross, dass die Sterbenden einen Schutzengel haben, der sie zur »anderen Seite« begleitet. Der Grund, weshalb Kinder jung sterben, sei einfach der, »daß die Kinder in ganz kurzer Zeit gelernt haben, was man lernen muß. Und das sind für verschiedene Menschen ganz verschiedene Dinge.« Wenn man gut lebt, fügt sie hinzu, braucht man sich übers Sterben keine Sorgen zu machen. Ihre späteren Schriften sind voller messianischer Bilder, wie ich in *Dying in Character* (Charaktervoll sterben, 2012) aufzeige: »Rettungsphantasien sind unter Ärzten und psychosozialen Fachkräften üblich, aber in ihren Werken sind sie besonders stark ausgeprägt. Sie ›rettet‹ ihre Patienten und Leser dadurch, dass sie ihnen zum einen versichert, es gebe keinen Grund, sich vor dem Sterben und dem Tod zu fürchten; zum zweiten, dass sie ihnen verspricht, mit Gottes bedingungsloser Liebe ekstatisch zu verschmelzen; und schließlich, dass sie ihnen aufträgt, ihre unerledigten Aufgaben abzuwickeln, um nicht gezwungen zu werden, ins Leben zurückzukehren und schmerzhafte Erfahrungen wiederzuerleben.« Yalom macht seinen Lesern niemals solche Versprechungen.

Hemingways Angst vor dem Tod

Hemingways Angst vor dem Tod gestaltete sich anders als bei Kübler-Ross, und Yalom macht eine bemerkenswerte Beobachtung zum gerühmten Heldenkodex des Schriftstellers, der »keinen Platz für das Alt- und Gebrechlichwerden [hat], denn sie haben den Geruch des Gewöhnlichen«. Dann erwähnt Yalom das

Paradox, einer der Gründe für Hemingways Selbstmord sei seine Furcht vor dem Tod gewesen. »Viele Menschen haben tatsächlich gesagt, dass ›ich den Tod so sehr fürchte, dass ich zum Selbstmord getrieben werde‹.«

Ein anschauliches Beispiel für seine Angst davor, sich das Leben zu nehmen, ist Hemingways autobiographischster Roman *Wem die Stunde schlägt* (1940), in dem Robert Jordans bevorstehender Heldentod am Ende des Romans ein verdeckter Selbstmord ist. Jordans größte Angst in seinem Leben war die, dass er es seinem Vater gleichtun könnte, der ebenso wie Hemingways Vater Selbstmord begangen hatte. Yalom geht nicht auf diesen Roman ein, erwähnt aber John Donnes Predigt, aus der Hemingway seinen Buchtitel wählte. Yalom zitiert zwei Zeilen dieser Predigt: »Und lass uns daher niemals wissen, für wen die Totenglocke läutet. Sie läutet für dich.« Damit will er herausstellen, dass für viele Menschen »der Tod eines uns nahestehenden Geschöpfes die intimste Erkenntnis an[bietet], die man über seinen eigenen Tod haben kann«.

Irvin and Marilyn Yalom haben gemeinsam einen Artikel über Hemingway geschrieben, der in den *Archives of General Psychiatry* im Juni 1971 veröffentlicht und in *Was Hemingway von Freud hätte lernen können* abgedruckt wurde. Der Artikel erschien vor der Veröffentlichung von Kenneth S. Lynns bahnbrechender Psychobiographie von 1987, die aufdeckte, dass Grace Hemingway ihre ersten beiden Kinder Marcelline und Ernest, die eineinhalb Jahre auseinander waren, wie *gleichgeschlechtliche Zwillinge* aufzog. Grace Hemingway kleidete ihren Sohn wie ein Mädchen, bis er sechs Jahre alt war. Mehrere Literaturkritiker, darunter Carl Eby, haben erörtert, dass diese Behandlung lebenslange Auswirkungen auf die Ausbildung der Identität und des Geschlechts in Hemingways Leben und Kunst hatte. Die neue Forschung stärkt das zentrale Argument Yaloms über die radikale Spaltung zwischen Hemingways idealem Selbst und seinem realen Selbst.

»Wenn das idealisierte Selbstbild streng und unerreichbar ist, wie es bei Hemingway der Fall war, kann dies tragische Konsequenzen haben: Der einzelne kann im wirklichen Leben nicht einmal annähernd den übermenschlichen Spielraum des idealisierten Selbstbilds erreichen, irgendwann dringt die Realität ein, und der einzelne erkennt die Diskrepanz zwischen dem, was er sein möchte, und dem was er in Wahrheit ist.« Fatalerweise wurde die Spaltung mit Hemingways zunehmendem Alter immer größer. »Wenn wir von den unangemessenen Mätzchen Hemingways mit sechzig lesen, fühlen wir uns versucht, wie König Lears Narr auszurufen: ›Du hättest nicht alt werden sollen, eh du klug geworden wärst.‹«

Einige der Aussagen Yaloms können allerdings infrage gestellt werden. Sie gehen davon aus, dass die Frau des Protagonisten in Hemingways frauenfeindlicher Kurzgeschichte *Das kurze glückliche Leben des Francis Macomber* ihren Mann versehentlich erschießt; dabei ist dies nach wie vor umstritten, und es gibt viele Hinweise darauf, dass es ein vorsätzlicher Mord war. Die Yaloms deuten an, dass Catherine Barkley, die Geliebte von Frederick in Hemingways Buch *In einem andern Land*, nach einer Entbindung »ziemlich sinnlos« stirbt, aber genau darauf wollte der Autor mit den folgenden nietzscheanischen Sätzen hinaus: »Die Welt bricht jeden, und viele sind nachher stark an den gebrochenen Stellen. Aber die nicht brechen wollen, tötet sie.« Es gibt andere psychologische Gründe des Autors, Catherine sterben zu lassen, unter anderem auch die sardonische Beobachtung Leslie Fiedlers in *Liebe, Sexualität und Tod*, dass Catherine, hätte sie überlebt, eine der vertrauten Hemingway-Schlampen geworden wäre.

Im Gegensatz zu Thornton Wilders Aussage, die Yalom in *Existenzielle Psychotherapie* bekräftigte, wonach Hemingways Lebensgeheimnis, wenn er seine Biographie gelesen hätte, sicher aufgehoben gewesen wäre, war der Schriftsteller entsetzt, als Philip Young ihm einen ersten Entwurf seiner psychobiographischen

Studie schickte. In seiner Analyse der wichtigsten Romanfiguren Hemingways fand Young heraus, dass alle an einer traumatischen physischen oder psychologischen Wunde litten, die der Literaturkritiker dann mit Hemingways Verletzung im Ersten Weltkrieg in Verbindung brachte, wo er von einer Mörsergranate getroffen worden war, die ihn fast getötet hätte. Hemingway behauptete, dass Youngs Studie nicht nur seine Privatsphäre beschädigte, sondern auch seine Fähigkeit zu schreiben. Das Leben von Schriftstellern, erklärte Hemingway aufgebracht, sollte zu ihren Lebzeiten kein offenes Buch sein, das andere lesen und analysieren können. Hemingway drohte, die Veröffentlichung der psychobiographischen Studie zu blockieren, doch schließlich gab er nach, und das Buch erschien 1952. Reumütig erinnert sich Young im Vorwort zur überarbeiteten Ausgabe von 1966 an die Telefonate, die ihn am 2. Juli 1961 erreichten und in denen ihm zu seiner zutreffenden Vorhersage »gratuliert« wurde. Wie Young im Vorwort vermerkt, hatte er in seinem Buch von 1952 den Selbstmord nicht »vorhergesagt«, sondern vielmehr eine »Situation, ein Muster, einen Prozess in Hemingways Leben und Werk, in dem der Akt des Selbstmords alles in allem nicht unstimmig wäre«.

Die Yaloms achten sehr darauf, in ihrem Artikel nicht zu viel zu behaupten. Sie versuchen nicht, Hemingways Genie zu erklären, aber sie zeigen einleuchtend die kontraphobische Motivation hinter seinen Schriften. Sie stimmen seiner berühmten Aussage zu, die er A. E. Hotchner anvertraute, dass sein wahrer »Analytiker« seine Corona-Schreibmaschine sei. Kontraphobische Motivation ist die treibende Kraft hinter vielen Schriftstellern, aber in Hemingways Fall konnte sie ihn nicht am Leben erhalten, insbesondere, als er sich gegen Ende seines Lebens nicht mehr in der Lage sah zu schreiben.

Die Rolle der Erkenntnis bei der Stärkung der therapeutischen Beziehung

Wie Freud glaubt auch Yalom, dass Wissen Macht ist und unverzichtbar für psychologische Veränderung und Wachstum. Einsicht in der Therapie ohne Veränderung reicht nicht aus, bemerkt Yalom, und er zitiert eine Beobachtung von Allen Wheelis von 1950: »Die Therapie kann Persönlichkeitsveränderung nur insofern bewirken, als sie den Patienten dazu führt, eine neue Verhaltensweise anzunehmen. Eine wirkliche Veränderung, die in Abwesenheit von Handlung geschieht, ist eine praktische und theoretische Unmöglichkeit.« Ein paar Seiten weiter zitiert Yalom in *Existenzielle Psychotherapie* einen Abschnitt aus einem anderen Artikel von Wheelis, den er 1956 veröffentlichte und in dem es um Menschen geht, die »auf den Kreuzungen [des Lebens sitzen]«, unfähig, eine Entscheidung zu treffen, die Verzicht erfordert.

Yalom bietet eine neue Erklärung dafür, weshalb Erkenntnis die therapeutische Beziehung stärkt. »Die Suche nach Verständigung«, bemerkt er in einer seinen wichtigsten Aussagen, »schafft den Kontext für die Ausbildung der Patient-Therapeut-Beziehung: sie ist der Leim, der Patient und Therapeut zusammenhält; er hält sie engagiert bei einer wechselseitig befriedigenden Aufgabe.« Patienten sind dankbar für die Zuwendung, die sie von einem Therapeuten bekommen, der ihnen hilft, einen bis dahin unerkannten Aspekt ihres Verhaltens zu verstehen, und der Therapeut ist dankbar für die Herausforderung intellektueller und psychologischer Entdeckung. Aber heißt das, dass nicht psychologische Interpretationen in der Therapie erfolgreich sein können? Ja, räumt Yalom ein und erklärt dann, weshalb. »Wenn eine astrologische oder schamanistische oder magische Erklärung unser Empfinden von Meisterschaft erhöht und zu einem inneren persönlichen Wandel führt, dann ist sie gültig (unter dem Vorbehalt, dass sie in Übereinstimmung mit unserem Bezugsrahmen sein muss). Es gibt viele Beweise aus der kulturübergreifenden psychiatrischen Forschung, die meine Position stützen; in den meisten primitiven Kulturen ist *nur* die magische oder religiöse Erklärung akzeptabel und daher gültig und wirksam.«

Empirische Unterstützung

Die zeitgenössische Forschung unterstützt Yaloms Glauben an die zentrale Bedeutung der Patient-Therapeut-Beziehung. Bruce E. Wampold und Zac E. Imel haben sich lange mit der umfangreichen empirischen Forschung beschäftigt und die Schlussfolgerung gezogen, dass Empathie »stärker mit dem Ergebnis korreliert als jede andere Variable, die in der Psychotherapie untersucht worden ist«. Die beiden Forscher bestätigen Saul Rosenzweigs Hypothese von 1936, dass alle therapeutischen Ansätze, wenn sie denn kompetent angewandt werden, gleichermaßen erfolgreich sind. In Anspielung auf Lewis Carrolls Roman *Alice im Wunderland* von 1865 nannte Rosenzweig seine Vermutung den *Dodo-Bird*-Effekt. »Schließlich sagte der Dodo-Vogel: ›Alle haben gewonnen, und alle müssen Preise haben.‹« Wie Wampold und Imel bemerken, »hat die Hypothese des Dodo-Effekts viele Tests überstanden und muss so lange als ›wahr‹ gelten, bis ausreichende Beweise für ihre Nichtanerkennung erbracht werden«.

Yalom leugnet nicht die Bedeutung von Übertragungsbeziehungen, die mit der Projektion von Gefühlen eines Patienten auf den Therapeuten zu tun haben, welche üblicherweise mit einer Person aus der Vergangenheit in Verbindung stehen; allerdings behauptet er, dass es die aktuelle Beziehung im Hier und Jetzt ist, die Heilung bringt. Yaloms fiktive Analytiker sind weit weniger daran interessiert, archäologische Ausgrabungen in der Vergangenheit eines Patienten durchzuführen, wie Freud es tat, als die

Details im gegenwärtigen Leben des Patienten zu erforschen. Was für einen existenziellen Psychotherapeuten hauptsächlich zählt, sind nicht die vergangenen, sondern die gegenwärtigen und zukünftigen Entscheidungen des Patienten.

Existenzielle Schuld

In *Existenzielle Psychotherapie* liefert Yalom eine Taxonomie der Schuld. Während traditionelle Schuld mit einer realen oder eingebildeten Übertretung gegen eine andere Person zu tun hat, entspringt existenzielle Schuld einem Bedauern, einem »Bewusstwerden eines ungelebten Lebens, der ungenützten Möglichkeiten in uns«. Yalom weist darauf hin, dass niemand existenzielle Schuld tiefgreifender dargestellt hat als Franz Kafka, und liefert eine scharfsinnige Analyse der Schuld von Josef K. in *Der Prozess.* »Wie der Leser allmählich erkennt, ist Josef K. mit einem inneren Gerichtshof konfrontiert, einem, der in der Tiefe seiner Privatsphäre wohnt.« Josef K. versteht einfach nicht, dass er des Verbrechens schuldig ist, ein unerfülltes Leben zu leben, nie die Gelegenheit zu ergreifen, sein Schicksal zu erfüllen – sowohl ein nietzscheanisches wie auch ein kafkaeskes Thema. Alle Romane Yaloms sind in Wahrheit Illustrationen dieses inneren Gerichts. Interessanterweise schrieb Marilyn Yalom ihre Doktorarbeit an der Johns Hopkins University über »Der Mythos des Prozesses bei Kafka und Camus«.

In einem späteren Kapitel in *Existenzielle Psychotherapie* mit dem Titel »Wollen« argumentiert Yalom, dass existenzielle Schuld aus der Weigerung entsteht, Verantwortung für das eigene Leben zu übernehmen. Verantwortung ist jedoch ein zweischneidiges Schwert: »Wenn man die Verantwortung für seine Lebenssituation akzeptiert und die Entscheidung für Veränderung fällt, bedeutet das auch, dass man allein verantwortlich für die Trümmer der Vergangenheit in seinem Leben ist und dass man sich schon lange vorher verändert haben *könnte.*«

Kreativität

In *Existenzielle Psychotherapie* erwähnt Yalom Kreativität nur am Rande, aber das Thema gewinnt in späteren Büchern zunehmend an Bedeutung. Er bemerkt, dass ein kreatives Leben immer sinnvoll ist. Er verweist auf mehrere Romanautoren, Dichter, Maler, Philosophen, Psychologen und Astronomen, die physische oder psychologische Behinderungen überwunden haben, um einzigartige Beiträge zu Kunst und Wissenschaft zu leisten. Er greift Beethoven als eines der großartigsten Beispiele für die Überwindung von Hoffnungslosigkeit durch Kreativität heraus. »Beethoven sagte ausdrücklich, dass seine Kunst ihn davon abhielt, Selbstmord zu begehen. Im Alter von zweiunddreißig Jahren schrieb er in seiner Verzweiflung über seine Taubheit: ›Wenig hielt mich davon zurück, meinem Leben ein Ende zu bereiten. Allein die Kunst hielt mich zurück. Ach, es scheint mir unmöglich zu sein, die Welt zu verlassen, bevor ich all das getan habe, wofür ich mich berufen fühle, und so schleppe ich mich durch dieses erbärmliche Leben.‹« Mehrere historische Figuren in Yaloms Romanen, wie Spinoza, Schopenhauer, Nietzsche und Freud, würden Beethoven beipflichten, dass das Streben nach Kreativität ihr höchstes Lebensziel gewesen sei, ein Ziel, das ihrem Leben Sinn verliehen hatte.

Existenzielle Isolation

So wie es verschiedene Arten von Schuld gibt, gibt es unterschiedliche Arten von Isolation: interpersonelle Isolation oder Einsamkeit, die sich auf die Isolation von anderen Menschen bezieht; intrapersonelle Isolation, bei der ein Teil der Psyche von einem anderen Teil getrennt oder abgespalten ist, wie etwa bei der Zwangsneurose; und existenzielle Einsamkeit, die Yalom hauptsächlich beschäftigt. Existenzielle Isolation kann sich auf die »unüberbrückbare Kluft« zwischen sich und anderen Personen beziehen oder auf eine fundamentalere Trennung zwischen sich und der Welt. Yalom bekennt, dass er Philosophen wie Martin Heidegger, Schriftstellern wie Albert Camus und Theologen wie Martin Buber für ihre kraftvollsten Beschreibungen existenzieller Isolation Dank schuldet. Wie sie glaubt auch Yalom, dass die Beziehungen mit anderen Menschen existenzielle Isolation nicht eliminieren können.

Obwohl jeder von uns allein ist, können wir unsere Einsamkeit paradoxerweise mit anderen teilen und auf diese Weise uns und anderen helfen, leidvolle Einsamkeit zu ertragen. »Ich glaube, wenn wir fähig sind, unsere isolierte Situation in der Existenz anzuerkennen und ihr mit Entschlossenheit zu begegnen, dann sind wir in der Lage, uns liebevoll anderen zuzuwenden. Wenn wir andererseits von der Furcht vor dem Abgrund der Einsamkeit überwältigt werden, werden wir unsere Hände nicht nach den anderen ausstrecken, sondern stattdessen nach ihnen hangeln, um nicht im Meer der Existenz zu ertrinken.« Keine Aussage in irgendeinem der Bücher Yaloms vermittelt seine Lebensanschauung eloquenter oder prägnanter als diese. Ohne seine komplexen Figuren auf einen einzigen Gedanken zu reduzieren, können wir sagen, dass alle seine Geschichten Variationen dieses grundlegenden Themas sind.

Um existenzielle Einsamkeit zu veranschaulichen, wendet sich Yalom Buber zu, der argumentierte, dass die Existenz in erster Linie rational ist und zwei Formen des Dialogs beinhaltet, dem Ich-Du und dem Ich-Es. Yalom bekennt sich zur Ich-Du-Beziehung und zitiert Bubers Aussage, dass »jeder der Beteiligten den oder die anderen in ihrem besonderen Sein im Sinn hat und sich ihnen mit der Absicht zuwendet, eine lebendige wechselseitige Beziehung zwischen sich selbst und ihnen herzustellen«. Er erkennt die Notwendigkeit eines Gleichgewichts zwischen Ich-Du- und Ich-Es-Beziehungen und ruft Rabbi Hillels Worte in Erinnerung: »Wenn ich nicht für mich bin, wer wird es dann sein? Und wenn ich nur für mich bin, was bin ich dann?«

Yalom respektiert die mystische Tradition, die auf ein verstärktes Einssein mit dem Universum pocht, ist aber auf der Hut vor dem daraus resultierenden Ich-Verlust, der Auslöschung des Selbst. Eine solche »Verschmelzung«, sei es mit einem anderen Menschen, einer Gruppe oder einer Sache, ist ein »Pakt mit dem Satan« und führt zu existenzieller Schuld, zu »jenem Schuldgefühl, das das ungelebte Leben in jedem von uns beklagt«. Yalom macht keinen Versuch, seinen Säkularismus zu verbergen, aber er ist kein dogmatischer Atheist, wie Freud es war, und dass er die Religion ablehnt, bedeutet nicht, dass er Spiritualität ablehnt. In seinem letzten Roman *Das Spinoza-Problem* beschreibt Yalom das enthusiastische Ablegen der Identität des Philosophen als einen Verlust von Abgrenzung. Aber diese nahezu mystische Erfahrung kann nicht auf Yaloms persönliche Erfahrung zurückgeführt werden.

Mit Krebspatienten arbeiten

Mitte der 1970er Jahre lernte Yalom eine Menge über Angst vor dem Tod, als er die erste Selbsthilfegruppe für Patientinnen schuf, die an metastasierendem Brustkrebs erkrankt waren. Einige der Patientinnen, über die er in *Existenzielle Psychotherapie* schreibt, waren Mitglieder der ambulanten Gruppe, die er einmal die Woche in der Stanford Medical School betreute. Er fand heraus, dass »diejenigen Patienten, die ein tiefes Empfinden von der Sinnhaftigkeit ihres Lebens hatten, erfüllter zu leben und dem Tod mit weniger Verzweiflung zu begegnen schienen als jene, deren Lebenssinn entleert war«. Marilyn Yalom bezieht sich in ihrem Buch *Eine Geschichte der Brust* von 1997 auf die Arbeit ihres Mannes mit Brustkrebspatientinnen und bemerkt, dass »die Grundangst der meisten von ihnen nicht so sehr die Angst vor dem Sterben war, sondern die Einsamkeit, die den Weg zum Tod säumt – Brustkrebs war in jenen Tagen immer noch ein Tabuthema«. Eine zehnjährige Folgestudie, durchgeführt von einem von Yaloms Co-Leitern, dem Stanford-Psychiater David Spiegel, ergab, dass die Psychotherapie die Lebensqualität und Überlebensrate der Frauen verbesserte. »Die Frauen in der Selbsthilfegruppe«, schreibt Marilyn Yalom, »lebten ab dem Zeitpunkt, ab dem sie an der Studie teilnahmen, im Durchschnitt zweimal so lange, wie die Frauen in der Kontrollgruppe.«

Yaloms Arbeit mit unheilbar kranken Krebspatientinnen zeigte, dass es möglich ist, abseits von religiösen oder kosmischen Inhalten persönliche Inhalte zu schaffen. Unabhängig von ihrem religiösen Glauben oder Nichtglauben zeigten viele Patienten zum Ende ihres Lebens hin uneigennützige Verhaltensweisen. Yalom liegt nicht daran zu behaupten, dass seine Patienten das erreichten, was Kübler-Ross eine endgültige Akzeptanz des Todes nannte; er möchte vielmehr zeigen, wie Menschen ihren eigenen Sinn des Lebens finden und sich dann dem Erreichen dieses Zieles widmen. Bei der Suche nach Erfüllung überschneiden sich Kreativität und Altruismus.

Yaloms optimistischer Blick auf die Psychotherapie macht ihn nie blind für die Fallstricke, die seinem Beruf innewohnen. Den aufpolierten Pop-Psychotherapien, die in den 1970er Jahren vor allem in seinem Heimatstaat Kalifornien wie Pilze aus dem Boden schossen, steht er nach wie vor skeptisch gegenüber. In seiner Kritik hebt er Werner Erhard (Geburtsname John Paul Rosenberg) hervor, der zum New-Age-Guru und Prophet wurde. Der Schöpfer von »est« (Erhard Seminars Training), das zwischen 1971 und

1991 schätzungsweise siebenhunderttausend Menschen absolvierten, versprach wundersame Veränderungen. »Es ist Sophisterei zu behaupten«, warnt Yalom, »wie EST das vermutlich tut, dass ein Produkt persönlicher Verantwortung aus einem autoritären Verfahren hervorgehen kann.« Im Gegensatz dazu ist wahre Psychotherapie »zirkuläre Therapie«, wie Yalom einräumt, »ein langer, sich dahinschleppender Prozess, in welchem die gleichen Probleme im therapeutischen Kontext wiederholt durchgearbeitet und im Lebenskontext des Patienten überprüft und nochmals überprüft werden«.

Yalom zitiert oft Romanautoren und Philosophen, die zutiefst pessimistisch sind, nicht, um ihre Weltanschauung zu bestätigen, sondern um aufzuzeigen, was wir von ihnen lernen können. *Existenzielle Psychotherapie* ist das erste, aber keineswegs letzte Buch, in welchem Yalom einen Kommentar Thomas Hardys erwähnt: »[W]enn es überhaupt einen Weg zum Besseren gibt, dann erfordert er einen vollständigen Blick auf das Schlimmste.« Es ist vielleicht Yaloms liebste literarische Passage. Im Gegensatz zu Hardys tragischen Figuren, die nicht aus ihren Fehlern lernen – die Feststellung »Was geschehen ist, kann nicht ungeschehen gemacht werden« wird zu einem Leitmotiv in Yaloms späten Romanen –, lernen Yaloms Figuren normalerweise aus vergangenen Fehlern und führen mithilfe der Psychotherapie fürderhin ein erfülltes Leben.

4

Im Hier und Jetzt: Richtlinien der Gruppentherapie

Auf dem Buchcover der englischen Ausgabe *Inpatient Group Psychotherapy* ist zu lesen, dass das klinische Lehrbuch Yaloms von 1983 »insbesondere für die moderne psychiatrische Abteilung gedacht ist, in der akut gestörte Patienten über kurze Zeiträume stationär untergebracht sind«. Die Zielgruppe, die Yalom anspricht, sind »die Kliniker ›an der Front‹ – jene stark belasteten Therapeuten, die ihre Gruppen inmitten des Tumults, der oft auf psychiatrischen Akutstationen herrscht, zu betreuen haben«. *Im Hier und Jetzt* ist ein Werk, das den Übergang zwischen dem Ende der einflussreichen klinischen Lehrbücher Yaloms und dem Beginn seiner Karriere als Geschichtenerzähler markiert. Bei vielen Menschen ruft die Vorstellung einer stationären Gruppenpsychotherapie das Gespenst der »Hackordnung« in Ken Keseys Roman *Einer flog über das Kuckucksnest* (1962) in Erinnerung, in dem die Patienten auf Schwester Ratcheds psychiatrischer Station wie verrückt gewordene Hühner übereinander herfallen und einander ausweiden. Yalom bezieht sich nicht auf Keseys Roman, doch die Vision des Psychiaters von einer therapeutischen Gemeinschaft in *Im Hier und Jetzt* könnte unterschiedlicher nicht sein.

Im Hier und Jetzt ist, verglichen mit Yaloms anderen klinischen Büchern, insofern untypisch, als es ein weitaus breiteres Spektrum der Psychopathologie liefert, als es die Figuren in seinen Romanen und Erzählungen aus der Psychotherapie normalerweise hergeben: floride Psychose, Drogenmissbrauch, Schizophrenie, psychotischer Zusammenbruch, alterspsychiatrische Syndrome sowie ernste Krisen und Dekompensation. *Im Hier und Jetzt* erinnert uns an Yaloms umfangreiche Erfahrung mit nahezu allen Arten von psychischen Störungen, bevor er Romanschriftsteller wurde. Er kennt alle Facetten der Psychiatrie, auch die Existenz einer mächtigen, unsichtbaren dritten Kraft, der »Geldfrage, die erschreckend großen Einfluss auf die Aufnahme- und Entlassungskriterien besitzt«. *Im Hier und Jetzt* ist auch insofern untypisch, als es die Angst vor dem Tod und den Existenzschmerz ignoriert, zwei Themen, die Yaloms spätere Schriften dominieren.

Im Hier und Jetzt, unter dem amerikanischen Titel *Inpatient Group Psychotherapy* über drei Jahrzehnte alt, zeigt Yaloms fortwährendes Engagement für die Patient-Therapeut-Beziehung selbst in Situationen, in denen nur wenig Zeit zur Verfügung steht, um solche Beziehungen zu entwickeln. Das Buch zeigt seine Faszination fürs Geschichtenerzählen, auch wenn die Geschichten notwendigerweise kurz und unvollständig sind.

Die stationäre und ambulante Gruppentherapie beruht Yaloms Ansicht nach auf interpersoneller Theorie, die postuliert, »dass die Persönlichkeitsstruktur eines Menschen von den zwischenmenschlichen Beziehungen geformt ist, die er erfahren hat, und dass aktuelle Symptome eines Patienten Ausdruck gestörter zwischenmenschlicher Beziehungen sind. Personen suchen wegen aller möglichen Beschwerden Hilfe, was sie aber vereint, sind massive Probleme, erfüllende und dauerhafte Beziehungen einzugehen und aufrechtzuerhalten«. Interpersonelle Therapie besagt, dass ein Therapeut sich nicht auf die Vorgeschichte oder das Verhalten eines Patienten außerhalb der Gruppe zu fokussieren braucht; die zwischenmenschlichen Schwierigkeiten des Patienten werden sich in der Therapiegruppe manifestieren. Eine Therapie, die sich auf das Hier und Jetzt konzentriert, wird daher zur therapeutischen Veränderung beitragen. Die Hier-und-Jetzt-Gruppenpsychotherapie (im Gegensatz zu Dort-und-Dann-Gruppenpsychotherapie) besteht aus zwei Phasen: aus der Erfahrungsphase, in der jedes Mitglied der Gruppe vorgestellt und ihr oder sein Leben kurz beschrieben wird, sowie aus der Selbstreflexionsphase, in der die Aussagen jedes einzelnen Mitglieds auf deren Auswirkungen auf die Gruppe untersucht werden. Yalom verwendet den Begriff *Inhalt*, um die Erfahrungsphase zu beschreiben, und *Prozess* für die der Selbstreflexionsphase. Die Aufgabe des Therapeuten in der Selbstreflexionsphase ist es, die beziehungsorientierten Aspekte unter den Gruppenmitgliedern zu klären oder zu beleuchten. Die Selbstreflexionsphase ist schwieriger aufrechtzuerhalten, wenn auch nur aufgrund der Versuchung, den Mitgliedern zu erlauben, Material einzubringen, das von der Gruppe nicht nutzbringend analysiert werden kann. *Im Hier und Jetzt* konzentriert sich ausschließlich auf Äußerungen im Hier und Jetzt. Yalom spricht seine Leser in der zweiten Person an und verwendet ein Gleichnis, das er nirgendwo anders verwendet und anhand dessen er die Gruppentherapeuten mahnt, nur im Hier und Jetzt zu denken und zu agieren. »Sie müssen wie ein Schäfer handeln, der dauernd damit beschäftigt ist, Ausreißer zurückzuholen – Ausreißer in ›externes‹ Material, in Gespräche über vergangene Ereignisse, in abstrakte intellektuelle Diskussionen.«

Einer der wichtigsten Unterschiede zwischen stationärer und ambulanter Gruppentherapie besteht darin, dass der durchschnittliche Krankenhausaufenthalt auf den meisten ambulanten Stationen eine bis zwei Wochen beträgt. Folglich bleibt nicht ausreichend Zeit wie in der ambulanten Gruppentherapie, um die Konflikte abzuarbeiten. In der stationären Gruppe »*muss sich der Therapeut die rasche Auflösung von Konflikten zum Ziel setzen, nicht die Provokation von Konflikten*«. Ein Therapeut, der schnelle Konfliktlösungen aufzeigt, muss sich mit kurzen Geschichten zufriedengeben, die einen klinischen Standpunkt illustrieren. Es bleibt keine Zeit, um die Mehrdeutigkeiten jeder Fallstudie herauszukitzeln.

Das »Dämpfen« von Wut

Yalom macht mehrere therapeutische Vorschläge, um die Wut unter Mitgliedern einer stationären Gruppe zu »dämpfen«. Eine mögliche Technik besteht darin, Wut »indirekt« durch Verwendung des Konjunktivs auszudrücken: »Wenn Sie Ihre Wut ausdrücken würden«, sagt er zu einem Patienten, »was würden Sie sagen?« Eine weitere Technik besteht darin, die anderen in der Gruppe zu bitten, einen oder zwei Augenblicke lang ein Rollenspiel zu spielen, »so zu tun, als seien Sie die wütende Person, und … die Wut auf eine Ihrer Meinung nach angemessene Weise zum Ausdruck bringen«. Und bei noch einer weiteren Technik geht es darum, einer Person ein Zeitlimit – etwa sechzig Sekunden – zu setzen, innerhalb dessen sie ihre Wutgefühle artikulieren darf. Yalom pocht auf die Transparenz des Therapeuten und schlägt vor, dass Co-Therapeuten als Vorbild dienen können, wenn sie ihre unterschiedlichen Ansichten untereinander vor der ganzen Gruppe diskutieren. Wenn die Co-Therapeuten nicht einer Meinung sind, aber weiter zusammenarbeiten, »geben sie Patienten ein hervorragendes Beispiel«. Krankenhauspatienten sind fragil, gibt Yalom zu bedenken, und deshalb ist ein destruktives Sezieren »à la ›Wer hat Angst vor Virginia Woolf?‹« nicht angebracht.

Interaktionen zwischen Beobachtern und den Beobachteten

Einer der interessantesten Abschnitte in *Im Hier und Jetzt* ist die Diskussion des »Wrap-up«-Formats, der Nachbereitungsphase der Arbeit mit stationären Therapiegruppen auf höherem Niveau. Yalom empfiehlt mehrere ausgeklügelte therapeutische Techniken, die sowohl die Therapie entmystifizieren als auch ein Modell für

Selbstoffenbarung liefern, das in vielen Ausbildungsformen verwendbar ist – eine Pädagogik, die auf den Interaktionen zwischen Beobachter und Beobachteten basiert.

Yalom wirft eine einfache Frage auf, die Therapeuten seit Jahrzehnten umtreibt: Wie können Studenten, Therapeuten in Ausbildung, stationäre Patienten in der Psychotherapie beobachten, ohne dass Letztere das Gefühl bekommen, Meerschweinchen zu sein? Das traditionelle Beobachtungsformat in der Psychotherapie ist der halbdurchlässige Spiegel, seltsamerweise auch Einwegspiegel genannt, der auf der einen Seite spiegelt, auf der anderen Seite durchsichtig ist und nur von dort aus eine Beobachtung erlaubt. Menschen auf der hell erleuchteten Seite, die stationären Psychotherapiepatienten, werden im Dunkeln darüber gelassen, wer sie anschaut. Halbdurchlässige Spiegel werden in Verhör- und Hinrichtungsräumen eingesetzt, aber es ist unethisch, sie für Psychotherapiepatienten zu verwenden, ohne diese zu informieren, dass sie beobachtet werden.

Der halbdurchlässige Spiegel beschwört ein Orwell'sches und Foucault'sches Überwachungsgespenst herauf, was dazu führt, dass stationäre Mitglieder einer Psychotherapiegruppe jegliche Privatsphäre einbüßen, die sie andernfalls gehabt hätten. Psychotherapiepatienten hassen den halbdurchlässigen Spiegel und verlangen zu wissen, »auf welcher Seite des Spiegels die Therapeuten sitzen«. Alle sind sich einig, dass ein wesentlicher Teil der Ausbildung der Beobachtung des therapeutischen Vorgangs gilt, doch Beobachtung schafft eine Reihe von Problemen. Eines dieser Probleme besteht darin, dass der halbdurchlässige Spiegel der Vertraulichkeit der Patienten zuwiderläuft. Einige Patienten, vor allem solche mit paranoiden Vorstellungen, haben so große Angst vor dem Verlust der Vertraulichkeit, dass sie sich weigern, überhaupt an der Gruppenpsychotherapie teilzunehmen. Ein anderes Problem ist, dass einige Patienten glauben, die Anwesenheit von Zuschauern beraube die Therapie ihrer Intimität und Würde.

Und ein weiteres Problem ergibt sich daraus, dass der Beobachter zwangsläufig einen Einfluss darauf hat, was beobachtet wird. Psychotherapiepatienten hinter einem halbdurchlässigen Spiegel zu betrachten, ruft die Heisenberg'sche Unschärferelation in Erinnerung, bei der der »Beobachtereffekt« das beeinflusst, was beobachtet wird. Kurz gesagt: Wie können Therapeuten in Ausbildung eine stationäre Gruppentherapie beobachten, ohne den Vorgang zwangsläufig zu sabotieren?

Yaloms kreative Lösung erschöpft sich nicht darin, die Beobachter am Therapieprozess zu beteiligen, sondern sorgt auch dafür, dass sie die Rollen tauschen, um den Patienten zu ermöglichen, die Therapeuten in Ausbildung zu beobachten. Die Patienten nahmen »intensiv Anteil an dem Gespräch. Immer wieder merkten sie an, wie viele Gefühle und Gedanken es in ihnen wachrief, und bedauerten, ohne diese artikulieren zu können, die Sitzung verlassen zu müssen. Außerdem wünschten sich viele Patienten, mit den Beobachtern kommunizieren zu können, sei es, um eine bestimmte Aussage zu klären, sei es, um auf eine Frage zu antworten, die jemand gestellt hatte.«

Yalom beschreibt mehrere andere verwandte therapeutische Techniken, um Beobachter und Beobachtete zu ermuntern, die Rollen zu tauschen, um die Sichtweise der jeweils anderen zu verstehen, was zur Entmystifizierung der Therapie und zu einer erhöhten Selbstoffenbarung führt. Yalom betont, dass eine dieser Techniken in den 1940er Jahren entwickelt wurde, als erste Sensitivity-Training-Gruppen entstanden. »Fishbowling« war eine Technik, »bei der »eine Gruppe im Kreis um eine andere Gruppe herum [sitzt]. In regelmäßigen Abständen wurden die Plätze getauscht, so dass die äußere Gruppe den Platz der inneren einnahm und den Prozess der inneren Gruppe diskutierte, die sie gerade beobachtet hatte.« Yalom fasst zwei klinische Berichte über Fishbowling mit stationären Gruppen zusammen. Die Patienten trafen sich in einem inneren Kreis, und die Angestellten beobachteten in einem äußeren Kreis. In der letzten Viertelstunde wechselten die Gruppen die Plätze: Die Patienten hörten zu, als die Mitarbeiter ihre führerlose Sitzung besprachen. Yalom hatte diese Technik in seiner ambulanten Langzeitgruppe angewendet, um festzustellen, wie seine studentischen Beobachter über seine Patienten diskutierten.

Eine verwandte Technik ist eine schriftliche an alle weitergeleitete Zusammenfassung der Gruppensitzung. »Am Ende ambulanter Gruppensitzungen schreibe ich eine detaillierte Zusammenfassung (eine persönlich gefärbte, erzählende Inhaltsangabe, einschließlich einer genauen Prozessanalyse und der weitgehenden Darlegung meiner therapeutischen Strategie) und schicke sie vor der nächsten wöchentlichen Sitzung per E-Mail an die Mitglieder.« Yalom hatte eine ähnliche Technik bei Ginny Elkin in *Jeden Tag ein bißchen näher* angewandt. Eine weitere Technik, schlauerweise »multiple Therapie« genannt, besteht aus mehreren Therapeuten, überwiegend Auszubildende, die jeweils einen Patienten behandeln. »Während dieser Sitzungen interagieren die Therapeuten einzeln oder zusammen mit dem Patienten, führen oft aber auch Gespräche untereinander, in denen sie einen bestimmten Aspekt der Gruppeninteraktion analysieren.« Patienten empfinden die »multiple Therapie« als hilfreich. Das Format hat »keine wirtschaftliche Zukunft«, schlussfolgert Yalom reumütig, aber es zeigt seine unermüdlichen Anstrengungen, neue therapeutische Techniken zu entwickeln, die Psychotherapiepatienten, Praktikern und Studenten von Nutzen sein können.

Fördern der psychologischen Gesundheit

In *Im Hier und Jetzt* bekräftigt Yalom durchweg die folgenden Prinzipien: Transparenz des Therapeuten, achtsame Selbstoffenbarung, Rolle der Empathie, Einsatz der Hier-und-Jetzt-Therapie und entscheidende Bedeutung der Patient-Therapeut-Beziehung. Was ihm aus seiner eigenen Therapie vor Jahren am besten in Erinnerung geblieben ist, waren, wie er uns anvertraut, »die feinen, (von mir) beinahe unbemerkt gebliebenen persönlichen, wohlwollenden, bestätigenden Bemerkungen« seines Therapeuten. Er beweist die gleichen schriftstellerischen Qualitäten, die wir in allen seinen Werken finden. Er ist bestrebt, die Therapie verständlich und unkompliziert zu gestalten, und zitiert Harry Stack Sullivans Definition der Psychotherapie: »Eine Situation, in der zwei Menschen zusammenkommen, von denen einer weniger Angst hat als der andere.« Yalom scheut sich nicht, frühere Aussagen zu revidieren; Was er in *Theorie und Praxis der Gruppenpsychotherapie* »heilende Faktoren« genannt hatte, wird nun realistischer als »therapeutische Faktoren« bezeichnet. Er genießt es, Klischees auf unerwartete Weise auszudrücken: »Eine Therapie verlangt vom Patienten so gut wie immer, dass er sich nach der Decke streckt, und mit dem Strecken ist immer Anspannung verbunden. (Es gibt den Spruch: ›Wenn der Schuh passt, ist kein Platz mehr zum Wachsen‹).«

Im Hier und Jetzt hat nicht viele Kritiken bekommen, aber diejenigen, die es gab, waren atemberaubend. »Aufgepasst, alle Kliniker, Lehrer, Supervisoren und Verwaltungsangestellte, die in psychiatrischen Krankenhäusern oder auf psychiatrischen Stationen arbeiten«, verkündete E. Mansell Pattison in der Fachzeitschrift *Psychiatric Services*: »Dies ist das Buch, auf das Sie gewartet haben – ein unkomplizierter klinischer Ratgeber für die Gruppenpsychotherapie, speziell auf stationäre Behandlungsprogramme ausgelegt. Eine weitere gute Nachricht: Der Preis ist so niedrig, dass Sie gleich mehrere Exemplare für Ihre Mitarbeiter kaufen sollten.«

Und noch mehr gute Nachrichten: Yalom wird immer noch als kühner Vordenker und Geschichtenerzähler wahrgenommen. Einigen Therapeuten widerstrebt es, die Besserung eines Patienten zu analysieren, und sie zitieren die »alte Geschichte vom Tausendfüßler, der, als man ihn fragte, wie er mit diesen vielen Beinen so gut laufen könne, seine Gehweise so intensiv beobachtete, dass sein unbewusster Fortbewegungsrhythmus gestört wurde und er auf einmal überhaupt nicht mehr laufen konnte«. In Yaloms Version der Geschichte würde der Therapeut die Beine des Tausendfüßlers loben, gleichzeitig seine eigenen prüfen und dann stolz neben dem Tausendfüßler herlaufen, während beide ihre Beinarbeit bewundern.[1]

---

1 *Es gibt weitere gute Nachrichten, wie Yalom mir berichtete. »In letzter Zeit gibt es ein Wiederaufleben der Gruppenarbeit mit guten Ergebnisdaten, die auf dem Modell basieren, das ich für* Im Hier und Jetzt *verwendet habe. Siehe die Arbeit [über focused brief group therapy] von Martyn Whittingham.«*

5

Die Liebe und ihr Henker

Leben mit existenziellem Schmerz

»[A]lles ist nicht genauso, wie es scheint«, warnt Randall Weingarten im Vorwort zu der im Jahr 2000 erschienenen Perennial-Classics-Ausgabe von *Love's Executioner and Other Tales of Psychotherapy*. »Obwohl das Buch ein Lehrmittel zu sein scheint, kündet es auch von der Schöpfung eines neuen künstlerischen Genres durch ein echtes literarisches Talent.« Weingarten, klinischer Professor für Psychiatrie an der Stanford University, an der Yalom viele Jahre gearbeitet hat, bis er 1994 mit dreiundsechzig Jahren in den Ruhestand ging, macht eine weitere kluge Beobachtung: Im gesamten Buch *Die Liebe und ihr Henker* gelingt es Yalom, die Therapie zu entmystifizieren, doch paradoxerweise vertieft sich dieses Mysterium.

Yalom ist nicht der erste Psychotherapeut, der Geschichten schreibt, die sich am Scheideweg zwischen Kunst und Wissenschaft befinden. Freud war ein Meister im Schaffen fesselnder Fallstudien, deren offizielle Titel uns nicht so bekannt sind wie ihre darin verwendeten anschaulichen Spitznamen »Rattenmann«, »Wolfsmann« und »Kleiner Hans«. Andere Therapeuten haben diese Tradition fortgeführt, so Theodor Reik mit *Hören mit dem dritten Ohr* (1948) und Robert Lindner mit *The Fifty Minute Hour* (Die Fünfzig-Minuten-Stunde, 1955). Doch Yalom hat mit *Die Liebe und ihr Henker* eine ganz charakteristische Form psychiatrischer Fallstudien geschaffen, in der der Therapeut genau so viel, wenn nicht sogar mehr als der Patient lernt, in der die Therapie nie so abläuft wie vorgesehen und in der das scheinbare Scheitern des Therapeuten sich letztendlich als Erfolg herausstellt. *Die Liebe und ihr Henker* ist auch in anderer Hinsicht einzigartig. Kein Therapeut hat sich selbst mehr offenbart, als Yalom es hier demonstriert; und kein Therapeut hat sich fehlbarer und stümperhafter porträtiert. Yalom spielt in diesem Buch mehrere Rollen, darunter auch die eines Stand-up-Comedians, stets bereit, über sein Versagen und seine Schwächen zu lachen. Aber er wirkt auch wie ein Magier und Zauberer, der die heilende Kraft der Therapie freisetzt.

Die Reise von Fallgeschichten zu Kurzgeschichten

Nach dem Abschluss seiner klinischen Lehrbücher stand Yalom an einem Scheideweg: begierig, weiter über Psychotherapie zu schreiben, aber frustriert von der formellen psychiatrischen Prosa. Wie er in *Liebe, Hoffnung, Psychotherapie* vermerkt, begann er nach einem evokativeren Prosastil zu suchen. Mit *Die Liebe und ihr Henker* verfolgte er zwei Ziele: die Grundlagen der klinischen Psychotherapie zu lehren und seinen literarischen Ambitionen Ausdruck zu verleihen. Er beschloss, die Strategie umzukehren, die er in seinen Lehrbüchern verwendet hatte: Statt illustrative Geschichten in seine theoretischen Diskussionen hineinzuschmuggeln, wollte er »die Geschichte in den Mittelpunkt stellen und dafür sorgen, daß sich das theoretische Material daraus ergab«. Um das zu erreichen, stützte Yalom sich auf die umfangreichen Aufzeichnungen, die er über jeden Patienten geführt hatte. Zwischen jedem Patienten plante er immer fünfzehn oder zwanzig Minuten ein, um seine Eindrücke von jeder Sitzung aufzuschreiben. Er vergleicht diese Protokolle mit nachempfundenen Epiphanien im Sinne von James Joyce: »erhellende Momente luzider Erkenntnis«.

Yaloms ursprüngliche literarische Vorlage für *Die Liebe und ihr Henker* war *Das Leben überlebt: Geheimnis der Zellen* von Lewis Thomas. Yalom beabsichtigte, auf ein paar Seiten ein Therapieereignis zu beschreiben und dann auf ein paar weiteren Seiten dessen Signifikanz auf einen Aspekt der Therapie zu beziehen. Doch das Ergebnis enttäuschte ihn: Statt dynamischer Charaktere entstanden flache, statische Figuren, die auf dem Papier nie zum Leben erwachten. Die Lösung bestand darin, längere Skizzen zu schreiben, die »einerseits auf Tatsachen [fußten] anderseits Belletristik waren«. Aber dann stellte sich ein weiteres Problem: Die Geschichten schienen ein Eigenleben zu entwickeln. Er hatte »das bemerkenswerte Erlebnis, das jeder Schriftsteller kennt«, dass nämlich sein Unbewusstes die Führung zu übernehmen schien. Wenn er sich dem Ende der Geschichte näherte, tauchte eine weitere auf: »Es kam mir so vor, als würde nicht ich die Geschichte auswählen, sondern sie mich.«

Die Geschichten selbst waren leichter und schneller zu schreiben als die theoretischen Nachworte. Er strich acht der Nachworte und behielt zwei, die er zu einem einzigen längeren Vorwort zusammenfasste. Widerwillig stimmte Yalom dem Vorschlag seines Herausgebers zu, alle Nachworte zu streichen und den Prolog auf acht Seiten zu begrenzen. Die Entscheidung stellte »jedoch ein[en] Wendepunkt [dar], der es mir erlaubte, das didaktische Vorgehen aufzugeben und die Geschichten für sich sprechen zu lassen«.

Die Liebe und ihr Henker, 1989 veröffentlicht, sechs Jahre nach *Im Hier und Jetzt*, gab Yalom Gelegenheit, eingehend über eine kleine Anzahl von Patienten zu schreiben und ihre Komplexität auf eine Weise zu explorieren, wie es in seinen früheren klinischen Lehrbüchern unmöglich gewesen war. Die zehn klinischen Vignetten zeigen eine neue Sicht auf die Redekur, basierend auf der Therapie als einem Beziehungsmodell und der Idee des existenziellen Schmerzes. Das Buch ist auch aus einem anderen Grund beachtenswert. Wir sehen, wie Yalom hier seine Gabe für Charaktere, Sichtweisen, Dialog, Ironie, Witz und Paradoxe entwickelt, Gaben, die ihre größte Entfaltung in seinen drei Bänden mit Erzählungen aus der Psychotherapie und in seinen vier Romanen erreichen. *Die Liebe und ihr Henker* verwandelt die Redekur in literarische Kunst und macht ein breites Publikum mit der Psychotherapie bekannt.

Yalom achtete darauf, die Vertraulichkeit der zehn Patienten zu wahren, die in *Die Liebe und ihr Henker* beschrieben werden. Sie lasen jeden Satz der Geschichte, in der sie auftraten, um sicherzustellen, dass ihre Identitäten angemessen verschleiert waren. Alle Patienten, bis auf einen, der vor der Fertigstellung des Buches starb, stimmten der Veröffentlichung zu. Es wäre faszinierend gewesen zu erfahren, wie sie darauf reagierten, sich in seinem Buch wiederzufinden, insbesondere wenn die Therapie – zumindest aus Yaloms Sicht – nicht erfolgreich war. Haben sie beispielsweise später ihre Identität um die Vorstellung herum ausgestaltet, dass sie zu den berühmten Patienten Yaloms gehören, wie Freuds Patienten es gemacht haben?

Das Vorwort zu *Die Liebe und ihr Henker* bringt Yaloms Überzeugung zum Ausdruck, dass es in der Psychotherapie immer um existenziellen Schmerz geht, auch wenn nur wenige Therapeuten vor ihm darauf hingewiesen haben. Unsere tiefsten Sehnsüchte können nie erfüllt werden: »unser Wunsch nach ewiger Jugend, nach Rückkehr unserer Lieben, nach ewiger Liebe und Geborgenheit, nach Ruhm, mit anderen Worten nach Unsterblichkeit«. Obwohl der Tod unvermeidlich ist, tun wir so, als könnten wir dem Lebensende irgendwie ein Schnippchen schlagen. Die Rolle des Therapeuten ist es, die Illusionen der Patienten anzusprechen, dass sie dem Tod entrinnen könnten. Yalom sieht sich als *Desillusionisten*, der seinen Patienten klar sagt, dass dieses Leben das einzige ist, das wir haben, und solange es »für die existenzielle

Einsamkeit keine Lösung gibt, müssen Therapeuten von falschen Lösungen abhalten«.

Ein Momentologe

Seit Freud haben Autoren psychiatrischer Fallstudien den Analytiker in die Rolle des Schnüfflers gesteckt, des Meisterdetektivs des Innenlebens, der die Indizien der problematischen Vergangenheit des Patienten aufdeckt, welche die aktuelle Krankheit erklären. In diesem Modell ist der Analytiker eine Art Sherlock Holmes, der Flüchtigkeitsfehler, andere symptomatische Handlungen, Träume, Phantasien und freie Assoziationen analysiert. Dieser Analytiker kennt Patienten besser, als sie sich selbst kennen, und verwendet dieses Wissen, um ihnen ihre Geheimnisse zu entlocken. Manchmal braucht Sherlock Holmes selbst einen Sigmund Freud, wie Nicholas Meyer in seinem genialen Roman *Kein Koks für Sherlock Holmes* imaginiert, in dem der Meisterdetektiv kokainabhängig ist – ein Problem, das Freud aus leidvoller, eigener Erfahrung kannte. In dieser und anderen Fallstudien erklärt eine frühere Offenbarung ein aktuelles Verhalten und führt zu therapeutischer Heilung.

Doch das ist nicht Yaloms Vision von Psychotherapie. Die Therapie als Beziehungsmodell deutet darauf hin, dass sich die Schwierigkeiten von Patienten in ihren gegenwärtigen Beziehungen manifestieren. Und die Zeit, so postuliert die existenzielle Theorie, ist die unerbittliche Antagonistin im Leben. Durch die Betonung des Hier und Jetzt verhilft Yalom uns zu einer neuen Sichtweise auf den Therapeuten, auf einen Menschen, der nicht wie Freud an archäologischen Ausgrabungen interessiert ist – auf seinem Schreibtisch in Wien standen antike Statuetten –, sondern vielmehr an der tickenden Uhr der Sterblichkeit. Angst vor dem Tod und nicht Kastrationsangst macht Yaloms Protagonisten krank, und Therapeuten müssen sich mit ihrer eigenen Angst vor dem Tod auseinandersetzen, bevor sie Patienten helfen können, mit dieser Angst zurechtzukommen. Yaloms Therapieschwerpunkt liegt auf dem Moment – er ist ein Therapeut, der als Momentologe bezeichnet werden könnte. Um den Moment zu erfassen, sich zum *carpe diem* zu bekennen, muss der Therapeut zunächst den Moment analysieren – ein Akt, gespickt mit bedeutsamen Implikationen. Yalom nutzt in seinen Romanen nicht wie Virginia Woolf die Prosatechnik des Bewusstseinsstroms, um den Moment zu schaffen, sondern zeigt vielmehr, dass der Therapiemoment mit Überraschungen, Rückschlägen und unerwarteten Entwicklungen aufwartet. Der Therapeut kann nie sicher sein, was der nächste Moment bringt. Und der Leser auch nicht.

Existenzgeschichten

Yaloms Eröffnungsfrage an seine Patienten in *Die Liebe und ihr Henker*, »Was tut weh?«, bestätigt Existenzschmerz. In diesem düsteren Universum sind Engagement, Hingabe und Authentizität gefragt, um nicht in Verzweiflung zu stürzen. Therapeuten müssen sich auf die Ängste eines Patienten einstimmen, ohne von ihnen paralysiert zu werden. »Je besser der Therapeut mit der Angst vor Ungewißheit leben kann, um so weniger ist er darauf angewiesen, sich an orthodoxe Schulen zu klammern.« Yalom würde F. Scott Fitzgeralds Beobachtung in *Der Knacks* zustimmen: »Der Prüfstein für eine erstrangige Intelligenz ist die Fähigkeit, zwei entgegengesetzte Ideen zugleich im Kopf zu haben und doch weiter in Funktion zu bleiben.« Yalom würde auch mit dem Vers in Shakespeares *König Lear* einverstanden sein: »Reif sein ist alles«. Yalom könnte vielleicht hinzufügen: »Mehrdeutig sein ist alles«.

Die zehn Vignetten in *Die Liebe und ihr Henker* sind allesamt Existenzgeschichten, die uns nicht nur an Existenzschmerz und die Unausweichlichkeit des Todes erinnern – beides hinterlässt bei allen Patienten in diesen Geschichten über Normalsterbliche eine klaffende Wunde –, sondern auch daran, dass Intimität möglich ist, sei sie auch noch so kurzlebig. Yaloms Figuren sind *in extremis*, und die Aufgabe des Therapeuten besteht darin, ihnen zu helfen, ein authentischeres Leben zu führen. Er weiß, dass die Vergangenheit die Gegenwart beeinflusst und oft die Zukunft prägt, aber Therapie, so betont er, ist nicht die endlose Prüfung einer längst vergangenen persönlichen Geschichte. Ebenso, wie Yalom Freuds Image des Analytikers als weiße Leinwand ablehnt, verwirft er eine der zentralen Metaphern der Freud'schen Psychoanalyse.

> Aber mit den Jahren habe ich gelernt, daß die Aufgabe des Therapeuten nicht darin bestehen kann, den Patienten zu gemeinsamen archäologischen Ausgrabungen zu motivieren. Wenn es jemals Patienten gab, denen auf diese Weise geholfen wurde, dann nicht, weil man jenen falschen Weg gesucht und gefunden hat (ein Leben scheitert nicht deshalb, weil es hier und da Fehlentwicklungen gegeben hat; es scheitert, weil die Grundrichtung falsch ist). Nein, ein Therapeut hilft seinem Patienten nicht, indem er in dessen Vergangenheit herumstöbert, sondern indem er am Hier und Jetzt dieses Menschen Anteil nimmt, sein Vertrauen gewinnt und ihm echtes Interesse entgegenbringt; und indem er darauf vertraut, daß der Patient durch die gemeinsame Arbeit schließlich erlöst und geheilt wird.

Dass Yalom einen Aphorismus in Klammern setzt, ist irreführend: Es gibt nichts, was an dieser Erkenntnis parenthetisch wäre.

Yalom ist ein Ironiker, der sich des Kontrasts zwischen Schein und Realität bewusst ist. Wie das Leben, so ist auch der Ausgang der Therapie nicht vorhersehbar. Alles kann in Yaloms Welt passieren. Der Therapeut ist genauso überrascht wie der Patient –

manchmal noch überraschter, da Ersterer die Gedanken des Letzteren nicht lesen kann. Der Charakter ist rätselhaft, unvorhersagbar, nicht fassbar: Bestenfalls können wir einen flüchtigen Blick in die innere Welt eines anderen Menschen erhaschen. Wir können nichts oder niemanden als selbstverständlich voraussetzen. Gelegentlich erfahren wir etwas Wichtiges über einen Menschen erst nach seinem oder ihrem Tod. Am Beginn einer Geschichte weiß Yalom, der Therapeut, nicht so viel wie Yalom, der Schriftsteller. Auch der Leser tappt bis zum Ende der Geschichte im Dunkeln. Die Unvorhersehbarkeit der Fallstudien Yaloms erinnert an den amerikanischen Autor von Kurzgeschichten O. Henry, der Geschichten mit überraschendem Ausgang mochte – oft mit absurden Wendungen.

Alle zehn Geschichten in *Die Liebe und ihr Henker* enthalten Lernerfahrungen für Yalom und seine Patienten. In den Geschichten geht es um klinische Konflikte, die Yaloms Erfindungsgeist als Therapeut und Schriftsteller herausfordern. Die Erzählungen demonstrieren Yaloms Rolle als Desillusionierer und decken auf, dass er sich mit Aspekten des Lebens seiner Patienten identifiziert. Wir erleben Yaloms mutige und oft riskante Selbstoffenbarungen, die seinen Patienten helfen zu erkennen, dass sie nicht die Einzigen sind, die sich mit Problemen herumschlagen. In allen Geschichten von *Die Liebe und ihr Henker* strebt Yalom nach maximaler Transparenz und zeigt die Subjektivität seiner Patienten wie auch seine eigene.

Eine liebeskranke Patientin: »Die Liebe und ihr Henker«

Die Titelgeschichte mit dem gruseligen Titel, bei Weitem die längste und komplexeste Story des Buches, beginnt mit dem vielleicht verblüffendsten einleitenden Absatz aller bislang veröffentlichten Fallstudien: »Ich arbeite nicht gerne mit Patienten, die verliebt sind. Vielleicht ist es Neid, auch ich sehne mich nach dem Zauber der Liebe. Vielleicht ist es die Tatsache, daß Liebe und Psychotherapie im Grunde unvereinbar sind. Ein guter Therapeut kämpft gegen die Dunkelheit und sucht Erleuchtung, während die romantische Liebe im Mysterium Nahrung findet und bei näherer Prüfung in sich zusammenfällt. Ich hasse es, der Henker der Liebe zu sein.«

Was soll man zu dieser verblüffenden Eröffnung sagen? Es ist Yaloms schönster und, wie er in *Yaloms Anleitung zum Glücklichsein* sagt, wahrscheinlich sein liebster Absatz. Er hätte darauf verzichten können, Neid ins Spiel zu bringen, aber das hätte ihn weniger menschlich gemacht. Seinen Neid einzuräumen, sein Bedürfnis zu verzaubern, stellt ihn auf eine Ebene mit seinen Patienten und zeigt an, dass er ein verwundeter Heiler ist. Und zu sagen, dass er ungern mit Patienten arbeitet, die verliebt sind, impliziert, dass er nicht nur ein Vorurteil offenbart, sondern auch ein Gegenübertragungsproblem, das erste von vielen, die er einräumt. Als Henker der Liebe mag Yalom das Bedürfnis verspüren, die Verzauberung seiner verliebten Patienten aufzulösen, doch deren Therapiegeschichten verlieren niemals ihren Zauber.

Yalom unterscheidet sich von anderen Autoren psychiatrischer Fallstudien dadurch, dass er die Aufmerksamkeit stets auf sich selbst lenkt, nicht etwa, weil er narzisstischer wäre als andere – das ist er nicht –, sondern weil er in erster Linie an der Beziehung zwischen Therapeut und Patient interessiert ist. Er lebt die Art der Selbstoffenbarung vor, die er von seinen Patienten erwartet, und scheut sich nicht, seine menschlichen Eigenschaften so konkret wie möglich einzugestehen, auch wenn andere Therapeuten diese – oft auch aus Scham – nur selten offenbaren.

Yalom ist für viele seiner Patienten der Therapeut der letzten Hoffnung, derjenige, an den sie sich wenden, nachdem andere Therapeuten an ihnen gescheitert sind, und manche erst dann, wenn sie als letzten Ausweg nur noch den Selbstmord sehen. Dies trifft insbesondere auf Thelma zu, die siebzigjährige liebeskranke Frau, die noch immer in den gut aussehenden, vierzig Jahre jüngeren Psychologie-Praktikanten Matthew vernarrt ist, mit dem sie nach dem Ende ihrer achtmonatigen Therapie eine siebenundzwanzig Tage lange Affäre hatte. Im Verlauf der Therapie schwärmt Thelma ständig von Matthew. »Er eröffnete mir die geistigen und religiösen Dimensionen des Lebens. Durch ihn habe ich gelernt, alles Lebende zu achten.«

Yalom ist verständlicherweise entsetzt. Nichts schadet einer Behandlung mehr als ein Patient oder Ex-Patient, der mit einem Therapeuten schläft, egal, von wem die Initiative ausging. Schuld ist immer der Therapeut, niemals der Patient. Sex während der Therapie kann niemals »einvernehmlich« sein, da die Patientin – die Opfer sind überwiegend weiblich – damit rechnen muss, dass der Therapeut die Behandlung abbricht, wenn sie sich ihm verweigert. Liebeskranke Patienten stehen unter dem Bann der Übertragungsliebe, die ihr Urteilsvermögen trübt, was ein skrupelloser Therapeut leicht ausnutzen kann. Aus diesem Grund verbieten alle Organisationen im Bereich der psychischen Gesundheit Sex in der Therapie; dies wird als symbolische Form von Inzest betrachtet. Sexuelle und nicht sexuelle Grenzverletzungen dominieren zwar Yaloms satirischsten Roman *Die rote Couch*, doch in »Die Liebe und ihr Henker« und anderswo lässt er durchblicken, dass es alles andere als lustig ist, wenn ein Patient durch eine sexualisierte Therapie Schaden nimmt.

Matthews Verhalten in »Die Liebe und ihr Henker« macht Yalom wütend. »Ich habe zu viele Patienten gesehen, die von ihren Therapeuten sexuell ausgenutzt wurden und schweren Schaden erlitten. Eine sexuelle Beziehung fügt dem Patienten immer Schaden zu.« Unbeeindruckt von Yaloms Aussagen, dass Matthews Verhalten unverantwortlich und destruktiv war, um nicht zu sagen selbstzerstörerisch, behauptet Thelma, dass sie die schönsten Momente in ihrem Leben hatte, als sie in Matthews Armen lag. Das glaubt sie auch noch, nachdem er sich ihr gegenüber so gefühllos verhalten hat, als die beiden sich ein halbes Jahr nach Ende ihrer Affäre zufällig über den Weg laufen. Die liebeskranke Frau, die nach wie vor besessen von ihm ist, schluckt eine Packung Schlaftabletten und wäre fast gestorben. »Seit acht Jahren denke ich ständig an ihn.«

Zu Beginn von »Die Liebe und ihr Henker« nennt Yalom zwei Details, deren Bedeutung erst am Ende der Geschichte deutlich wird. Das erste ist, dass Thelma mit Henry verheiratet ist, der Matthew vermutlich umbringen würde, falls er von ihrer Affäre mit ihm erfahren sollte. In ihrer Ehe gibt es wenig Liebe und keinen Sex, aber sie sind seit vielen Jahre zusammen, und Thelma denkt nicht daran, ihn zu verlassen. Harrys »große Hände, die eines Würgers« zeugen von seinem Gewaltpotenzial. Das zweite Detail ist, dass Yalom und Thelma einen Behandlungsvertrag unterschreiben: Sie ist einverstanden, ein halbes Jahr lang einmal die Woche zu ihm zu kommen – mit der Möglichkeit einer Verlängerung von weiteren sechs Monaten, falls beide es für notwendig halten. Sie ist auch einverstanden, an seinem psychotherapeutischen Forschungsprojekt teilzunehmen, das die Auswirkungen der Psychotherapie auf ältere Menschen untersucht. Das Projekt beinhaltete »ein Interview sowie eine psychologische Testbatterie ..., die jeweils zu Beginn und sechs Monate nach Beendigung der Therapie durchgeführt werden sollten«. Der Ausgang der Geschichte wird daher aus drei unterschiedlich zu wertenden Sichtweisen betrachtet: aus der der Patientin, aus der des Forschungsteams und aus der des Therapeuten – sowie aus einer weiteren Sichtweise, wenn wir Harry mit einbeziehen.

Pflichtbewusst zeichnet Yalom alle seine Fehler bei ihrer Behandlung auf. Kaum hat er seine Verwunderung darüber ausgedrückt, dass Thelma mit ihren früheren Therapeuten nie über ihre sexuelle Beziehung mit Matthew gesprochen hat, erkennt Yalom, dass er Mist gebaut hat. »Schlechte Technik! Typischer Anfängerfehler – doch ich konnte mein Erstaunen nicht unterdrücken.« Yaloms Überzeugung, dass er bei ihr erfolgreich sein kann, auch wenn andere Therapeuten gescheitert sind, erscheint ihm später als Hybris, was die vorsokratischen Philosophen als »Auflehnung gegen göttliches Gesetz« definierten und der säkulare Yalom dann genauer beschreibt: Auflehnung gegen die »Gesetze, die die Prozesse in meiner beruflichen Arbeit bestimmen«. Und dennoch: Je mehr Yalom sich bemüht, den Stecker zu ziehen, aus dem Thelma die Energie für ihre Besessenheit von Matthew holt, desto heftiger verteidigt sie ihn. Selbst als Yalom sie über die grundlegenden Gefühle – schlecht, traurig, wütend, froh – belehrt, fällt sie wieder in ihre beeindruckenden Distanzierungsmechanismen zurück.

Yalom, der zunehmend verzweifelt, macht aus eigener leidvoller Erfahrung deutlich, wie eine romantische Besessenheit dem Leben die Realität entzieht und wahre Liebe unmöglich macht. Dann legt er das verblüffendste Geständnis ab, das nirgendwo sonst in einer seiner Schriften zu finden ist:

> Etwa zwei Jahre vor meinem ersten Treffen mit Thelma hatte ich auf einer Konferenz eine Frau kennengelernt, die mir danach nicht mehr aus dem Sinn ging und all meine Gedanken und Träume beherrschte. Sie nistete sich in meinem Gehirn ein und ließ sich trotz aller Anstrengungen nicht vertreiben. Eine Zeitlang ging das ganz gut. Ich fand Gefallen an meinen Zwangsvorstellungen und genoß sie immer wieder aufs neue. Einige Wochen später verbrachte ich mit meiner Familie einen Urlaub auf einer wunderbaren karibischen Insel. Erst nach mehreren Tagen erkannte ich, was mir auf der Reise alles entgangen war: die Schönheit des Strandes, die üppige tropische Vegetation, sogar das Tauchen und die aufregende Begegnung mit der Welt des Meeres. Der ganze Reichtum um mich

herum verblaßte vor dem Hintergrund meiner Obsession. Ich war einfach abwesend. Ich war der Gefangene meiner inzwischen sinnlos gewordenen Phantasien, die immer und immer wieder um dieselben Vorstellungen kreisten. Beunruhigt über meinen Zustand und voller Überdruß begann ich eine Therapie (wieder einmal), und nach drei harten Monaten gehörten meine Gedanken wieder mir, kehrte ich zurück in die aufregende Welt des *wirklichen* Lebens. (Ein merkwürdiger Zufall: Mein Therapeut, mit dem ich mich später befreundete, erzählte mir nach Jahren, daß er zur Zeit meiner Behandlung selbst von einer faszinierenden Italienerin besessen gewesen sei, die ihre Gunst einem anderen geschenkt hatte. Und so ging die Liebesobsession im »Reigen« vom Patienten zum Therapeuten und wieder zum Patienten.)

Andere Schriftsteller haben zugegeben, dass sie sich zu einem Patienten hingezogen oder von ihm abgestoßen fühlen. Mir fällt kein anderer Therapeut ein, geschweige denn einer mit Frau und Kindern, der in einer Fallstudie zugegeben hätte, sich so leidenschaftlich verliebt zu haben, dass er sich erneut einer Therapie unterziehen musste und dann verblüfft feststellte, dass sein Therapeut ebenfalls unter Liebeskummer litt! Yaloms Geständnis wirft mehrere Fragen auf: Was hielten seine Frau, Kinder, Freunde und Kollegen von seiner Selbstoffenbarung? Hat er es sich nach der Veröffentlichung des Buches noch einmal überlegt und würde heute anders handeln? Oder war dies einfach nur ein weiteres Beispiel dafür, dass alles Wasser auf die Therapeuten-Schriftsteller-Mühle ist?

Selbstoffenbarung ist wichtig für Yalom, denn sie unterstreicht die Doppelrolle des Therapeuten als Teilnehmer-Beobachter. Im Gegensatz zu klassisch ausgebildeten Psychoanalytikern, denen beigebracht wird, einem Patienten nur wenig oder gar nichts zu offenbaren, glaubt Yalom, dass eine unzureichende Selbstoffenbarung problematischer für einen Patienten sei als eine übermäßige. »Ich habe mich fast immer gegen ein Zuviel und für ein Zuwenig an Selbstenthüllung entschieden. Wenn ich aber einmal wirklich viel von mir selbst offenbarte, hat es den Patienten eigentlich noch immer geholfen zu wissen, daß ich mich mit denselben menschlichen Problemen herumschlage wie sie.«

Thelma ist von Yaloms Bemühungen, sie von ihrer Besessenheit zu befreien, nicht beeindruckt. Im Nachhinein kann er das verstehen. »Weil ich von meiner eigenen Erfahrung auf Thelma geschlossen hatte, hatte ich irrtümlicherweise angenommen, dass sie eigentlich ein erfülltes Leben hätte, wenn ihre Obsession dem nicht im Wege stünde. Thelma meinte, obwohl sie das damals nicht explizit sagte, daß in ihrer Obsession unendlich mehr Vitalität lag als in ihrer gelebten Erfahrung.« Mag Yaloms Selbstoffenbarung aus literarischer Sicht noch so erfolgreich sein, aus therapeutischer Sicht erweist sie sich als ausgesprochen erfolglos. Und doch ist nicht alles verloren, zum Teil deshalb, weil die Therapie (oder die erneute Therapie) Yalom und auch seinem Therapeuten geholfen hat, den Liebeskummer zu überwinden. Auch Thelma lässt sich durch die schiere Kraft der Beharrlichkeit Yaloms davon überzeugen, dass sie von ihrer Obsession von Matthew befreit werden muss. Allerdings bleibt die Frage, wie das geschehen soll. Yalom hat eine weitere Aufgabe: Er muss seine Geschichte als Henker der Liebe am Leben erhalten.

Yalom gelingt beides, indem er die vielen Fehler beschreibt, die er ungewollt bei ihrer Behandlung begeht. Die Fehler machen deutlich, dass die Psychotherapie ebenso eine Kunst ist wie die Wissenschaft, die Fortschritte per Improvisation und »Trial and Error« erzielt. Yalom schlägt Thelma ein Rollenspiel vor, in dem sie sich vorstellt, Matthew zu sein. Ein Fehler: Zu hören, wie »Matthew« über ihren Selbstmordversuch spricht, deprimiert sie nur noch mehr. Außerdem kommt sie sich bei dem Rollenspiel wie ein »bescheuerter Teenager« vor. Yalom bittet sie, Matthews Gegenübertragung in Betracht zu ziehen. Ein weiterer Fehler. Die Möglichkeit, vielleicht nur eine »unschuldige Zuschauerin« in einer konfliktreichen mütterlichen Gegenübertragung zu sein, verschafft ihr keinen Trost. Da Yalom weiß, dass ihre Angst vor dem Älterwerden und vor dem Tod ihre Obsession anheizt, hofft er, dass sie sich von ihrer idealisierten Beziehung mit Matthew befreien kann, wenn sie ihre wahre Beziehung zu ihm stärkt. Noch ein Fehler. Thelma dreht den Spieß um und stellt ihm eine theoretische Frage: »Würden Psychiater nicht lieber einen dreißigjährigen Patienten als einen siebzigjährigen behandeln?« Yalom stellt fest, dass er abermals ausmanövriert worden ist.

Ausgetrickst zu werden, ist aber Teil des therapeutischen Prozesses, insbesondere wenn die behandelte Patientin so starken Widerstand leistet. Je schwieriger der Fall, umso interessanter die Geschichte. Yalom erkennt Ironien, die anderen Therapeuten entgehen, wie etwa die, dass er sich zunehmend mit einem Therapeuten identifiziert, den er eigentlich verabscheut. Als Yalom Thelma erklärt, dass ihre unpersönlichen Fragen ihm das Gefühl geben, ausgeschlossen zu sein, gibt sie zur Antwort: »Genau das hat Matthew auch immer gesagt«, worauf Yalom nur übrig bleibt, zu lächeln und innerlich mit den Zähnen zu knirschen.

Schließlich, als die Zeit allmählich knapp wird – ihnen bleiben nur noch zwei Monate –, spielt Yalom seine letzte Karte aus: eine einzige Sitzung zu dritt mit Thelma und Matthew. Sie fällt fast vom Stuhl, hat plötzlich Angst davor, ihr Bild von Matthew mit der Realität zu vergleichen. Sie zählt alle Gründe auf, weshalb sie das für eine schlechte Idee hält. Yalom kontert mit seinem wichtigsten therapeutischen Credo: »Das Leben, das nicht hinterfragt wird, ist es nicht wert, gelebt zu werden.« Thelma denkt eine Woche lang über sein Angebot nach, und als sie zur nächsten Therapiesitzung kommt, sieht sie zehn Jahre jünger aus und ist mit einer Sitzung zu dritt einverstanden. Bald präsentiert Yalom den Lesern seine größte Überraschung. Matthew entpuppt sich keineswegs als der verantwortungslose Therapeut, den Yalom sich vorgestellt hat. Yalom war auf seine direkte, schnörkellose Art vorbereitet – »Soziopathen stellen sich oft gut dar« – und vielleicht auch darauf, dass er sich für Yaloms Werke interessiert: »Ich lese Ihre Bücher seit Jahren. Es ist eine Ehre, Sie kennenzulernen«, aber auf Matthews Erklärung ist er nicht vorbereitet.

Matthews Geschichte ist in der Tat schwindelerregend. Acht Jahre zuvor wollte er nach Abschluss seiner klinischen Ausbildung buddhistischer Mönch werden und reiste zu einem achttägigen Meditations-Retreat nach Indien. Angesichts der vollkommenen Stille und Isolation kamen ihm allmählich seine Ich-Grenzen abhanden. In der dritten Woche halluzinierte er, und nachdem ein indischer Arzt ihn auf antipsychotische Medikamente gesetzt hatte, wurde er nach San Francisco zurückgeflogen, wo er rein zufällig Thelma begegnete. In seinem nach wie vor desolaten Zustand und unter dem Einfluss des buddhistischen Geistes vom universellen Einssein gab er ihr alles, was sie wollte, auch die Erfahrung des »perfekten Einsseins und der Liebe«. Matthew erkannte bald, dass er einen schweren Fehler begangen hatte, und er folgte der Empfehlung seines Psychiaters, sich selbst und auch Thelma zuliebe jeden Kontakt mit ihr abzubrechen. Was sie als Herzlosigkeit wahrnahm, war sein Versuch einer Wiedergutmachung.

Nachdem Yalom Matthews Geschichte gehört hat, ist er entnervt: Keine seiner Hypothesen zur Erklärung des übergriffigen Verhaltens des Therapeuten war auch nur im Ansatz richtig gewesen. Infolge seines psychotischen Zusammenbruchs und seiner übergriffigen Beziehung zu Thelma beschloss Matthew, seine Karriere als Psychologe an den Nagel zu hängen; mittlerweile arbeitete er als Verwalter einer christlichen Krankenversicherung. Yalom und auch Thelma hängen fasziniert an Matthews Lippen – und der Leser ebenso.

Yalom genießt es, die Erwartungen des Lesers zu Grabe zu tragen, und alles an Matthew erweist sich als verblüffend, so auch sein Übertritt zu einer fundamentalistischen christlichen Sekte. Thelma glaubt kein Wort von Matthews Geschichte, was Yalom noch mehr verblüfft. Thelma, die nun sowohl auf Matthew als auch auf Yalom wütend ist, findet keinen Trost in der Tatsache, dass das, was für sie eine Liebeserfahrung darstellte, für ihren ehemaligen Therapeuten die Nachwirkungen einer psychotischen Erfahrung waren. Sie sieht den Matthew von vor acht Jahren nicht als verwundeten, verwirrten und verletzlichen Heiler, dem es unendlich leidtut, ihr Kummer bereitet zu haben, sondern als manipulativ und böse. »Was für eine Närrin ich war, ihn acht Jahre lang zu decken!«

Thelmas Wut haucht der Geschichte Leben ein. Yalom, der Thelma davon überzeugen will, dass das, was sie und Matthew miteinander hatten, keine beiderseitige Liebeserfahrung war, bemerkt: »Ich glaube nicht, dass ich jemals etwas Grausameres gesagt habe, aber ich musste meine Worte so hart und unmißverständlich wählen, damit sie ihr unwiderruflich und unverrückbar im Gedächtnis blieben.« Thelma weist Yaloms Aussagen über den Wert, nicht mehr in den Fängen einer obsessiven Liebe zu sein, von sich, und nach einem halben Jahr Therapie weigert sie sich, nun zu seiner Bestürzung, über eine Verlängerung nachzudenken. Yalom hat sein Ziel als Henker der Liebe erreicht aus Sicht der Patientin mit katastrophalen Ergebnissen.

In Anbetracht des Bildes, das Yalom von sich als Henker der Liebe, als therapeutischer Desillusionierer, hat, ist es ein Paradox, dass nur wenige Psychotherapeuten das Leben und die Chance, wahre Liebe zu erfahren, optimistischer sehen als er. Yaloms hoffnungsvolle Haltung zieht sich durch alle seine Schriften: seine klinischen Lehrbücher, seine psychiatrischen Fallstudien und seine Romane. Yaloms hoffnungsvolle Haltung, die niemals seicht oder naiv ist, gehört immer schon zu seinen größten Stärken als Therapeut und als Schriftsteller. Machen wir uns nichts vor: Yalom mag uns in seiner Rolle als Desillusionierer an Freud, einen anderen Ironiker, erinnern, der in seinen *Studien über Hysterie* auf die Frage einer Patientin, wie ihr geholfen werden könne, wenn ihre Krankheit mit ihren Lebensumständen zusammenhinge, folgendermaßen einging, seine Antwort ist ein Meisterwerk ironischer Weisheit: »Ich zweifle ja nicht, dass es dem Schicksal leichterfallen müsste als mir, Ihr Leiden zu beheben; aber Sie werden sich überzeugen, dass viel damit gewonnen ist, wenn es uns gelingt, Ihr hysterisches Elend in gemeines Unglück zu verwandeln.«

Yalom hat nicht alle Paradoxe von »Die Liebe und ihr Henker« ausgereizt. Am Ende von Thelmas letzter Sitzung spricht Yalom kurz mit Harry, der nichts von einer Therapie hält. »Geben Sie mir meine Frau wieder, Doktor, die alte Thelma – genauso wie sie früher war.« Harry erkennt nicht, dass die alte Thelma hoffnungslos in ihren früheren Therapeuten verliebt und für ihren Ehemann symbolisch nicht mehr vorhanden war. Harry spricht mit flehentlicher Stimme, doch Yalom kann den Blick nicht von seinen Würgerhänden nehmen. Yalom grübelt über Harrys Bitte und denkt: »Harry hatte sich, ebenso wie Thelma, für die Illusion entschieden. Cervantes fragte: ›Was wollt ihr: weise Torheit oder törichte Vernunft?‹ Es war klar, welche Wahl Harry und Thelma getroffen hatten!« Ein paar Tage später ruft Yalom Thelma an, und sie teilt ihm beiläufig mit, dass sie Matthew am Vortag getroffen habe; sie ist immer noch überzeugt, dass Yalom ihr »unermesslich« geholfen hat. Matthew und sie wollten sich nun einmal im Monat oder so »auf ein Schwätzchen« treffen. Diese Information stachelt Yaloms Neugier an, doch Thelma erklärt, dass sie nicht mehr seine Patientin sei und er daher kein Recht habe, ihr persönliche Fragen zu stellen.

Thelma hält sich an ihre Zusage zum Forschungsprojekt, und sechs Monate nach Ende der Therapie trifft sie sich mit einem

Psychologen des Projekts, um eine Reihe von Fragebogen auszufüllen. Die Tests ergeben, dass Thelma durch die Therapie eine »deutliche Verbesserung« erfahren hat. Von den achtundzwanzig geriatrischen Patienten in der Forschungsstudie hatte Thelma das positivste Ergebnis – allerdings aus Gründen, die nicht weiter entfernt von der Wahrheit sein könnten, wie Yalom verwirrt feststellt. »[M]an [kann] davon ausgehen, daß der Therapeut eine pragmatische, symptomorientierte Behandlungsmethode anwandte, die mehr auf konkrete Lebenshilfe als auf tiefenpsychologische Erkenntnisse und Veränderung der Persönlichkeit ausgerichtet war.«

Hat eine fehlerhafte Argumentation jemals zu einer akkurateren Schlussfolgerung geführt? Niemand, der »Die Liebe und ihr Henker« gelesen hat, wird glauben, was das Forschungsteam glaubt, dass Yalom eine »pragmatische, systemorientierte Behandlungsmethode« eingesetzt hatte. Auch sollten wir Yaloms Eingeständnis in dem skurrilen Schlusssatz der Geschichte nicht allzu wörtlich nehmen, dass nämlich die Ergebnisse des Forschungsberichts ihm wenig Trost spendeten. Es trifft zu, dass Thelmas Therapie nicht erwartungsgemäß verlief und dass Yalom vielleicht meinte, »diesen Fall gehörig verpfuscht« zu haben, aber es darf bezweifelt werden, dass Thelma auch so dachte. Tatsächlich sagte sie ihm, dass Yalom ihre erste Wahl wäre, sollte sie sich wieder einer Therapie unterziehen. Außerdem hatte Thelma, wie alle Patienten, das Manuskript der Fallstudie in *Die Liebe und ihr Henker* gelesen und der Veröffentlichung zugestimmt. Mochte sie auf Yalom als Henker der Liebe noch so wütend gewesen sein, so vertraute sie ihm immerhin ihre Lebensgeschichte an, womit sie ihm – und auch seinen Lesern – ein kostbares Geschenk machte.

Das letzte Geschenk eines Vaters: »Wenn Vergewaltigung legal wäre ...«

Die nächste Geschichte in *Die Liebe und ihr Henker* »Wenn Vergewaltigung legal wäre ...« endet mit einer Offenbarung, an die die Leser sich noch lange erinnern werden. In der nur sechsundzwanzig Seiten langen Geschichte geht es um einen Mann, der, obwohl er unheilbar an Krebs erkrankt ist, sich nicht verkneifen kann, gegenüber den anderen Mitgliedern seiner Therapiegruppe vulgäre sexuelle Kommentare abzugeben, was die Frauen, eine davon ein Vergewaltigungsopfer, erwartungsgemäß gegen sich aufbringt. »Carlos ist eine Katze mit neun Leben, aber jetzt sieht es so aus, als ob er am Ende seines neunten angelangt wäre«, bemerkt ein Onkologe zu Yalom. Carlos Lebensziel, wie er Yalom schamlos gesteht, ist es, »so viele Frauen wie möglich zu ficken«. Yalom ist nicht sicher, weshalb er sich so zu Carlos hingezogen fühlt, der seit zehn Jahren gegen den Krebs kämpft; nun, da der Tod nah ist, fragt sich Yalom, ob sein Patient in der Therapie überhaupt noch ein ehrgeiziges Ziel erreichen kann. Was Yaloms Herausforderung erschwert, ist die Tatsache, dass Carlos' widerwärtiges Verhalten sich verstärkt, wenn sein Krebs in Remission zu sein scheint.

Um das therapeutische Ziel zu erreichen, Carlos zu ermöglichen, sich der potenziell befreienden Implikationen des Gedankens an den Tod bewusst zu bleiben, agiert Yalom nicht so sehr als Therapeut denn als Philosoph – oder Religionslehrer. Yalom war in Carlos' »beiden heiligsten Tempel[n] eingedrungen: Die Liebe zu seinen Kindern und den Glauben an die Wiedergeburt«. Er fragt Carlos, wie es ihm wohl ginge, wenn seine geliebte Tochter in einer Gesellschaft lebte, in der Vergewaltigung, wie er es sich wünschte, legal wäre. Plötzlich wird Carlos ernst und räumt ein, dass er sich das nicht wünschen würde.

Dann hilft ihm Yalom, einen Traum über einen grünen Honda Civic zu interpretieren, ein Automodell, das er verabscheut. Der Traum symbolisiert ein zukünftiges Leben, in dem er für sein Handeln in diesem Leben bestraft wird.

Das Bemerkenswerte am Ende der Geschichte »Wenn Vergewaltigung legal wäre ...« ist nicht nur Carlos' Verwandlung in den letzten Monaten seines Lebens, in denen er derjenige ist, der sich am meisten um die Gruppe kümmert und in denen er sich zu einem hingebungsvollen Vater für seine Kinder entwickelt; auch Yalom erkennt, wie die Sterbenden den Lebenden helfen können. »Ich war immer überzeugt, daß die Art, wie man dem Tod begegnet, weitgehend vom Beispiel der Eltern bestimmt wird. Das letzte Geschenk, das Eltern ihren Kindern machen können, ist, ihnen zu zeigen, wie man dem Tod mit Gleichmut und Würde entgegentritt – und Carlos tat dies auf bewundernswerte Weise.« Sich um einen Todkranken zu kümmern, kann eine Gabe sein, wenn auch oft eine sehr anstrengende, besonders dann, wenn das Sterben schwer ist und sich hinzieht, aber selbst diejenigen Thanatologen, die dieses Geschenk zu würdigen wissen, vergessen vielleicht, dass dieses Geschenk von den Sterbenden kommt, die mit all ihrer Kraft darum kämpfen, ihre Lieben nicht zu belasten. Carlos hat dieses Geschenk seinen Kindern weitergegeben, und Yalom gibt es über diese bewegende Geschichte an seine Leser weiter.

Vorurteile beichten: »Dicke Dame«

Yaloms Eingeständnis zu Beginn von »Die Liebe und ihr Henker«, dass er nicht gern mit Patienten arbeitet, die verliebt sind, verblasst im Vergleich zu einem Geständnis über ein anderes Vorurteil zu Beginn der nächsten Geschichte, die den schonungslosen

Titel »Dicke Dame« trägt und in der er eine Eigenschaft anschaulich in Szene setzt, die er bis zu seiner Behandlung von Betty nie bewusst wahrgenommen hat. »Dicke Frauen haben mich immer abgestoßen. Ich finde sie widerlich: ihren grotesken Watschelgang, das Fehlen jeglicher Körperformen – Brüste, Schoß, Gesäß, Schultern, Kinn, Backenknochen, alles, was ich an Frauen liebe, begraben unter einer Lawine von Fleisch. Und ich hasse ihre Kleidung – diese unförmigen Sackkleider, oder schlimmer noch, die Elefantenjeans mit Beinen wie Fässer. Wie können sie es wagen, dem Rest der Menschheit einen solchen Körper zuzumuten?«

Wie kann ein Psychotherapeut, der eigentlich frei von derartig hasserfüllten Vorurteilen sein sollte, nach einem so vernichtenden Geständnis den Respekt seiner Leser und Leserinnen wiedergewinnen? Yaloms Aufgabe wird noch erschwert, denn er beschreibt seine abscheulichen Gedanken in lebhafter, emotional aufgeladener Prosa. Er erzählt uns nicht nur von seiner Verachtung für fettleibige Menschen, sondern er drückt sie auch schockierend detailliert aus. Er hält nichts zurück, missachtet die im Sinne politischer und psychiatrischer Korrektheit gebotene Besonnenheit, analysiert die Ursachen seines Ekels und gesteht: »Die in meiner Familie weitverbreitete Neigung zur Korpulenz war offenbar ein Teil dessen, was ich hinter mir lassen mußte, als ich – ein vorwärtsstrebender, ehrgeiziger Amerikaner der ersten Generation – mich entschloß, meine Füße für immer vom Staub des russischen Schtetl zu befreien.« Diese Selbstanalyse kann seine Verantwortung für diese beschämenden Gefühle in keiner Weise verringern.

Yaloms größte Herausforderung in »Dicke Dame« ist es, die Sympathie seiner Leser wiederzugewinnen, und wenn ihm das gelingt, liegt es an seinen entschlossenen Bemühungen, seiner Patientin zu helfen. Betty bietet ihm die Möglichkeit, seine Fähigkeiten als Therapeut zu perfektionieren. »Ich hoffte, daß ich mich im Verlauf der Therapie ändern würde.« Er erinnert uns daran, dass es die Beziehung ist, die heilt – »mein beruflicher Rosenkranz«. Ein jüdischer Therapeut muss wirklich verzweifelt sein, wenn er sich auf einen Rosenkranz beruft! »Dicke Dame« erhebt die Gegenübertragung eines Therapeuten zu einer Kunstform. Wie bei seinen anderen Geschichten ist alles Wasser auf die Mühlen des Therapeuten-Schriftstellers. Yalom kann sich des Eindrucks nicht erwehren, dass Betty die langweiligste Patientin ist, die er je behandelt hat, so langweilig, dass er kerzengerade auf seinem Stuhl sitzen muss, um nicht einzuschlafen. Dann fällt ihm ein, dass Rollo May, sein Therapeut, als er bei ihm in der Analyse gewesen war, immer auf einem Holzstuhl mit senkrechter Rückenlehne saß. »Er behauptete damals, er habe Probleme mit dem Rücken, doch klagte er in all den Jahren danach nie wieder über Rückenschmerzen. Könnte es sein, dass er *mich* … fand?«

»Dicke Dame« ist voll mit solchen Details. Es ist poetische Gerechtigkeit oder therapeutische Gerechtigkeit, dass Yaloms Gegenübertragungsgefühle ihn abermals heimsuchen. Patientin und Therapeut spielen für den anderen abwechselnd die Rolle des psychologischen Schnüfflers. Yalom hilft Betty zu erkennen, dass ihr Verhalten eine Verteidigung gegen ihre Ängste vor Abhängigkeit ist. Als sie zugibt, dass sie, sobald sie neue Leute kennenlernt, sich vorstellt, wie es sein wird, sich wieder von ihnen zu trennen, fällt ihm sofort eine der faszinierendsten Beobachtungen Otto Ranks ein: »Die Leihgabe des Lebens ablehnen, um nicht in der Schuld des Todes zu stehen.« Yalom lehrt Betty Engagement, und sie weist ihn auf seine blinden Flecken hin.

Die Therapie erweist sich für Yalom als fast ebenso schmerzhaft wie für Betty. Während er sie behandelte, plagten ihn Gewissensbisse, wenn er etwas aß, als würde er sie hintergehen. Als er feststellte, dass er sein selbst auferlegtes Gewichtslimit überschritten hatte, begann er eine dreiwöchige Diät, die ihn dazu zwang, ihre Seelenqualen vor dem Abnehmen besser nachvollziehen zu können, als es ihm lieb war. Betty gelang es, fünfzig Kilo abzunehmen, damit sie ihre hartnäckigen Depressionen sowie ihr geringes Selbstwertgefühl loswurde, doch am Ende machte sie ihn auf etwas aufmerksam, was ihm nicht bewusst gewesen war. Er fühlte sich so von ihrem Körper abgestoßen, dass er sie die ersten sechs Monate fast nie ansah und ihr eineinhalb Jahre lang nicht ein einziges Mal die Hand schüttelte. Sie amüsierte sich über sein Unbehagen und erstickte seine Rechtfertigungsversuche mit der ironischen Bemerkung, sie wolle verhindern, dass seine Nase »immer länger wird wie die von Pinocchio«. Betty gibt zu, dass sie von Anfang an wusste, was Yalom von ihr hielt, denn sie konnte fette Leute eben so wenig ausstehen wie er. Die Geschichte endet, als Yalom sie zum Abschied umarmt. »[Ich stellte] zu meiner Überraschung fest, daß ich meine Arme ganz um sie herumschlingen konnte.«

»Dicke Dame« fasziniert durch die zahlreichen therapeutischen Erkenntnisse. »Mit jedem bestimmten Gewicht, das sie erreichte, tauchten jene traumatischen Ereignisse wieder auf, die sie nicht verarbeitet hatte.« Yalom befürwortet nicht die inzwischen in Verruf geratene Trauma-Erinnerungstherapie, bei der der Therapeut den Patienten bewusst oder unbewusst Gedanken einpflanzt, sympathisiert aber mit der Vorstellung, dass der Körper sich an das erinnern kann, was der Geist längst vergessen hat. Eine weitere Erkenntnis ist, dass Konflikte in der Therapie nie vollständig aufgelöst werden – was Yaloms Vorliebe erklärt, Psychotherapie als »Zyklotherapie« zu bezeichnen. »Dicke Dame« fasziniert auch wegen der Selbstoffenbarungen des Therapeuten. Yalom verbirgt kaum etwas aus seinem Leben. Er scheut sich nie, sich mit einem Patienten zu identifizieren, wenn er etwa zugibt, aus persönlicher Erfahrung zu wissen, »wie schwierig es sei, sich mit Eltern zu identifizieren, deren Bildungsniveau weit unter dem eigenen lag«.

Die Schockstarre lösen: »Das falsche Kind ist gestorben«

»Das falsche Kind ist gestorben« befasst sich hauptsächlich mit dem Thema Trauer in der Familie und untersucht den vielleicht schmerzhaftesten aller Verluste, den Tod eines Kindes. Aber die Geschichte wirft auch die Frage auf, die von Autoren psychiatrischer Fallstudien nur selten diskutiert wird. Soll ein Therapeut sich in erster Linie der Forschung oder einem Patienten verpflichten? *Beiden*, lautet die Antwort, wie die meisten Leser vermuten würden, doch was passiert, wenn ein Therapeut beginnt, eine Probandin zu befragen, die dringend eine Behandlung braucht, die der Therapeut aber nicht leisten kann? Yaloms Antwort auf diese Frage macht »Das falsche Kind ist gestorben« besonders interessant.

Die Geschichte beginnt mit einer kurzen Anzeige, die Yalom in einer Lokalzeitung schaltet, um Hinterbliebene zu finden, die »ihre Trauer um einen Verlust nicht bewältigen können«. Penny war die erste von fünfunddreißig Personen, die telefonisch nach einem Termin fragte. Penny war achtunddreißig, geschieden, fuhr sechzig Stunden die Woche Taxi und war nach vier Jahren noch immer untröstlich über den Tod ihrer Tochter. Penny wirkte robust und zugleich verletzlich. Ganz offensichtlich war sie in einer Krise: Beim Autofahren hatte Penny ein Blackout erlitten, das sie fast umgebracht hätte, und das versetzte Yalom in ein Dilemma. Einerseits – und das brannte ihm damals besonders unter den Nägeln – musste er unbedingt den Abgabetermin für einen Antrag für ein neues Forschungsprojekt einhalten. Außerdem begann er in drei Monaten ein einjähriges Sabbatical, weshalb für die langfristige Psychotherapie, die Penny wahrscheinlich brauchte, nicht genügend Zeit zur Verfügung stand. Andererseits nahm er sich ihre Geschichte zu Herzen und fühlte sich von ihrer Robustheit und ihrer Widerstandskraft angezogen. Außerdem konnte er sich gut vorstellen, wie verzweifelt er selbst über den Verlust eines seiner Kinder wäre.

Aus Angst, in den tiefen Strudel von Pennys Emotionen hineingezogen zu werden, beschließt er, sich wie Odysseus am Mast der Vernunft festzubinden. Getreu seiner ursprünglichen Absicht stellt er herausfordernde Fragen, die sie veranlassen, eine Geschichte vieler Verluste zu schildern. Er befragt sie zwei Stunden lang, vereinbart zwei weitere Stunden mit ihr und dann, als ihm bewusst wird, dass die drei »Forschungs«-Sitzungen zugleich Therapiesitzungen waren, ist er bereit, sie sechs weitere Male zu empfangen. Als sie ihm sagt, dass sie sich die Sitzungen nicht leisten könne, versichert er ihr, dass er kein Honorar verlangen werde: »Da die Arbeit mit Penny ursprünglich nur als Teil eines Forschungsprojekts gedacht war, konnte ich nicht guten Gewissens diesen Vertrag plötzlich ändern und Geld verlangen.« In der neunten und letzten Stunde opferte Yalom den Rest seiner Glaubwürdigkeit und bot ihr drei weitere Sitzungstermine an, bis er zu seinem Sabbatical aufbrach. Er fragt sich, weshalb es für ihn so schwierig war, Pennys Therapie abzuschließen, und räumt ein, dass er »fasziniert [war] von der Vielschichtigkeit eines Dramas, das jede Woche eine neue aufregende und völlig unvorhersehbare Episode für mich bereithielt«.

Yalom inszeniert das sich entwickelnde Drama mit der Schilderung von Pennys zahlreichen Verlusten, beginnend mit dem Tod ihrer Tochter Chrissie, die einen Tag vor ihrem dreizehnten Geburtstag an einer seltenen Art von Leukämie starb. Aber es gab auch andere, weniger offensichtliche Verluste. Ihr alkoholkranker Ehemann trennte sich von ihr, und ihre beiden Söhne, die Teenager waren, als ihre Schwester starb, hörten nicht mehr auf sie. Beide brachen die Schule ab, einer kam mit dem Gesetz in Schwierigkeiten und landete im Gefängnis, und der andere wurde drogenabhängig. In jeder Therapiesitzung platzte eine neue Bombe, wie die Existenz unehelicher Zwillinge, die Penny, als sie sechzehn Jahre alt war, nach der Geburt weggegeben hatte. Von den Zwillingen hatte sie niemandem erzählt.

Pennys vielschichtiger Kummer brachte unerschöpfliche Schuldgefühle und Wut mit sich. Sie fühlte sich schuldig, dass sie bei Chrissies Tod nicht bei ihr gewesen war (den Blackout hatte Penny in den letzten Stunden ihrer Tochter erlitten), schuldig, dass sie Chrissie nicht ermutigt hatte, über ihre Angst vor dem Sterben zu sprechen, schuldig, dass sie nicht loslassen konnte, schuldig, dass sie eine schlechte Mutter war, und schuldig, dass sie glaubte, das falsche Kind – die idealisierte Chrissie – sei gestorben statt einer ihrer wertlosen Söhne. Im Versuch, die Zeit anzuhalten, verwandelt Penny Chrissies Zimmer in einen Schrein; und alle von Chrissies Kleidungsstücken und Habseligkeiten bewahrt sie an ihren angestammten Orten auf. Unwillkürlich ist man an Miss Havishams in Dickens' *Große Erwartungen* erinnert, an ihren festsitzenden Kummer und ihre Wut darüber, dass sie an ihrem Hochzeitstag verlassen worden war. Es gibt nur einen Unterschied: Penny stellt Chrissies Bett in ihr Schlafzimmer und schläft jede Nacht darin, eine Entscheidung, die Yalom in seiner Naivität zunächst für unnatürlich und bizarr hält, später aber erkennt, dass dies bei Eltern üblich ist, die ein Kind verloren haben.

Aus Pennys Geschichte lernt Yalom – und auch der Leser – viel über chronische Trauer um Familienangehörige. Wenn Penny gesteht, dass das falsche Kind gestorben sei, eine Beichte, die in ihren Augen unmenschlich ist, widerspricht Yalom und erinnert sie daran, dass solche Gefühle nur menschlich seien. »Für mich sind das ganz und gar menschliche Gefühle. Es mag unmenschlich klingen, aber so sind wir Menschen nun mal.« Seine Worte an Penny erinnern an ähnliche Worte seiner Analytikerin Olive Smith, die sie an ihn richtete, als er von Schuldgefühlen sprach, weil er sich wünschte, das Geld seiner Eltern zu erben. Yalom lobt Penny als hervorragende Lehrerin für Trauerfälle in der Familie, und er lernt ein Konzept von ihr, das sich als Eckpfeiler seiner zukünftigen Arbeit mit Hinterbliebenen erweist: »*Wenn man lernen will, mit den Toten zu leben, muß man als erstes lernen, mit den Lebenden zu leben.*« Im Gegenzug erzählt Yalom Penny etwas über Sichtweisen und bittet sie, sich vorzustellen, wie es für ihre Söhne gewesen sein muss, als sie ihre ganze Zeit und Energie ihrer sterbenden Tochter widmete.

»Machen Sie sich keine Sorgen um mich«, sagt Penny nach der zwölften und letzten Sitzung, »ich komm schon durch«, und sie erinnerte ihn daran, dass sie ein Schlüsselkind war. Yalom berichtet im Epilog, dass er Penny ein Jahr danach noch einmal traf, als er von seinem Sabbatical zurückkehrte. »Nie hatte ich einen Patienten gehabt, der bereit war, in so kurzer Zeit so viele schmerzliche Enthüllungen zu machen.« Vieles hatte sich in ihrem Leben verändert. Sie war immer noch eine geplagte Frau, doch nun bekämpfte sie Dämonen in der Gegenwart und nicht in der Vergangenheit.

Yalom räumt ein, dass Pennys begrenzte Zeit in der Therapie zwar zu kurz war, um die Angst vor dem Tod anzusprechen, dass er ihr aber doch zu der Erkenntnis verhelfen konnte, dass ihre Söhne in vielerlei Hinsicht die wahren Opfer der Familientragödie waren – eine Einsicht, die er ihr behutsam vermitteln musste, damit sie sich nicht auch noch dafür schuldig fühlte. In ihrer kurzen Therapie hatte Penny viel erreicht, auch wenn noch viel zu tun blieb. Yaloms letzte Worte betonen den Wert realistischer Zielsetzungen in einer kurzen Therapie. Er beendet die Geschichte damit, dass er den Lesern von einer Einsicht berichtet, die er von einem seiner Lehrer gelernt hat: »Denken Sie daran, Sie können nicht die ganze Arbeit machen. Seien Sie zufrieden, wenn Sie einem Patienten helfen können zu erkennen, was zu tun ist, und vertrauen Sie dann auf seinen Wunsch nach Wachstum und Veränderung.«

»Das falsche Kind ist gestorben« ist weniger selbstoffenbarend als die anderen Geschichten in *Die Liebe und ihr Henker*. Yalom ist »schonungslos«, aber niemals ein Desillusionierer. Und er verurteilt sich auch nicht für seine therapeutischen Fehler. Andere Therapeuten in seiner Situation hätten sich vielleicht nicht darauf eingelassen, eine verzweifelte Versuchsperson zu interviewen, doch Yalom verfährt nicht nach dem Ansatz »Alles oder nichts«. Er fühlt sich Penny sowohl als Versuchsperson als auch als Patientin nach wie vor verpflichtet. Auch ist er in seiner Rolle als Geschichtenerzähler erfolgreich. »Das falsche Kind ist gestorben« ist reich an Enthüllungen. Jeder Verlust in Pennys Leben verbirgt einen noch tieferen, und wir sehen allmählich, wie die Tragödie einer Mutter sich auf ihre ganze Familie auswirkt. Alles hängt von der Sichtweise ab; erst gegen Ende der Geschichte können wir uns die Perspektive der beiden Söhne vorstellen. Die Geschichte liefert Lektionen für Kliniker und Laien und auch dafür, wie wichtig es ist, auch im Detail so aufgeschlossen und aufmerksam zu sein wie möglich. Das Beste, was wir tun können, ist, vielleicht nur einen Teil der Geschichte über Trauerfälle in der Familie zu begreifen.

Mir alles zeigen:
»Ich hätte nie geglaubt, daß mir das passieren könnte.«

Yalom stellt die dunklen Emotionen in »Das falsche Kind ist gestorben« dem unbeschwerten »Ich hätte nie geglaubt, daß mir das passieren könnte« gegenüber, der kürzesten und komischsten Therapiegeschichte im Buch. Die Geschichte ähnelt insofern »Dicke Dame«, als dort ein Therapeut kleinlaut eine Gegenübertragung beichtet. Elva begann acht Monate nach dem Tod ihres Ehemanns eine Therapie bei Yalom, und sie war gut vorangekommen, bis es schließlich einen Rückschlag gab. »Ich hätte nie geglaubt, daß mir das passieren könnte«, erzählt sie Yalom auf der ersten Seite der Geschichte. Ein Dieb rannte auf einem Parkplatz auf sie zu, entriss ihr die Handtasche, sprang in sein Auto und fuhr davon. Ein paar Stunden später fand die Polizei ihre Handtasche am Straßenrand an einem Busch baumeln, jedoch ohne die dreihundert Dollar, die darin gewesen waren. Der Raub veränderte alles in ihrem Leben, und der Verlust, den sie nun zu beklagen hatte, bekam nun eine neue Dimension.

Unerwartet stellte Yalom fest, dass er die ältere Frau nicht mochte, »teils Gnom, teils Kobold, teils Kröte und bei all dem stets übel gelaunt«. Ein weiterer Grund, weshalb er Elva nicht mag, ist der, dass ihr Zorn ihn an die bösartige Zunge seiner Mutter erinnert. Der einzige Mensch, den seine Mutter nicht hasste, war sein Vater, der »eigentlich ein Teil von ihr [war], ihr Sprachrohr, ihr Animus, ihre Schöpfung, und als solcher konnte er sich … nicht gegen seinen Schöpfer wenden – trotz meiner Gebete, er möge ihr einmal – nur einmal, Dad, bitte! – so richtig eine knallen«. Yalom beschwört sein Kindheits-Ich, um zu zeigen, auf welche Weise die Vergangenheit immer noch die Gegenwart beeinflusst. Er erwähnt »Asimovs erstes Robotergesetz«, eine Anspielung auf das Regelwerk, das der Science-Fiction-Autor erfand, um zu verhindern, dass sich Roboter gegen ihre menschlichen Schöpfer wandten. Zwei weitere Anspielungen fallen uns ein: Mary Shelleys *Frankenstein* und Charles Dickens' *Große Erwartungen*, wo Pip vergebens die Hilfe des gutherzigen Joe sucht, der ihm helfen soll, sich gegen Mrs. Joes tätliche Übergriffe zu wehren. Wie kann Yalom Elva behandeln, wenn er seine Wut aus der Kindheit noch immer nicht verarbeitet hat?

Yalom gibt sich alle Mühe, mit Elva eine positive therapeutische Beziehung aufzubauen. Zu seiner Überraschung lernte er allmählich, ihre Gesellschaft zu genießen. Der Raub ihrer Tasche hatte sie traumatisiert – eine Tat, die ihr Sicherheitsgefühl erschütterte –, und sie betrachtete den Verlust als Mahnung, als eine Erinnerung an den Tod ihres Mannes. Die Tasche wird zum Symbol und zum Symptom für ihr entleertes Leben. Nach und nach füllte sich die Tasche wieder, und es bestand die Gefahr, dass sie abermals gestohlen werden konnte. Einer Eingebung folgend, schlug

Yalom Elva vor, den Tascheninhalt auszuräumen – ein Vorschlag, der sich zu einer Slapstick-Komödie entwickelt. Beim Entleeren ihrer Tasche streiten sie um jeden Gegenstand. Muss sie, fragt er ungläubig, wirklich eine Plastiktüte mit alten Orangenschalen, eine Tüte Sauerteig-Starter und drei Sonnenbrillen darin aufheben? Die Situationskomik ergibt sich aus Yaloms voyeuristischem Vergnügen, den Inhalt von Elvas Tasche anzuschauen. Nur wenige Schriftsteller, so kreativ sie auch wären, würden wie Yalom schlussfolgern, dass es ein transformativer Akt war, in die Tasche einer älteren Frau zu schauen, doch das Ende der Geschichte ist perfekt. »Dieser Moment außergewöhnlicher Nähe – man könnte es auch als Liebe bezeichnen – brachte die Erlösung. In dieser einen Stunde war Elva aus ihrer Einsamkeit aufgetaucht und hatte den Glauben an das Leben wiedergefunden. Sie wurde wieder lebendig und spürte, daß sie noch zu großer Nähe fähig war. Ich glaube, es war die beste Therapiestunde, die ich je erlebt habe.«

Geheime Briefe: »Der leere Umschlag«

Yalom eröffnet »Der leere Umschlag« mit einem Problem, dem er sich bis dahin noch nie gestellt hat: ob er die heimlichen Liebesbriefe eines Neunundsechzigjährigen aufbewahren soll. Daves Geliebte ist dreißig Jahre zuvor gestorben, und er hat Hunderte ihrer Briefe über ihre heimliche Affäre aufgehoben. Jetzt macht er sich allerdings Sorgen, dass die Briefe nach seinem Tod seiner Frau in die Hände fallen könnten. Und deshalb bittet er Yalom, die in einem prall gefüllten Aktenkoffer befindlichen Botschaften zu verstecken. Yalom überlegt sich viele Gründe, die Dave dazu bewegen könnten, sein törichtes Ansinnen aufzugeben und die Briefe zu vernichten, aber wie der Therapeut reumütig zugibt, sind seiner Heuchelei Grenzen gesetzt. »Auch ich hatte meinen Sack voller Liebesbriefe aus längst vergangener Zeit. Auch ich hatte sie sorgfältig versteckt. Auch ich hatte die Briefe nie wieder gelesen. Wann immer ich es versuchte, rissen alte Wunden auf, blieb die tröstliche Wirkung aus. Ich hatte sie fünfzehn Jahre lang nicht angerührt, und auch ich hatte nicht die Kraft, sie zu vernichten.«

Yalom hat seinem Patienten nie von diesen versteckten Liebesbriefen erzählt, aber seinen Lesern erzählt er davon – eine riskante Selbstoffenbarung. Dies ist nicht das erste Mal, dass Yalom Eheprobleme andeutet. In *Jeden Tag ein bißchen näher* schreibt er über Ginnys Kommunikationsprobleme mit ihrem Freund und reflektiert über »vergleichbare Katastrophen mit meiner Frau«. Und davor in »Die Liebe und ihr Henker« gesteht Yalom, ein paar Jahre zuvor unsterblich verliebt gewesen zu sein, weshalb er abermals therapeutische Hilfe in Anspruch nehmen musste. Das öffentliche Eingeständnis versteckter Liebesbriefe in »Der leere Umschlag« ist ein weiteres, riskantes Geständnis, das Yalom abzulegen bereit ist, denn er ist überzeugt, dass Patienten am meisten von denjenigen Therapeuten lernen, die ihnen anvertrauen, ähnliche Kämpfe ausgefochten zu haben.

»Der leere Umschlag« wirft mehrere heikle Therapiefragen auf, die Yalom sehr detailliert exploriert, unter anderem die Frage, ob er Daves Bitte nachkommen soll, die geheimen Liebesbriefe aufzubewahren. »Behielt ich die Briefe, könnten sie gewissermaßen als Unterpfand dienen: Dave könnte sich dann nicht mehr einfach aus dem Staub machen. Zumindest müßte er mir dann offen sagen, daß er die Therapie beenden wollte. Er müßte mir gegenübertreten und die Briefe zurückverlangen.« Andererseits würde er »einen Pakt mit seinem Schatten schließen – ein Bündnis mit seinem pathologischen Selbst«, wenn er die Briefe behielt, »seiner Heimlichtuerei Vorschub leisten und damit gegen meine therapeutischen Grundüberzeugungen handeln«. Die Frage wird noch komplizierter, als Dave Yaloms Vorschlag zustimmt, von der Einzeltherapie zur Gruppentherapie zu wechseln, was ihm Gelegenheit gibt, die zwischenmenschlichen Implikationen seiner Heimlichtuerei, seiner Objektifizierung von Frauen und seines Misstrauens gegenüber Männern zu untersuchen. Der Wechsel zur Gruppentherapie stellt jedoch ein Problem für Yalom dar, weil er nicht weiß, wie viel von seinem intimen Wissen über den Patienten er mit der Gruppe teilen soll.

Alle diese Fragen hängen mit der wichtigsten Frage zusammen, nämlich der psychologischen Bedeutung hinter Daves Bedürfnis, die heimlichen Liebesbriefe aufzubewahren. Yalom ist einverstanden, die Briefe nur dann an einem sicheren Ort zu verwahren, wenn Dave zustimmt, die Gruppe von ihrer Vereinbarung zu informieren. Dave schiebt eine Entscheidung hinaus, verrät aber der Gruppe unerwarteterweise seine krankhafte Angst vor Krankheit und Tod. Beim nächsten Treffen erzählt Dave den folgenden Traum: *»Ich bin von Tod umgeben. Ich spüre seinen Geruch. Ich habe ein Paket, in dem ein großer Umschlag steckt, und in dem Umschlag ist etwas, das immun gegen den Tod oder gegen Verwesung oder Verfall ist. Ich verberge es. Ich hebe das Paket auf, befühle es, und plötzlich sehe ich, daß der Umschlag leer ist. Ich bin deshalb beunruhigt und sehe dann, daß er aufgeschlitzt wurde. Später finde ich das, was ich in dem Umschlag vermutete, auf der Straße: Es ist ein schmutziger, alter Schuh, dessen Sohle sich abgelöst hat.«*

Eine Gruppentherapie ist im Allgemeinen nicht der richtige Ort, um existenzielle Themen zu behandeln, doch die Bedeutung des Traums ist so sehr mit der Angst vor dem Sterben befrachtet, dass Yalom darum ringt, einen Weg zu finden, Dave und den anderen bei der Interpretation des Traums zu helfen. Dave verhielt sich weiterhin sehr mysteriös – und Yalom wurde allmählich ungeduldig. Yalom bittet Dave um die Erlaubnis, der Gruppe die Bedeutung des Traums zu verraten, und der Patient ist einverstanden. Yalom stellt dann fest, dass der Traum die Frage beantwortet, weshalb die Briefe für Dave »brisant« waren. Yalom sagt der Gruppe nicht, dass der Traum auch erklärt, weshalb Yaloms eigene Briefe für ihn brisant waren. »Doch meine Briefe erwähnte ich nicht«, berichtet er uns, »mein Mut hat Grenzen.«

Daves Traum handelt vom Tod, informiert Yalom die Gruppe. »Er begann mit: ›Ich bin vom Tod umgeben. Ich spüre seinen Geruch.‹ Und das zentrale Bild war der Umschlag, ein Umschlag, der etwas enthielt, das immun gegen den Tod oder Verwesung machte. Konnte es da noch irgendeine Unklarheit geben? Die Liebesbriefe waren ein Amulett, ein Instrument der Todesverleugnung. Sie schützten Dave vor dem Altern und ließen für seine Leidenschaft die Zeit stillstehen.« Ein Detail des Traums, die Bedeutung der »Sohle«, die sich von den Schuhen löst, bleibt unklar, aber ein anderes Mitglied der Gruppe findet die Erklärung dafür. »Der Schuh verliert seine *soul* …, ich buchstabiere: S-O-U-L [Seele].« Yalom deutet uns, jedoch nicht der Gruppe an, dass diese Interpretation auch erklärt, weshalb er selbst jahrelang einen Stapel Liebesbriefe aufbewahrte, doch es gibt eine andere Bedeutung der Geschichte, auf die er nicht eingeht. Als Literat, als Schriftsteller, demonstriert Yalom, dass Kreativität ein Amulett, ein Instrument der Verleugnung des Todes sein kann, ein Abwehrzauber gegen Tod, Verderben oder Verfall. Ein Buch zu schreiben, verleiht dem Schriftsteller eine Art von Unsterblichkeit oder zumindest die Illusion von Unsterblichkeit, ein Glaube, den nicht einmal ein *Desillusionierer* ganz widerlegen kann.

Dave verlässt die Gruppe abrupt und kehrt nicht mehr zurück, sodass sich die Frage, ob die Briefe aufbewahrt werden sollen, von selbst erledigt. Bezeichnenderweise gibt Yalom sich selbst die Schuld für Daves Weggang. Das Ausmaß seiner Selbstbezichtigung hier und anderswo mag uns übertrieben erscheinen, doch seine Trauer über Daves Fortbleiben kommt von Herzen.

Der englischsprachige Titel von Yaloms Geschichte »Do Not Go Gentle« ist eine Anspielung auf Dylan Thomas' Kultgedicht »Do Not Go Gentle Into That Good Night« (Geh nicht sanftmütig in diese gute Nacht). Yaloms Geschichte ist jedoch keine Aufforderung, dem Tod zu trotzen, das Unvermeidliche hinauszuschieben, sondern eine Meditation über die Notwendigkeit, jede Minute des Lebens zu schätzen. Im Gegensatz zu Daves Anspruch ist sein Leben kein offenes Buch, und er verschwindet aus der Therapie, vielleicht – um aus dem Gedicht zu zitieren – aus einer Erkenntnis heraus, dass seine Worte »keinen Blitz entzündet« hatten. Im Gegensatz dazu lässt Yalom durchblicken, dass die Weisen, also jene, die ein erfülltes Leben gelebt haben, weniger das Bedürfnis verspüren, sich zu empören, wenn das Tageslicht erstirbt.

Sich in die eigenen Schöpfungen verlieben: »Zwei Lächeln«

»Zwei Lächeln« ist die philosophischste Geschichte in *Die Liebe und ihr Henker* und diejenige, die vielleicht am besten veranschaulicht, auf welche Weise literarische Autoren die Phantasie Yaloms bereicherten. »Wie beunruhigend zu erkennen, daß Realität Illusion ist«, sinniert er, »oder bestenfalls eine auf dem Konsens der Beteiligten basierende, demokratisierte Wahrnehmung.« Der Satz definiert nicht nur die Realität, sondern auch das Thema von »Zwei Lächeln«, einer Geschichte, auf ihre Art so rätselhaft wie die *Mona Lisa*.

Maria ist seit drei Jahren bei Yalom in Therapie, weil sie nach dem Unfalltod ihres Mannes – eines Chirurgen – sieben Jahre zuvor ihr Leben nicht mehr in den Griff bekam. Wie Penny in »Das falsche Kind ist gestorben« ist Marie in ihrer Trauer erstarrt, aber im Unterschied zu Penny ist sie in der Therapie nun in einer Sackgasse gelandet. Vier Wochen zuvor war sie in San Francisco aus einem Cable Car gestürzt und hatte sich schwere Verletzungen zugezogen, darunter erhebliche Gesichts- und Zahnschäden. Marie, eine Frau von einschüchternder Schönheit, wandte sich an den Oralchirurgen, Dr. Z., um sich die Zähne reparieren zu lassen. Sie hatte ihn kennengelernt, als sie zusammen am College in Mexico City studiert hatten; dort hatte er erfolglos versucht, bei ihr zu landen. Jahrzehnte später zog er in die Vereinigten Staaten und arbeitete im selben Krankenhaus wie ihr Mann. Kurz nach dessen Tod machte Dr. Z. ihr, obwohl er eine Frau und fünf Kinder hat, erneut unwillkommene sexuelle Avancen, die sie wiederum erbost zurückwies. Nun ist sie auf seine professionelle Behandlung angewiesen, doch er bedrängt sie immer noch und versucht, sie zu bestrafen und Kontrolle über sie auszuüben, indem er sich weigert, ihr angemessene Schmerzmittel zu verschreiben. Yalom empfiehlt ihr Mike, einen vertrauenswürdigen Hypnosetherapeuten, der ihr helfen soll, ihre Schmerzen in den Griff zu bekommen und die Pattsituation in der Behandlung zu überwinden.

Yaloms Aufrichtigkeit zwingt ihn, ihr zwei Details nachzuliefern, die andere Therapeuten-Autoren diskret übergehen würden. Zum einen fühlt er sich von der königlichen Marie sexuell angezogen und stellt sich vor, sie zu umarmen und zu spüren, wie sie in seinen Armen dahinschmilzt. Sie erinnert ihn an eine schöne Tante, die ihr Haar auf die gleiche Weise trug und »in meinen sexuellen Phantasien als Jugendlicher eine wichtige Rolle gespielt hatte« (S. 236). Zum anderen vertraut er uns an, dass er mit seiner Empfehlung, Marie an einen Hypnosetherapeuten zu vermitteln, einen Hintergedanken verfolgt hat. Er möchte von Mike die Bestätigung bekommen, dass Marie eine schwierige Patientin ist. »Ja, ich gebe es zu, ein Teil von mir appellierte insgeheim an Marie, es Mike so schwer wie möglich zu machen: ›Komm schon, Marie, zeig's ihm!‹« Zu Yaloms Erstaunen erweist Marie sich als Musterpatientin. Ohne ihre Vorgeschichte zu kennen, gibt Mike ihr zwei Empfehlungen: mit ihrem Oralchirurgen über eine Schmerztherapie zu sprechen und deutlich weniger zu rauchen. Damit sie die zweite Empfehlung durchhalten kann, fordert Mike sie auf, sich vorzustellen, dass sie einem geliebten Hund eine Dose Futter mit der Aufschrift »Gift« hinstellt. Bei beiden Vorschlägen sahen Mike und sie sich »in die Augen«, und jedes Mal lächelte Marie und nickte offenbar zustimmend.

Yalom ist fasziniert von diesem zweimaligen Lächeln und fragt sich, was wohl dahintersteckt. Später fragt er Mike, warum Marie zweimal gelächelt hat. Er kann sich gut daran erinnern. »Das Lächeln, das jeweils auftauchte, als er besonders überzeugend argumentiert hatte, bedeutete, daß Marie seine Botschaft verstanden und in sich aufgenommen hatte.« Mikes Antwort überrascht Yalom, denn er hatte dieses zweimalige Lächeln nicht als Momente des Einverständnisses interpretiert, sondern als ironische Reaktion auf Mikes augenscheinliche Naivität, der ihr einfältige Vorschläge machte, die ohnehin nicht erfüllbar waren: Marie hasste den lüsternen Dr. Z. und konnte wie Yalom mit Hunden nichts anfangen. Marie konnte sich ebenfalls an ihr zweimaliges Lächeln erinnern, doch sie interpretierte diese noch einmal anders als Mike und Yalom. Beide Male sei ihr Lächeln Ausdruck ihres Unbehagens gewesen, ihrer Sorge, Mike könnte sie für eine »Schlampe« halten, weil sie Dr. Z. vielleicht zu seinem widerwärtigen Verhalten ermuntert hatte, und ihres Unbehagens, dass Mike in seiner Rolle als Psychiater zu weit gegangen sein könnte, als er ihr den unverblümten Rat gab, ihren Hund aus dem Weg zu räumen.

Dieses zweimalige Lächeln in dieser Geschichte, die der Kurzgeschichte *Rashomon – Das Lustwäldchen* ähnelt, hat weitreichende psychiatrische, linguistische und philosophische Implikationen, wie Yalom im Epilog erörtert. Er zitiert Flauberts Klage in *Madame Bovary* über das Scheitern der Sprache, Realität zu vermitteln: »*niemand von uns kann jemals das wirkliche Ausmaß seiner Wünsche, seiner Gedanken oder seiner Leiden ausdrücken*«. Um zu demonstrieren, dass die Realität sowohl von Übersetzungsals auch von Wahrnehmungsfehlern verzerrt wird, zitiert Yalom Prousts Einsicht, dass wir uns nicht in andere, sondern in unsere eigenen Schöpfungen verlieben. Dann zitiert Yalom Julian Barnes und dessen vergebliche Bemühungen in seinem Roman *Flauberts Papagei,* den »echten« ausgestopften Vogel zu finden, der den Autor zu einer Geschichte inspiriert hatte. Anders als seine Kollegen hat Yalom wenig Vertrauen in Persönlichkeitstests oder psychiatrische Diagnosen, obwohl er glaubt, dass eine Diagnose für schwere organische psychiatrische Störungen wie Schizophrenie und bipolare Störung nützlich sein kann. Er wundert sich, wie irgendjemand glauben kann, eine Diagnose sei mehr als ein reduktiver Haufen von Symptomen und Verhaltensmerkmalen. »Selbst das liberalste System der psychiatrischen Nomenklatur tut dem Wesen des anderen noch Gewalt an.«

»Zwei Lächeln« bekräftigt die Notwendigkeit, andere mit »unverbrauchten Augen« zu sehen, Patienten ebenso wie Nichtpatienten, aber wir konzentrieren uns immer auf die subjektive Realität und sehen narzisstisch unsere eigenen Schöpfungen. Jeder von uns hat eine erstaunlich unterschiedliche Perspektive auf die Realität, selbst wenn wir glauben, das zu sehen, was andere sehen. Das Starren in die Augen anderer impliziert, dass wir in unserer eigenen Realitätssicht erstarrt und oft darin gefangen sind. Yalom, der einer »Vereinigung« oder spirituellen »Verschmelzung« immer misstraut, deutet in einer seiner eindringlichsten Metaphern Folgendes an: Ein Mensch, der »innerlich leer ist, wird durch die Verschmelzung mit einem anderen, ebenso unvollkommenen Menschen keine Heilung finden. Im Gegenteil: ein Paar von zwei Vögeln mit gebrochenen Flügeln wird nie fliegen können.«

Ein mehrdeutiges Ende: »Drei ungeöffnete Briefe«

Angesichts der subjektiven Natur der Realität ist der beste Abschluss einer Geschichte mehrdeutig, wie wir in »Drei ungeöffnete Briefe« sehen. Saul, ein erfolgreicher Neurobiologe, dreiundsechzig Jahre alt, kommt nach dreijähriger Pause wieder zu Yalom. In der Zwischenzeit hatte Saul eine großzügige Auszeichnung vom Stockholmer Forschungsinstitut in Schweden bekommen: ein halbjähriges Fellowship und ein Stipendium von fünfzigtausend Dollar. Saul fühlte sich geehrt, mit Dr. K., einem renommierten skandinavischen Zellbiologen, zu arbeiten, doch die Zusammenarbeit führte nur zu einer weiteren Schwächung von Sauls fragilem Selbstwertgefühl. Er hatte gehofft, gemeinsam mit Dr. K. einen Artikel zu publizieren, holte sich aber von den Redakteuren der Fachzeitschriften nichts als Absagen. Saul veröffentlichte einen anderen Artikel in einer angesehenen Zeitschrift, konnte aber aus Gründen, die er nicht zu vertreten hatte, nicht auf die gemeinsame Forschung mit Dr. K. hinweisen. Und nun sah er mit Grauen der Veröffentlichung entgegen und befürchtete, dass Dr. K. oder das Institut ihn für einen Betrüger und einen Dieb hielt.

Prompt erhält Saul innerhalb einiger Tage drei Umschläge vom Stockholmer Institut, die ihn in Panik versetzen – und abermals zurück in Therapie schicken. Saul kann sich nicht überwinden, die Briefe zu öffnen, lässt sich von seinen schrecklichen Ahnungen überwältigen und kommt zu dem Schluss, dass ihm nur eine Möglichkeit bleibt: Er muss die fünfzigtausend Dollar zurückzahlen. Yalom erkennt, dass Sauls übertriebene Reaktion irrational ist, identifiziert sich aber mit dessen unerbittlicher Arbeitswut: Therapeut und Patient werden von ähnlichen Dämonen gejagt. Yalom kann den bedrohlichen Dr. K. gut verstehen, dessen Namenskürzel an Kafkas gequälten Protagonisten in *Der Prozess* erinnert. Saul befürchtet, dass sowohl Dr. K. als auch das Stockholmer Institut ihm nun den Prozess machen. Die ungeöffneten Briefe, mutmaßt er, beinhalten sein rechtskräftiges Urteil und Todesurteil. Die Aussage des Beamten in Kafkas »In der Strafkolonie« – »Der Grundsatz, nach dem ich entscheide, ist: Die Schuld ist immer zweifellos« – entspricht in Yaloms Welt der Wahrheit.

Aus Sorge, Saul könnte Selbstmord begehen, macht Yalom

einen seiner seltenen Hausbesuche und versucht, den bettlägerigen Saul zu überzeugen, dass er unter massiven Schuldgefühlen leidet, ohne ein Verbrechen begangen zu haben. Yalom überredet Saul, einem Vertrag zuzustimmen, in dem steht, dass er sich nicht umbringen wird, auch wenn solche Vereinbarungen lächerlich sind (»Solltest du dich umbringen, werde ich dich nie mehr behandeln«). Yalom hilft Saul zu erkennen, dass die bedrohlichen, ungeöffneten Briefe in seinem Leben eine übergeordnete Bedeutung haben, denn sie stehen für sein lebenslanges Ringen um Akzeptanz und Anerkennung.

Allerdings ist es nicht die Therapie, die Saul aus seiner tiefen Depression holt, sondern die Entdeckung, dass Dr. K. vor Kurzem verstorben ist – *bevor* er die Fachzeitschrift mit Sauls Artikel hätte bekommen können. Die drei Briefe verlieren für Saul augenblicklich ihren Schrecken. Er öffnet sie und findet in keinem davon etwas Vorwurfsvolles. Die Therapie endet, und drei Jahre später stirbt Saul. Im letzten Absatz der Geschichte trifft Yalom einen jungen Mann auf einer Party, der kürzlich von seinem Studium am Stockholmer Institut zurückgekehrt ist, welches er einem Forschungsstipendium zu verdanken hatte, das indirekt durch Sauls Großzügigkeit ermöglicht worden war. Der letzte Satz enthält die Frage des jungen Mannes an Yalom, ob »ich schon gehört [hätte], dass Saul dem Institut in seinem Testament fünfzigtausend Dollar vermacht hatte?«.

Wie jede gute Geschichte lässt uns »Drei ungeöffnete Briefe« mit quälenden Fragen zurück. Hat Saul das Geld aus Dankbarkeit oder aus einem Schuldgefühl heraus vermacht? Starb er in dem Glauben, dass er am Ende die Anerkennung bekommen hatte, nach der er sich so sehr gesehnt hatte? Oder starb er in dem Glauben, dass er seine beruflichen Ziele nicht erreicht hatte? Yalom bringt zwei zusätzliche Fragen ins Spiel: Hat Saul realisiert, wie sehr er Yalom am Herzen lag? Und hat Saul von Zeit zu Zeit die Arbeit vergessen und sich an der Muße eines Nachmittagspaziergangs erfreuen können? Die letzte Frage könnte auch an Yalom gerichtet sein, der uns ein paar Seiten zuvor in der Geschichte erzählt: »Doch habe ich mich ebensowenig wie Saul jemals von meinem Arbeitszwang befreien können und mir ein Pensum auferlegt, das einen solchen Bummel unmöglich machte.« Der Ausgang der Geschichte bleibt mehrdeutig. »Drei ungeöffnete Briefe« wird eine Metapher für *Die Liebe und ihr Henker*: Je sorgfältiger wir eine psychologische Fallstudie oder Kurzgeschichte lesen, umso mehr Fragen tun sich auf. Der Geschichtenerzähler überlässt es den Lesern, ihre eigenen Interpretationen zu finden. Oder, wie eine Figur in *Die Drehung der Schraube* von Henry James bemerkt: »die Geschichte *wird es nicht* verraten … nicht auf eine wortgetreue, vulgäre Weise«.

Patiententreue: »Therapeutische Monogamie«

Marge White, fünfunddreißig Jahre, Laborantin, ist die Art von Patientin, die ein Therapeut nicht braucht. Nachdem sie ihn aufgesucht hatte, war Yaloms erster Impuls, »das Weite zu suchen, ihr ein für allemal adieu zu sagen«. Den Grund, aus dem Yalom Marge als Patientin annimmt, hat bis jetzt wahrscheinlich noch kein Therapeut öffentlich zugegeben: »In letzter Zeit hatte ich mich immer gefragt, wie ich meine Studenten zu guten Psychotherapeuten ausbilden wollte, wenn ich selbst mich weigerte, schwierige Patienten zu behandeln.«

Yalom tut sein Bestes, um Marge zu helfen, ihre vielen guten Eigenschaften anzuerkennen – zum Beispiel ihr Mitgefühl. Ungewollt erreicht er damit aber nur, dass sie sich noch schlechter fühlt als vorher, was seine Ungeschicklichkeit entlarvt. Bei einem ihrer vielen Verzweiflungsanrufe spätnachts bei ihm zu Hause mahnt er sie eindringlich, sich nicht mit ausgesprochen erfolgreichen Frauen vergleichen zu wollen, etwa mit seiner Ehefrau, über die der *Standard Daily* berichtet hatte, und empfiehlt ihr, sich lieber an eine ihrer Obdachlosen zu halten, die sie unterstützt. Das war ein »kolossaler Fehler«, wie ihm sofort klar ist. Prompt spricht sie ihn in der nächsten Therapiesitzung darauf an, dass er seine wahren Gefühle offenbart hat, als er sie mit den »armseligsten Geschöpfen dieser Erde« in Verbindung brachte.

Die Therapie ist in einer Sackgasse gelandet, doch dann spricht Marge plötzlich mit einer ungewohnten, neuen Stimme. »Sie kennen mich nicht«, sagt diese »andere« Marge. Sie hatte recht, bestätigt Yalom. »Ich kannte die Person, deren Stimme ich hörte, nicht. Die Stimme war so anders, so kraftvoll, so selbstbewußt.« Yalom nennt Marges dunkles Ich eine »Belle Dame sans Merci«, eine Anspielung auf John Keats' Gedicht von 1819. Diese neue, energische, verführerische Stimme nennt sich »Ich«, und plötzlich sind wir in einer Geschichte, in der aus einer Persönlichkeit zwei geworden sind.

Yalom betrachtet die Existenz des »Ich« in »Therapeutische Monogamie« als eine Art Sirene oder Loreley, die ihn verlocken will, Marge zu betrügen. Yaloms Credo ist es, dass Therapeuten zwar nicht »monogam« sind, da sie mehrere Patienten haben, doch »*während* der Stunde hat der Patient ein Recht auf Treue«. Er bleibt Marge treu, nicht jedoch ihrem verführerischen Alter Ego, einer Verkörperung von Marges Wut und Selbsthass. Während ein anderer Therapeut sich vom »Ich« vielleicht hätte betören lassen, bleibt Yalom auf das Hier und Jetzt fokussiert. Seine therapeutische Strategie ist es, das »Ich« in die Persönlichkeit Marges zu integrieren. Yalom räumt ohne Schuldgefühle oder Bedauern ein, dass er der Marge, die nicht mehr existiert, als Henker der Liebe gedient hat, einem Phantom, das geboren wurde, um Marges Einzigartigkeit als Person unter Beweis zu stellen. Doch Yalom zeigt, dass Marge auf ihre ruhige, unprätentiöse Art einzigartig ist. Das Gespenst hat Yalom nicht vergessen, wie er uns im letzten Satz sagt: »Sie rächte sich, indem sie ihr Bild in meine Erinnerung einbrannte« – und auch in die Erinnerung des Lesers.

Verwunderung: »Auf der Suche nach dem Träumer«

Yalom beendet *Die Liebe und ihr Henker* mit einem vierundsechzigjährigen Buchhalter, den »zwei Marvins«. Doch »Auf der Suche nach dem Träumer« ist keine weitere Geschichte über eine multiple Persönlichkeit. Vielmehr unterscheidet Yalom zwischen Marvin, dem Mann, und Marvin, der Idee. »Es war der Marvin aus Fleisch und Blut, den ich so irritierend und uninteressant fand. Der Fall Marvin dagegen war hochinteressant und außergewöhnlich.«

Etwa ein halbes Jahr zuvor bekam Marvin eine unerträgliche Migräne, die offenbar mit neu aufgetretenen sexuellen Problemen in Zusammenhang stand. Ein Neurologe konnte Marvins Migräneanfälle weder erklären noch in den Griff bekommen und überwies ihn an Yalom. Die Geschichte beginnt damit, dass Marvin umständlich ein ein Meter langes Diagramm aufrollt, in dem er jeden Migräneanfall und jede sexuelle Betätigung in der letzten Zeit methodisch aufgezeichnet hat. »In den letzten vier Monaten folgte auf jedes sexuelle Versagen innerhalb von vierundzwanzig Stunden ein Migräneanfall.« Marvin ist überzeugt, dass es eine kausale Beziehung zwischen beidem gibt. Yalom glaubt es nicht. Da Marvin nicht in der Lage oder nicht willens ist, sich auf die Introspektion einzulassen, die für eine Psychotherapie notwendig ist, und er der Psychiatrie ebenso misstraut wie seine einundvierzigjährige Frau Phyllis, ist Marvin Yaloms Meinung nach eher kein Kandidat für eine Psychotherapie, sondern für eine kurze kognitiv-verhaltensorientierte Therapie oder vielleicht auch eine Eheberatung, auch wenn er behauptet, eine idyllische, harmonische Ehe zu führen. Aber wir wissen, dass Yalom und seine Leser, wie in allen Geschichten in *Die Liebe und ihr Henker*, mit Enthüllungen rechnen dürfen. Marvins bevorstehender Ruhestand und die Entscheidung, seine Buchhaltungsfirma nach einem langen

Berufsleben zu verkaufen, sind problematischer, als er es wahrhaben will, und vielleicht für seine lähmenden Migräneanfälle verantwortlich. Der Ruhestand ist, wie Yalom bemerkt, »eine Zeit der Rückbesinnung, eine Zeit, in der es Bilanz zu ziehen gilt, eine Zeit, in der die Endlichkeit des Seins deutlicher als je zuvor ins Bewußtsein rückt«. Marvin sieht das nicht so.

Freud sagte bekanntlich, dass Träume der Königsweg zum Unbewussten sind. Der Schlüssel zu Marvins Gefühlen über die Zukunft liegt in seinen Träumen, die seine Darstellung einer konfliktfreien Ehe widerlegen. Viele Träume von Marvin haben eine existenzielle Botschaft. Ein Traum verrät seine Angst, dass er auf das Ende seines Lebenswerks zusteuert und dass nur die Sexualität ihn am Leben erhalten kann – und nun lässt selbst diese ihn im Stich. Ein anderer Traum symbolisiert hoffnungsvoller, dass sein Therapeut ihm – in Yaloms Worten – die Möglichkeit gibt, »sein Leben noch einmal ganz neu auf eine schwarze Leinwand malen zu können«. Ein weiterer Traum beschwört die Bedrohung, die Yalom für Marvin, Phyllis und deren zerrüttete Ehe darstellt. Und ein noch anderer Traum enthält einen auffälligen literarischen (oder filmischen) Bezug, der Yalom bestimmt fasziniert hat: In diesem Traum gibt es eine Frau, die Marvin an eine Madame Defarge aus dem Film *Flucht aus Paris* nach Charles Dickens' Roman erinnert, welche neben der Guillotine saß und strickte, während dort die Köpfe rollten. Der Traum bedeutet Yaloms Ansicht nach, dass der Tod Marvin zu schnell bewusst wurde, ohne dass er Zeit hatte, es zu verarbeiten.

Marvin überrascht Yalom immer noch mit seiner ungewohnten Offenheit, Aufrichtigkeit und Neugier. Die Geschichte wendet sich in eine unerwartete Richtung, als Phyllis, seit Langem ans Haus gefesselt, ebenfalls eine Therapie bei Yalom beginnt und die drei über ihre Agoraphobie sprechen, die sich nach Marvins therapeutischen Fortschritten verschlimmert hat. Yalom wendet eine neue und kontraintuitive therapeutische Strategie an, die auf einem Paradox beruht. Er fordert Marvin auf, seine Frau pünktlich alle zwei Stunden von der Arbeit aus anzurufen und zu sagen: »Phyllis, geh bitte nicht aus dem Haus. Ich muß wissen, dass du jederzeit da bist, um mir zu helfen und mir in meinen Ängsten beizustehen.« Sowohl der Ehemann als auch die Ehefrau starren Yalom ungläubig an, doch Marvin führt die Anweisungen gewissenhaft aus. »Marvin war wütend auf mich, weil ich ihm das Versprechen abgerungen hatte, immer wieder denselben blöden Satz zu wiederholen. Phyllis, obwohl sie wußte, daß Marvin nur meinen Anweisungen folgte, war wütend auf Marvin, weil der ihr die Anweisung gab, zu Hause zu bleiben. Nach einigen Tagen ging sie allein in die Bibliothek, dann einkaufen, und in den nächsten Wochen wagte sie sich weiter aus dem Haus, als sie es seit Jahren getan hatte.«

Ein Bestseller

Die Liebe und ihr Henker stand viele Wochen auf der Bestsellerliste und wurde schließlich in siebenundzwanzig Sprachen übersetzt. Das Buch bekam überwältigendes Lob von der Kritik und begründete Yaloms Ruf als genialer Geschichtenerzähler. In der amerikanischen Taschenbuchausgabe wird der Rezensent des *San Francisco Chronicle* mit den Worten zitiert: »Yalom schreibt mit dem erzählerischen Esprit eines O. Henry und dem irdischen Humor von Isaac Bashevis Singer.« Der Rezensent der *Washington Post Book World* vergleicht Yalom mit Freud, ein »eleganter und scharfsinniger Schriftsteller«. Dies war in der Tat ein großes Lob, denn die einzige große Auszeichnung, die Freud zu seinen Lebzeiten erhielt, war 1930 der angesehene Goethe-Preis. Die beiden in der *New York Times* veröffentlichten Rezensionen von *Die Liebe und ihr Henker* gelangten zu unterschiedlichen Schlussfolgerungen über das Buch. Eileen Simpson, die für die *Sunday Times* schrieb, störte sich an der Vermischung von Fakten und Fiktion. »Als eifrige Leserin von Fallgeschichten und Kurzgeschichten greife ich aus verschiedenen Gründen zur einen oder anderen. Während mich das Psychologisieren in der Fiktion abschreckt, beunruhigen mich dramatische Freiheiten in Berichten über psychotherapeutische Behandlungen.« Die andere Rezensentin in der *Times*, Eva Hoffmann, bemerkte, dass Yalom »wieder einmal demonstriert, dass die Therapie, wenn sie nur in den richtigen Händen ist, wunderbarer Stoff für die besten Geschichten ist.« Sie fügte hinzu, dass Yalom seine Patienten niemals auf eine Sammlung von Symptomen reduziert.

Nochmals *Die Liebe und ihr Henker* lesen

Wie war es für Yalom, mit achtzig Jahren noch einmal *Die Liebe und ihr Henker* zu lesen? »Ich persönlich bin schockiert«, schrieb er im Nachwort der amerikanischen Taschenbuchausgabe von 2012 über die Konfrontation mit seinem jüngeren Ich. »Wie konnte er es wagen, so viele von meinen privaten Angelegenheiten zu offenbaren? Mein geheimes Versteck von Liebesbriefen, meine zwanghaften Arbeitsgewohnheiten, meine unentschuldbare, unfreundliche, wertende Einstellung zu fettleibigen Menschen, mein Liebeswahn, der mich daran hinderte, bei einem Strandurlaub mit meiner Familie mit allen Sinnen präsent zu sein? Trotz eines solchen Benehmens bin ich stolz darauf, dass er der Gestaltung einer echten therapeutischen Begegnung nichts in den Weg gelegt hat; ich würde es heute genauso wie damals machen. Ich bin nach wie vor überzeugt davon, dass eine umsichtige Selbstoffenbarung des Therapeuten den Verlauf einer Therapie erleichtert.« Yalom bedauert nur, dass einige dickere Frauen sich von »Dicke Dame« verletzt fühlten. Er gibt zu, dass er sich mehrfach selbst »vor Gericht« gestellt und für schuldig befunden habe. Zu seiner Verteidigung fügt er hinzu, dass er die Hauptfigur in der Geschichte ist, die seine aufrichtigen Anstrengungen zeigt, seine beschämenden Gefühle nachzuvollziehen, um erfolgreicher mit seiner Patientin arbeiten zu können. Er beschließt das Nachwort mit der Enthüllung eines unerwarteten Vorteils, den der unvermeidliche Verlust der Erinnerung bei einem Mann in den Achtzigern bietet. »Als ich die Seiten von ›Drei ungeöffnete Briefe‹, ›Die Liebe und ihr Henker‹, ›Das falsche Kind ist gestorben‹ und der anderen Geschichten umblätterte, brannte ich vor Neugier. Ich hatte vergessen, wie sie ausgingen!«

6

Und Nietzsche weinte

Dankbarkeit und Murren

Und Nietzsche weinte, 1992 veröffentlicht, ist ein historischer Roman, der auf realen Personen basiert: dem Wiener Arzt Josef Breuer (1842–1925), dem deutschen Philosophen Friedrich Nietzsche (1844–1900) und den beiden Frauen, in die sich die beiden hoffnungslos verliebten, »Anna O.« (1844–1900), die erste Psychoanalyse-Patientin, und Lou Salomé (später Lou Andreas-Salomé; 1861–1937), eine betörende Russin, die später Psychoanalytikerin werden sollte und Nietzsche und den deutschen Dichter Rainer Maria Rilke verzauberte. Auch ein junger Sigmund Freud (1856–1939), noch unter dem Einfluss seines Mentors Breuer, ist mit von der Partie. Yalom fängt die intellektuelle, künstlerische und kulturelle Begeisterung in Wien zur Zeit des Fin de Siècle ein, Europas Zentrum in einer turbulenten historischen Phase.

Und Nietzsche weinte ist ein philosophischer Roman, der den größten Philosophen des neunzehnten und zwanzigsten Jahrhunderts auferstehen lässt, einen Mann, dessen Gedanken noch das zeitgenössische Denken prägen. Yalom destilliert die Essenz der ikonoklastischen Philosophie Nietzsches und beleuchtet den Kontrast zwischen seinen strahlenden Gedanken und seinem trostlosen Leben. Er schildert seinen Nietzsche ohne Karikatur, Hagiographie und klinische Fallstudie als komplexe, dreidimensionale Figur, die immer menschlich, allzu menschlich bleibt.

Und Nietzsche weinte ist auch ein psychologischer Roman, der die Geburt der Psychoanalyse dramatisiert. Yalom wirft eine faszinierende Frage auf: Wie hätte der verzweifelte Nietzsche reagiert, wäre er von einem Arzt behandelt worden, einem Zeitgenossen, der mit einer neuen Form verbaler Therapie experimentiert und gleichzeitig selbst eine emotionale Krise durchmachte? *Und Nietzsche weinte* exploriert viele kontroverse psychologische Themen, darunter die Natur von Dankbarkeit und Mitgefühl. Nietzsche und auch Freud glaubten, dass die Wohltäter-Nutznießer-Beziehung auf einem unbewussten Machtkampf gründete und daher mit Ressentiments und Aggression befrachtet ist. Diese dunkle Sicht auf die Dankbarkeit belastete die Beziehungen der beiden Männer mit jenen, denen sie verpflichtet waren. Yalom stellt seine eigene Vision von Dankbarkeit vor, eine, die alle seine Schriften prägt.

Der historische Nietzsche ist ein geeignetes Thema für einen philosophisch-psychologischen Roman, weil die Grenzen zwischen Philosophie und Psychologie vor dem zwanzigsten Jahrhundert verschwommen waren. Nietzsche verschmolz die beiden Disziplinen nicht nur miteinander, sondern wurde der bedeutendste Stilist der deutschen Sprache nach Goethe. Nietzsche, der jüngste Professor für Klassische Philologie in der Geschichte der ehrwürdigen Universität von Basel in der Schweiz, war Experte in Griechisch und Latein. Er war auch weltweit einer der ersten und profiliertesten Kulturkritiker. Nietzsche war erst fünfundfünfzig, als er starb; die letzten zehn Jahre seines Lebens verloren sich im Wahnsinn, nach Ansicht der meisten Medizinhistoriker ausgelöst durch eine tertiäre Syphilis, einer damals häufigen und unheilbaren Krankheit (die im letzten Stadium noch immer unheilbar ist). Einige Wissenschaftler spekulierten, dass Nietzsche die meiste Zeit seines Erwachsenenlebens an einer manisch-depressiven Erkrankung litt. Wahrscheinlich hatte er in der Zeit seines Zusammenbruchs Anfang 1889 mehrere Schlaganfälle, gefolgt von permanenter Demenz. Einige Wissenschaftler, die Genie mit Wahnsinn verwechselten, haben aus seiner letzten Erkrankung den Schluss gezogen, dass auch seine Schriften das Produkt von Wahnsinn waren, ein Urteil, das Yalom klugerweise zurückweist.

Vor allem ist *Und Nietzsche weinte* ein tief bewegender und ambitionierter Roman, der Einblicke in das Leben zweier zutiefst verstörter Männer gewährt, die mit Existenzschmerz kämpfen und sich in einer Situation wiederfinden, in der jeder den anderen unterrichtet und vom anderen lernt. Ihre Freundschaft beruht auf Gegenseitigkeit, ein Konzept, das für Yaloms Vision der Psychotherapie von zentraler Bedeutung ist.

Yalom und die Psychobiographie

Und Nietzsche weinte ist der erste von drei Romanen Yaloms, die psychobiographische Portraits bedeutender europäischer Philosophen und Ärzte bereitstellen. Die Psychobiographie, erst ein Jahrhundert alt, zielt darauf ab, das Leben eines Menschen vor dem Hintergrund psychologischer und biographischer Kontexte zu verstehen. Psychobiographie ist, wie William Todd Schultz in der Einleitung zu seinem *Handbook of Psychobiography* (Handbuch der Psychobiographie, 2005) einräumt, »multimethodologisch und im Wesentlichen theoretisch anarchistisch«. Der Psychobiograph ist bestrebt, die persönlichen, historischen und kulturellen Faktoren, die zur Identität eines Menschen beitragen, zu verstehen und sodann die Beziehung zwischen dem Leben des Einzelnen und seiner Arbeit aufzuzeigen. Psychoanalytisch orientierte Psychobiographen betonen die Bedeutung von Kindheitserfahrungen, den Einfluss der Eltern auf die Persönlichkeitsbildung, die Rolle des Unbewussten und die Art und Weise, in der die Vergangenheit die Gegenwart und die Zukunft prägt.

Der Untertitel des Buches *Uncovering Lives* von Alan C. Elms:

The Uneasy Alliance of Biography and Psychology (Enthüllte Leben: die schwierige Allianz von Biographie und Psychologie) beschwört die spannungsgeladene Beziehung zwischen zwei separaten, aber zusammengehörigen Disziplinen. Elms beginnt mit einem Zitat der spöttischen Definition des Kolumnisten George Will: »In der ›Psychobiographie‹ werden die Großtaten berühmter Personen mit Verweis auf irgendeine, bislang unvermutete sexuelle Neigung oder Unfähigkeit ›erklärt‹, die wiederum mit irgendeiner Kränkung ›erklärt‹ werden, die diese Person im zarten Alter von, sagen wir, sieben Jahren erlitten hat, als die Mutter ihr oder ihm den Lollipop weggenommen hat.« Elms versichert uns, dass ihm noch nie ein absurderes Beispiel als Wills Lollipop-Hypothese untergekommen ist, allerdings ist er sich der Stärken und Schwächen der Psychobiographie durchaus bewusst.

Die Psychobiographie kann viel Licht auf die schwer fassbare Beziehung zwischen der biographischen Person und seinem oder ihrem Werk werfen, doch ein vollständiges Wissen ist ein Ding der Unmöglichkeit. Oder wie William James in der Schlussbemerkung seines treffend betitelten Essays »On A Certain Blindness in Human Beings« (Über eine gewisse Blindheit beim Menschen) betonte, »wird einem einzelnen Beobachter weder die ganze Wahrheit noch das ganze Gut offenbart, obwohl jeder einzelne Beobachter aus seiner speziellen Sichtweise heraus eine einzigartige Facette an Erkenntnis gewinnen wird«. Wir müssen uns immer fragen, was wir über einen Menschen wissen und was nicht. Oft wissen wir nicht, was wir nicht wissen. Es gibt vieles, was bei Yaloms Skizzen von Nietzsche, Schopenhauer und Spinoza mysteriös und unerklärbar bleibt.

Elms bietet viele hilfreiche Vorschläge für das Schreiben und Beurteilen einer guten Psychobiographie, Vorschläge, denen Yalom intuitiv gefolgt ist. Psychobiographie sollte theoretische Begrenztheit und Reduktionismus vermeiden. »Keine einzige psychologische Theorie kann jede Persönlichkeit, die wir gern verstehen möchten, effektiv erklären. Deshalb muss die Psychobiographie so viel eklektische Diversität einbauen, wie sie nur kriegen kann.« Eine gute Psychobiographie sollte theoretisch und methodologisch zurückhaltend sein und das vermeiden, was Freud eine »wilde Analyse« nennt, eine Tendenz zu polemischer, spekulativer oder grober Interpretation. Die Psychobiographie sollte psychologische Gesundheit betonen und nicht Pathologie. Der künstlerische Impuls ist ein Anzeichen von Gesundheit, nicht von Krankheit, ein Versuch, innere Konflikte zu verstehen und damit klarzukommen. Eine gute Psychobiographie vermeidet, wie Freud anmahnt, die doppelte Versuchung, den Betrachteten gleichzeitig sowohl zu idealisieren als auch abzuwerten. Eine schlechte Psychobiographie verbringt dagegen zu viel Zeit mit der vergeblichen Suche nach biographischen Schlüsselerlebnissen, was zum Trugschluss der »Originologie« führt. Erik H. Erikson bezeichnet dies in *Der junge Mann Luther* (1958) als eine »Denkmethode, die jede menschliche Situation auf eine ähnliche, frühere und schließlich auf die einfachste, im frühesten Kindesalter entstandene zurückführt, die als ihr Ursprung (origo) anzunehmen ist«. Yalom umgeht den Trugschluss der Originologie sogar dann, wenn er andeutet, dass bestimmte psychobiographische Ereignisse transformative Auswirkungen auf das Leben seiner Patienten und Patientinnen hatten.

Schließlich sollten wir Dan P. McAdams' Bemerkung über den Wert der Auseinandersetzung des Psychobiographen mit der biographischen Person beachten. »Psychobiographen, die über das Leben ihrer Probanden in der dritten Person berichten, sollten darauf abzielen, die Ich-Erzählungen der Personen aufzudecken, zu interpretieren, einzubeziehen und zu kritisieren; die Geschichten, die der Psychobiograph erzählt, sollten sich kreativ mit der Geschichte auseinandersetzen, von der der Psychobiograph glaubt, dass die Person sie erzählt hat.« Yalom hat sich diese Lektion zu Herzen genommen. Seine Romane erwecken nicht nur Nietzsche, Schopenhauer und Spinoza zum Leben, sondern zeigen auch, auf welche Weise die Schriften der Philosophen das Leben von Lesern, einschließlich Yalom beeinflusst haben.

Zwei Figuren aus Fleisch und Blut

Über Breuer und Nietzsche ist viel geschrieben worden, doch Yalom ist der Erste, der die beiden Männer in sympathische Menschen aus Fleisch und Blut verwandelt, er macht dies als ein Autor, der sowohl mit der Psychoanalyse als auch mit der Philosophie bestens vertraut ist. Breuer und Nietzsche sind sich im wirklichen Leben nie begegnet, aber jeder der beiden bleibt in Yaloms Geschichte durchgehend seinem Charakter treu. Noch wichtiger ist, dass Breuer und Nietzsche im Roman immer vollkommen glaubwürdig wirken und dass jeder Yaloms auktorialen Stempel trägt. Die beiden Figuren verraten ebenso viel von ihrem Schöpfer wie von ihren historischen Vorfahren.

Nietzsche hatte wenige intellektuell Gleichgesinnte. Wie er im Vorwort zur zweiten Auflage von *Die fröhliche Wissenschaft* bemerkte: »Ich erwarte immer noch, dass ein philosophischer Arzt im ausnahmsweisen Sinne des Wortes – ein Solcher, der dem Problem der Gesammt-Gesundheit von Volk, Zeit, Rasse, Menschheit nachzugehn hat – einmal den Muth haben wird, meinen Verdacht auf die Spitze zu bringen und den Satz zu wagen: bei allem Philosophiren handelte es sich bisher gar nicht um ›Wahrheit‹, sondern um etwas Anderes, sagen wir um Gesundheit, Zukunft, Wachsthum, Macht, Leben …« Nietzsche begegnet in Breuer einem philosophischen Arzt, der nicht weniger will, als den Körper und den Geist des Philosophen zu heilen.

Die ursprüngliche Absicht des Autors war es, wie er in *Was Hemingway von Freud hätte lernen können* bemerkt, einen fiktiven Priester-Therapeuten zur Behandlung Nietzsches zu erfinden, doch dann wurde ihm bewusst, dass der historische Breuer sein

Vorbild sein konnte. (»Ich kannte Breuers Werk besonders gut, weil ich zehn Jahre lang Vorlesungen über Freud gehalten hatte, bei denen ich auch die Beiträge Breuers erörtert hatte.«) Sobald er »Breuer zu Nietzsches Therapeuten auserkoren hatte, ergab sich der Rest der Handlung schnell« (aus: *Was Hemingway von Freud hätte lernen können*).

Breuer war ein hoch angesehener Arzt, der als bester Diagnostiker Wiens galt. Er war ein Wissenschaftler, der bahnbrechende neurophysiologische Entdeckungen zur Rolle des Vagusnervs machte: Der »Hering-Breuer-Reflex« verhindert die Überblähung der Lunge. Breuer war auch für seine Forschung zur Rolle des Innenohrs bei der Regulierung des Gleichgewichts bekannt. Er wollte Professor der Medizin werden, wofür er bestens ausgebildet war, doch der in Wien herrschende virulente Antisemitismus machte der Möglichkeit einer akademischen Karriere ein Ende, ein Schicksal, das auch Sigmund Freud ereilen sollte. Studenten der Psychoanalyse kennen Breuer hauptsächlich als Freuds frühen Mitarbeiter. Breuers Fallstudie einer jungen Frau, die unter Hysterie litt, erschien zum ersten Mal 1893 in einer psychiatrischen Fachzeitschrift und dann 1895 in den gemeinsam verfassten *Studien über Hysterie*, welche allgemein als die erste psychoanalytische Publikation betrachtet wird.

1882

Das Jahr 1882 war für Freud, Breuer und Nietzsche von großer Bedeutung. Zu Beginn des Romans 1882 war Freud Mitte zwanzig und Assistenzarzt und betrachtete den vierzehn Jahre älteren Breuer als Mentor, Freund und bewunderte Vaterfigur. In *Selbstdarstellung* (1925) nannte Freud das Jahr 1882 einen »Wendepunkt« in seiner Karriere, als Ernst Brücke, ein Psychologieprofessor, dem Freud größte Wertschätzung entgegenbrachte, »den großmütigen

Leichtsinn meines Vaters korrigierte, indem er mich mit Rücksicht auf meine schlechte materielle Lage dringend ermahnte, die theoretische Laufbahn aufzugeben«. Freud folgte Brückes Empfehlung, verließ das physiologische Labor und trat in das Allgemeine Krankenhaus in Wien ein, wo er in verschiedenen Abteilungen arbeitete. Freud hatte Breuer Ende der 1870er Jahre kennengelernt, aber ihre Beziehung war vielleicht nie enger gewesen als im Jahr 1882, als Freud oft zum Abendessen in Breuers Wohnung kam. Am 17. Juni 1882 verlobte Freud sich heimlich mit Martha Bernays.

1882 brach Breuer die Behandlung mit der ersten Psychoanalyse-Patientin ab, die er in seiner veröffentlichten Fallstudie »Fräulein Anna O.« nannte. Er hatte sie wegen einer Vielzahl von Symptomen behandelt, unter anderem wegen Lähmungen sowie Sprach- und Sehstörungen. Breuer war zu jener Zeit verheiratet und Vater von fünf Kindern. Sein verstärktes Engagement mit seiner Patientin belastete seine Ehe und führte letztendlich dazu, dass er den Fall abrupt beendete.

Vom Winter 1882–1883 bis Ende 1888 »kam Nietzsche wieder zu sich«, wie Walter Kaufmann betont und Nietzsche acht Bücher (Nietzsche, Basic Writings of Friedrich Nietzsche, p. xiii) fertigstellte. Im Jahr 1882 erschien eines seiner bedeutendsten Werke *Die fröhliche Wissenschaft*, das zusammen mit *Menschliches, Allzumenschliches* (veröffentlicht 1878) eine Schlüsselrolle in Yaloms Roman spielt. 1882 hatte Nietzsche seine Professur an der Universität Basel, wohin er 1869 im Alter von vierundzwanzig Jahren berufen worden war, aus gesundheitlichen Gründen längst aufgegeben. Er lebte von einer kleinen Rente und reiste auf der Suche nach medizinischer Hilfe für Probleme, die ihn schon sein ganzes Leben lang plagten, von einem Arzt zum anderen.

In diesem schicksalhaften Jahr lernte Nietzsche Lou Salomé kennen, mit der er eine kurze, keusche Affäre hatte. Ernest Jones schrieb, Lou Salomé »sei mit den beiden größten Männern des neunzehnten und des zwanzigsten Jahrhunderts befreundet gewesen: mit Nietzsche und mit Freud. Freud bewunderte sehr ihren hohen Idealismus und ihre sichere Ruhe, worin er sich weit überlegen fühlte, und sie wußte den Wert von Freuds Leistungen voll einzuschätzen.« Salomé würdigte Nietzsches Errungenschaften, doch Nietzsche konnte ihren »hohen Idealismus und ihre sichere Ruhe« nicht bestätigen. Nietzsche, Salomé und der Philosoph Paul Rée lebten kurzzeitig in einer *Ménage a trois* zusammen, doch als Nietzsche, in Liebe entflammt, Salomé einen überstürzten Heiratsantrag machte, winkte sie ab und löste so Nietzsches selbstmörderische Krise aus, mit der Yaloms Roman eröffnet.

Fakt und Fiktion

Der Leser kann *Und Nietzsche weinte* würdigen, ohne etwas über die historischen Protagonisten Breuer, Freud und Nietzsche zu wissen, doch der Roman erreicht einen noch höheren Stellenwert, wenn wir erkennen, wie nah Yalom mit seinen Figuren an der faktischen Realität bleibt. Zu Beginn der Geschichte pflegen Breuer und Freud eine zugewandte, wenn nicht sogar enge Beziehung. Es mutet seltsam an, einen Roman zu lesen, in dem Freud von Breuer, den die Geschichte weitgehend vergessen hat, in den Schatten gestellt wird. Weshalb beschloss Yalom, seinen Roman um einen Mann kreisen zu lassen, der heutzutage eher eine Fußnote in der Entwicklung der Psychoanalyse zu sein scheint? 1882 fehlte dem sechsundzwanzigjährigen Freud die Reife und Erfahrung, um das Ausmaß von Nietzsches Angst und Einsamkeit zu verstehen.[2] Im

2 *Yalom wäre es viel lieber gewesen, wenn es zu einem therapeutischen Treffen zwischen Freud und Nietzsche gekommen wäre, sagte er zu mir, aber die Daten hätten es nicht hergegeben. »Zu der Zeit, als Freud Psychiater wurde, war Nietzsche nicht mehr ansprechbar und für Hilfe nicht mehr erreichbar.«*

Gegensatz dazu konnte sich der vierzigjährige Breuer, weniger intellektuell ambitioniert als Freud, aber warmherziger und weltgewandter, in einen Mann wie Nietzsche eher hineinfühlen, dessen Konflikte er teilweise selbst erlebte.

Yalom zeigt, wie die Idealisierung Breuers Freud daran hinderte, die Enttäuschungen des älteren Mannes angesichts seiner Karriere und seiner Ehe zu verstehen. Freud ist zu jung, um Breuers wachsende Midlife-Crisis und die Kompromisse nachzuvollziehen, zu denen er im antisemitischen Wien gezwungen wurde. Breuer hat eine tiefere Einsicht in Freuds Leben, als Freud es in das von Breuer hat. Er erkennt das sich entfaltende Genie Freuds und sagt den weltweiten Ruhm des jüngeren Mannes voraus. Als Breuer Freud beobachtet, wie er die Bücherregale in seinem Büro betrachtet, fragt Breuer: »Soll ich schon mal ein Regal für Ihre künftigen Werke reservieren, Sigmund?«, worauf der jüngere Mann antwortet: »Schön wär's! Aber in diesem Jahrzehnt wird daraus nichts, Josef.«

Die Zeit des historischen Freud und auch des historischen Nietzsche sollte bald kommen. Freud bewunderte Nietzsches Genie, wie Jones hervorhebt. Jones berichtet, dass Freud oft bemerkte, dass »Nietzsche … eine tiefere Selbsterkenntnis gehabt [habe] als je ein Mensch vor ihm oder nach ihm«. Worauf Jones hinzufügt: »Von seiten des ersten Erforschers des Unbewußten ist das ein schönes Kompliment.«

Aber Freuds Verpflichtung Nietzsche gegenüber war komplizierter, als Jones andeutet. Obwohl Freud behauptet, dass er Nietzsche deshalb nicht las, um nicht von ihm beeinflusst zu werden, bemerkt Yalom, dass Freud eine komplette Nietzsche-Sammlung besaß – ein Geschenk Otto Ranks. Er bezieht sich darauf, dass es »zwischen Nietzsche und dem Bereich der Psychotherapie noch einiges zu klären« gebe, und weist darauf hin, dass das »gesamte Feld der Psychotherapie … der Führung Freuds gefolgt [ist] und … Nietzsches Beiträge ignoriert« hat. Eine der Absichten Yaloms in *Und Nietzsche weinte* war es, »dieses Versäumnis anzusprechen und mit der Ernte von Nietzsches psychologischen Einsichten zu beginnen«.

Bis zum Ende des zwanzigsten Jahrhunderts stammte der Großteil unseres Wissens über Breuer von Freud, der allerdings kaum eine unvoreingenommene Informationsquelle war. Freud war ein harter und tendenziöser Richter über andere, insbesondere über diejenigen, die seine psychologischen Theorien nicht voll und ganz akzeptierten. Freuds Urteil über Breuer basierte auf ihrer kurzen und konfliktbeladenen Zusammenarbeit in den 1880er Jahren. Breuer schrieb »Fräulein Anna O.« 1882, doch Freud brauchte mehr als ein Jahrzehnt, um seinen widerstrebenden Co-Autor davon zu überzeugen, die Fallgeschichte in *Studien über Hysterie* aufzunehmen, die fünf Fallstudien enthält, von denen vier von Freud verfasst wurden.

Freud zufolge war Breuer von seiner jungen Patientin hingerissen, die eine Reihe von verwirrenden hysterischen Symptomen zeigte. Bekanntermaßen hat Anna O. ihre Behandlungsform als »Redekur« bezeichnet und die verbale Therapie als »chimney sweeping« (Kaminfegen). Breuer ließ am Ende der Fallstudie fälschlicherweise durchblicken, dass Anna O. vollkommen geheilt war, auch wenn er rätselhafterweise einräumte: »So viel nicht uninteressanter Einzelheiten ich auch unterdrückt habe …« Anna O. war jedoch weit davon entfernt, geheilt zu sein. James Strachey, Chefredakteur von *The Standard Edition of the Complete Psychological Works of Sigmund Freud*, enthüllt in einer viel zitierten Fußnote zur Fallstudie, Freud habe ihm anvertraut, dass Breuer die Behandlung abrupt beendete, als die Patientin in Stracheys Worten plötzlich die »Präsenz einer starken, nicht analysierten positiven Übertragung von unverkennbar sexueller Natur« offenbarte. »Dieser Vorfall, war es, wie Freud glaubte, der Breuer veranlasste, die Publikation der Fallhistorie so viele Jahre zurückzuhalten und der letztlich zum Abbruch jeder weiteren Zusammenarbeit an Freuds Forschungen führte.«

Ein ungünstiges Ereignis

Freud verwendete den englischen Begriff »untoward event« (»unvorhergesehener Vorfall«) für das, worauf er sich in seinem Werk *Zur Geschichte der psychoanalytischen Bewegung* bezog. Er deutete an, dass es Breuers intellektuelle Schüchternheit war, seine Weigerung, Anna O.s erotische Avancen zur Kenntnis zu nehmen, dass es Breuers Schuldbewusstsein und seine Ängste waren, die das Ende der Behandlung signalisierten. Freuds Ansicht nach fehlte es Breuer am Mut zu seinen Überzeugungen. Anders ausgedrückt: Freud glaubte, dass es Breuer am Mut zu *Freuds* Überzeugungen mangelte. Ernest Jones liefert weitere Details zur Geschichte, darunter den richtigen Namen der Anna O., Bertha Pappenheim, die später Deutschlands erste Sozialarbeiterin wurde. (Jones' Enthüllung schockierte die Familie Bertha Pappenheims.) Jones steuert auch – ob wahr oder nicht – Informationen über Breuers Gegenübertragung bei. Laut Freud fand Breuer Anna O. bei einem Notfalleinsatz in ihrem Haus, wie Jones es formulierte, in den »Wehen einer hysterischen Geburt (Pseudocyesis), dem logischen Abschluß einer Phantomschwangerschaft ..., die sich während Breuers Behandlung als deren Folge unsichtbar entwickelt hatte. Trotz seines Schreckens gelang es ihm, sie durch Hypnose zu beruhigen, bevor er entsetzt das Weite suchte. Tags darauf fuhr er mit seiner Frau nach Venedig auf eine zweite Hochzeitsreise; seine Tochter... [wurde] auf dieser Reise gezeugt.«

Wie präzise ist der Freud-Jones-Bericht über Breuers Beziehung mit Anna O.? Hatte sie eine wahnhafte Schwangerschaft? Brach Breuer die Behandlung wegen seiner Panik über ihre Liebe zu ihm ab? *Die Geschichte von Anna O.*, Lucy Freemans Biographie der Bertha Pappenheim (1972), erkennt den Freud-Jones-Bericht an. Freeman, die im »goldenen Zeitalter« der Psychoanalyse schrieb und viele populäre Bücher über die Redekur verfasste, darunter auch Memoiren über ihre ausgedehnten Erfahrungen in der Psychoanalyse, stellte die orthodoxe Freud'sche Therapie nie infrage. Sie glaubte, dass die Geschichte der Anna O. das Schicksal der Menschheitsgeschichte veränderte. »Von Bertha Pappenheim hieß es manchmal, sie sei ›fast wie eine Heilige‹, und Breuer wurde als ›christusähnlich‹ bezeichnet. Das seltsame Heilungsdrama, in dem diese beiden Menschen über einen Zeitraum von achtzehn Monaten hin agierten, wies den Weg zur Rettung der menschlichen Psyche.«

Albrecht Hirschmüllers Biographie Breuers (1978) bietet das genaueste Portrait der Beziehung des Arztes mit Bertha Pappenheim. Hirschmüller stellt fest, dass Freuds Bericht eine »interpretierende Reconstruktion« ist, eine, die sich »unter dem Eindruck der Fortschritte der psychoanalytischen Lehre über einen Zeitraum von mehreren Jahrzehnten« verändert hat. Es gibt kaum Beweise dafür, dass Anna O. an einer wahnhaften Schwangerschaft gelitten hat – falls es so war, fragt Hirschmüller, warum hat Freud diese Informationen dann nicht in seinen publizierten Schriften erwähnt? Auch ist es unwahrscheinlich, so der Biograph, dass Breuer im Sommer 1882 Wien und Anna O. den Rücken gekehrt hat. Trotzdem kommt Hirschmüller zu dem Schluss, dass der Freud-Jones-Bericht wie die meisten »Legenden neben Irrtümern und Halbwahrheiten einen richtigen Kern enthält«. Gut möglich, fügt Hirschmüller hinzu, dass Breuer einen Konflikt zwischen dem »[p]ersönliche[n] und ärztliche[n] Interesse an dem Fall einerseits« und »eine gewisse Furcht vor den Folgen einer so tiefen Beziehung andererseits« ausgetragen hat. Der Biograph hält es für möglich, dass Mathilde Breuer erfahren hat, dass ihr Mann sich zu Anna O. hingezogen fühlte und dass dies in einer Ehekrise mündete. Yalom, der Hirschmüllers Forschung im Nachwort zu *Und Nietzsche weinte* zitiert, verwendet diese beiden plausiblen Vermutungen – die Anziehung zwischen Breuer und Anna O. und die schockierende Entdeckung seiner Frau –, um die persönliche und professionelle Zwangslage im Roman zu erklären. Yalom bezieht auch den weniger plausiblen Teil des Mythos ein, die hysterische Schwangerschaft Bertha Pappenheims und Mathilde Breuers Forderung an ihren Mann, die Patientin an einen anderen Arzt zu überweisen.

Freuds Ambivalenz seinem ehemaligen Mentor gegenüber – und Argwohn statt Dankbarkeit

Freud hat sich mehrfach abfällig über Breuer geäußert. Das Bild Breuers als intellektueller Feigling wurde in der psychoanalytischen Überlieferung festgeschrieben. Zum Teil hatte Freuds Skepsis gegenüber seinem früheren Wohltäter mit Freuds Ambivalenz zu Dankbarkeit zu tun – einem der Hauptthemen in Yaloms Roman. Freud erinnert sich in *Zur Geschichte der psychoanalytischen Bewegung* 1909, dass er an der Clark University während seines einzigen Besuchs in den Vereinigten Staaten eine Vorlesung hielt. Von diesem denkwürdigen Ereignis war er so ergriffen, dass er erklärte: »[I]ch sei es nicht gewesen, der die Psychoanalyse ins Leben gerufen. Dies Verdienst habe ein anderer, Josef *Breuer*, erworben zu einer Zeit, da ich Student und mit der Ablegung meiner Prüfungen beschäftigt gewesen sei (1880 bis 1882).« Dann erwähnt Freud unaufgefordert, dass andere sein Lob für übertrieben hielten und ich »meiner Dankbarkeit damals nicht einen unangemessenen Ausdruck gegeben« hätte.

Freud tanzt hier auf zwei Hochzeiten: Zunächst drückt er uneingeschränkte Dankbarkeit für Breuers Erfindung der Psychoanalyse aus, dann verwendet er ungenannte Surrogate, um darauf hinzuweisen, dass sein Lob übertrieben sei. Freud schließt mit den Worten, dass es keine Rolle spiele, ob die Geschichte der Psychoanalyse mit Breuer oder mit ihm begonnen habe, eine Feststellung, der er im ersten Absatz des Buches widerspricht, als er ohne Einschränkung behauptet: »Denn die Psychoanalyse ist meine Schöpfung, ich war durch zehn Jahre der einzige, der sich mit ihr beschäftigte.« Ernest Jones hat nur zum Teil recht, wenn er bemerkt, dass die »bittere Feindseligkeit«, die Freud gegenüber Breuer entwickelt, ein Antagonismus, der sich in Freuds Korrespondenz in den 1890er Jahren widerspiegelt, eine Haltung ist, die »allerdings in seinen veröffentlichten Schriften, in denen er von Breuer stets mit dankbarer Bewunderung spricht, nie zum Ausdruck kam. Ganz im Gegenteil: Freuds tiefe Ambivalenz zu Breuer wird in *Zur Geschichte der psychoanalytischen Bewegung* klar, in der auf seinen Ausdruck von Dankbarkeit gegenüber Breuer augenblicklich ein mattes, geheucheltes Lob folgt.

Freuds Verärgerung darüber, dass er Breuer finanziell zu Dank verpflichtet ist, obwohl (oder vielleicht weil) Breuer sich bereit erklärt, ihm die Schulden zu erlassen, zeigt sich in einem Brief an seinen Freund Wilhelm Fließ, den er am 16. Januar 1898 schrieb: »Breuer hat unlängst wieder ein glänzendes Stück geleistet«, beginnt Freud und nennt dann die Einzelheiten ihres Austauschs über den Kredit. Freud trifft ein bitteres Fazit: »Man kommt dazu, für Wohltaten sehr undankbar zu sein.«

Man kann Freuds Entrüstung und seinen verletzten Stolz verstehen, dass er sich von seinem älteren Kollegen, dem er finanziell verpflichtet war, eine beträchtliche Summe Geld borgen musste. Möglicherweise steckt ein Körnchen Wahrheit in Freuds zynischer Interpretation der Motive Breuers, allerdings könnte man Breuers Handlungen großzügiger auslegen, wie Yalom es tut, wenn er uns gegen Ende des Romans wissen lässt, dass Breuer Freud die Schulden erlassen hat. Die Wohltäter-Begünstigter-Beziehung war für Freud angespannt, vielleicht sogar untragbar, aber es ist gut möglich, dass Breuer sein Bestes tat, um Freud nicht das Gefühl zu geben, in seiner Schuld zu stehen. Ihre Beziehung endete unbefriedigend: Jeder fühlte sich vom anderen enttäuscht und verletzt.

Breuers Dilemmata

Gleich zu Beginn von *Und Nietzsche weinte* verschwendet Yalom keine Zeit damit, Breuers zweifache Dilemmata zu enthüllen. Während er mit seiner Frau in Venedig Urlaub macht, was ihm eine vorübergehende Verschnaufpause von seinen Dutzenden Patienten und Patientinnen gibt, die ihn besuchen, und auch die Gelegenheit bietet, seine zweijährige Behandlung Bertha Pappenheims zu beenden, erreicht ihn ein unverschämter Brief von einer jungen Frau namens Lou Salomé, die darauf besteht, ihn am folgenden Morgen im Café Sorrento wegen einer unaufschiebbaren Angelegenheit zu treffen. »Die Zukunft der deutschen Philosophie steht auf dem Spiele.« Zähneknirschend geht Breuer auf ihre Forderung ein, und während er auf sie wartet, denkt er immer noch an seine ehemalige Patientin, der er verfallen ist. Gebannt erinnert er sich an ihre letzten Worte, als er ihr eröffnete, dass er nicht mehr ihr Arzt sein könne. »Sie werden immer der einzige Mann in meinem Leben sein.« Gedanken an ihre unwiderstehliche Schönheit drängen sich in seine wachen und schlafenden Momente. »Bin ich dazu verdammt, die Bühne zu sein, auf der sich bis in alle Ewigkeit meine Erinnerungen an Bertha in Szene setzen?« Wo entspringen solche unerträglichen Gedanken?, fragt er sich.

Während er noch über diesen Fragen brütet, betritt Lou Salomé hoch erhobenen Hauptes das Café und bringt ihn in ein irritierendes ethisches Dilemma. Sie nutzt ihren enormen Charme, um ihn davon zu überzeugen, einen Patienten anzunehmen, von dem er noch nie gehört hat: Friedrich Nietzsche. Da Salomé befürchtet, Nietzsche könnte Selbstmord begehen, falls er keine medizinische Hilfe bekäme, macht sie Breuer darauf aufmerksam, dass der Tod des Philosophen »gewaltige Folgen – für Sie, für die europäische Kultur, für uns alle« hätte.

Yalom widmet Lou Salomé in *Und Nietzsche weinte* nur ein paar Seiten, aber sie tritt überaus selbstsicher auf und ist sich ihres und Nietzsches Schicksals bewusst. Breuer ist einverstanden, Salomé einen Monat später in seiner Praxis in Wien nochmals zu treffen. Dort gibt sie ihm weitere Informationen über Nietzsche. Sie besteht darauf, dass Breuer Nietzsche keinesfalls verraten darf, dass sie es gewesen ist, die die Untersuchung Nietzsches in die Wege geleitet hat, weil der Philosoph ihr nicht verzeihen kann, dass sie seinen Heiratsantrag abgelehnt hat. Auch darf Nietzsche nicht erfahren, dass sie dem Arzt zwei Bücher von ihm zum Lesen gegeben hat: *Menschliches, Allzumenschliches* und *Die fröhliche Wissenschaft* sowie zusätzlich einen Brief, den der deutsche Komponist Richard Wagner an Nietzsche geschickt hat. Sie zeigt Breuer ein Foto, auf dem Nietzsche und Rée vor einem Leiterwagen stehen, während sie darin kniet und eine kurze Peitsche schwingt – symbolhaft für ihre Macht über die beiden Männer, drei Männer, wenn man Breuer mitzählt, der Salomés hypnotischem Bann ebenfalls erlegen ist. Yaloms Portrait von Salomé erinnert an die biblische Salome, die Verkörperung fataler weiblicher Verführungskunst.

Breuer ist fasziniert von der Herausforderung, Nietzsche zu behandeln, der von vierundzwanzig der besten Ärzte Europas untersucht worden ist, ohne dass einer von ihnen den Ursprung seiner rätselhaften physischen und psychologischen Symptome herausfinden konnte. Auch fasziniert Breuer Nietzsches verblüffende Aussage, er sei »posthum geboren«, ein Denker, für den die Welt noch nicht bereit ist. Wie Nietzsche empfindet Breuer eine Leidenschaft für Philosophie. Der historische Breuer verfügte über ein profundes Wissen der klassischen und zeitgenössischen Philosophie und war auch vertraut mit Schopenhauer und Spinoza, den Lieblingsphilosophen Yaloms. Außerdem hofft Breuer, dass dieser Fall ihn von seiner Besessenheit von Bertha Pappenheim befreien könnte. Nietzsche zu heilen, könnte auch bedeuten, sich selbst zu heilen.

Als Salomé Nietzsches Bedürfnis nach einem »Arzt für die Verzweiflung« schildert, erzählt sie Breuer, dass sie von seiner Behandlung der Anna O. gehört habe, »einer Patientin, die tiefer Verzweiflung anheimgefallen war und welche Sie mit einer neuen Methode behandelten, einer ›Redekur‹, einer auf der Vernunft beruhenden, mit dem Entwirren vermengter gedanklicher ›Assoziazionen‹ befaßten Kur«. Wie konnte Salomé davon gewusst haben, wenn Breuer und Freud *Studien über Hysterie* erst gut ein Jahrzehnt später publizierten? Yalom vermutet plausibel, dass Salomé über ihren Bruder von Anna O. erfahren hat, einem Medizinstudenten, der eine Vorlesung von Breuer über Hysterie gehört hatte. Yaloms sorgfältiger Plot, seine historische Genauigkeit und geschickte Charakterisierung tragen zum Erfolg des Romans bei. Breuer nimmt Salomés Herausforderung an, obwohl er befürchtet, dass er – in Anspielung auf einen Satz von Macbeths Arzt – nichts ersinnen kann für ein krank Gemüt. Breuers Beziehung mit Nietzsche beginnt daher mit einem Element von Duplizität. Breuer, der sich seiner Integrität rühmt, ist bis zum Ende der Geschichte mit Schuld beladen, denn erst dann offenbart er dem bestürzten Nietzsche das Geheimnis.

Breuers Bereitschaft, Nietzsche als neuen Patienten anzunehmen, deutet auf seine Kühnheit als Arzt hin. Einen solchen Patienten zu behandeln, könnte eine neue Therapie notwendig machen, eine psychologische Therapeutik. Man kann sich der Konsequenzen eines medizinischen Experiments nie sicher sein. Der historische Freud behauptete mit selbsterfüllender Ironie, dass die Psychoanalyse das Schlechteste in jedem Menschen aufdeckt. Wird Breuers experimentelle Behandlung Nietzsches das Schlechteste im Patienten aufdecken? Im Therapeuten? Oder positiver formuliert: Kann ein Arzt sich selbst heilen, während er einen anderen heilt? Wie können wir in einer Beziehung, die auf gegenseitiger Behandlung basiert, den Heiler vom Geheilten unterscheiden?

Breuer: Ein unverwechselbarer Charakter

Yaloms Breuer ist weniger konventionell als der historische Breuer, weniger an traditionelle medizinische Verfahren gebunden, weniger darauf bedacht, sich gegen Risiken abzuschirmen. Yalom nennt Breuer im Vorwort zur 2000 erschienenen englischen Ausgabe von *Studies on Hysteria* »den ersten dynamischen Psychotherapeuten der Geschichte« – und demonstriert dann anschaulich Breuers psychologische Einsichten. So wie wir *Jeden Tag ein bißchen näher* und *Die Liebe und ihr Henker* verstehen, können wir erkennen, dass Yaloms Breuer in mehrfacher Hinsicht Yalom selbst ähnelt.

Breuer ist in der Tat ein unverwechselbarer Charakter, ein Portrait des Psychiaters, wie er sich selbst in Breuers Situation vorstellt. Beide sind gewillt, mit neuen Formen der psychologischen Therapie zu experimentieren, die für den Therapeuten und für den Patienten gleichermaßen Risiken bergen. Beide haben das Bedürfnis, andere zu heilen, auch um sich selbst zu heilen. Beide bejahen den Wert der Selbstoffenbarung und sind bereit, anderen ihr eigenes Leben zu offenbaren, denn sie wissen, dass Selbstoffenbarung Selbstoffenbarung erzeugt. Beide können mit der aufgeblasenen Selbstherrlichkeit von Ärzten nichts anfangen, der Wichtigtuerei der High Society, der Engstirnigkeit derer, die überzeugt sind, dass sie an den einzig wahren Gott glauben. Beide Männer lieben ihre Ehefrauen, wissen aber, wie es ist, anderen Frauen zu verfallen, die es geschafft haben, in ihre Gedanken und Träume zu dringen. Yalom versteht, dass Breuer Frauen bewundert, sein Verlangen, »mit dem Weibe zu verschmelzen, an seinen Brüsten zu saugen, in seine dunkle, feuchte Wärme zu gleiten«, ein Verlangen, dem beide Ärzte durch Aufbietung all ihrer Kräfte widerstehen. Yalom identifiziert sich eng mit Breuers Angst vor dem Tod – der Unmöglichkeit, »dem Gefängnis Zeit« zu entrinnen.

Beide schätzen psychologische Therapien, die auf übermäßige Medikation verzichten; wenn Breuer glaubt, dass er eine »psychologische Entsprechung zur pharmakologischen Substitutionstherapie« entdeckt hat, klingt das sehr nach Yalom. Ein Arzt für Verzweiflung zwingt sowohl Breuer als auch Yalom, ein Arzt für die Seele zu werden, eine Suche, die beide zu Nietzsche und zum existenziellen Heilen führt.

Breuer, gequält von seinem schrecklichen Verlangen nach Bertha Pappenheim, kann mit niemandem über seine Besessenheit sprechen, nicht einmal mit seinem jungen Schützling Sigmund Freud, der zu unausgegoren ist, um die Klagen eines Mannes mittleren Alters zu verstehen. Dazu kommt noch, dass der historische Freud Breuers Frau Mathilde – Freud nannte seine älteste Tochter nach ihr – sehr verehrte und die alles verzehrende Leidenschaft des älteren Mannes für eine Patientin kritisch werten würde. Erschwerend kommt noch hinzu, dass die Verlobte Freuds, Martha Bernays, mit Bertha Pappenheim gut befreundet ist. Kein Wunder also, dass Breuer sich Freud nicht anvertrauen kann.

Breuer nimmt eine der größten Entdeckungen Freuds vorweg, wenn er vermutet, dass seine Besessenheit für Bertha Pappenheim einem Teil der Psyche entspringen muss, der dem Bewusstsein nicht zugänglich ist. Breuer ist jedoch noch nicht so weit, die Idee einer revolutionären neuen Theorie des Bewusstseins anzunehmen, die in Freud aufkeimt, der sich mit Traumdeutung beschäftigt. »Wenn Sie anfangen, von sekundären, selbständigen psychischen Kräften zu sprechen«, gibt Breuer Freud gegenüber zu, »einem beseelten Kobold in unserem Innern gewissermaßen, welcher verwickelte Träume spinnt und sie dem Bewußtsein kostümiert vorführt – dann reizt mich das zum Lachen«. Ungeachtet dessen ist Breuer, der unfähig ist, sich von Gedanken an Tod und Sexualität zu lösen, immer mehr davon überzeugt, dass es etwas im Geist geben muss, das dem Bewusstsein nicht zugänglich ist. 1882 war Freud noch Jahre entfernt davon, die Existenz eines unbewussten Selbst als Speicher für unterdrückte sexuelle und aggressive Triebe zu postulieren, eine Entdeckung, die sich aus seiner Selbstanalyse ergab.

Gefangen in Hinterhöfen und Fallstricken

Breuer findet immer mehr Geschmack an dieser Idee, als er schließlich Nietzsche kennenlernt, der ihn zwingt, jeden Aspekt seines Lebens und seiner Arbeit infrage zu stellen. Wie Freud entwickelt auch Nietzsche die Vorstellung, dass die Psyche nicht als einzelne Entität funktioniert. »Teile unseres Bewußtseins können unabhängig von anderen tätig werden«, gibt Nietzsche Breuer zu verstehen. »Vielleicht haben sich mein Ich und mein Leib sozusagen hinter dem Rücken meines Bewußtseins verbündet. Dem Bewußtsein eignet, wie Sie wahrscheinlich wissen, eine Vorliebe für Schlupf- und Schleichwege.«

Auch in Nietzsches Geist gibt es reichlich Schlupf- und Schleichwege, die in einer fragmentierten Persönlichkeit nahe an Suizidalität grenzten. Den ganzen Roman hindurch vermittelt Yalom die Ängste, die Isolation und das Misstrauen Nietzsches. Nietzsche, ein Geschöpf düsterer, flüchtiger Stimmungen, fähig, in einem Moment in die Höhen seines Daseins hinaufzufliegen und im nächsten in den Abgrund tiefster Verzweiflung zu stürzen, wird von lähmenden Migräneanfällen heimgesucht, von Übelkeit, partieller Blindheit, Magen-Darm-Problemen, Schwindel und Schlaflosigkeit, den gleichen Problemen, an denen der historische Nietzsche gelitten hat. Noch dazu ist er schwer chloralhydrat- und morphinsüchtig, zwei Drogen, die er im Übermaß einnimmt. Erschwerend kommt hinzu, dass er ein unkooperativer Patient ist, der sich nicht entscheiden kann, ob er seine Krankheit, die ihn einerseits in die Verzweiflung treibt, andererseits aber auch seine Muse ist, aufgeben will.

Wie kann Breuer einen Mann behandeln, der so krank ist, dass er erst kürzlich seinen Lehrstuhl an der Universität Basel aufgegeben, seine Verwandten und sein Zuhause verlassen hat und auf der Suche nach Linderung seiner verheerenden Schmerzen durch ganz Europa gereist ist? Sein nomadisches Leben hatte zur Folge, dass Nietzsche wurzellos und freundlos war. Nietzsche war Jahre zuvor von seinem Mentor Richard Wagner und nun sowohl von Paul Rée und Lou Salomé sowie auch von seiner Schwester Elisabeth verraten worden, welche seine Beziehung mit Rée und Salomé zerstören wollte und später als seine literarische Nachlassverwalterin seine Schriften so verfälschte, dass sie in ihre antisemitische Agenda passten. Und nun straft Nietzsche Mitgefühl, Mitleid und Dankbarkeit mit Verachtung, all das, was zu einer beziehungsorientierten Welt gehört, die seiner Meinung nach das Selbst schwächt. Wie kann Breuer einen Patienten behandeln, der die Menschheit mit Herdenmentalität, Frauen mit Doppelzüngigkeit, Dankbarkeit mit Rache und Altruismus mit Schwäche assoziiert?

Yaloms frühe Beschreibungen Nietzsches fangen den augenfälligen Kontrast zwischen dem sanften, zurückhaltenden Auftreten und der verblüffenden, oft schrillen Stimme in seinen Schriften ein. Yaloms Portrait erhebt den Philosophen weder zur Heiligkeit, noch reduziert er ihn auf eine Karikatur. Yalom beschönigt den historischen Nietzsche nicht, er desinfiziert auch seine Schriften nicht, um sie ansprechender zu machen. Wir sehen den edlen Geist Nietzsches, der mit seinem abgrundtiefen Selbsthass kämpft. Yaloms Nietzsche verzichtet auf Small Talk und verdichtet sein aktuelles Leben auf ein paar Sätze. »Mein ganzes Leben ist zur Reise geworden, und ich kann mich des Eindrucks nicht mehr erwehren, daß mein wahres Zuhause, der einzig vertraute Ort, an den ich unfehlbar zurückkehre, meine Krankheit sei.« Kein Patient hat eloquenter über seine Krankheit gesprochen – und zu Yaloms Kunstfertigkeit gehört die Kraft der Verdichtung. Der historische

Nietzsche war selbst ein Meister der Kürze. »[M]ein Ehrgeiz ist«, erklärt er in *Götzen-Dämmerung*, »in zehn Sätzen zu sagen, was jeder Andre in einem Buche sagt, – was jeder Andre in einem Buche nicht sagt.«

Breuer ist nicht weniger beeindruckend in seiner Autorität und Stimme. Er weigert sich, die umfangreichen medizinischen Berichte zu lesen, die Nietzsche ihm anbietet, und gibt ihm eine Erklärung, die Nietzsche sofort verstehen kann. Es hat auch »einen gewaltigen Nachteil, so zu beginnen«, erklärt er seinem Patienten. »Zu viele Autoritäten, zu viele gewichtige Ansichten und Diagnosen verschatten die eigene Findigkeit und Kombinationsgabe. Aus ganz ähnlichen Gründen ziehe ich es vor, ein Bühnenstück erst zu lesen, ehe ich seiner Aufführung beiwohne und sicherlich ehe ich die Kritiken lese. Kennen Sie das nicht auch aus Ihrer Arbeit?« Wir erkennen am Eröffnungsdialog, dass beide Männer über einen beeindruckenden Intellekt verfügen und dass Lesen eine zentrale Tätigkeit in ihrem Leben ist. Jeder der Männer liest den Charakter des anderen – und Breuer liest die Bücher des Philosophen, um das Leben des Autors zu verstehen.

Yalom braucht nur ein paar Pinselstriche, um Nietzsches bahnbrechende Gedanken zu skizzieren. Die Eröffnungsdiskussion zum Lesen von Texten, ob medizinisch oder philosophisch, leitet zu Nietzsches Aussage über, dass er allen Interpreten misstraut, weil sie nicht aus ihrem persönlichen und historischen Blickwinkel heraustreten können. Auf die Frage, wie er selbst dieses Problem umgeht, gibt Nietzsche zu, dass er sich zu dieser Einschränkung bekennt – dann lernt, »sich selbst aus der Ferne zu betrachten«, und dann hinzufügt, dass »mir leider die Schwere meiner Krankheit gelegentlich die Perspektive verstellt«.

Anscheinend hat Nietzsches Krankheit seine Perspektive explosionsartig erweitert – wenigstens in Zeiten, in denen er nicht zu krank ist, um zu lesen oder zu schreiben. Eine Krankheit, insbesondere eine Depression, macht Menschen oft stumm und hält sie in einer Welt des Leidens gefangen, aber Yaloms Nietzsche spricht mit einzigartiger Einsicht über seine Melancholie. »Ich kenne wohl Mitternächte der Seele. Wer tut das nicht? Aber ich werde nicht ihre Beute. Sie gehören nicht zu meinen körperlichen Nöten, sondern zu meinem Wesen. Sagen wir: Ich habe den Mut zu ihnen.«

Kreativität und Wahnsinn

»Great wits are sure to madness near allied«, scherzte der englische Dichter John Dryden im siebzehnten Jahrhundert. »And thin partitions do their bounds divide.« (»Große Geister kennen den Wahnsinn; und nur dünne Wände trennen die beiden.«) Nietzsche verfügte über einen tiefen Einblick in die geheimnisvolle Beziehung zwischen Kreativität und affektiven Störungen. Was hielt er von seiner eigenen Krankheit? Seine ausführlichste Aussage über seine Gesundheit – und vielleicht die am schwierigsten zu interpretierende – taucht in *Ecce Homo* auf, das er 1888 geschrieben hat und das 1908 posthum publiziert wurde. »Es fehlt jeder krankhafte Zug an mir; ich bin selbst in Zeiten schwerer Krankheit nicht krankhaft geworden; umsonst, daß man in meinem Wesen einen Zug von Fanatismus sucht. Man wird mir aus keinem Augenblick meines Lebens irgendeine anmaßliche und pathetische Haltung nachweisen können.« Walter Kaufmann räumt ein, dass es unmöglich ist zu wissen, ob dieser Kommentar »vollkommen ironisch ist oder ob es ihm im Gegenteil vollkommen an Selbsterkenntnis mangelt«.

Breuers gründliche medizinische Untersuchung Nietzsches, gefolgt von einer sorgfältigen Anamnese, gibt Yalom die Möglichkeit, seine eigene Perspektive aus Sicht eines Arztes anzubieten. Aus ihrem Bedürfnis nach Anerkennung heraus freuen Patienten sich insgeheim über eine genaue Untersuchung ihres Lebens. »Die Freude an der Bespiegelung der eigenen Person war dergestalt, daß Breuer zu der Überzeugung gelangt war, die wahre Tragik und der Schrecken des Alterns, des Verlusts und des Überlebens der Freunde liege darin, daß der teilnehmende Blick wegfalle und das eigene Leben unbezeugt bleibe.« Existenzielle Isolation und Einsamkeit, so Yalom, nehmen zum Ende unseres Lebens zu und verstärken das Bedürfnis nach menschlichen Beziehungen. Nietzsche, ein Schriftsteller ohne Leser, hat unter dem Horror gelitten, ein unbeobachtetes Leben zu führen. Deshalb ist er Breuer für dessen Fragen über seinen Gesundheitszustand dankbar.

Unangenehme Wahrheiten

Als Internist denkt Breuer oft wie ein Psychotherapeut. Soll er bohrende Fragen stellen, die den Widerstand seines Patienten auslösen? Oder soll er andere Fragen aufwerfen, die empathisch sind und die Arzt-Patient-Beziehung stärken? Normalerweise wählt er Letzteres, da er weiß, dass es nie ein Zuviel an Empathie gibt. Der fiktionale Breuer nimmt Psychotherapeuten wie Carl Rogers, Heinz Kohut und auch Yalom vorweg, die alle die Bedeutung von Empathie betonen.

Nietzsche stimmt der langwierigen Untersuchung zu, doch als Breuer aufsteht, um sich zu verabschieden, hat der Patient eine ungewöhnliche Bitte: Ob er drei einfache Fragen stellen dürfe? Breuer ist einverstanden. Wird Nietzsche erblinden? Werden seine Anfälle zunehmen? Hat er eine fortschreitende Gehirnerkrankung, die in Lähmung, Wahnsinn oder Demenz enden wird? Breuer begrüßt die schonungslos direkten Fragen, die ihm, wie er glaubt, Gelegenheit geben, die Wahrheitspflicht des *Patienten* dem Arzt gegenüber zu betonen. Der Leser erinnert sich an Yaloms hartnäckige Fragen an Penny in *Die Liebe und ihr Henker*. Doch als Breuer bekräftigt, dass eine Arzt-Patient-Beziehung auf gegenseitiger Aufrichtigkeit beruht, beharrt Nietzsche auf seinem Standpunkt. Nietzsche stellt eine Frage, die Breuers medizinischer Ausbildung zuwiderläuft: Wie steht es mit der Verpflichtung eines *Arztes*, einem sterbenden Patienten die Wahrheit zu sagen?

Plötzlich sind die Rollen vertauscht: Der Philosoph hat den Arzt in die Ecke gedrängt. Breuer, der den traditionellen, bis ins letzte Viertel des zwanzigsten Jahrhunderts geltenden medizinischen Standpunkt vertritt, erklärt, dass er nicht das Recht habe, anderen eine schmerzhafte Wahrheit aufzuzwingen. Nietzsche widerspricht: »Wer wollte entscheiden, was ein anderer nicht zu wissen wünscht?« Dieses kurze Gespräch wird zu einem Schlüsselmoment im Roman, in dem Nietzsche die Möglichkeit hat, Breuer über die Notwendigkeit unangenehmer Wahrheiten aufzuklären. »Gelegentlich«, gab Nietzsche zur Antwort, »muss der Lehrer hart sein. Die Menschen brauchen harte Lehren, denn das Leben ist hart und auch das Sterben.« Nietzsche ist ein *Desillusionierer* wie Yalom in *Die Liebe und ihr Henker*.

Im weiteren Verlauf ihres Gespräches äußert Nietzsche zentrale Einsichten, die sowohl seine als auch Yaloms Vision vom Leben widerspiegeln. Eine der in Stein gemeißelten Wahrheiten des Philosophen »Werde, der du bist« macht die Notwendigkeit deutlich, sich zu verwirklichen. Nietzsche leitete diese Aufforderung vom antiken griechischen Dichter Pindar her, der behauptet hatte: »Werde so, wie du bist und gelernt hast, was das ist.« Eine weitere, in Stein gemeißelte nietzscheanische Wahrheit ist die Notwendigkeit, sich mit dem Tod auseinanderzusetzen. Die Frage, »*wie* man leben soll«, setzt die Frage voraus, »*wie* man sterben soll«. Man muss entscheiden, »*wie* man dem Tod gegenübertritt«, weist Nietzsche Breuer an, und dann nennt er Beispiele dafür, wie die Leute dem Tod Kontra geben könnten, wie sie ihre eigenen Schlüsse zum zentralen Geheimnis des Lebens ziehen könnten. Nietzsches Stimme ist hier unverkennbar die eines Autors. Wie Yaloms andere Schriften ist auch *Und Nietzsche weinte* eine zeitgenössische *ars moriendi*, die die Kunst des Sterbens verrät.

Nietzsche ist der vielleicht am meisten zitierte und auch falsch zitierte Philosoph der modernen Geschichte. Die Essenz der Arbeit eines großen Schriftstellers in ein paar Sätzen zu destillieren, ist eine Kunst für sich. Um die offensichtliche Gefahr zu vermeiden, Nietzsche nur als Sprachrohr des Autors zu benutzen, der existenzielle Wahrheiten von sich gibt, stellt Yalom den Arzt-Patient-Austausch nicht als Belehrung, sondern als eine Schachpartie dar, in der jede Figur versucht, die andere zu überlisten. Yalom legt die Breuer-Nietzsche-Beziehung als leidenschaftlichen persönlichen und disziplinarischen Wettbewerb an, und der Leser ist sich nie sicher, was dabei herauskommen wird.

Breuer, der versucht, den Philosophen in die Rolle des Patienten zu schieben, weist darauf hin, dass ein Arzt immer die Hoffnung eines Sterbenden stützen sollte, doch Nietzsche explodiert und behauptet: »Hoffnung ist … das übelste der Übel«, eine Aussage, die in *Menschliches, Allzumenschliches* auftaucht. Als Breuer auf das Thema Selbstmord zu sprechen kommt, antwortet Nietzsche aphoristisch: »Ich war immer der Meinung, dass es das Vorrecht der Toten sei, nicht mehr zu sterben«, eine Feststellung, die auch in *Die Liebe und ihr Henker* getroffen wird. Mit einem anerkennenden Nicken notiert er die Worte und nötigt Nietzsche zu der Bemerkung, dass die Aussage aus *Die fröhliche Wissenschaft* stammt. Als Breuer sein Interesse bekundet, die beiden Bücher zu kaufen und dabei verschweigt, dass Lou Salomé sie ihm ohne Wissen Nietzsches bereits gegeben hat, bemerkt der sonderbare Schriftsteller, dass niemand seine Schriften kauft. Dann schreibt er Breuer den Namen und die Adresse seines Verlegers auf. Später schenkt er Breuer persönliche Exemplare von *Menschliches, Allzumenschliches* und *Die fröhliche Wissenschaft,* beide mit zahlreichen handschriftlichen Randbemerkungen versehen. Breuer kann sein Glück kaum fassen, denn nun kann er sich ohne Umschweife offen auf die beiden Bücher beziehen.

»Was sind Ihre Motive?«

Wie soll Breuer einen Patienten behandeln, der so unkooperativ ist wie Nietzsche, der sich ebenso fest an seine Krankheit klammert, wie er sich wünscht, davon erlöst zu werden? Breuer konsultiert Freud, teilt ihm die Ergebnisse der medizinischen Untersuchung seines Patienten mit und bittet um seinen Rat, wie er weiter vorgehen soll. Freud macht drei Vorschläge: eine enge Arzt-Patient-Beziehung aufzubauen, den Patienten ein paar Wochen ins Krankenhaus zu schicken und häufige, ausführliche Gespräche über seine Verzweiflung zu führen, die *chimney-sweeping*-Technik anzuwenden, wie er es bei Bertha Pappenheim getan hat. Breuer nimmt Freuds Empfehlungen gern an und beendet das Gespräch, »bei welchem der Lehrer viel von seinem Schüler gelernt hat«. Breuer hätte auch eine von Nietzsches scharfsinnigen Aussagen zitieren können: Man vergibt seinem Lehrer schlecht, wenn man immer nur der Schüler bleibt.

Freuds Empfehlungen haben jedoch nicht die gewünschten Auswirkungen, denn als Breuer Nietzsches Schriften lobt, schweigt der Philosoph ostentativ. Auch stellen ihn Breuers unverblümte Antworten auf die drei medizinischen Fragen anscheinend nicht zufrieden. Nachdem Breuer sein Wort gegeben hat, dass er keine medizinischen Fakten verschwiegen hat, erinnert er Nietzsche an ihren Vertrag über gegenseitige Aufrichtigkeit, woraufhin Nietzsche erwidert, dass ein Gespräch, in dem nichts verschwiegen wird, »die Hölle« ist. Dann beginnt er, seine Krankheit als Segen zu bezeichnen, und erklärt: »Was mich nicht umbringt, macht mich stärker.« Auf die Frage, weshalb jemand sich *tatsächlich* eine Krankheit aussuchen sollte, antwortet Nietzsche: »[D]a bin ich mir nicht einig. Mag sein, man sucht sich auch seine Krankheit. Das hängt vermutlich davon ab, wer ›man‹ ist. Die Psyche arbeitet ja nicht als Einheit. Teile unseres Bewußtseins können unabhängig von anderen tätig werden. Vielleicht haben sich mein Ich und mein Leib sozusagen hinter dem Rücken meines Bewußtseins verbündet. Dem Bewußtsein eignet, wie Sie wahrscheinlich wissen, eine Vorliebe für Schlupf- und Schleichwege.« Breuer erschreckt die auffallende Ähnlichkeit der Aussagen Nietzsches und Freuds. Seinen Lesern übermittelt Yalom das Drama, aus der Geistesgeschichte erkennen zu müssen, dass parallel und unabhängig voneinander zwei erstaunlich ähnliche Theorien entstehen können.

Obwohl Nietzsche die Notwendigkeit erkennt, die Geheimnisse des Geistes zu entschlüsseln, hat er kein Interesse daran, das eigene, im Untergrund vorhandene Unbewusste zu erörtern. Nietzsche lehnt die Empfehlungen von Breuer und Freud kategorisch ab. Er führt nun in seinem nomadischen Dasein ein stressfreies Leben, behauptet er, und jedwede neurologische Hyperaktivität, die er spürt, braucht er für seine Arbeit. Nietzsche verschmäht den Gedanken an einen Krankenhausaufenthalt und möchte nicht noch längere Zeit im kalten Wien verbringen. Und er lehnt Breuers Angebot ab, ihn kostenlos zu behandeln, um nicht noch tiefer in der Schuld des Arztes zu stehen.

Breuer versucht alles, um Nietzsche davon zu überzeugen, seine Hilfe anzunehmen, und zitiert dazu auch die Worte des Philosophen aus *Menschliches, Allzumenschliches*: »›*Die psychologische Betrachtung*‹ gehört ›*zu den Mitteln, vermöge deren man sich die Last des Lebens erleichtern*‹ kann.« Nietzsche stimmt zu, dass er sich sein Leben lang schon psychologisch seziert, ist aber nicht bereit, das Versuchskaninchen des Arztes zu spielen. Der Philosoph verlangt dann zu wissen: »Welcher Art sind eigentlich *Ihre* Motive betreffs dieser experimentellen Kur?« Breuer gibt mehrere ausweichende Antworten, die alle nicht zufriedenstellen. Drei seiner Motive, weshalb er Nietzsche behandeln möchte, kann er nicht verraten: dass ihn Lou Salomés Schönheit in Venedig verzaubert hat; dass ihn Richard Wagners Musik begeistert, dessen Brief an Nietzsche Breuer ohne seine Erlaubnis gelesen hat; und dass er sich nach der intellektuellen Herausforderung sehnt, in Tuchfühlung mit einem Genie zu sein. Breuer kann sich nur eine Erklärung denken, der Nietzsche zustimmen könnte. Er zitiert Nietzsches Worte: »Werde, der du bist« und behauptet, dass es sein Schicksal sein könnte, einen Beitrag zur medizinischen Wissenschaft und zur Linderung von Leiden zu leisten. Breuers Schicksal, fügt er dann noch hinzu, könnte es sein, Nietzsche zu helfen, der zu werden, der er ist. Unerwarteterweise weist Nietzsche diese Erklärung verächtlich ab, die er für selbstsüchtig hält. »Und sollte ich, wie Sie sagen, Großes vollbringen, dann vollbrächten *Sie*, als mein Wiederbeleber, mein Erlöser, noch Größeres, wie?« Dann stampft er aus Breuers Praxis und bricht die Behandlung ab.

Ein paar Tage später wird Breuer von einem Gastwirt geholt, der ihm mitteilt, dass Nietzsche aufgrund einer Überdosis Chloralhydrat einen Zusammenbruch hatte. Nietzsche erholt sich mit Breuers Hilfe, lässt es sich aber nicht nehmen, den Arzt für seine Dienste zu bezahlen und Wien sofort zu verlassen. »Meine Einstellung zu Schulden und dem Abtrag von Schulden bleibt unverändert.« Breuer unternimmt einen weiteren Versuch, Nietzsche weiter zu behandeln, erkennt aber, dass er den Philosophen nicht überlisten kann, der deutlich schlauer ist als er. Nietzsche lässt sich nicht umstimmen, gibt, milder gestimmt, aber zu, dass er noch keinen Arzt wie Breuer getroffen hat. Wenn Breuer wissen möchte, weshalb die Idee von Dankbarkeit so entsetzlich ist, erklärt Nietzsche, muss der Arzt seine Bücher lesen, die in seinem Wesen verwurzelt sind. Zu Breuers Bedauern reist Nietzsche dann ab.

Dankbarkeit und Rache

Wir können Nietzsches Einladung, seine Bücher zu lesen, annehmen und uns kurz seinen Schriften über Dankbarkeit widmen. Er hat diesem leidigen Thema kein eigenes Buch gewidmet, sich aber in seinen Schriften oft elliptisch auf Dankbarkeit bezogen. Seine früheste Äußerung taucht in *Menschliches, Allzumenschliches* auf, das veröffentlicht wurde, als er vierunddreißig war. »Der Grund, weshalb der Mächtige dankbar ist, ist dieser: Sein Wohlthäter hat sich durch seine Wohlthat an der Sphäre des Mächtigen gleichsam vergriffen und sich in sie eingedrängt: nun vergreift er sich zur Vergeltung wieder an der Sphäre des Wohlthäters durch den Akt der Dankbarkeit. Es ist eine mildere Form der Rache.«

Nietzsche impliziert, dass Dankbarkeit von einem geheimen Wunsch geleitet ist, die Schwäche eines anderen Menschen bloßzustellen und auszunutzen, indem er dessen unterlegene Position verdeutlicht. In Nietzsches Welt sind diejenigen, die Dankbarkeit ausdrücken und die sie empfangen – der Mächtige und der Wohltäter –, in einem Machtkampf verwickelt, der unter der dünnen Membran der Zivilisation stattfindet. Die Kontrahenten gestehen ihre geheime Kriegsführung niemals ein. Täuschung und Heuchelei kennzeichnen diese antagonistische Beziehung, die Nietzsches Ansicht nach unter dem Deckmantel der Moral abläuft. Das, was als »gut« erscheint, ist in Wahrheit böse, zumindest für die Person, die der Dankbarkeit ausgeliefert ist. Nietzsche sieht sich als Entlarver dieses Untergrundkriegs, der von der Gesellschaft sanktioniert und ermöglicht wird. Sein Angriff auf die Dankbarkeit ist ein Teil seines umfassenderen Angriffs auf das Christentum, das er mit »Sklavenmoral« assoziiert.

Viele Fragen ergeben sich aus Nietzsches zynischer Sicht auf die Dankbarkeit dem Wohltäter gegenüber und sind Teil seiner Hermeneutik des Misstrauens. Liegen in der Dankbarkeit nicht mehr altruistische Motive? Ist Dankbarkeit *immer* und *nur* eine Form von Rache? Was passiert, wenn der Geber und der Empfänger von Dankbarkeit gleichermaßen mächtig sind? Wer möchte bezweifeln, dass Dankbarkeit *manchmal* zur Last werden kann, aber weshalb behauptet Nietzsche, dass Dankbarkeit nur von Egoismus motiviert ist?

Eine Abmachung treffen

Breuer, der den Gedanken, Nietzsche zu behandeln, nicht aufgeben will, unternimmt noch einen letzten Versuch, als der Philosoph kurz in die Arztpraxis kommt, um seine Rechnung zu begleichen und seinen ärztlichen Bericht entgegenzunehmen. Breuer schlägt einen in der Geschichte – oder in Romanen – noch nie versuchten beruflichen Austausch vor. Der berufliche Austausch ist das Herzstück von Yaloms Roman. Breuer schlägt vor, Nietzsche einen Monat lang wegen Hemikranie, einer primären Kopfschmerzerkrankung, in einer Klinik zu behandeln, wofür der Patient nichts zu bezahlen braucht. Im Gegenzug wird Nietzsche als Arzt fungieren und Breuers kranken Geist heilen. Nietzsche ist verwirrt und hat keine Ahnung, was Breuer damit meint. Zum ersten Mal in seinem Leben offenbart Breuer, was es mit seinen Qualen auf sich hat. Seine Verzweiflung mag, oberflächlich gesehen, nicht erkennbar sein – er scheint ein zufriedenes Leben zu führen –, doch unter der Oberfläche regieren Verzweiflung und Chaos:

> Sie fragen, was für eine Verzweiflung? Ich will es so ausdrücken: mein Geist ist nicht frei, er gehört nicht mir: ich werde von fremden und liederlichen Gedanken heimgesucht. Daraus erwachsen mir Selbsthaß und Zweifel an meiner Integrität. Ich hänge an meiner Frau und meinen Kindern, aber ich *liebe* sie nicht! Schlimmer noch, ich verarge ihnen, daß sie mich fesseln. Mir fehlt der Mut, mein Leben zu ändern oder unverändert fortzuführen. Ich weiß nicht mehr, *wozu* ich lebe, worin der Sinn des Ganzen besteht. Ich bin besessen vom Gedanken an den Verfall, das Alter. Obwohl ich mich dem Tod Tag um Tag nähere, fürchte ich ihn zutiefst. Nichtsdestoweniger denke ich gelegentlich an Selbstmord.

Breuers Geständnis ist zunächst Ausdruck seiner Ambivalenz gegenüber seiner Frau und seinen Kindern, ein Thema, bei dem der einsame, kinderlose Nietzsche persönlich nicht mitreden kann. Aber Breuer weiß, dass sein Hinweis darauf, von »fremden und liederlichen Gedanken« bedrängt zu werden, dazu angetan ist, Nietzsche neugierig zu machen, der gerade dabei ist, seine eigene Theorie des Unbewussten zu formulieren. Breuers Eingeständnis des Selbsthasses dürfte Nietzsches Interesse ebenfalls wecken, ein Thema, das er nur allzu gut kennt. Breuer schämt sich noch immer, seine Besessenheit von Bertha Pappenheim zu offenbaren; er offenbart aber das, was für Yalom vielleicht die zentrale Furcht im Leben ist: sein existenzielles Grauen vor dem nahenden Tod.

Inwieweit ist Breuers Besessenheit von Anna O. ein Spiegelbild der Besessenheit, von der Yalom in *Die Liebe und ihr Henker* spricht, als er bei einer Konferenz eine Frau kennenlernte, die in seine Gedanken und Träume drang? Eine Zeitlang, gesteht Yalom, »fand [ich] Gefallen an meinen Zwangsvorstellungen und genoß sie immer wieder aufs neue«, aber irgendwann dominierte sie sein Leben und ruinierte die »aufregende Welt« des wirklichen Lebens. Die bedrohliche Besessenheit führte dazu, dass Yalom sich – wir erinnern uns – erneut einer Therapie unterzog, nach der er wieder die Kontrolle über sein Leben gewann. Ironischerweise war sein Therapeut während Yaloms Behandlung selbst einer Frau verfallen, deren Gunst einem anderen Mann galt. Das ist genau die Situation in *Und Nietzsche weinte.*

Die Motive hinter der Beichte

Welche Motivation steckt hinter Breuers Vorschlag? Ist er aufrichtig oder unaufrichtig, wenn er einen beruflichen Austausch vorschlägt? Der Plan birgt zugegebenermaßen das Element eines Doppelspiels, denn Breuer erwähnt weder, dass er von Salomé angesprochen wurde, noch, dass er ihr ebenso verfallen ist wie Nietzsche. Als Breuer die Wirkung seiner Worte auf Nietzsche erkennt, beglückwünscht er sich zur kunstvollen Falle, die er ihm gelegt hat. Unter Berufung auf Nietzsches Misstrauen gegenüber der menschlichen Natur, sagt er dem Philosophen, was er hören will. Breuer weiß, dass er, wenn sein Angebot angenommen werden soll, den altruistischen Charakter dieses professionellen Austausches nicht betonen darf. »Mein Motiv ist gänzlich egoistisch. Ich brauche Hilfe! Sind Sie stark genug, mir zu helfen?«

Breuers Verzweiflung ist ebenso real wie seine Bewunderung Nietzsches. Die Suche des Arztes nach Erlösung von seiner schrecklichen Besessenheit zu Bertha Pappenheim ist für den Leser spürbar. Wie Nietzsche weiß auch Yalom, dass die Motivation komplex ist, ein Kessel voller altruistischer und eigennütziger Impulse. Breuer mag Macht über Nietzsche ausüben wollen, aber er will sich auch der Macht des Philosophen bedienen. Nietzsche nimmt Breuers Angebot an. Damit bereitet Yalom meisterhaft die Bühne für eine ungewöhnliche Therapie, basierend auf gegenseitiger Selbstoffenbarung – ungewöhnlich für Breuer, aber nicht für Yalom, der eine Version davon in *Jeden Tag ein bißchen näher* angewandt hat, als sowohl er als auch Ginny Elkin ihre Therapieberichte schrieben und einander zum Lesen gaben.

Die Kunst der Therapie

Doch sowohl für Nietzsche als auch für Yalom lauern Gefahren. Wie versucht Nietzsche, seine kühne Philosophie an einem Arzt anzuwenden, der nach pragmatischen Ratschlägen für die Lebensführung sucht? Wie versucht Yalom, Nietzsche den Lesern zu vermitteln, ohne komplexe Gedanken zu sehr zu vereinfachen? Das Problem ist aus mehreren Gründen frustrierend. Wie vermittelt ein Geschichtenerzähler aphoristische Sprache und prägnante Erklärungen, die gespickt sind mit Zweideutigkeiten, Paradoxen und Aporien, ohne andere Elemente der Fiktion: Charakterisierung, Handlung, Ironie und Standpunkt zu opfern? Wie gestaltet man einen Roman, in dem es um Gedanken geht, der nicht zu vergeistigt ausfällt? Wie vermeidet es ein Geschichtenerzähler, zu schulmeistern?

Yalom vermeidet das Problem der Abstraktion einmal, indem er uns in das Wien des späten neunzehnten Jahrhunderts, dem Geburtsort der Psychoanalyse, eintauchen lässt. Um das kulturelle und intellektuelle Ethos des Wiener Lebens nachzubilden, benutzt der Autor eine »thick description« (»dichte Beschreibung«), wie der Anthropologe Clifford Geertz es nennt. Yalom beschreibt uns in allen Einzelheiten die medizinische Klinik, in der Nietzsche wegen einer Hemikranie behandelt wurde, und listet auch die Medikamente auf, die dem historischen Nietzsche verschrieben wurden. Yalom erweckt das Kaffeehaus wieder zum Leben, in dem Breuer und Freud sich über den unter Migräne leidenden Professor austauschen, und dann führt der Autor seine beiden Figuren ins Demel, der 1786 gegründeten, legendären Wiener Konditorei, wo Breuer eine Sachertorte und Freud eine Zitronentorte *mit Schlag* genießen.

Eine andere Möglichkeit, Abstraktion zu vermeiden, gelingt Yalom, indem er den Roman auf einer Meinungsverschiedenheit gründet. Freud glaubt Breuer nicht, als dieser ihm von der bemerkenswerten Abmachung mit dem Philosophen berichtet. »Und da haben Sie ihn damit geködert, daß Sie vorschlugen, er möge mit der Heilbehandlung der abendländischen Kultur beginnen, indem er sich einem ihrer Vertreter widme, nämlich Ihnen.« Die Strategie mag aberwitzig wirken, doch genau das wollte der historische Breuer mit seiner Fallstudie über Anna O. versuchen. Der Behandlungsplan des fiktionalen Breuer, der sich herausbildete, um Nietzsche davon zu überzeugen, ihm zu helfen, während er den Philosophen langsam in die Rolle des Patienten bugsiert, strotzt vor Ironie, die sich der Arzt noch nicht vorstellen kann.

Noch eine Möglichkeit für Yalom, Abstraktion zu vermeiden, besteht in der Komplexität der Charaktere. Trotz seiner profunden Einsichten in die Psychologie mangelte es dem historischen Freud an Menschlichkeit, am Verständnis für die Eigenschaften, die einen Menschen ausmachen. Der historische Freud kommt wie auch der fiktionale Freud als psychologisch naiv und puritanisch daher, wenn er es sich nicht nehmen lässt, alles seiner Verlobten Martha zu erzählen und dass er noch nie irgendwelche sexuellen Phantasien in Zusammenhang mit einer anderen Frau hatte. Breuer kommt als selbstgefällig daher, wenn er sich vorstellt, dass Nietzsche sich leicht in die Rolle des willfährigen Patienten hineinfindet. Breuer erkennt noch nicht, dass seine Situation in gewisser Hinsicht verzweifelter ist als die Nietzsches. Breuers Situation wird durch seinen ausgeprägten Sinn für Integrität erschwert, der durch seine Komplizenschaft mit Lou Salomé bereits beschädigt oder vielleicht sogar ruiniert ist. Wie kann er sich angesichts der Umstände seiner Beziehung mit dem Philosophen ehrenwert verhalten? Und Nietzsche? Er kommt als Nietzsche daher, was Yalom als Romanschriftsteller nicht hoch genug angerechnet werden kann. Nur wenige Genies in der Geschichte hatten mehr blinde Flecken als Nietzsche, und er bleibt – obwohl gepeinigt – edel im Geiste. Der »große Immoralist«, wie er sich in seinen Schriften gern nannte, war immer höflich und respektvoll im Umgang mit anderen und hat sich möglicherweise nie einer einzigen unmoralischen Handlung schuldig gemacht.

Ein Treffen der Geister

Als Arzt ist Breuer autoritär und selbstbewusst, aber als Patient ist er verwirrt und widerborstig. Nietzsches systematischer klinischer Ansatz gefällt ihm nicht, obwohl er sich eng an dem seinen orientiert. Besonderen Kummer macht es Breuer, als Nietzsche mit der elementarsten Frage beginnen möchte, der Angst vor dem Tod. In der laufenden Therapie windet sich Breuer, ist nicht einmal sicher, wie er sie bezeichnen soll – »als Verzweiflungskur oder philosophische Therapeutik oder ähnliche, noch zu benennende Therapie«.

Im Folgenden erfinden der fiktionale Breuer und Nietzsche eine neue Behandlungsform, die Psychotherapie, um den psychologischen Konflikt zu lösen. Um Nietzsches Frage zu beantworten, ob er psychologische Krankheiten behandelt hat, beginnt Breuer die Geschichte der Anna O. zu erzählen, aber Nietzsche unterbricht ihn und sagt, dass er nichts Peinliches oder Demütigendes hören möchte. Yalom beleuchtet einen eklatanten Widerspruch zwischen Nietzsches sehr privater, verschwiegener Persönlichkeit und seinen Schriften, die allesamt zu Ehrlichkeit und Offenheit mahnen. Breuer überzeugt Nietzsche, dass er alle Einzelheiten über Anna O., seien sie auch noch so erschütternd, erfahren muss. Er beginnt mit der Zusammenfassung seines an ihr angewandten *chimney sweeping.* Es half ihr, sich vorübergehend besser zu fühlen, erzählt Breuer, habe aber keine Auswirkungen auf ihre hysterischen Symptome gehabt. Breuer erzählt dann, dass er auf eine wirksame Behandlung gestoßen sei, als er alle Symptome zu ihrer, wie er meinte, ursprünglichen Quelle zurückverfolgt habe, nämlich bis zum Tod ihres Vaters. Diese Entdeckung ist für Nietzsche tatsächlich außergewöhnlich, und er empfiehlt Breuer, diese Technik bei sich selbst anzuwenden. Breuer lehnt ab, zum einen, weil er behauptet, dass Hysterie eine weibliche Krankheit sei, zum anderen, weil er behauptet, nicht in der Lage zu sein, hypnotisiert zu werden, und schließlich, weil er glaubt, dass sein Unglücklichsein eher normaler menschlicher Angst und einem Seelenschmerz entspricht.

Ein Wendepunkt

Als Breuer von seiner wahnhaften Besessenheit von Bertha Pappenheim erzählt, antwortet Nietzsche mit einem Aphorismus: »Möglich … daß nur wer Mannes genug ist, im Weib das Weib erlösen wird.« Impliziert Nietzsche hier das Recht eines Arztes, eine Frau sexuell auszubeuten? Das Recht eines Mannes, sich einer Frau zu bedienen? Dass alle Frauen Femmes fatales seien, wozu er auch Lou Salomé zählt? Die kryptische Aussage gibt Breuer Gelegenheit, den hippokratischen Eid zu bekräftigen, dem er fest verpflichtet ist. Dann verrät er, dass er sich sexuell von einer anderen Frau angezogen fühlte, seiner ehemaligen Krankenschwester Eva Berger, die, besorgt über seine Gefühle zu Bertha Pappenheim, ihm anbot, sich selbst zu opfern, um sein aufgestautes Verlangen zu »lösen«. Nietzsche, dessen Misstrauen gegenüber Frauen schon fast frauenfeindlich zu nennen ist, bleibt skeptisch und nennt Eva Berger ein »Raubtier«. Die Szene zeigt die auffallend abweichende Haltung der beiden Männer zu Frauen auf, Unterschiede, die bis zum Ende des Romans ungelöst bleiben.

Während Breuer ihm das Herz ausschüttet, zählt er seine vielen konfliktbehafteten Symptome auf, etwa unerwünschte Gedanken, die ihn plagen, und Emotionen wie Eifersucht, die ihn heimsuchen. Nietzsche, der ein Notizbuch in der Hand hält, weist er an, diese Laster auf die immer länger werdende Liste zu setzen. Nietzsches lange Liste der Charakterfehler Breuers hat etwas Komisches an sich. Der Arzt hält kaum etwas zurück, auch nicht, dass er die Macht genießt, die ihm sein Beruf verleiht. Obwohl Breuers Beichte teilweise von dem Wunsch beseelt ist, auch Nietzsche zum Beichten zu animieren, ist der Arzt überrascht, »wie leicht – ja geradezu erheiternd – es war, so viel zu enthüllen«. Die Sitzung markiert einen Wendepunkt in ihrer Beziehung. Danach schreibt jeder von ihnen wie Yalom und Ginny in *Jeden Tag ein bißchen näher* unabhängig voneinander Fallstudienberichte über den anderen. Die Breuer-Nietzsche-Therapieaufzeichnungen offenbaren radikal unterschiedliche Perspektiven, die wiederum denen in *Jeden Tag ein bißchen näher* ähneln. Breuer kommentiert Nietzsches »gewaltige blinde Flecken« und seine »barbarischen, geradezu unmenschlichen« Gefühle für Frauen; Nietzsche kommentiert Breuers Bereitschaft »sich in derartigem Schlamm zu wälzen«, wenn es um Frauen geht. Jeder von ihnen glaubt, den anderen zu kennen – und jeder erlebt eine Überraschung. In ihrer nächsten Sitzung erzählt Breuer von seinen quälenden Träumen, und die beiden Männer sind sich einig, dass dieses Thema beide fasziniert. Es wird noch Jahre dauern, bis der historische Freud seine oft zitierte Aussage trifft, dass Träume der Königsweg zum Unbewussten sind, doch Yaloms Breuer und Nietzsche nehmen seine Erkenntnis vorweg. Breuer offenbart seine vielen Schwächen und Fehler, die Nietzsche alle pflichtbewusst in seinem Notizbuch aufschreibt.

Nietzsche mahnt Breuer wie ein empathischer Psychologe, nicht so streng mit sich umzugehen. Breuer, der verärgert ist, dass Nietzsche sich weigert, seine eigenen Ängste zu offenbaren, lauscht ungeduldig den Belehrungen des Philosophen zur Notwendigkeit, Mut zur eigenen Überzeugung zu haben: »Man muß noch Chaos in sich haben, um einen tanzenden Stern gebären zu können.« Möglich, dass Nietzsche Breuer auch gemahnt hätte, die Courage aufzubringen, seine eigenen Überzeugungen zu überwinden. Breuer empfindet die Lobrede als zu abstrakt, erklärt sich aber bereit, sein Leben aus einer anderen Perspektive zu betrachten – ein Eckpfeiler der Philosophie Nietzsches. »Die kosmische Perspektive verkleinert alles Tragische«, sagt er später zu Breuer. »Wenn wir uns hoch genug erheben, erreichen wir Höhen, von wo aus gesehen selbst die Tragödie aufhört, tragisch zu wirken.«

Die Verwandlung Nietzsches vom Philosophen zum klinischen

Psychologen gehört zu Yaloms künstlerischen Triumphen. »Sie spitzen die Ohren wie ein Mediziner«, ruft Breuer bewundernd aus. »Nichts entgeht Ihnen.« Auch Yalom entgeht nichts, nicht einmal eine plausible Erklärung für Breuers Ambivalenz, seine Karriere voranzutreiben. Yaloms Breuer überlegt, ob er das Schreiben und Veröffentlichen von wissenschaftlichen Artikeln aus Angst vor der Konkurrenz auf Eis gelegt hat. Das Ausbremsen seiner akademischen Karriere, schlussfolgert er traurig, war die »erste Verletzung, welche mir das Bewußtsein meiner Sterblichkeit zufügte, der erste Schlag gegen den Mythos der unendlichen Versprechungen«.

Nietzsches klinische Strategie bei der Behandlung von Breuer zielt darauf ab, seine Besessenheit von Bertha Pappenheim auf grundlegende existenzielle Sorgen zurückzuführen, auf die Unumkehrbarkeit der Zeit, die Illusionen unendlicher Verheißung und das Herannahen des Todes. Breuer widersteht der Anwendung des *chimney sweeping*, ist lieber Aufseher denn Kaminkehrer. Seine Verzweiflung nimmt zu, und er stellt den Wert der Redekur infrage. Nietzsches Gesundheitszustand dagegen bessert sich anscheinend, was vielleicht an seiner neuen Rolle als Therapeut liegt. Breuer beschleicht der Verdacht, dass Nietzsche die Macht haben könnte, ihn zu heilen, wenn Breuer nur der Autorität des Philosophen vertraute.

Yaloms Therapiesitzungen in *Und Nietzsche weinte* fangen die poetische Sprache des Philosophen ein, seine ikonoklastischen Proklamationen und den ironischen Humor. Wir haben nie das Gefühl, dass der Autor seiner Figur einfach nur eine Liste ausgewählter berühmter oder nicht berühmter Aussagen in Nietzsches Schriften in den Mund legt. »Wenn Sie Gott töten, müssen Sie auch den geschützten Tempelbezirk verlassen«, erinnert er den säkularen Breuer. »Werden Sie hart«, ermahnt er Breuer. »Sie sind keine Kuh, und ich predige nicht das Wiederkäuen.« Breuer räumt ein, dass der Liebeskummer um Bertha Pappenheim ihn in den Selbstmord treibt, Nietzsche weist darauf hin, dass alle ernsthaften Denker über Selbstmord nachdenken. »Der Gedanke an den Selbstmord ist ein Trostmittel in langen Nächten.« Als Breuer das Wort Glückseligkeit verwendet, um seine obsessive Liebe zu Bertha Pappenheim zu beschreiben, gibt Nietzsche zur Antwort, dass »man zuletzt seine Begierde liebt und nicht das Begehrte«.

Nietzsche, der Therapeut

Und Nietzsche weinte spiegelt Yaloms zentrale Gedanken zur existenziellen Psychiatrie wider, Gedanken, die manchmal näher um die nietzscheanische Philosophie kreisen als um Freuds Psychoanalyse. Im Gegensatz zu Freud, der glaubte, unveränderliche Wahrheiten entdeckt zu haben, die auf jeden anwendbar seien, betonte Nietzsche die Bedeutung der Sichtweise. Die Perspektive zu verändern, verändert die Wahrheit. Yalom, der jedem System misstraut, das für universelle Wahrheit eintritt, macht sich die nietzscheanische Subjektivität zu eigen. Eine von Yaloms Lieblingsaussagen Nietzsches, die auch Freud am liebsten mochte, war dessen Aussage, welche Freuds Entdeckung der Verdrängung vorwegnimmt: »›Das habe ich gethan‹, sagt mein Gedächtniss. ›Das kann ich nicht gethan haben‹ – sagt mein Stolz und bleibt unerbittlich. Endlich – giebt das Gedächtniss nach.« Yalom bejaht das nietzscheanische Eingehen von Risiken. Niemand hat furchtloser in den Abgrund geblickt als Nietzsche – und er war bereit, die Konsequenzen zu tragen. »Wer mit Ungeheuern kämpft«, bemerkt er trocken in *Jenseits von Gut und Böse*, »mag zusehn, dass er nicht dabei zum Ungeheuer wird. Und wenn du lange in einen Abgrund blickst, blickt der Abgrund auch in dich hinein.«

Yalom unterstützt Nietzsches Aufforderung, furchtlos zu leben – und zu sterben. »Viele sterben zu spät, und Einige sterben zu früh. Noch klingt fremd die Lehre: ›Stirb zur rechten Zeit!‹«

Yalom bewundert den nietzscheanischen Aderlass: »Von allem Geschriebenen liebe ich nur Das, was Einer mit seinem Blute schreibt. Schreibe mit Blut: und du wirst erfahren, dass Blut Geist ist.« Er bewundert Nietzsches Weigerung, die übernatürliche Religion gutzuheißen. Und er pflichtet Nietzsches vielleicht meistzitierter Aussage bei: »Was mich nicht umbringt, macht mich stärker.« Im Gegensatz zu Freud, der zur rechten Zeit geboren wurde, erkannte Nietzsche, dass er »posthum geboren« wurde, einer, dessen Gedanken über ein Jahrhundert nach seinem Tod noch immer umstritten sind. Wie Robert C. Solomon in seinem Werk *Living With Nietzsche* (Leben mit Nietzsche) betont, hatte Nietzsche zwei Auswahllisten mit Tugenden, eine in *Morgenröthe*, wo er »Redlichkeit, Mut, Großmut, Höflichkeit« bejaht, und die andere – etwas abweichende Liste – in *Jenseits von Gut und Böse*, wo »Mut, Einsicht, Mitgefühl, Einsamkeit« aufgeführt sind. Yalom stimmt allen diesen Tugenden zu, auch wenn er der Einsamkeit weniger Bedeutung zumessen würde, als Nietzsche es getan hat. Was auf Nietzsches Liste fehlt, ist Empathie, genau die Tugend, die Solomon an *Und Nietzsche weinte* am meisten schätzte. Solomon lobt Yaloms »wunderbar empathische Fiktionalisierung«, die uns »die Vertrautheit mit Nietzsche ermöglicht und das Wissen um die Details seines traurigen und einsamen Lebens, die man aus seinen veröffentlichten manischen und polemischen Werken nicht ohne Weiteres herauslesen kann«.

Yaloms Bewunderung für Nietzsche hindert ihn nicht daran, die vielen blinden Flecken des Philosophen wahrzunehmen. Yalom fühlt sich vom Temperament her näher an Breuer als an Nietzsche. Wie Breuer ist Yalom von Natur aus offen und freundlich, ganz anders als der verschlossene und unnahbare Nietzsche, der die Gesellschaft anderer nicht ertragen kann. Wie Yalom beichtet Breuer bereitwillig seine Fehler – eine Eigenschaft, die bei Nietzsche nicht so erkennbar ist. Niemals verharmlost Yalom Nietzsches Misstrauen gegenüber Frauen, das sich auch am Ende der Geschichte kaum mildert. Obwohl Nietzsche ausgesprochen wagemutig war, hielt er doch an seiner puritanischen Einstellung zu sexuellen Vergnügungen fest, während Yalom und Breuer im Gegensatz zu ihm durchaus positiv dazu stehen. Und Nietzsches unpersönliche und unnahbare Art, mit andern zu kommunizieren, hätte Yaloms Begabung für Beziehungen nicht ferner sein können.

Perspektivismus

Eine der ersten therapeutischen Strategien Nietzsches, um Breuers Besessenheit zu attackieren, zielt darauf ab, seine Perspektive auf Bertha Pappenheim zu ändern. Nietzsche lässt Breuer eine Liste mit zehn Beleidigungen aufstellen und sie ihr dann unter die Nase halten. Stellen Sie sich vor, dass Sie mit der Kranken zusammenleben, befiehlt Nietzsche, ihr gegenüber am Frühstückstisch sitzen und sie in Beinen und Armen von Spasmen geschüttelt wird, »schielend, stumm, schiefhalsig, halluzinierend, stotternd«. Die therapeutische Strategie, die an Yaloms paradoxe Therapie erinnert, mit der er Phyllis in *Die Liebe und ihr Henker* hilft, ihre Agoraphobie zu überwinden, fußt auf einer von Nietzsches Kernüberzeugungen: Die Menschen sind voller Ressentiments (er verwendet diesen französischen Ausdruck), voller Feindseligkeit, die aus unterdrückter Wut und Aggression entsteht. Doch keines von Nietzsches Experimenten, »dem strahlenden Blick Berthas den Glanz zu nehmen«, ist von Erfolg gekrönt. Beide Männer schließen daraus, dass ein Frontalangriff auf Breuers Symptome ein grandioser Fehlschlag ist. Sie müssen eine andere therapeutische Strategie finden, bei der Patient und Therapeut sich gestärkt und nicht erniedrigt fühlen.

Botschafter von Bedeutungen

Die beiden verzweifelten Ärzte entwickeln im folgenden Kapitel eine erfolgreichere Strategie. Nietzsche vermutet den Grund für ihren jüngsten Misserfolg darin, dass sie nach dem Ursprung eines Symptoms suchten statt nach dessen Bedeutung. *»[V]ielleicht sind Symptome die Übermittler von Bedeutungen und verschwinden erst, wenn ihre Botschaft erfaßt wurde.«* Dann lehnt Nietzsche sich in seinem Stuhl zurück und streicht sich über den Schnurrbart – ein Moment grotesker Erleichterung in einer von intellektueller Energie erfüllten Szene. Auf den folgenden paar Seiten fährt Breuer mit seinem *chimney sweeping* fort – oder anders gesagt, dem freien Assoziieren, einer Technik, die Breuer und Nietzsche in Yaloms Roman gemeinsam entdecken.

Der Philosoph spielt die Rolle des Analytikers perfekt und unterstützt Breuer in seinem schwierigen Ringen, die Bedeutung des Zaubers zu verstehen, mit dem Bertha Pappenheim ihn in ihren Bann gezogen hat. Sie weckt bei Breuer Begehren und Magie, dionysische Leidenschaft, aber auch Gedanken an eine Flucht aus der Falle der Zeit. Auf welche Weise ist Breuer gefangen? Er gesteht, dass er sich danach sehnt, aus seinem derzeitigen Leben auszubrechen, in dem er zu verkümmern glaubt. Beide Männer sind sich einig, dass in Sicherheit zu leben, gefährlich ist – ein zentraler nietzscheanischer Gedanke. Angesichts Berthas Schönheit, gesteht Breuer, hat er das Gefühl, in den »Eingeweiden der Welt, am Herzschlag des Seins« zu sitzen. Er stellt sich vor, wie sich ihre Lippen zu einem kleinen, zärtlichen Lächeln verziehen, das, um Nietzsches vorausschauende Frage zu beantworten, ihn sowohl an das Lächeln seiner Frau erinnert, wenn sie ihren gemeinsamen Sohn anblickt, als auch an das Lächeln, das ein Mädchen ihm schenkte, in das er dreißig Jahre zuvor vernarrt gewesen war. Nietzsche stellt zwei weitere Fragen und liefert gleich eine Antwort zu Letzterer. »Und weiter? Vergessen Sie nicht das Lächeln Ihrer Mutter?« Breuer erinnert Nietzsche daran, dass seine Mutter im Alter von dreiundzwanzig Jahren gestorben war, nachdem sie seinen jüngeren Bruder auf die Welt gebracht hatte; damals sei er selbst erst drei Jahre alt gewesen – ein Hinweis, der im folgenden Kapitel des Romans exploriert wird. Nietzsche erkennt intuitiv die Bedeutung des Verlusts der Mutter, eine Erkenntnis, die bis zur zweiten Hälfte des zwanzigsten Jahrhunderts noch nicht allgemein anerkannt wurde.

Jeder der beiden nennt den anderen während dieser entscheidenden Szene beim Vornamen, und zum ersten Mal enthüllt Nietzsche, dass seine Migräne ihn von der Professur erlöste, die er insgeheim als Todesurteil betrachtet hatte – eine Würdigung des »sekundären Krankheitsgewinns«, wie Freud es später nannte. Dann zeigt Breuer Nietzsche ein Foto von Bertha Pappenheim im Reitdress mit einer langen Reitgerte. Plötzlich wechseln die Männer die Rollen. »Eine beeindruckende Erscheinung, Josef«, erklärt Nietzsche und fügt hinzu: »Zugegeben, sie ist schön – allerdings schwärme ich selbst nicht für Frauen, welche Peitschen tragen.«

So wichtig *chimney sweeping* sein mag, die Patient-Therapeut-Beziehung ist wichtiger – und hier geben Breuer und Nietzsche Yaloms vertrautem Thema Ausdruck. Breuer weist auf die Bedeutung der »Beziehung« hin, obwohl er reumütig feststellt, dass es nicht einfach ist, eine Beziehung zu beobachten, wenn man selbst ein Teil davon ist. Plötzlich schöpft er Hoffnung für sein Leben. Statt mit Nietzsche zu konkurrieren und ihm Fallen zu stellen, aalt sich Breuer in der neuen Wärme ihrer Beziehung. Breuer erkennt auch intuitiv das Phänomen der Idealisierung. »*Was mir Nietzsche ist, war ich Bertha.*« Eine solche Idealisierung, erkennt er, muss exploriert werden, auch wenn er noch nicht dazu bereit ist. Seltsamerweise vergisst Breuer schon eine Stunde nach seiner Therapiesitzung, worüber sie gesprochen haben. »*Wäre es möglich, daß es so etwas wie ein* tätiges *Vergessen gibt, daß etwas nicht deshalb vergessen wird, weil es* unwichtig, *sondern weil es zu wichtig ist?«* Yalom deutet hier die Rolle des Widerstands an, des unbewussten Vergessens einer schmerzvollen Wahrheit.

Die Therapiesitzung heitert auch Nietzsche auf. Die Richtung ihrer Gespräche hat sich vollkommen verändert. Die beiden Männer müssen nach der Bedeutung eines Symptoms suchen und nicht nach seinen fernen Ursprüngen. *»Das Symptom ist lediglich der Bote, welcher die Kunde bringt, daß Angst aus dem Innersten auszubrechen droht!«* Nietzsche versteht schon, was Breuers Besessenheit von Bertha Pappenheim zu bedeuten hat. *»Sie ist die Erlöserin, welche den zum Tode Verurteilten begnadigt.«*

Der Friedhof

Im folgenden Kapitel begleitet Nietzsche Breuer auf seinem allmonatlichen Besuch der jüdischen Abteilung des Wiener Zentralfriedhofs, wo er seinen verstorbenen Eltern und seinem einzigen Bruder, der acht Jahre zuvor gestorben war, seinen Respekt erweist. Der Friedhofsbesuch ist die perfekte Kulisse für den Arzt und den Philosophen, um sich über den Tod zu unterhalten – und für den Autor, um die existenzielle Wahrheit anzudeuten, dass Angst durch die Bewusstwerdung der eigenen Sterblichkeit entsteht. Nietzsche respektiert Breuers Bedürfnis, allein zu sein, und läuft einen von Granit- und Marmorgrabsteinen gesäumten Weg entlang. Minuten später holt Breuer seinen brummelnden Begleiter ein, der sich die Zeit mit dem Komponieren von Reimen vertreibt. »Obschon nur blinder, tauber Stein, fleht er doch stumm: Gedenke mein!« Nietzsche wird bewusst, dass die Vergangenheit nie vorüber ist, genauso, wie die Toten für die Lebenden immer lebendig bleiben. Das Kapitel, beschwörend und lyrisch, gehört zu den bewegendsten im Roman. Breuer erklärt den jüdischen Brauch, Kieselsteine auf Grabsteine zu legen – ein Ritual zum Gedenken an die Toten –, und dann verrät er seine Definition vom Leben als einen »Funken zwischen zwei Leeren ..., dem Dunkel vor der Geburt und dem Dunkel nach dem Tode«, ein schopenhauerischer (und epikureischer) Gedanke, auf den Yalom in einem späteren Roman zurückkommt.

Die Kieselsteine auf dem jüdischen Grabstein, die das Gedenken symbolisieren, rufen eine Fußnote in *Existenzielle Psychotherapie* in Erinnerung, in der Yalom über Alan Sharps Roman *Tief unten in Demerara* (1965) reflektiert. Der Roman beschreibt einen kleinen mexikanischen Friedhof, der zweigeteilt ist, die »Toten«, deren Gräber in Yaloms Worten »noch mit Blumen geschmückt werden, die die sie Liebenden auf sie legen«, und die »wirklich Toten«, deren Grabstätten nicht mehr erhalten werden – »keine lebende Seele erinnert sich ihrer«. Erinnern ist oft knifflig, selbst für jemanden mit einem so enormen Erinnerungsvermögen, wie Yalom es hat: In der englischen Version schreibt er den Vornamen des Autors und das letzte Wort des Titels falsch. In seinem Buch *In die Sonne schauen* bezieht er sich auf denselben Roman, wenn er schreibt: »Ganz sicher wird die Zeit kommen, wenn die letzte lebende Person, die mich je gekannt hat, auch gestorben sein wird.«

Yalom wartet, bis seine beiden Protagonisten auf dem Friedhof sind, und verrät dann den Namen von Breuers Mutter »Bertha«, den im Übrigen auch dessen Töchter trägt, eine Tatsache, die, wie der Arzt glaubt, nichts mit seiner Besessenheit von Bertha Pappenheim zu tun hat. Nietzsche ist da anderer Meinung. »Gestern erkannten wir, wie Ihre Phantasien über Bertha Sie vor der *Zukunft* schützen, vor den Schrecken des Alterns, des Todes, der Vergessenheit. Heute dämmert mir, daß Ihr Bild Berthas überdies von Gespenstern aus der *Vergangenheit* bevölkert ist.« Während Breuer glaubt, dass seine Beziehung mit Bertha Pappenheim nur aus zwei Personen besteht, deutet Nietzsche etwas anderes an und fragt: »*Wie viele Personen gehören dieser Beziehung an?*« Yalom deutet an, dass jene, die von einer anderen Person besessen sind, möglicherweise auch von einem Wiedergänger aus der Vergangenheit verfolgt werden. Breuer ist jedoch nicht überzeugt, und die beiden Männer verstummen; jeder verliert sich in seinen Gedanken.

In der Friedhofszene dramatisiert Yalom Ebbe und Flut der Gedanken seiner Figuren und die wechselnde Dynamik ihrer Beziehung. In einem Moment fühlt sich jeder dem anderen nah und glaubt, den anderen zu verstehen und von ihm verstanden zu werden. Im nächsten Moment zieht sich jeder emotional vom anderen zurück, fühlt sich isoliert und falsch verstanden. Wie ein Meisterpianist weiß Yalom, wie man Silences spielt. Manchmal deutet die Stille zwischen Breuer und Nietzsche darauf hin, dass die beiden ihren Gedanken nachhängen, über Ideen reflektieren, die sie noch nie in Betracht gezogen haben, etwa, ob Träume eine Bedeutung haben könnten. Beide sind sich in diesem Thema einig, doch während Breuer von einer Frau träumt, die ihn vor dem Tod *rettet*, träumt Nietzsche von einer Frau, die ihn in den Tod *führt*. Manchmal deutet ihr Schweigen an, dass sie nicht gewillt sind, eine Frage aufzuwerfen, die für den anderen zu schmerzvoll oder schwierig sein könnte. Sie müssen die Kunst, zu wissen, wann sie eine Frage stellen sollen, erst lernen: wann sie vorstoßen sollten und wann den Rückzug antreten. Und manchmal verbirgt sich hinter ihrem Schweigen auch ihr Widerwille, ihrer Wut oder ihrem Misstrauen auf den anderen Ausdruck zu verleihen, die Furcht, das zarte Pflänzchen ihrer Beziehung aufs Spiel zu setzen.

Der Besuch auf dem Friedhof reißt bei beiden Männern alte Wunden aus ihrer frühen Kindheit auf; bei Breuer, als er seine Mutter im Alter von drei Jahren verlor, bei Nietzsche, der mit fünf Jahren seinen Vater verlor. Wie wirkt sich der frühe Verlust eines Elternteils auf ein Kind in seinem späteren Leben aus? Yalom wartet mit einer unwiderstehlichen psychobiographischen Spekulation auf. Der fiktionale Nietzsche deutet an, dass der frühe Tod seines Vaters, eines lutherischen Pfarrers, sein Wachstum und seine Entwicklung als Denker unterstützt haben könnte. »Wie hätte denn ich, der Anti-Christ, falschen Glauben austreiben und neue Wahrheiten suchen können, hätte ein Pastorenvater bei jeder meiner Errungenschaften schmerzlich das Gesicht verzogen, ein Vater, welcher meine Kreuzzüge gegen die Illusion als persönliche Angriffe auf *sich* hätte auffassen müssen?«

Als Nächstes widmet Yalom sich Breuers frühem Verlust seiner Mutter und zitiert im Nachwort die Vermutung George Pollocks, dass Breuers starke emotionale Reaktion auf Bertha Pappenheim vielleicht darauf zurückzuführen sei, dass er seine Mutter verloren hatte, die den gleichen Vornamen trug. Breuers »tiefste Emotionen als psychologischer Forscher und menschliches Wesen«, schreibt Pollock, waren von seinen »Verbindungen zu einer schönen, jungen Mutter geprägt, die, als er drei oder vier Jahre alt war, im Kindbett gestorben war, was ihn auf dem Höhepunkt der ödipalen Phase mit einem verheerenden Verlust konfrontierte«. Pollock zieht den Schluss, dass in der Zeit, als Breuers externe Verstrickungen »den Ausbruch verdrängter Konflikte und bestehender Abwehrmechanismen bedrohten, Fluchtmechanismen mit Verdrängung und Rückzug einsetzten«. Yalom präsentiert Pollocks Theorie als mögliche Erklärung für die Besessenheit Breuers von Bertha Pappenheim. Der tief bewegende Friedhofsbesuch gibt Yalom die Möglichkeit zu explorieren, in welchem Ausmaß sich frühe Verluste auf das Leben seiner beiden Protagonisten ausgewirkt haben.

Dann wendet sich das Kapitel den Gedanken Nietzsches zum Tod zu: »Stirb zur rechten Zeit!«, mahnt der Philosoph, und als der Aufruf Breuer erschreckt, führt er weiter aus: »Wer zur rechten Zeit lebt, wer vollbringend lebt, für den verliert der Tod seinen Schrecken. Wer nie zur rechten Zeit lebt, wird nie zur rechten Zeit sterben können.« Nietzsche wirft eine Frage auf, die beide Männer frustriert, worauf der Dialog hindeutet: »Fragen Sie sich selbst, Josef. Haben Sie Ihr Leben gelebt?« Nietzsches Frage nimmt eines von Yaloms typischen Themen vorweg, die Überzeugung nämlich, dass die Furcht vor dem Tod umgekehrt proportional zur Lebenszufriedenheit ist. »[D]ie Angst vor dem Tod [ist] immer bei denen am stärksten ausgeprägt …, die glauben, nicht genug aus ihrem Leben gemacht zu haben« (aus: *Die Liebe und ihr Henker*).

Im Friedhofskapitel gibt es Momente, in denen Nietzsche zugewandt und warmherzig ist, aber auch andere, in denen er sich wie ein wütender Prediger gebärdet, der mit Donnerkeilen um sich wirft. Der historische Nietzsche kultivierte in seinen Schriften die Stimme des Propheten, eine stachelige Prosa und einen messerscharfen Stil, die sich nicht immer für eine Therapie eignen. Yalom weiß, dass Autoren von Jeremiaden vielleicht nicht erkennen, dass sie ihr Publikum überfordern. Nietzsche merkt später, dass er zu streng mit Breuer umgegangen ist, auch wenn er sich nicht sicher ist, was er anders hätte machen können. Yalom benutzt eine passende Metapher, um Nietzsches Beziehung zu Breuer zu beschreiben: »[E]in Führer muß ein Geländer am Wasserfall sein, nicht aber ein Krückstock.« Breuer wird zunächst vom reißenden Strom der hämmernden Fragen Nietzsches davongetragen, und er fühlt sich schwindlig und schwach, dem Zusammenbruch nahe – Symptome, die Nietzsche seit Langem vertraut sind. Yalom beschönigt die Schmerztherapie nicht: Sie ist nichts für Zartbesaitete. Schmerzhafte Wahrheiten anzuerkennen, können einem den Atem rauben, wie Breuer erkennt. Dennoch setzen Therapeuten, wie Yalom andeutet, nur selten einen Hammer ein.

Breuer ist empfänglich für die Bedeutung des Sterbens zum richtigen Zeitpunkt und dafür, ein erfülltes Leben zu führen, um die Angst vor dem Tod zu überwinden, doch einen anderen Gedanken Nietzsches, die Idee der ewigen Wiederkehr, sieht er skeptisch. Ewige Wiederkehr oder die ewige Rückkehr, ist der Glaube, dass in Anbetracht dessen, dass Zeit und Raum unendlich sind, alles, was geschehen wird, *schon* geschehen ist und weiterhin geschehen wird. Breuer reflektiert Yaloms Skepsis gegenüber der ewigen Wiederkehr. Auch an zwei weiteren Gedanken Nietzsches ist Yalom nicht interessiert, am Willen zur Macht, was auch der Titel eines Buches ist, das auf Nietzsches unveröffentlichten Schriften beruht, die er wahrscheinlich nicht für eine Publikation vorgesehen hatte, und am Konzept des Übermenschen. Beide dieser Gedanken Nietzsches bleiben problematisch.

Breuers Trance-Sitzung

Breuer, der überzeugt ist, in einem leblosen Dasein begraben zu sein, teilt seiner Frau im folgenden Kapitel mit, dass er sie, seine Kinder und seinen Beruf verlassen werde. Er akzeptiert Nietzsches Forderung nach einem sauberen Schnitt und stellt sich einer furchterregenden Freiheit. Aus einer kosmischen Perspektive, so rationalisiert er, wird seine Abwesenheit für niemanden einen Unterschied machen. Er versucht, sich in Nietzsche hineinzudenken, und sagt sich: »Lieber die Ehe brechen, als von der Ehe gebrochen werden!« Der Aphorismus klingt gut, fühlt sich aber falsch an. Der historische Nietzsche hat darauf beharrt, dass man nicht blind in die Fußstapfen eines anderen treten sollte. In *Die fröhliche Wissenschaft* ruft er aus: »Sei ein Mann und folge mir nicht nach – sondern dir! Sondern dir!« Breuer weiß nicht, was er tut, als er in einen Zug steigt und Bertha Pappenheim in einem Schweizer Sanatorium besucht. Bei seiner Ankunft sieht er allerdings, dass sie ihre Huld bereits einem anderen Arzt geschenkt hat. Wie versteinert beobachtet Breuer, wie sie versucht, den agitierten Arzt zu verführen, dem es schwerfällt, sich ihren Avancen zu entziehen. Alles scheint verloren – bis Breuer eine Stimme hört, die Stimme Sigmund Freuds, der immer noch versucht, ihn aus einer hypnotischen Trance zu wecken. Plötzlich erkennt Breuer – und auch der Leser –, dass sich der Arzt in einem durch Hypnose ausgelösten Trancezustand befindet und sich die Ereignisse der vergangenen vierundzwanzig Seiten nur eingebildet hat. Für Breuer ist es noch nicht zu spät, sein Leben zu ändern.

Wenn dieses Kapitel in *Und Nietzsche weinte* den Leser an den Geist der vergangenen Weihnachten, an die düstere Vision der Zukunft, in Charles Dickens' Erzählung *Der Weihnachtsabend* erinnert, auf den Scrooge stößt, so liegt das an Yaloms fester Überzeugung, dass Literatur und Psychotherapie auf ihre jeweils eigene Weise das Leben eines Menschen verändern können. Breuer hat die Zeit und die Motivation, die Kontrolle über sein Leben wiederzugewinnen. Nietzsches nomadisches Wanderleben ohne Familie und Freunde ist für Breuer nicht das Richtige, ebenso wenig, wie Breuers häusliches Leben in einer Ehe und mit Kindern für Nietzsche das Richtige ist. Man muss auf seine eigene Art und Weise die nietzscheanische *amor fati* – Liebe zum Schicksal – annehmen, die der Philosoph als die Formel für die Bedeutsamkeit eines menschlichen Wesens betrachtete. Jeder wird unterschiedliche Schlüsse aus der Aufforderung ziehen: »Werde, der du bist!«

Breuer kann sich nur innerhalb der Grenzen seines Charakters ändern, und Yalom muss innerhalb der Einschränkungen im Leben des echten Breuer arbeiten. Dennoch hat Breuer viel aus seinen Gesprächen mit Nietzsche gelernt. Er hat gelernt, sein Schicksal in die Hand zu nehmen, sein Schicksal zu lieben. Breuer, den eine Woge von Liebe und Sehnsucht für seine Frau überrollt, die er lange nicht zur Kenntnis genommen hatte, hat gelernt, dass auch sie »zuletzt gegen die Zeit nichts vermochte«. Der wahre Feind, gibt Yalom zu verstehen, ist das Schicksal: Zeit, Altern und Tod. Breuer hat gelernt, Bertha Pappenheims Bild von den Übertragungssymbolen und Gespenstern zu trennen, die er damit assoziierte, und sich von der Besessenheit zu befreien, die seine Gedanken beherrscht hat. Er hat gelernt wertzuschätzen, was er nicht zu schätzen wusste: seine Frau, die Kinder und seine Arbeit. Und er hat gelernt, dass sein Weg nicht Nietzsches Weg ist, das Leben des einsamen Sehers.

Im letzten Kapitel überbringt Breuer einem überraschten Nietzsche sowohl seine Entdeckung als auch seine Genesung. Yalom hätte sich auch vorstellen können, dass der Philosoph anders darauf reagieren würde. Wird Nietzsche enttäuscht oder verärgert sein, dass der Arzt sich dafür entscheidet, an seinem derzeitigen Leben festzuhalten? Wird der Philosoph den Respekt vor dem Mann verlieren, dessen Weg nicht der seine ist? Wird er sich verbittert von Breuer abwenden, so wie er sich von Lou Salomé und Paul Rée abgewandt hat, überzeugt davon, abermals verraten worden zu sein? Ein anderer Autor hätte sich diese Szenarien vielleicht vorgestellt, doch Yaloms Glaube an die Möglichkeit zur Veränderung führt zu einem positiveren Ausgang. Yalom präsentiert uns einen großzügigen, hochherzigen Nietzsche, der Breuer für den langen Weg lobt, den er bei seiner Selbstanalyse gegangen ist. Jeder der Männer bewundert ohne Neid oder Missgunst die Stärke des anderen. Breuer erkennt an, dass er, anders als Nietzsche, nicht zu lange in die Sonne schauen kann; Nietzsche erkennt an, dass er, anders als Breuer, den Schatten noch nicht gefunden hat. Jeder bewertet die Bestrebungen des anderen und bekräftigt so deren Beziehung. Breuer hat Nietzsches Weisheit verinnerlicht, und wenn er die Worte des Philosophen zitiert – »[D]ank Ihnen weiß ich jetzt, daß der Schlüssel zu einem erfüllten Leben darin liegt, *das Unumgängliche zu wollen und dann das Gewollte zu lieben*« –, erinnert er den Philosophen daran, wie wichtig es ist, sein Schicksal zu lieben, welches das Thema seines nächsten Buches sein wird.

Yaloms Buch ist jedoch noch nicht zu Ende, und auf dem emotionalen Höhepunkt der Erzählung gesteht jeder der beiden, den anderen verraten zu haben. Nietzsche räumt ein, dass er, obwohl er in seinen Briefen oft sein Herz ausschüttete, sich beschämt abwandte, wenn er Menschen von Angesicht zu Angesicht begegnete. »Ebensowenig habe ich anderen gestattet, mir ihr Herz auszuschütten – aus Angst, jemanden zu verpflichten, mir zum nämlichen Zwecke zur Verfügung zu stehen.«

Nietzsche räumt auch ein, dass er, wenn Breuer davon sprach, von Bertha Pappenheim besessen zu sein, immer daran gedacht hat, wie sehr Lou Salomé ihn in ihren Bann zog. »Ich verstellte mich – wie ein Weib –, und kroch erst hervor, wenn Sie gegangen waren, setzte die Füße in Ihre Fußstapfen und versuchte, Ihnen zu folgen.« Nietzsche hat sein lebenslanges Misstrauen gegen Frauen nicht überwunden, ein Vorurteil, das er mit ins Grab genommen hat. Breuer offenbart dann, dass auch er verraten hat: seine heimlichen Treffen mit Lou Salomé, ihre Appelle an Breuer wegen Nietzsche, dass er Wagners Brief an Nietzsche gelesen hat und ihre Bitte, eine neue Behandlung für ein psychologisches Leiden zu erfinden. Breuer verschweigt nichts, auch nicht Lou Salomés kürzlichen Besuch, auch wenn er sich geweigert hat, ihr etwas über die Behandlung Nietzsches zu verraten.

Rostige Pforten öffnen

Breuers Beichte ist so niederschmetternd, dass sie bei Nietzsche augenblicklich eine schwere Migräne auslöst, ein geschicktes Detail der Handlung, die es dem Arzt ermöglicht, seine Rolle als Heiler wieder aufzunehmen und den Zorn seines Patienten zu mildern. Breuer überzeugt Nietzsche, dass er den Geist seiner Beziehung mit dem Philosophen zu würdigen wusste, obwohl alles mit einer Duplizität begann. Breuer gibt zu, dass er grausam ist, wenn er darauf hinweist, dass Salomé Nietzsche nie geliebt hat, in ihm nie etwas anderes als einen Freund gesehen hat, aber er rechtfertigt seine harschen Worte damit, dass er den Rat eines großen Lehrers zitiert: »›Sei den Leiden des Freundes eine Ruhestätte‹«, sagt dieser, »›doch gleichsam ein hartes Bett, ein Feldbett.‹« Yalom hat diese Aussage dem berühmten, philosophischen Roman Nietzsches *Also sprach Zarathustra* entnommen, der zwischen 1883 und 1891 publiziert wurde. Breuers Angriff auf die falschen Illusionen, die Nietzsche mit Salomé assoziiert hat, befreit den Philosophen von seiner furchtbaren Besessenheit. »›Heute bin ich der Amboß‹, unterbrach ihn Nietzsche, ›und es sind *Ihre* Worte, welche Hammerschlägen gleichen und welche die Zitadelle meiner Liebe schleifen.‹« In einem Geist von Gegenseitigkeit sind beide Männer sowohl Hammer als auch Amboss des anderen gewesen. Jeder hat dem anderen schmerzhafte, aber transformative Wahrheiten gegeben und vom anderen empfangen.

»Einsamkeit existiert nur in der Einsamkeit«

Breuers Strategie, am Ende von *Und Nietzsche weinte*, das mörderische, zwanghaft besetzte Phantom zu desidealisieren und dadurch zu exorzieren, wurde von Psychoanalytikern bis weit in das zwanzigste Jahrhundert hinein nicht angewandt, aber Yaloms Leser haben kein Problem damit, ihre Zweifel vorübergehend außer Kraft zu setzen. Auch werden die Leser keine Schwierigkeiten haben, Yaloms Interpretation der tiefsten Furcht des fiktionalen Philosophen zu akzeptieren, nämlich, dass er trotz seiner Prahlerei, posthum geboren zu sein, von der Angst verfolgt wird, allein zu sterben. Voller Verzweiflung über den Verlust seiner letzten Illusion, dass Lou Salomé ihn begehrt habe, fühlt Nietzsche sich leer, aber Breuer weiß, wie er ihn aus den Tiefen seines Selbsthasses holen kann. Es war nicht Lou Salomé, die Nietzsche begehrte, vermutet Breuer, sondern jemand *wie* sie, die ihn den Klauen der Zeit entreißt. Als Nietzsche in Tränen ausbricht, bittet Breuer ihn, sich ein Gedankenexperiment vorzustellen: seinen Tränen eine Stimme zu geben. Mithilfe seines Arztes gelangt der Philosoph zu einer folgenschweren Wahrheit, dem Paradox, in Breuers Worten: »Einsamkeit existiert nur in der Einsamkeit; sobald sie geteilt wird, löst sie sich auf.«

Yalom achtet darauf, das, was Nietzsche von Breuer lernt, nicht zu übertreiben. Nietzsches Misstrauen Frauen gegenüber hat sich trotz Breuers Anstrengungen, ihn zu überzeugen, dass Lou Salomé eine Leidensgenossin ist, nicht geändert. Breuer fragt sich, ob Nietzsches Antipathie gegenüber Frauen in den ersten Jahren seines Lebens geformt wurde, als er in einem von Frauen dominierten Haushalt aufwuchs. Was immer auch der Grund dafür sein mochte, Nietzsche bleibt allen Frauen gegenüber misstrauisch. Und Nietzsche hat auch nie den Wunsch geäußert, sein einsames Leben im Exil zu ändern. Er hat zu lange allein gelebt, um die Möglichkeit in Betracht zu ziehen, mit einem anderen Menschen zusammen zu sein. Aber was sich geändert hat, ist Nietzsches Gefühl von Freiheit. Könnten seine Tränen sprechen, sagt er zu Breuer, würden sie sagen: »Endlich frei! All diese Jahre hindurch eingesperrt! Dieser Mann, dieser vertrocknete, enge Mann, hat mir noch nie freien Lauf gelassen.« Aus Breuers *chimney sweeping* ist ein echter Hausputz geworden, ruft Nietzsche aus, um dann die Metapher zu wechseln und zu erklären, dass der Wiener Arzt »die rostige Pforte geöffnet« hat.

Eine einzigartige Freundschaft

Eine von Yaloms einzigartigsten Leistungen in *Und Nietzsche weinte* ist die neue Verbindung zwischen zwei Männern mit sehr unterschiedlichen Veranlagungen. Nietzsche schrieb viel über Freundschaft, obwohl er in seinem eigenen Leben nur wenige Freunde hatte – und sich von einigen von ihnen verraten fühlte. An Breuers Freundschaft zu Nietzsche gibt es nichts Überschwängliches oder Unauthentisches; diese Freundschaft hat sich von Misstrauen und Missverständnissen zu echter Intimität entwickelt. Unausgesprochen in ihrer neuen Freundschaft ist Nietzsches Neubewertung von Sympathie, Mitleid und Dankbarkeit. Der Philosoph und der Arzt sind zu scharfsinnig, um egozentrische Motive zu leugnen, wenn einer dem anderen hilft, aber sie bestätigen auch die Fähigkeit, sich über Eigeninteresse hinwegzusetzen. Breuer spricht für Yalom, wenn er sagt, dass es für zwei Menschen möglich ist, gute Freunde zu werden. Sowohl Breuer als auch Nietzsche haben an der »Selbstüberwindung« des anderen mitgewirkt, die zur Überwindung ihrer Verzweiflung führte. Am Ende verzichtet Yalom auf Sentimentalität, als Nietzsche Breuers Einladung ablehnt, bei ihm und seiner Familie zu wohnen. »Nein, mein Freund, meine Bestimmung ist die Suche nach der Wahrheit jenseits der Einsamkeit. Mein Sohn, mein Zarathustra, wird voll gereifter Weisheit sein, doch zum einzigen Begleiter wird er einen Adler haben. Er wird der einsamste Mensch auf Erden sein.« Die beiden Männer umarmen sich und trennen sich endgültig voneinander. Breuer, erzählt uns Yalom, wird weitere dreißig Jahre als Arzt praktizieren, aber die Redekur aufgeben, was Freud die Möglichkeit gibt, bahnbrechende Entdeckungen zu machen. Und um die unbeantworteten biographischen Details unter Dach und Fach zu bringen, verrät Yalom noch, dass Nietzsche zu einem schicksalhaften Treffen mit seiner größten literarischen Kreation, dem persischen Propheten Zarathustra, nach Italien reisen wird.

Yalom beendet seinen Roman damit, dass sein Held mit seinem wichtigsten Sprössling schwanger geht, doch der Autor wusste wie wir auch, dass Nietzsches Leben tatsächlich 1889 endete. In Turin sah er, wie ein Pferd ausgepeitscht wurde. Er legte die Arme schützend um den Hals des Pferdes und erlitt daraufhin einen Zusammenbruch. Danach war er nie wieder derselbe. Yalom erwähnt diese Information kurz in seinem Nachwort, das der Geschichte eine ergreifende Fußnote liefert. Gäbe es Gerechtigkeit im Leben, hätte Nietzsche seine Aufforderung in *Jenseits von Gut und Böse* in die Tat umsetzen können: »Man soll vom Leben scheiden wie Odysseus von Nausikaa schied, – mehr segnend als verliebt.«

Yalom gab seinem Roman den Titel *Und Nietzsche weinte*, womit er unterstrich, dass der Philosoph die affektive Dimension des menschlichen Lebens würdigte. Der Glaube, dass es bei der Philosophie hauptsächlich um Vernunft geht, ist mindestens so alt wie Sokrates, aber Nietzsche bejahte die Rolle der Leidenschaften. Ein Übermaß an Vernunft, glaubte er, kann uns für unsere Gefühle blind machen. Yaloms Nietzsche drängt Breuer, sein Gefühlsleben zu untersuchen, insbesondere seine Besessenheit von Bertha Pappenheim, und am Ende untersucht der Philosoph auf Druck des Arztes seinerseits seine Obsession von Lou Salomé.

Lob für Yaloms Roman

Und Nietzsche weinte war ein internationaler Erfolg bei Kritik und Publikum und ist nach wie vor Yaloms bekanntester Roman. *Der Boston Globe* pries *Und Nietzsche weinte* als einen »intelligenten, sorgfältig recherchierten Roman von großartiger Vorstellungskraft«. Die *Chicago Tribune* nannte *Und Nietzsche weinte* die »beste Dramatisierung der Gedanken eines großen Denkers seit Sartres *Le scénario Freud*«. Die *Washington Post Book World* beschrieb den Roman als »magisch, aufrüttelnd«. James Joll, der einräumt, von Romanen nicht besonders begeistert zu sein, welche historische Figuren in Situationen versetzt, die es nie gegeben hat, räumte im *New York Review of Books* ein, dass Yalom »beachtliche Genialität bewiesen hat, indem er sein gesammeltes Wissen über Nietzsches Schriften einsetzte, um Nietzsche plausible Worte in den Mund zu legen« (Joll, 1993). Allerdings gab Joll verschmitzt der Hoffnung Ausdruck, dass Yalom eine Fortsetzung schreiben möge, in der Breuer Nietzsche heilt, damit er sein Werk *Der Wille zur Macht* ohne Hilfe seiner antisemitischen Schwester hätte fertigstellen können. Tatsächlich hätten Nietzsche und Breuer einander einmal fast getroffen. In *Wie man wird, was man ist* erwähnt Yalom eine der großen Überraschungen in seinem Leben elf Jahre nach der Publikation von *Und Nietzsche weinte*, als ihm ein Forscher der Weimarer Archive einen neu entdeckten Brief schickte, den Nietzsche 1880 von einem Freund erhalten hatte, der ihn darin eindringlich aufforderte, wegen seiner medizinischen Probleme Dr. Breuer zu konsultieren. Der Brief überzeugte Yalom, dass er André Gides Feststellung treu geblieben war: »Fiktion ist Geschichte, die hätte geschehen können.«

Und Nietzsche weinte wendet sich an Leser, die sich für die Überschneidungen von Philosophie, Psychologie, Geschichte und Biographie interessieren. In dem Roman geht es ums Lesen: Bücher lesen, Menschen lesen, sich selbst lesen. Obwohl Nietzsche zu Lebzeiten nur wenige Leser hatte, verlor er nie den Glauben daran, dass seine Bücher zukünftige Leser ansprechen würden. »Dass aus meinen Schriften ein Psychologe redet, der nicht seines Gleichen hat«, deklamiert er in *Ecce Homo*, »das ist vielleicht die erste Einsicht, zu der ein guter Leser gelangt – ein Leser, wie ich ihn verdiene, der mich liest, wie gute alte Philologen ihren Horaz lasen« (Nietzsche, S. 69). Nietzsche hatte das Glück, dass Yalom sowohl Leser als auch Romanautor war. Yalom gelingt es, die edle Gesinnung des historischen Nietzsche einzufangen und gleichzeitig die seine zu vermitteln.

7

Die rote Couch

Bedrohung durch Überschreiten sexueller Grenzen

Yalom hätte für seinen zweiten Psychotherapie-Roman keinen ironischeren Originaltitel finden können als *Lying on the Couch*, auf der die Analysanden liegen und von ihren Träumen, Sehnsüchten, Ängsten und Phantasien erzählen. Der Titel birgt eine seltene *Drei*deutigkeit, eine Formulierung, die drei unterschiedliche Bedeutungen liefert, angefangen mit Analysanden, die auf der Couch des Therapeuten liegen – die archetypische Situation in einer Gesprächstherapie. (Nur wenige Menschen wissen, dass Freud von seinen Patienten verlangt hat, sich in seiner Praxis auf die Couch zu legen, weil er es nicht mochte, den ganzen Tag angestarrt zu werden.) »*Lying* on the Couch« steht hier auch für die Zweideutigkeit des englischen Begriffs, für das *Lügen* in der Psychotherapie und die Schwierigkeit festzustellen, ob Patienten ihre Geschichten wahrheitsgemäß erzählen oder nicht. Und »Lying on the Couch« ruft auch eine sexualisierte Psychotherapie in Erinnerung, die gravierendste Grenzüberschreitung in der Therapie. Yalom exploriert in seinem witzigen, schlauen Roman alle diese drei Bedeutungen.

Auf der Couch aufrichtig sein und lügen

Patientengeschichten können vertrauenswürdig sein oder nicht, Beispiele für Wahrheitstreue oder Lügen. Beide sind jedoch nicht immer leicht auseinanderzuhalten. Narrative Wahrheit und historische Wahrheit, wie Donald P. Spence in seinem Buch *Narrative Truth and Historical Truth: Meaning and Interpretation in Psychoanalysis* (Erzählerische Wahrheit und Historische Wahrheit: Bedeutung und Interpretation in der Psychoanalyse) von 1984 beobachtete, können nicht immer voneinander getrennt werden. Die Bedeutung des Lebens eines Patienten wird vom Patienten und vom Therapeuten gemeinsam gestaltet und gipfelt in einer Geschichte, die eine vom therapeutischen Verlauf geformte Rekonstruktion ist.

In »Lying on the Couch«, dem vorletzten Kapitel des 1976 erschienenen Buches von Leslie H. Farber *Lying, Despair, Jealousy, Envy, Sex, Suicide, Drugs, and the Good Life* (Lügen, Verzweiflung, Eifersucht, Neid, Sex, Selbstmord, Drogen und das gute Leben) stellt der Psychoanalytiker zwei unterschiedliche Arten von Wahrheit einander gegenüber: die eine, die »problematisch, partiell, zurückhaltend ist – und immer noch atmet« und die andere, die »offenbarend« ist und normalerweise begleitet – und somit identifizierbar – durch »beträchtliche Emotionen, die oft als verdrängt oder verleugnet verstanden werden und erst jetzt durch die Oberfläche brechen«. Farber ist mehr an der ersten Art von Wahrheit interessiert als an der zweiten. »Ich glaube, dass wahrheitsgemäß zu sprechen, ein passenderes Ziel ist, als die Wahrheit zu sagen.« Gewöhnliche, bruchstückhafte Wahrheit ist nicht so dramatisch oder »ästhetisch« wie offenbarende Wahrheit, dafür ist sie echter und dauerhafter. Das Paradoxon der Psychoanalyse liegt, wie Farber bemerkt, darin, dass sie zwar auf der Fähigkeit eines Menschen gründet, die Wahrheit zu sagen, dass jedoch »genau die Mittel und Strategien, die traditionell zur Erleichterung seiner Suche nach der Wahrheit eingesetzt werden … allesamt anscheinend die Fähigkeit des Patienten fördern, zu beschönigen, zu dramatisieren – kurz gesagt, zu lügen«. Farber folgert daraus, dass die Phantasie, die »Verbündete sowohl der Lüge als auch der Wahrheit«, ein zweischneidiges Schwert ist: »Sie hat ihren Nutzen und ihren Schaden, ihre Privilegien und ihre Sanktionen.« Yalom ist mit Farbers Schriften bestens vertraut. Der Protagonist in Yaloms *Die rote Couch*, der junge existenzielle Psychiater Ernest Lash, erwähnt, dass er Farbers Schriften bei der Vorbereitung seiner Präsentation zum Thema Willenslähmung auf einer *Großen Runde* gelesen hat, von dem Farbers erstes Buch *The Ways of the Will* (Wege des Willens) handelt.

Eine enge Verwandte des Beschönigens, die Suggestibilität, schleicht sich auch beim Liegen auf der Couch ein, wenn Therapeuten beim Patienten bewusst oder unbewusst Erinnerungen wecken oder sie ihnen einimpfen. Die 1980er und 1990er Jahre waren Jahrzehnte, in denen die Psychotherapie in Kontroversen über *recovered memories* (»wiedererlangte Erinnerungen«) verwickelt wurde. Patienten behaupteten – ermuntert oder manchmal auch manipuliert von ihren Therapeuten –, dass sie sich erinnern konnten, in ihrer frühen Kindheit Opfer sexuellen Missbrauchs, insbesondere von Inzest, geworden zu sein, in einem Alter, in dem das Gehirn den meisten zeitgenössischen Forschern zufolge noch nicht in der Lage ist, Informationen akkurat aufzunehmen und zu speichern. Noch erstaunlicher war die Entwicklung von Techniken zum Thema »Reinkarnationstherapie«, mit denen Therapeuten Patienten halfen, ihr Leben Hunderte oder Tausende von Jahren in der Vergangenheit – oder der Zukunft – nachzuvollziehen. Zu den *memory wars* (Gedächtniskriegen) gehörte auch »satanischer, ritueller Missbrauch«, bei dem Tausende Patienten sich erinnerten, bei der rituellen Opferung von Kindern dabei gewesen zu sein, auch wenn Beweise dafür fehlten, die solche Verbrechen bestätigen. Begünstigt durch Geschichten, wie den Film *Eva mit den drei Gesichtern*, wurde die Öffentlichkeit von einer rasanten Zunahme »multipler Persönlichkeitsstörungen« gefesselt, bei der ein einziger Betroffener Hunderte, ja sogar Tausende von Persönlichkeiten annehmen konnte. Im Rückblick nahmen nur wenige Fachleute diese Modeerscheinungen ernst, doch Yalom schrieb auf dem Höhepunkt dieser verbissen geführten Debatte und hielt sich mit seiner Skepsis nie zurück. »Wir sind so daran gewöhnt, von Patienten dafür bezahlt zu werden, daß wir uns ihre Wahrheiten anhören«, sagt Ernests Freund, der Pharmakologe Paul, zu ihm, »daß wir die Möglichkeit der Lüge kaum in Betracht ziehen.«

Die rote Couch beschwört auch eine erotische Deutung, den Sex zwischen Patienten und Therapeuten, vielleicht die unerlaubteste – und am weitesten verbreitete – Grenzüberschreitung in der Psychotherapie. In den 1990er Jahren kam es zu einer explosiven Zunahme von Klagen wegen sexuellen Fehlverhaltens gegen einige der prominentesten Psychotherapeuten im Land. Yalom war einer der ersten Therapeuten, die sich mit dem wachsenden Problem sexueller Grenzverletzungen auseinandersetzten, einem Thema, das in den Fachzeitschriften wenig Aufmerksamkeit fand. Yaloms Roman zeigt die katastrophalen Konsequenzen für Patienten wie Therapeuten, die sich darauf einlassen, sich auf die Couch zu legen – ein Akt, der auf die Irrealität von Übertragungsliebe und Gegenübertragungsliebe zurückgeführt werden kann.

Seymour Trotter: Portrait des Künstlers als Bauernfänger?

Die rote Couch beginnt mit einem zweiundfünfzigseitigen Prolog, einer Beschreibung des einundsiebzigjährigen Psychiaters Seymour Trotter, der zu den besten fiktionalen Schöpfungen Yaloms zählt. Als Patriarch des Establishments von San Francisco und ehemaliger Vorsitzender der American Psychiatric Association verfügt Trotter über enorme Erfahrung und ein fundiertes Wissen. In seinem Beruf scheint es nichts zu geben, was er nicht weiß. Trotter äußert nicht nur Yaloms scharfe Kritik an der zeitgenössischen Psychotherapie, insbesondere die zunehmende Betonung auf die Psychopharmakologie, sondern plädiert auch für eine neue existenzielle Psychotherapie, basierend auf Authentizität und therapeutischer Beziehung.

Trotter erklärt Ernest, dass es das erste Prinzip der psychiatrischen Befragung sei, eine zugewandte, vertrauensvolle Beziehung aufzubauen. Trotter erinnert an Carl Rogers Aussage: »Verschwenden Sie Ihre Zeit nicht damit, Therapeuten auszubilden – die Zeit ist besser genutzt, wenn Sie sie *auswählen.*« Wie Yalom plädiert auch Trotter für absolute Ehrlichkeit in der Psychotherapie, erkennt die Grenzen der Einsicht und würdigt die Einzigartigkeit eines jeden Patienten. Wie Yalom glaubt auch Trotter, dass psychiatrische Etiketten den Patienten Gewalt antun. Wie Yalom lobt auch Trotter Karen Horney und würdigt ganz besonders ihr Buch *Neurosen und menschliches Wachstum: Das Ringen um Selbstverwirklichung* für dessen Brillanz und den Verzicht auf Fachjargon. Wie Yalom beklagt auch Trotter die Kurzlebigkeit wichtiger psychiatrischer Texte. Es »scheint das Schicksal der führenden Theoretiker unseres Wissenschaftszweiges« zu sein, dass »ihre Lehren … sich nur ungefähr eine Generation lang« halten. Wie Yalom veröffentlicht auch Trotter Bücher und Artikel über Psychotherapie. Jahre zuvor hatte Trotter einen Artikel geschrieben, in dem er Jungs Überzeugung erörtert, für jeden Patienten eine neue Therapiesprache zu schaffen. »Ich bin noch einen Schritt weiter gegangen als Jung. Ich habe vorgeschlagen, daß wir für jeden Patienten eine neue Therapie erfinden, daß wir den Gedanken der Einzigartigkeit eines jeden Patienten ernst nehmen und für jeden von ihnen eine einzigartige Psychotherapie entwickeln.« In Anlehnung an Nietzsches Auffassung, dass Gewissheit umgekehrt proportional zu Wissen ist, kommentiert Trotter, dass es für Therapeuten einfacher ist, eine Diagnose zu stellen, wenn sie einen Patienten zum ersten Mal sehen, als wenn sie mehr über einen Patienten erfahren – eine Erkenntnis, die Yalom in *Die Liebe und ihr Henker* zitiert. Im nietzscheanischen Stil ermahnt Trotter Ernest, seiner Bestimmung als Heiler nachzukommen. Wie Yalom hat auch Trotter wenig Interesse an psychiatrischer Diagnose und noch weniger am Herumstochern, da er, wie es seine zweiunddreißigjährige Patientin Belle Felini formuliert, glaubt, dass »das Stochern in der Vergangenheit nur eine Ausrede war, um keine persönliche Verantwortung für [unsere] Taten zu übernehmen«.

Bei Trotters nächstem Kommentar hat Yalom vermutlich gequält gelächelt: »Sie hatte mein Buch über Psychotherapie gelesen und zitierte mich mit genau dieser Feststellung. So etwas hasse ich. Wenn die Patienten Widerstand leisten, indem sie deine Bücher zitieren, haben sie dich.«

Wie Yalom verfügt auch Trotter über einen Schatz an psychologischen Erkenntnissen, die er großzügig mit anderen teilt. Ernest, der seine Berufslaufbahn als Neurochemieforscher ohne psychotherapeutische Erfahrung begonnen hat, empfiehlt er: »Wenn Sie im Sommer [bei einer Frau] lange Ärmel sehen, denken Sie immer an aufgeschnittene Handgelenke und Drogeninjektionen.« Die erste Regel einer guten Therapie, so Trotter, lautet, alle Techniken zu vergessen, womit er sagen will, dass ein Therapeut mehr Menschlichkeit zeigen und dafür weniger mechanisch sein sollte. Trotter, der für Kühnheit und Kreativität in der Psychotherapie eintritt, ist autoritativ in allen seinen psychiatrischen Einschätzungen.

Am bemerkenswertesten ist vielleicht, dass Trotter weiß, dass ein gesteigertes Todesbewusstsein bei Menschen, die sich mit ihrer Sterblichkeit auseinandersetzen, zu einer erhöhten Wertschätzung des Lebens führen kann. Patienten, die auf die Ergebnisse eines

HIV-Tests warten, so Trotter zu Ernest, verschaffen dem Therapeuten eine einzigartige Gelegenheit, die er nutzen sollte. »In dieser Zeit kann man ihnen helfen, ihre Prioritäten unter die Lupe zu nehmen und neu zu ordnen, ihr Leben und ihr Verhalten auf die Dinge zu gründen, die wirklich zählen. *Existenzschocktherapie* nenne ich das manchmal.«

Trotter, der Intuition über Lehrbuchwissen, therapeutisches Engagement über Distanziertheit, Innovation über Orthodoxie stellt, erinnert in fast allen Belangen an Yalom. Auch sollte es uns nicht überraschen, dass Trotter, der Siebziger, den Humor, die Weisheit und die weltliche Kultiviertheit Yaloms aufweist, der fünfundsechzig war, als *Die rote Couch* veröffentlicht wurde. Trotter hat sich anscheinend mit seiner eigenen Sterblichkeit und auch mit seiner nachlassenden körperlichen Gesundheit arrangiert. Weil Ernests Name Trotter kurz entfallen ist, tippt er sich an die Schläfe und verweist verschmitzt auf die vier Artikel, die er über die Alzheimer-Krankheit veröffentlicht hat: »[N]atürlich habe ich vergessen wo, aber es waren gute Zeitschriften« – eines von vielen Beispielen seines skurrilen Humors.

Nirgends ist Trotter seinem Schöpfer ähnlicher als hinsichtlich seines Talents, Geschichten zu erzählen. Tatsächlich ist Trotter unter allen fiktiven Protagonisten Yaloms ein überragender Wortakrobat, ein Taschenspieler der Illusionen und Zauberformeln. Während des ganzen Prologs hat er Ernests – und des Lesers ungeteilte Aufmerksamkeit. Trotter hat die Macht, Ernests Gedanken zu lesen, seine Fragen vorauszuahnen, seinen psychologischen Sachverstand zu schärfen, ihn auf vergangene und aktuelle psychiatrische Forschungen hinzuweisen. Obwohl Ernest nur einmal mit Trotter zusammenkommt, verändern die Worte und Taten des kauzigen Psychiaters unwiderruflich das Leben des jüngeren Mannes. Trotter ist ein alter Mann, geht an zwei Krücken, und sein Gesicht ist, wie wir erfahren, von Runzeln gezeichnet. Trotz seiner körperlichen Gebrechlichkeit ist seine

Stimme fesselnd, selbstbewusst und überschwänglich. Seine sardonische Sprache erinnert an die von Saul Bellow, der wie Yalom in seinen Romanen die inneren und äußeren Widersprüche des zeitgenössischen Lebens mit durchdringendem Humor und Intelligenz hinterfragt. Kurz gesagt: Trotter zieht Ernest in seinen Bann; es ist verbale Hexerei, die fast jeden Widerstand überwinden kann, der sich möglicherweise aus den dunkleren Implikationen seiner Geschichte ergibt.

Der Prolog von *Die rote Couch* ist eine Mischung aus psychiatrischem Vortrag, dramatischem Monolog, Stand-up-Comedy und »*cri de coeur*«. Trotter vergleicht sein Gespräch, das er mit Ernest führt, mit Rilkes Werk *Briefe an einen jungen Dichter*, allerdings könnte der Leser auch an das gefeierte Buch *Portnoys Beschwerden* denken, in dem Philip Roths bewegungsunfähiger Held, der während des ganzen Romans auf der Couch liegt, seinem Psychoanalytiker bis zum Ende der Geschichte nicht die geringste Möglichkeit lässt, seine masturbatorische Beichte zu unterbrechen. Erst dann kommt der verärgerte Dr. Spielvogel endlich zu Wort und sagt vorwurfsvoll: »Also [*sagte der Arzt*]. Vielleicht wir jetzt können beginnen. Ja?«

Der Therapeut für hoffnungslose Fälle

Portnoys Beschwerden und *Die rote Couch* unterscheiden sich im Wesentlichen dadurch, dass es in Philip Roths Roman der Patient ist, der sich sexuell auslebt, im Prolog von Yaloms Roman hingegen der Therapeut. Trotter wurde wegen sexuellen Fehlverhaltens gegenüber Belle Felini angeklagt, und er bringt ein Argument nach dem anderen vor, um Ernest, dem Mitglied der medizinischen Ethikkommission des Stanford Hospital, das in dem Fall ermittelt, zu erklären, weshalb er ihren sexuellen Avancen schlussendlich nicht widerstehen konnte. Trotters Rechtfertigungen sind nicht minder unwiderstehlich, und Ernest kommt wie Dr. Spielvogel kaum zu Wort.

Sex zwischen Patienten und Therapeuten wird in zahllosen Romanen und Memoiren thematisiert, fast immer mit der Rechtfertigung, dass Letztere den Ersteren helfen, sich als etwas »Besonderes« zu fühlen, doch in Yaloms fiktivem Bericht gibt es eine – eigentlich mehrere – ironische Wendungen. Belle, die in der Schweiz als Tochter reicher Eltern geboren wurde, hatte Dutzende von Psychoanalytikern aufgesucht, von denen keiner ihr helfen konnte. Belle, impulsiv, agitiert, bar jeglicher Selbstreflexion oder Zurückhaltung und unendlich verführerisch, wird an Trotter verwiesen, einen der weltbesten Analytiker, den »Therapeuten für hoffnungslose Fälle«, wie Yalom in *Die Liebe und ihr Henker* sich selbst nennt. Aber wie kann Trotter ihr helfen, wenn sie so selbstzerstörerisch ist, sich so sehr dagegen wehrt, Grenzen in der Therapie zu respektieren? Zunächst reicht ihr eine »avunkuläre« Umarmung – das Wort bedeutet »onkelhaft«, wie Trotter oberlehrerhaft erklärt –, doch dann fordert sie immer mehr. Er lässt sich von ihren Argumenten nicht beeindrucken und hält an seinem professionellen Verhalten fest, während er Ernest gegenüber zugibt, dass sie ihn zunehmend erregt. Für jedes Argument, das Trotter benutzt, um ihr sexuelles Interesse an ihm zu bremsen, hat Belle ein Gegenargument parat. Wenn er anmerkt, dass er siebzig und sie vierunddreißig ist, antwortet sie mit »Chaplin, Kissinger, Picasso, Humbert Humbert und Lolita«, wobei die letzteren beiden Namen zeigen, dass nicht nur er ernsthafte Literatur liest. Sie hätte auch auf Keats verweisen können: Ihr Name entlarvt sie als eine *belle dame sans merci*.

Als sich eine therapeutische Pattsituation abzeichnet, macht Belle ein Angebot, das Trotter nur schwer ablehnen kann. Wenn sie sich bereit erklären soll, ein Jahr lang »clean« zu bleiben – keine Drogen, keine Aufrisse in Bars, kein *cutting*, keine Abführmittel –, würde er sie dann damit belohnen, eine Woche lang mit ihr nach Hawaii zu gehen? Dem verdutzten Trotter ist das anfangs suspekt, doch nachdem er zu dem Schluss kommt, dass ihr Problem sich anders nicht lösen lässt, verhandelt er einen besseren Deal. Er wird sie für ein Wochenende nach San Francisco mitnehmen, wenn sie verspricht, sich zwei Jahre lang zu benehmen. Sie ist einverstanden, und der faustische Pakt ist besiegelt. Sie verspricht, ihr Geheimnis mit ins Grab zu nehmen. In den folgenden Monaten macht sie spektakuläre Fortschritte, aber Trotter gerät in Panik, als die zwei Jahre sich allmählich ihrem Ende zuneigen. Nichts, was er sagen oder tun kann, lindert ihr unstillbares Verlangen nach ihm und übrigens auch seine rapide schwindende Gesundheit. Nur widerwillig erfüllt er seinen Part des Vertrages. Ohne erkennbare negative Folgen verbringen sie ein Wochenende als Liebespaar. Doch das Wochenende hat ihre therapeutische Beziehung unausweichlich zerstört, was Trotter bereits vermutet hatte – schließlich kennt er sich aus mit erotischen Übertragungen. In der Tat war er es, der die Leitlinien verfasste, welche Therapeuten davor warnen, posttherapeutische sexuelle Beziehungen einzugehen.

Die Katastrophe, die Trotter längst vorhergesehen hat, bricht unweigerlich über ihn herein. Belles Ehemann verklagt ihn wegen ärztlicher Behandlungsfehler und liefert als Beweis vier Fotos von seiner Frau mit Trotter auf ihrem nicht ganz so geheimen Tête à Tête. Trotters Frau verlässt ihn, und seine Karriere wie auch sein Ruf sind ein für alle Mal ruiniert. Belle bekommt zwei Millionen Dollar – die Obergrenze seiner Haftpflichtversicherung bei ärztlichen Behandlungsfehlern. Trotter erzählt Ernest, dass er Belle nie mehr wiedergesehen habe; per Gerichtsbeschluss war es ihm verboten, sich mit ihr zu treffen oder mit ihr zu sprechen. Er leide unter einer, wie er es nennt, »angemessene[n] Depression« und sagt zu Ernest: »Ich bin ein elender, trauriger, alter Mann. Entmutigt, einsam, voller Selbstzweifel; ich beende mein Leben in Schande.«

Ein abschreckendes Beispiel

Ist Trotters abschreckendes Beispiel nur ein Fall von vielen Patient-Therapeut-Affären, die für beide Parteien in einer vorhersehbaren Katastrophe endet? Ernest hätte es vermutet, wäre nicht ein Jahr später unerwartet ein Brief von Trotter gekommen, auf dem die Absenderadresse fehlte. Trotter dankt Ernest für seine Besorgnis in »jenen Tagen der Hexenjagd« im Prozess wegen ärztlicher Behandlungsfehler. Der in Ungnade gefallene Analytiker erklärt, dass es ihm gut gehe, und fügt ein Foto von Belle und sich bei; im Hintergrund ist ihr Haus auf einer Karibikinsel zu sehen, umgeben von einem tropischen Meer. »Belle ist zu einer hübschen Stange Geld gelangt«, bemerkt Trotter am Ende des Briefes, ohne näher darauf einzugehen. Das Foto zeigt Trotter in einem Rollstuhl, ein »breites, vertrotteltes, schiefes Lächeln« im Gesicht, und Belle, die »verloren und ausgezehrt« hinter ihm steht.

Wie bitte? War Trotters sexualisierte Therapie mit Belle nichts weiter als ein ausgeklügeltes Gaunerstück, mit dem er seine Versicherungsgesellschaft um zwei Millionen Dollar erleichtert hat? Trotter beteuerte, Belle gegenüber in gutem Glauben gehandelt zu haben, aber jetzt ist alles, was er sagte, infrage gestellt. Ist er einfach nur ein Hochstapler? Ernest kann den Blick nicht von dem Foto wenden. Der Leser teilt seine Verwirrung. Belles gesenkter Blick deutet darauf hin, dass sie mehr als erwartet bekommen hatte. Ist der Prolog ein hinterhältiger Scherz eines Romanautors, der sich als gerissener Witzbold entpuppte?

Wie üblich löst Yalom die Trotter-Affäre nicht auf. Jahre später denkt Ernest noch immer über das Foto nach. Wann haben Trotter und Belle entschieden, sich gemeinsam auf die Insel abzusetzen? »Hatte Seymour schließlich doch noch beschlossen, sie zu retten? Oder hatten sie beide diesen Plan schon viel früher gefaßt? Vielleicht von Anfang an?« Ernest hat keine Antwort auf diese Fragen.

Wir auch nicht. In Ernests Augen besteht jedoch kein Zweifel daran, dass Trotters Selbstcharakterisierung als Therapeut für fast hoffnungslose Fälle ein Zeichen von Hybris ist. Der Prolog stellt sich als *mise en abyme*, als Stück im Stück heraus, wie »Die Ermordung des Gonzago« in *Hamlet*, in der Szene, die die größeren Themen und Bedeutungen des Textes vorwegnehmen. Yalom setzt Ernest Lash einer ähnlichen Erfahrung mit einer höchst verführerischen Patientin aus, deren Konsequenzen sich allerdings drastisch von denen Seymour Trotters unterscheiden.

Trotters Erzählung in der ersten Person dominiert den Prolog, und erst an dessen Ende erfahren wir, dass er Ernest und uns hinters Licht geführt hat. Trotter ist einer von Yaloms wenigen unzuverlässigen Erzählern. Sobald Yalom mit dem eigentlichen Roman beginnt, verwendet er die üblichere Erzählweise in der dritten Person und gibt uns einen Einblick in die Bewusstseinslage seiner anderen Figuren. Die Besetzung der Figuren ist vielfältig. Ernest ist der zentrale Protagonist, älter und erfahrener als im Prolog. Trotters Vorhersage, dass aus Ernest ein exzellenter Therapeut werde, hat sich bewahrheitet, aber er wird auf eine Weise auf die Probe gestellt, mit der er nicht rechnet. Seine Erfahrung mit Trotter hat ihn gelehrt, wie wichtig es ist, *real* zu sein, aber es gibt wenige Worte, die schwerer fassbar oder mehrdeutiger sind, und in der Therapie real zu sein, bringt ganz spezifische Herausforderungen mit sich.

Der Roman beginnt mit einem Überraschungsmoment, der sich von dem im Prolog unterscheidet. Justin Astrid ist seit fünf Jahren dreimal die Woche bei Ernest in Behandlung, weil er vor allem Hilfe braucht, um sich aus einer unglücklichen Ehe zu befreien, einer der schlechtesten, mit denen Ernest je zu tun hatte. Justin teilt ihm nebenbei mit, dass er seine Frau Carol, die er abwechselnd als Gorgone oder Dämonin bezeichnete, und die beiden Kinder verlassen hat. Allerdings war es nicht die Psychotherapie gewesen, die Justin den Mut gab, seine Frau zu verlassen, sondern seine neue, junge Freundin Laura. Wäre Laura ihm früher über den Weg gelaufen, sagt Justin, ohne sich bewusst zu sein, wie das bei Ernest ankommt, hätte er sich die achtzigtausend Dollar Honorar für die Therapie schenken können. Ernest spürt, wie sein Gesicht rot anläuft: Wie kann er verhindern, die Aussage persönlich zu nehmen?

Carols Reaktion auf den überstürzten Abgang ihres Mannes ist ein Amoklauf, bei dem sie alles, was ihm gehört, darunter Kleidung, Lieblingskrawatten, die Käfersammlung unter Glas, Hochschul- und Universitätsdiploma und seine Bibliothek mit Pornovideos vernichtet. Sie schwört sowohl ihrem Mann als auch seinem Therapeuten Rache. Sie hat Ernest nie kennengelernt, aber sie verabscheut ihn – und alle anderen Therapeuten. Wie sich bald herausstellen wird, hat sie gute Gründe für ihre Gefühle. Als sie noch an der Brown University studierte, hatte ihr Freund, mit dem sie vier Jahre lang zusammen war, sie wegen einer anderen Frau verlassen. Nachdem sie sein Zimmer in einem Wutanfall auseinandergenommen hatte, suchte sie das psychiatrische Zentrum der Uni auf, wo sie von Ralph Cooke, einem Psychiater, behandelt wurde, der sie überredete, mit ihm zu schlafen. »Berührung ist notwendig für deine Heilung, Carol.«

Fünf Monate lang schlief Cooke mit Carol, erklärte sie dann als »geheilt« und brach die Behandlung ab, vermutlich, um sich einer anderen Studentin sexuell zu nähern. Wütend und gedemütigt, beschloss Carol in diesem Augenblick, Anwältin zu werden. In ihrem letzten Jahr an der Uni erklärte sich ein Professor für Politikwissenschaften bereit, ihr ein Empfehlungsschreiben für die juristische Fakultät zu geben, allerdings nur, wenn sie mit ihm schliefe. Als sie abermals kurz davor war, in eine Depression abzugleiten, suchte sie Hilfe bei »Dr. Zweizung«, einem Therapeuten mit Privatpraxis, der wie Cooke eine sexualisierte Therapie begann. »Diesmal wußte Carol, was sie zu tun hatte; sie schrie aus Leibeskräften: ›Du Dreckspimmel‹ und stolzierte augenblicklich aus dem Sprechzimmer. Das war das letzte Mal, dass Carol je um Hilfe bat.«

Dr. Zweizung

Nur wenige Leser von *Die rote Couch* wissen, dass Dr. Zweizung einen echten Psychotherapeuten zum Vorbild hat. Die mit dem Pulitzer-Preis ausgezeichnete Poetin Anne Sexton hatte eine langjährige sexuelle Affäre mit ihrem Psychiater, dem die Mitherausgeber des Buches von *Anne Sexton: Ein Selbstportrait in Briefen* das Pseudonym »Dr. Samuel Deitz« verpassten. Die Affäre begann 1964, als Sextons langjähriger Psychiater Martin Orne aus Boston wegzog, um eine Stelle an der University of Pennsylvania anzutreten. Sexton begann Gedichte über ihren Liebsten, den Psychiater, zu schreiben, die in der posthumen Sammlung *Words for Dr. Y.* publiziert wurden. Ihre Liebesbeziehung dauerte bis 1969, als er die Therapie abrupt abbrach. Und was sich lange zuvor in ihren Gedichten angekündigt hatte, wurde 1974 durch ihren Suizid kurz vor ihrem fünfundvierzigsten Geburtstag Realität.

Wie Paul W. Mosher und ich in *Confidentiality and Its Discontents: Dilemmas of Privacy in Psychotherapy* (Vertraulichkeit und ihre Kehrseiten: Dilemmata der Privatsphäre in der Psychotherapie, 2015) erörtern, verwendete Sextons Biographin Diane Wood Middlebrook, eine Stanford-Englischprofessorin, das Pseudonym »Dr. Zweizung« für Sextons übergriffigen Psychiater, womit sie seine Doppelzüngigkeit zum Ausdruck brachte. »Einzelheiten wurden unterdrückt«, bemerkt Middlebrook lapidar im Anhang der englischen Originalausgabe ihrer Biographie von 1991, »um die Anonymität des Arztes zu schützen« (Middlebrook, Anne Sexton: A Biography, 1991; deutsch: *Zwischen Therapie und Tod: Das Leben der Dichterin Anne Sexton*). Sexton besuchte den Psychiater zweimal die Woche und bezahlte für die Therapiesitzungen. Es gab nie einen Zweifel daran, dass sowohl Patientin als auch Therapeut wussten, dass Sex destruktiv für die therapeutische Beziehung ist. »Sextons koketter Ausdruck ›Doktor-Daddy‹«, schreibt Middlebrook, »zeigt, wie genau sie sich darüber im klaren war, daß sie bei dieser Beziehung selbst die Grenze überschritten hatte.« Die meisten Fachleute würden die Verantwortung und Schuld allein dem Therapeuten und nicht der Patientin anlasten. Patienten sind schließlich hilfsbedürftig, und ihr Urteilsvermögen ist unweigerlich beeinträchtigt von der Art der psychologischen Störung, die sie in die Therapie geführt hat, und auch von der Übertragungsliebe, mit der der übergriffige Therapeut selbstsüchtig manipuliert.

Irgendwann wurde Sexton wegen der vielen gebrochenen Versprechen wütend auf den Psychiater. Kurz danach beendete er die Affäre; an ihrem Geburtstag stürzte sie in ihrem Haus die Treppe hinunter und brach sich die Hüfte. Im Krankenhaus »nahm sie Rache an ihm«, schreibt Middlebrook, indem sie zwei sarkastische Gedichte über ihre Beziehung verfasste. Später brachte Sexton ihre Gefühle für ihn in einem Gedicht mit dem Titel »Speaking Bitterness« zum Ausdruck; sie erinnert sich daran, dass der Arzt ihre »welken Glieder« küsste, ihr versprach, seine Frau zu verlassen und mit ihr durchzubrennen. »Ach, ich erinnere mich an seinesgleichen,/ seine Hand über meinen Stiefeln und den Rock hinauf wie ein Korkenzieher« (A. Sexton, *Complete Poems*, S. 584).

Alessandra Stanley, die Middlebrooks Biographie am 15. Juli 1991 in der *New York Times* rezensierte, war die Erste, die die Identität von Sextons Psychiater, Frederick J. Duhl, aufdeckte. In einem Telefoninterview weigerte sich der Psychiater, mit Stanley über die Enthüllungen der Biographin zu sprechen, und sagte nur: »Sie behandeln ein explosives Thema; prinzipiell verliert jeder Arzt, der in Massachusetts eine Affäre mit einer Patientin hat, seine Lizenz.« In Linda Gray Sextons Memoiren über das verworrene Verhältnis zu ihrer Mutter, *Auf der Suche nach meiner Mutter, Anne Sexton*, erinnert sie sich an ihre Wut, als sie erste Entwürfe der Biographie Middlebrooks las und von der Zerstörungskraft von Duhls Verhalten erfuhr: »Wie verletzt und zornig wir anderen auch gewesen sein mochten, Mutter hatte es am tiefsten getroffen, als Duhl die Beziehung und die Analyse abbrach.«

Sowohl Middlebrooks Biographie als auch Stanleys Rezension in der *New York Times* erschienen fünf Jahre vor der Publikation von *Die rote Couch*, doch Yalom zog es offensichtlich vor, den Psychotherapeuten, der Carol zum Sex mit ihm verführte, »Dr. Zweizung« zu nennen. Duhl starb 2010 im Alter von einundachtzig Jahren. Rechtliche Gründe könnten Yalom davon abgehalten haben, Duhl beim Namen zu nennen – und dem Schriftsteller gefiel zweifellos die Ironie der »gespaltenen Zunge«. Es kann gut sein, dass Yalom von Middlebrook viele Einzelheiten über Duhls sexuelle Beziehung mit Sexton erfuhr, bevor die Biographie veröffentlicht wurde. Yalom und Middlebrook waren Kollegen in Stanford; er war für ihre Hilfe bei *Und Nietzsche weinte* dankbar, und sie schrieb einen wertschätzenden Klappentext, der auf der Rückseite der Taschenbuchausgabe abgedruckt ist.

Wenn wir Duhls verhängnisvolle Affäre mit Anne Sexton verstehen, können wir Carols Wut auf die beiden Psychotherapeuten nachvollziehen, die ihre Behandlung sexualisiert hatten. Auch können wir verstehen, weshalb sie alle Therapeuten verachtet, auch den ihres Mannes, den sie nie kennengelernt hat. Wir können auch Yaloms berechtigte Wut auf Therapeuten verstehen, die ihren Berufsstand verraten. Yalom fühlt sich verpflichtet, weitere übergriffige Psychotherapeuten zu identifizieren, darunter auch die frühen psychoanalytischen Pioniere wie Carl Gustav Jung, Otto Rank und Ernest Jones.

Noch ein gefallenes Idol: Jules Masserman

Doch Patient-Therapeut-Sex bleibt ein ernstes *zeitgenössisches* Problem, wie Yalom weiß. Ernests klinischer Supervisor Marshal Streider äußert Yaloms Entsetzen über den Fall Jules Masserman, der wie der fiktive Trotter ehemaliger Vorsitzender der American

Psychiatric Association und auch ehemaliger Vorsitzender vieler weiterer psychiatrischer Organisationen weltweit war. »Können Sie sich vorstellen, was er getan hat?«, fragt Streider Ernest. »Er hat Patienten Sodium-Pentothal verabreicht und dann Geschlechtsverkehr mit ihnen gehabt, während sie bewußtlos waren. Es ist unvorstellbar!« Masserman, Autor des psychiatrischen Lehrbuchs und Bestsellers *Principles of Dynamic Psychiatry* (Prinzipien der dynamischen Psychiatrie) wurde weltweit als berühmtester Psychiater betrachtet. Mitte der 1980er Jahre ging Barbara Noël an die Öffentlichkeit und sagte aus, dass er sie unter Drogen gesetzt und in einem Zeitraum von fast achtzehn Jahren vergewaltigt habe, nachdem er ihr Natriumamytal verabreicht hatte, das zu einer verlängerten Schlafphase führt. Noëls Aussage wurde von anderen Patientinnen Massermans gestützt, die Beweise dafür vorlegten, dass auch sie seinen sexuellen Übergriffen zum Opfer gefallen waren. Die Geschichte erscheint in *Du musst träumen*, gemeinsam verfasst von Noël und Kathryn Watterson. Paul Mosher und ich erörtern den Fall im ersten Band von *Off the Tracks: Cautionary Tales About the Derailing of Mental Health Care* (Ziemlich daneben: Abschreckende Beispiele für das Scheitern der psychischen Gesundheitsfürsorge). Noëls Klage wegen ärztlicher Behandlungsfehler, die Massermans Versicherungsgesellschaft außergerichtlich geregelt hatte, löste landesweit Empörung aus, aber im Gesundheitswesen hüllte man sich weitgehend in Schweigen, zu schockiert und beschämt, um darauf zu reagieren.

Yalom gehörte zu den wenigen Therapeuten, die gewillt waren, ihre Empörung über den Masserman-Skandal zu äußern. In *Die rote Couch* liefert er mehrere Beispiele von »gefallenen Idolen«, um aufzuzeigen, weshalb Carols Empörung ernst zu nehmen ist – und weshalb Ernest recht hat, wenn er sagt, dass Patient-Therapeut-Sex die Behandlung sabotiert. In einer späteren Diskussion zwischen Ernest und Paul betont Letzterer, dass es vielleicht nicht genügend wissenschaftliche Erkenntnisse gibt, die beweisen könnten, dass Sex in der Therapie immer zerstörerisch ist, aber er fügt schnell hinzu: »Die Frage vom Sex zwischen Therapeut und Patientin [ist] eine moralische; und die Wissenschaft wird mir nie beweisen, dass etwas Unmoralisches moralisch sein soll.«

Ein Racheplan

Carols Instinkt bringt sie auf die Idee, ihren Mann zu ermorden, doch als ihre beiden Kollegen praktische Bedenken vorbringen, kommt sie auf eine neue Idee. Was eignet sich besser, um ihren Ehemann zu vernichten, als den Therapeuten zu vernichten, der Justins »Schnuller« ist? Tatsächlich ärgert sie sich darüber, dass sie für die lange und teure Behandlung ihres Ehemanns bezahlen muss. »Du weißt nicht viel von der Therapieindustrie«, sagt sie zu einer der Kolleginnen. »Einige dieser Psychos lassen dich bis in alle Ewigkeit antreten.«

Der Racheplan sieht vor, ihm eine Falle zu stellen. Carol Astrid wird bei Ernest eine Behandlung beginnen, ohne ihm zu verraten, dass sie Justins Frau ist (sie nennt sich »Carolyn Leftman«). Nachdem sie Ernest davon überzeugt hat, dass der Sex mit ihrem Psychiater am College befreiend und heilend gewesen war, will sie dann die Therapie gnadenlos sexualisieren, bis er ihren Reizen erliegt. Dann will sie das Schwein wegen ärztlicher Behandlungsfehler verklagen und damit sein Leben und seine Karriere ruinieren. Ihr Plan ist genauso hinterhältig wie Trotters Vorhaben, allerdings ohne dessen raffinierte Tricks. Carol setzt das zum ungünstigsten Zeitpunkt für Ernest in die Tat um, nämlich genau dann, als er beschlossen hat, so wahrheitsgemäß, authentisch und selbstoffenbarend wie möglich zu sein, womit sie die Grenzen der Selbstoffenbarung des Therapeuten arg strapaziert. Es ist ein riskantes klinisches Experiment unter den allerbesten Bedingungen – und gefährlich angesichts einer Patientin, die entschlossen ist, ihren Therapeuten zu vernichten. Ihr

Rundumschlag macht sie zu einer gefürchteten Gegnerin, sowohl im Gerichtssaal als auch in der Praxis des Analytikers.

Yaloms zentrale Frage in *Die rote Couch* lautet, ob ein Experiment mit einem prinzipientreuen, selbstoffenbarenden Therapeuten den Test der gnadenlosen sexuellen Anmache einer rachsüchtigen Patientin bestehen kann. Der Schriftsteller erschwert den Test, indem er einen Psychotherapeuten erschafft, der die mit dem Experiment verbundenen Herausforderungen nicht vorhersehen kann. Ernest Lash ist noch im Werden, menschlich, allzu menschlich. Er war ehrgeizig und fleißig und hatte ursprünglich nicht beabsichtigt, Psychotherapeut zu werden. In seiner Facharztausbildung hatte er sich auf die pharmakologische Behandlung von Geisteskrankheiten konzentriert und an die vielversprechenden biologischen Erfolgsmeldungen geglaubt. Für jeden Patienten nahm er sich zwanzig Minuten Zeit und verabreichte ihnen ohne Gesprächstherapie Medikamente. Yaloms Ablehnung eines rein psychopharmakologischen Ansatzes bei Geisteskrankheiten, dem »Sirenenruf der biologischen Psychiatrie«, könnte klarer nicht sein. »Nach und nach, und dabei war Seymour Trotter im Spiel gewesen, hatte Ernest erkannt, wie begrenzt, ja vulgär es war, alle Patienten mit Tabletten zu behandeln, und verlagerte den Schwerpunkt seiner Tätigkeit allmählich und unter Verzicht auf vierzig Prozent seines Einkommens auf die Psychotherapie.« Ermutigung von einem Mentor wie Trotter zu bekommen, ist jedoch mit Ironie behaftet. Ernest hat als Psychotherapeut noch viel zu lernen, wie Marshal Streider ihm ständig einbläut.

Marshal Streider

Yalom nutzt Streider sowohl als narratives Element als auch als eine Figur, die in eine der Nebenhandlungen des Romans involviert ist. Als narratives Element gibt Streider Ernest allgemein gute klinische Ratschläge, unter anderem den Rat, immer im Interesse des Patienten zu handeln. Wie Yalom ist Streider ein Absolutist, wenn es um Therapeuten geht, die darauf verzichten, mit aktuellen oder ehemaligen Patienten ins Bett zu gehen. Streiders Kritik, Ernest sei therapeutisch »unbeherrscht«, zu schnell mit Interpretationen zur Hand, reflektiert ebenfalls die Beurteilung des Schriftstellers. Streider supervidiert Ernests Behandlungen, auch die von Justin und Carol. Streider ist Ernests Supervisor, nicht sein Analytiker, doch die beiden Rollen sind manchmal unscharf. »Supervision lag im Niemandsland zwischen Therapie und Ausbildung.« Manche der Ratschläge, die Ernest von Streider bekommt, sind jedoch fragwürdig oder für den jungen Therapeuten, der zu therapeutischer Authentizität neigt, im besten Fall zu konservativ. Streider rät Ernest, seinen Patienten nichts von seinen Gegenübertragungsgefühlen und Phantasien zu offenbaren – eine Position, die Ernest schon bald hinterfragen wird. Streider versteckt sich hinter analytischer Neutralität und weigert sich, seinen Patienten irgendetwas von sich zu verraten. Er behauptet, dass die *einzige* Rolle des Analytikers die der Interpretation ist, und übersieht dabei die Bedeutung des mächtigsten Aspekts der Psychotherapie, die Patient-Therapeut-Beziehung.

Ernests Behandlung Carols ist nicht zum Lachen, doch Yaloms Talent als Satiriker erweist sich, wenn er Streiders Engagement für psychoanalytische Politik beschreibt. Streiders Bestreben, Vorsitzender des Golden Gate Psychoanalytic Institute zu werden, zwingt ihn dazu, sich gegen Seth Pande zu stellen, seinen ehemaligen Ausbildungsanalytiker, einen von nur zwei noch lebenden Gründungsmitgliedern des Instituts. Pande ist der sexuellen und finanziellen Ausbeutung seiner Patienten beschuldigt worden, aber er weigert sich, als Ausbildungsanalytiker zurückzutreten. Der Antisemit Pande, der die Freud'sche Theorie attackierte, weil sie den »jüdischen Irrtum« offenbart, ist dem in Pakistan geborenen Analytiker Masud Khan nachempfunden, dessen antisemitische Schmähschriften die psychoanalytische Gemeinde empört haben. (Einer von Pandes Unterstützern ist ein pakistanischer Analytiker namens Mian Khan.) Pande ist ein Außenseiter und hat eine Theorie vorgelegt, wonach Männer ein unbewusstes homosexuelles Verlangen haben, sich mit ihren Vätern zu vereinigen. Streider prangert die »Gebärmutter-Rektum-Theorie« als Abweichung von der akzeptierten psychoanalytischen Theorie an und regt dann an, dass die ehemaligen männlichen Patienten Pandes, die durch seine Behandlung Schaden genommen haben, sich einer korrigierenden Psychotherapie unterziehen sollten. Das Institut platziert eine formale Mitteilung zum Rückruf von Patienten in der *San Francisco Chronicle*, »die erste Rückrufbehandlung in der Geschichte der Psychiatrie«. Bald schon bedauert Streider seine überstürzte Empfehlung. Einer von Pandes Expatienten, Shelly Merriman, der das Geld seiner Familie verspielt und im Zuge dessen seine Frau (Carols Kollegin) verloren hat, erkennt eine Gelegenheit, den therapeutischen Rückruf zu nutzen, um seine Frau wiederzugewinnen und seine Pokerkenntnisse zu perfektionieren. Streider ist entsetzt, als Shelly vorschlägt, dem Institut einen Prozess wegen Behandlungsfehlern anzuhängen, eine Idee, die zum Konkurs der Einrichtung führen und Streiders Hoffnungen, der nächste Vorsitzende zu werden, zerschlagen würde. Shelly ist nur bereit, die Klage zurückzunehmen, wenn Streider ihm hilft, herauszufinden, weshalb er beim Glücksspiel ständig verliert – eine Vereinbarung, die der Analytiker widerwillig eingeht.

Es gibt nicht viel, was man am Menschen Streider bewundern könnte. Er ist stolz, eitel, eingebildet und materialistisch, verachtet seine Gattin, eine sanfte Frau, die, enttäuscht von der Psychoanalyse und von ihrem Psychoanalytiker-Ehemann, Heilung im Ikebana sucht, der alten japanischen Kunst des Blumenarrangements. Der dreiundsechzigjährige Streider ist besessen von Geld und hat sich mehrerer nicht sexueller Grenzüberschreitungen bei seinen

Patienten schuldig gemacht. Streider warnt Ernest zu Recht davor, sich emotional zu sehr auf eine Patientin einzulassen, investiert aber am Ende neunzigtausend Dollar in einen Betrüger, der sich als Patient ausgibt. Die nicht sexuelle Grenzüberschreitung wird ihm zum Verhängnis. Wut und Rachedurst überkommen Streider gegen Ende der Geschichte, als er Opfer eines doppelten Betrugs wird. Er sucht schließlich rechtlichen Rat und psychologischen Trost von einer Person, die – ebenfalls auf Rachefeldzug – in ihm ein dunkles Double erkennt.

Ein ernstes Experiment zur Selbstoffenbarung von Therapeuten

Wenn Charakter Schicksal ist, könnte das auch für den Namen einer Figur zutreffen. Yalom wählte den Namen seines Protagonisten, nachdem er in London eine Aufführung von Oscar Wildes *Bunbury oder Ernst sein ist alles* gesehen hatte. Der Name Ernest Lash gibt Einblick in dessen Schicksal. Diejenigen, die ernsthaft sind, sind per Definition seriös, pathetisch und ernst. Das trifft zum großen Teil auf Ernest zu. Wird er eine Figur sein, die sich wegen realer oder imaginierter Taten schlägt, auspeitscht oder geißelt? Wird er sich an den Mast der Vernunft binden müssen wie Odysseus, wenn er seine neue Patientin Carol Leftman behandelt, und wie Yalom es tut, wenn er Penny in *Die Liebe und ihr Henker* behandelt? Wird Ernests Liebe zur Psychotherapie die Desillusionierung überleben? Stellt Yalom seine manchmal ratlose Figur als eine Art Humpty Dumpty dar, kurz bevor er von der Mauer plumpst?

Ernest ist außerordentlicher Professor für Psychiatrie an der University of California in San Francisco und Autor eines neuen Buches über Trauer in der Familie, das er verfasst hat, nachdem seine Frau sechs Jahre zuvor bei einem Autounfall ums Leben gekommen war. Er sehnt sich nach einer neuen Beziehung mit einer Frau, die ein tiefes Bedürfnis in ihm erfüllt, doch die Sehnsucht bringt auch ein Verlangen und eine Verletzlichkeit hervor, die Carol nach Möglichkeit ausnutzen wird. Ernests Rede über den Verlust eines Ehepartners anlässlich einer Signierstunde in Palo Alto spiegelt Yaloms Sichtweise gewissenhaft wider. Die Trauer um einen Ehepartner ist Gelegenheit für ein erhöhtes existenzielles Bewusstsein, erklärt Ernest, eine Gelegenheit, die Kostbarkeit des Lebens erneut zu würdigen. Bevor er zu sprechen beginnt, fällt sein Blick auf eine attraktive Frau, die sich als Mitglied einer Therapiegruppe herausstellt, die er zehn Jahre zuvor geleitet hat. Er stellt sich eine Liebesbeziehung mit ihr vor, um sich gleich darauf zu tadeln, da Sex mit einer ehemaligen Patientin für immer tabu bleibt. »Ernest haßte seine dunkle Seite (S. 113)«, mahnt uns Yalom, hasste es, von animalischen Instinkten getrieben zu werden. Wie sich herausstellt, lehnt die ehemalige Patientin seine Einladung ab, sich nach dem Vortrag mit ihm zu treffen, aber im Publikum sitzt eine andere Frau, Carol, die bereits an einer Beziehung mit ihm bastelt.

Carol beginnt die Therapie genau zu dem Zeitpunkt, als Ernest beschließt, eine radikal neue, egalitäre Therapie anzuwenden, die voll und ganz auf der Hier-und-Jetzt-Beziehung zwischen Therapeut und Patient beruht. Er gelobt, sich vollkommen zu offenbaren und traditionelle psychotherapeutische Ansätze zu vermeiden. »Keine historische Rekonstruktion, keine Deutungen der Vergangenheit, keine Streifzüge in die psychosexuelle Entwicklung.« Wenn Ernest diese kühne neue Therapie in die Tat umsetzt, wird er das, was er von seinen Lehrern und Supervisoren gelernt hat, unberücksichtigt lassen, und das gilt auch für Marshal Streider. Ernests neues Forschungsprojekt konzentriert sich auf das »Dazwischensein« der Therapie, auf den Raum zwischen Patient und Therapeut – ein Thema, über das er einen Fachartikel schreiben will.

Gemeinsame Analyse

Ernest ist nicht der Erste, der mit der Selbstoffenbarung des Therapeuten experimentiert. Er und Paul diskutieren Sándor Ferenczi, den ungarischen Analytiker, der einer der engsten Schüler und Analysanden Freuds war, bevor er bei dem Schöpfer der Psychoanalyse in Ungnade fiel. »Ich lese gerade die kürzlich erschienenen klinischen Tagebücher von Ferenczi«, sagt Paul zu Ernest. »Faszinierend. Von Freuds innerem Zirkel hatte nur Ferenczi den Mut, wirksamere Behandlungsmethoden zu entwickeln.« Ernest bezieht sich auf *Das klinische Tagebuch* von Sándor Ferenczi, das 1988 von Harvard University Press publiziert wurde. In *Was Hemingway von Freud hätte lernen können* zitiert der Autor Ferenczis radikales Transparenz-Experiment von 1932, bei dem die Selbstoffenbarung des Therapeuten bis an ihre Grenzen ausgereizt wurde. Yalom zog in Erwägung, Ferenczi als Figur in *Die rote Couch* einzubauen und die Handlung des Romans auf den Zeitraum von 1932 bis heute zu verlagern, doch er verwarf die Idee, weil er keine romanhafte Technik fand, beide Epochen miteinander zu verschmelzen. »Schließlich baute ich Ferenczis Idee und nicht seine Person in die Handlung ein, indem ich meinen Protagonisten Ferenczis Experiment in unserer Zeit wiederholen ließ.«

Ferenczi war in der früheren Geschichte der Psychoanalyse eine faszinierende Persönlichkeit. Er überwand seine anfängliche Skepsis gegenüber dem, was er »gemeinsame Analyse« nannte, ein Gedanke, den ihm R. N., ein Patient, eingeimpft hatte, der ihn überzeugte, dass ihre festgefahrene, zweijährige Analyse nur zu retten sei, wenn sie auf Gegenseitigkeit beruhte. Ferenczi experimentierte mit doppelten oder kontrastierenden Sitzungen, in denen Patient und Analytiker sich in der Rolle des Analysanden abwechselten. »Kann und darf der so analysierte Analytiker von Anfang an vollkommen offen sein?«, fragte er am 17. Januar 1932. Ferenczi erkannte bald die Grenzen einer gemeinsamen Analyse, Grenzen, die Ernest in *Die rote Couch* auch erkennt. Ein Problem ist der Verlust der Vertraulichkeit des Analytikers. »Es wäre gleichsam eine Analyse bei offenen Türen«, bemerkt Ferenczi am 16. Februar. Ein weiteres Problem besteht darin zu bestimmen, wie viel Ehrlichkeit gegenüber dem Patienten angebracht ist. Wie würde eine Analyse aussehen, fragt sich Ferenczi, wenn der Analytiker sagen sollte: »Im Grunde genommen, sind Sie mir sehr ekelhaft. Ihr Geruch ist mir unausstehlich. Ihr Gesicht, Ihre Manieren häßlich.« Ferenczi gab die gemeinsame Analyse schweren Herzens auf, weil ihm das Experiment zu gefährlich erschien – eine Idee, die, wie er schlussfolgerte, viele Menschen als einen Akt von »Wahnsinn« betrachten würden. Yalom setzt in *Und Nietzsche weinte* Ferenczis Idee der gemeinsamen Analyse ein, bei der sowohl Breuer als auch Nietzsche sich abwechselnd vom anderen analysieren lassen. In *Die rote Couch* verkörpert Ernest Lash die rastlose intellektuelle Neugier Ferenczis, seine Aufrichtigkeit, seinen klinischen Scharfsinn, seine Selbstkritik und Empathie.

Ernest lässt den Gedanken der Selbstoffenbarung des Therapeuten nicht fallen, aber er lernt, die vorherrschende Meinung anzuerkennen. Im weiteren Verlauf der Geschichte stellt Yalom Ernests gut gemeinte, aber zunehmend entnervte Statements der zynischen Überzeugung Carols gegenüber, dass er ihr nur etwas anhängen will, damit er sie flachlegen kann. Als sie beginnt, ihn übertrieben zu loben, und behauptet, er sei der einzige Therapeut, der ihr helfen könne, erkennt er, dass er seinen naiven Glauben an die rückhaltlose Selbstoffenbarung des Therapeuten augenblicklich relativieren muss. Er formuliert das erste von mehreren Prinzipien für die Selbstoffenbarung des Therapeuten: »*Offenbare dich nur so weit, wie es dem Patienten nützt.*« Was *Die rote Couch* vor einer didaktischen Studie über die Selbstoffenbarung des Therapeuten bewahrt, ist der ironische Humor, der sich aus Carols Fehldeutung der Aussagen Ernests ergibt. Als er mit ihrer Beichte sympathisiert, in einer lieblosen Ehe gefangen zu sein, erntet er ein heftiges, zustimmendes Nicken: »*Oh, wie brillant,* dachte sie. *Soll ich jetzt einen Kniefall machen?*«

Wie kann eine Behandlung von Erfolg gekrönt sein, wenn Therapeut und Patient unterschiedliche Zielsetzungen verfolgen, der Erstere der Wahrheit verpflichtet ist, Letzterer dem Doppelspiel? Wie kann die Behandlung erfolgreich sein, wenn einer darauf aus ist, zu manipulieren und den anderen zu vernichten? Wie kann die Behandlung von Erfolg gekrönt sein, wenn auf der Couch so viel gelogen wird? Diese Fragen dramatisieren die unmögliche Distanz zwischen Ernest und Carol. Nie ist die Kluft zwischen ihnen größer, als wenn Carol behauptet, der Sex mit ihrem ehemaligen Psychiater habe ihr das Leben gerettet. Alles, was Ernest an der Uni gelernt und in seiner eigenen Praxis erfahren hat, hindert ihn daran, Carol zuzustimmen, aber wie kann er widersprechen, ohne ihre Erfahrungen zu widerlegen und zu entkräften? Richtigerweise mahnt er sich, nicht vorzuverurteilen, weder zu moralisieren noch zu werten, sich in die subjektive Welt der Patientin hineinzuversetzen, die sich von seiner Welt drastisch unterscheiden könnte, aber er kann sich nicht gegen alles stellen, woran er glaubt. Aus diesem Dilemma sieht er keinen Ausweg, und alles, was er wahrheitsgemäß sagen kann, ist, dass er noch nie einen Patienten erlebt hat, der von Sex in der Therapie nicht Schaden genommen hätte. Carol kann einfach nicht an seine Aufrichtigkeit glauben und verdoppelt ihre Anstrengungen, ihn zu verführen.

Etwa in der Mitte des Romans erfährt Ernest, dass Eva, eine Patientin, die er behandelt hat, eine Lehrerin für kreatives Schreiben, an fortgeschrittenem Eierstockkrebs leidet und dem Tod nahe ist. Ernest, der daran gewöhnt ist, mit sterbenden Patienten zu arbeiten, eilt zu ihr nach Hause, um ihr beizustehen. Yalom nimmt diesen Vorfall zum Anlass, eine von Ernests – und damit seinen – therapeutischen Innovationen zu beschreiben. »Bei vielen seiner Patienten führte Ernest das Konzept des Bedauerns in seine Therapie ein. Er bat die Patienten, sich anzusehen, welches frühere Verhalten sie bedauerten, und drängte sie, zukünftiges Bedauern zu vermeiden.« Antizipatorisches Bedauern ist nicht immer erfolgreich, lernen wir, aber wenn doch, dann ermöglicht es Patientinnen wie Eva, intensiver zu leben, »das Mark aus den Knochen des Lebens zu saugen« (S. 276). Bezeichnend ist, dass Eva und Ernest sich in seiner Praxis dem »Schrecken der Endlichkeit« stellen. Als sie zu krank war, um in seine Praxis zu kommen, hat er sie angerufen und sie manchmal zu Hause besucht, ohne Geld dafür zu nehmen. Er erfüllt sein Versprechen, bei ihr zu sein, wenn sie stirbt. Yalom vermeidet es, den Tod zu sentimentalisieren, als Ernest, nachdem er sich neben seine sterbende Patientin gelegt hat, mit Entsetzen feststellt, dass er eine unwillkommene sexuelle Erregung verspürt.

Carol erfindet eine Kunstfigur für die Therapie, damit Ernest nicht merkt, dass sie Justins Frau ist, aber trotzdem enthüllt sie die zentralen Probleme in ihrem Leben, um sich nicht selbst ein Bein zu stellen. Zu ihrer Überraschung und ihrem Leidwesen lässt sie sich emotional auf die Gesprächstherapie ein, die sie als reizvoll empfindet. Ernest gegenüber ist sie noch immer misstrauisch, muss sich aber zähneknirschend eingestehen, dass seine Interpretationen durchaus greifen. Ernest, der mit der Technik des antizipatorischen Bedauerns arbeitet, erinnert sie daran, dass es noch nicht zu spät ist, ihr Leben zu ändern. »Die Konfrontation mit dem Tod ist ein großartiger Katalysator für Veränderungen«, sagt er sanft zu ihr – ein Gedanke, der in allen Schriften Yaloms auftaucht.

Ernest entdeckt schnell, dass er bereit sein muss, mehr über sich selbst preiszugeben, als ihm lieb ist, wenn sein Experiment mit der Selbstoffenbarung des Therapeuten Erfolg haben soll. Yalom genießt es, seine Figuren, seien es Therapeuten oder Patienten, aus ihren Komfortzonen zu stoßen. Als Carol ihn fragt, ob er Single oder verheiratet sei – »Auf dem Umschlag Ihres Buches wird keine

Ehefrau erwähnt« –, erzählt er ihr von ihrem Tod vor sechs Jahren. »Oh, das tut mir leid«, antwortet Carol mit unerwarteter, aber tiefempfundener Empathie. »Das muß hart gewesen sein.« Yalom hat die Rollen hier subtil verschoben: Die Patientin klingt wie eine Therapeutin; es ist die gleiche Technik, die der Autor immer wieder in *Und Nietzsche weinte* anwendet. Ernests Ehe stand auf der Kippe und wäre vielleicht gescheitert, wäre seine Frau nicht bei einem Autounfall umgekommen. Doch wie kann er die Einzelheiten seiner zerrütteten Ehe offenbaren, ohne den Fokus gefährlich auf sich zu lenken? Damit würde er der Patientin einen schlechten Dienst erweisen, die für ihre Therapie und nicht für die des Therapeuten bezahlt.

Ernest entdeckt ein weiteres Problem bei der Selbstoffenbarung des Therapeuten: die Verletzung der Privatsphäre des Therapeuten. Dem Patienten wird Vertraulichkeit garantiert, dem Therapeuten aber nicht. Die Selbstoffenbarung des Therapeuten könnte in die Öffentlichkeit gelangen und ihn in Verlegenheit bringen oder ihm schaden. Andererseits möchte Ernest sein Experiment mit der Selbstoffenbarung des Therapeuten nicht abbrechen, um zur Neutralität des Analytikers zurückzukehren, einer Haltung, die er für die authentische Therapie als antiethisch ansieht. Als er sich fragt, was er tun soll, kommt er zu einer wichtigen neuen Regel für die Selbstoffenbarung des Therapeuten: »*Enthülle dich bis zu dem Grad, der deinem Patienten hilfreich sein wird; aber wenn du deinen Job behalten willst, achte darauf, wie deine Selbstoffenbarung in den Ohren anderer Therapeuten klingen wird.*« Der Wunsch nach Transparenz zwingt den Therapeuten nicht zu einer rückhaltlosen Selbstoffenbarung.

Yalom bestätigt alle Schlussfolgerungen Ernests zur Selbstoffenbarung des Therapeuten, demonstriert aber auch die Naivität seines Protagonisten im Hinblick auf Carols Aktionen. Ernest erzählt Paul, dass ihre therapeutischen Umarmungen »für die liebevolle Zuwendung, nicht für Lust« stehen. Wahr ist, dass Carols

Umarmungen weder Beispiele für liebevolle Zuwendung noch für Lust sind, sondern für Wut und Rachegelüste. Dass Ernest sie falsch einschätzt, ist für ihn notwendig, um menschlich zu bleiben und nicht allwissend zu sein; seine Fehleinschätzung ist auch notwendig, um die Handlung des Romans voranzutreiben. Leser sind an makelbehafteten Menschen interessiert und nicht an allwissenden Figuren.

Yalom verkompliziert die Handlung, als Carols Versuche, Ernest zu verführen, diesen erregen. Soll der Therapeut zugeben, dass er sexuell erregt ist? Wenn ja, welche Auswirkungen hätte sein Geständnis auf die Therapie? Er kommt zu einer weiteren bemerkenswerten Schlussfolgerung zur Selbstoffenbarung des Therapeuten. »Vielleicht sollten Therapeuten solche Dinge, bei denen sie selbst in einem schweren Konflikt stehen, nicht mit ihren Patienten teilen. Am besten bearbeitet der Therapeut diese Themen zuerst in einer eigenen Therapie. Ansonsten würde dem Patienten die Aufgabe aufgehalst, an den Problemen des Therapeuten zu arbeiten.«

Carols erster Durchbruch in der Therapie kommt, als Ernest eine drängende Frage aufwirft, auf die sie nicht vorbereitet ist. Wenn, wie sie angedeutet hat, ihre unglückliche Ehe eine Neuauflage der verzweifelten Situation ihrer Mutter ist, deren Ehemann sie Jahrzehnte zuvor überraschend verlassen hatte, woraufhin sie die Kinder allein aufziehen musste, wie kann Carol dann den Teufelskreis unterbrechen, um ihrer eigenen Tochter das gleiche, traurige Schicksal zu ersparen? Verstört und weinend verlässt Carol Ernests Praxis. Weit davon entfernt, die Bedeutung seiner Frage als ein Beispiel für Ernests klinische Strategie des antizipatorischen Bedauerns zu erkennen, denkt sie bei sich: »*Zum Teufel mit dem Kerl, er hat es schon wieder getan. Warum lasse ich mich von dem Bastard so drankriegen?*« Ernests Frage erweist sich als Wendepunkt in ihrem Leben. Unbewusst beginnt Carol, sich ihren Kindern gegenüber mitfühlender zu verhalten, die die Veränderung spüren. Sie beginnt auch, über ihren Bruder nachzudenken, von dem sie sich seit Langem entfremdet hat. Außerdem fällt ihr Jess, ein junger Mann auf, der wie sie Ernests Patient ist und der den Therapeuten in den höchsten Tönen lobt.

Erotisierte Übertragung

Carol ist jedoch noch nicht bereit, ihren Racheplan aufzugeben. Sie verschärft ihr verführerisches Verhalten, und Ernest, der die veröffentlichte Literatur zu erotischer Übertragung studiert hat, fühlt sich zunehmend unwohl. Als er ein Essay Freuds über das Behandeln von »Frauen von elementarer Leidenschaftlichkeit« liest, folgert Ernest, dass der Schöpfer der Psychoanalyse es aufgegeben hat, solche Patientinnen zu behandeln. »In seinem Pessimismus bezüglich der Behandlung solcher Patientinnen behauptete Freud, dem Therapeuten blieben da nur zwei gleichermaßen inakzeptable Alternativen: die Liebe der Patientin zu erwidern oder zur Zielscheibe des Zorns einer gedemütigten Frau zu werden. In beiden Fällen, sagte Freud, mußte man seinen Fehlschlag einräumen und sich von dem Fall zurückziehen.«

Ernests Kommentare sind jedoch irreführend, denn Freud steht nicht allen Fällen hocherotischer Übertragung pessimistisch gegenüber, sondern nur einigen ganz speziellen. Yalom bezieht sich nicht ausdrücklich auf Freuds Essay, der den Titel »Bemerkungen über die Übertragungsliebe« trägt und der letzte von sechs Aufsätzen zur psychoanalytischen Technik ist, die er zwischen 1911 und 1915 geschrieben hat. Der aufschlussreiche, meisterhaft verfasste Essay konzentriert sich auf Patientinnen, die glauben, sich in ihren Therapeuten verliebt zu haben. Freud räumt ein, dass Analytiker sich die unangenehme und peinliche Natur des Problems nicht eingestehen wollen. »Aber da wir selbst nicht immer frei sind, die wir über die Fehler der anderen spotten, haben wir uns zur Erfüllung dieser Aufgabe bisher nicht eben gedrängt.« Die sechs Abhandlungen wurden hauptsächlich für Psychoanalytiker und nicht für Patienten oder die breite Öffentlichkeit geschrieben. Freud hatte immer gezögert, über Übertragung zu schreiben, da er befürchtete, durch deren Anerkennung den Feinden der Psychologie noch mehr Munition zu liefern. Freuds bemerkenswerteste Beobachtung ist, dass der Analytiker sich vor destruktiver Gegenübertragung schützen muss, wenn er solche Patientinnen behandelt. »Er muß erkennen, daß das Verlieben der Patientin durch die analytische Situation erzwungen wird und nicht etwa den Vorzügen seiner Person zugeschrieben werden kann, daß er also gar keinen Grund hat, auf eine solche ›Eroberung‹, wie man sie außerhalb der Analyse heißen würde, stolz zu sein.« An dem »Auftreten der stürmischen Liebesforderung« setzt Freud hinzu, »hat der Widerstand unzweifelhaft einen großen Anteil«.

Wie soll der Psychoanalytiker auf die Übertragungsliebe einer Patientin reagieren? Freud bemüht dazu seine eindringlichsten Gleichnisse und Metaphern und argumentiert, es sei sinnlos, die Patientin zu drängen, diese Gefühle zu verleugnen oder zu unterdrücken, das sei so, als wollte man mit listigen Geistern einen Geist aus der Unterwelt beschwören und dann nicht einmal eine einzige Frage stellen dürfen, um ein dunkles Geheimnis zu lüften. Doch andererseits die Sehnsucht einer Patientin nach Liebe zu befriedigen, wäre für die Behandlung katastrophal. Stattdessen muss der Analytiker zwischen der Skylla der Zurückweisung und der Charybdis der Befriedigung jonglieren. »Man hält die Liebesübertragung fest, behandelt sie aber als etwas Unreales, als eine Situation, die in der Kur durchgemacht, auf ihre unbewußten Ursprünge zurückgeleitet werden soll und dazu verhelfen muß, das Verborgenste des Liebeslebens der Kranken dem Bewußtsein und damit der Beherrschung zuzuführen.«

Freud ist zuversichtlich, dass Psychoanalytiker die meisten Patientinnen behandeln können, die starke Gefühle von Übertragungsliebe zeigen, aber es gibt »eine […] Klasse von Frauen«, die er zugegebenermaßen nicht für behandelbar hält. Das ist die Klasse von Patientinnen, die Ernest Lash meint, »Frauen von elementarer Leidenschaftlichkeit, welche keine Surrogate verträgt, Naturkinder«, so Freud, »die das Psychische für das Materielle nehmen wollen«. Freud sah für diese Patientinnen keine Hoffnung. Es ist unklar, wie viele Frauen nach Ansicht Freuds in diese Kategorie fielen. Yalom hat nie über eine Patientin geschrieben, die wegen einer hocherotisierten Übertragung nicht erfolgreich hatte behandelt werden können. Ernest befürchtet, dass Carol eine solche Patientin sein könnte, aber wir müssen betonen, dass sie nicht gerade eine Frau elementarer Leidenschaft war. Außerdem fühlt sie sich nicht zu ihrem Analytiker hingezogen. Sex ist für sie nur eine Waffe in ihrem Arsenal, um das Leben ihres Ehemannes – und das seines Analytikers – zu zerstören.

Fragwürdige Therapie

Ernest steckt in einem Dilemma: Er ist hin- und hergerissen zwischen der Wahrung seiner beruflichen Integrität, die von ihm verlangt, die Therapie nicht zu sexualisieren, und der Fortführung seines Experiments mit der Selbstoffenbarung des Therapeuten, das ihn zwingt, wahrheitsgemäß auf Carols zunehmend persönliche Fragen zu reagieren, ob er sich zu ihr hingezogen fühlt. Wie kann er ihr sagen, dass er lieber ihr Geliebter wäre als ihr Therapeut? Dass er zur Sitzung mit ihr seine besten Sachen anzieht? Dass sie Tag und Nacht sein Leben im Griff hat? Ernest ist so aufgewühlt von den Artikeln, die er über sexuelle Grenzüberschreitungen liest und die vor der unbewussten Kollision des Therapeuten mit der verführerischen Patientin warnen, dass er eine Beziehung mit einer Bekannten auffrischt, einer »alten Freundin, mit der er ein leidenschaftsloses, aber sexuell befriedigendes Arrangement gehabt hatte«, um Carol aus seinen Gedanken zu verbannen. In *Der Panama-Hut* merkt Yalom an, dass »*jede* Option, einschließlich des Besuchs einer Prostituierten, dem katastrophalen Entschluss vorzuziehen ist, sexuell mit Patienten zu verkehren«. Ernests Überzeugung gerät nie ins Schwanken, dass, auch wenn der Wunsch nach Wahrheit sein Dilemma mit Carol geschaffen hat, ebendieser Wunsch nach Wahrheit ihm helfen wird, eine Lösung zu finden. Er überzeugt sie davon, dass einer ihre Träume, ihr Ekel davor, mit »Baby-Doc«, dem Sohn von Duvalier, dem ehemaligen Diktator von Haiti, ins Bett zu gehen, für ihren Wunsch steht, eben *nicht* mit ihrem Analytiker zu schlafen.

Als Carol allmählich ahnt, dass Ernest ethischer ist, als sie gedacht hatte, wird Marshal Streider einer ihrer Klienten. Yalom verwebt die beiden zentralen Handlungsstränge miteinander, die Haupthandlung mit Carols Absicht, ihren Patienten zu einer sexuellen Grenzüberschreitung zu verleiten, und die Nebenhandlung mit Streiders Versuchen, den Betrüger ausfindig zu machen, der ihn zu einer asexuellen Grenzüberschreitung verleitet hat. Streider konsultiert einen ehemaligen Patienten, Julius Jarndyce, Seniorpartner in einer Anwaltskanzlei in San Francisco. Sein Name erinnert an die langwierige Gerichtsverhandlung Jarndyce und Jarndyce in Dickens' 1853 Roman *Bleakhaus* (1853). Streider ist so verzweifelt, dass er keine Woche warten will, bis er seinen ehemaligen Patienten aufsuchen kann. Stattdessen wird er an Carol verwiesen, der er sich anvertraut und jedes Detail des Betrugs beichtet, ohne seine Bedenken zur Berufsethik zu erwähnen, die er aus Scham nicht preisgeben möchte. Als Carol ihn drängt, sich zur Ethik der finanziellen Grenzen zwischen Therapeut und Patient zu äußern, räumt er ein, dass »solche Regeln nicht nur den Patienten, sondern auch den Therapeuten schützen sollen«. Carol, der bewusst wird, dass ihr Klient in Panik ist, gibt ihm den Rat, mit einem Vertrauten zu sprechen, einem Freund oder Therapeuten. Er hat keine Freunde, misstraut Therapeuten, auch wenn er selbst einer ist, und so beginnt er eine quasitherapeutische Beziehung mit Carol, die bald vermutet, dass er der Extherapeut von Jess und der ehemalige Supervisor von Ernest ist – eine Erleuchtung, die sie mit niemandem teilen kann, weil sie an die Vertraulichkeitsregeln ihres Berufsstandes gebunden ist. Carol macht einen letzten halbherzigen Versuch, Ernest zu verführen, und er reagiert mit brutaler Aufrichtigkeit. »Eher fallen Weihnachten und Ostern auf einen Tag, als daß ich eine sexuelle Beziehung zu Ihnen eingehe. Oder zu irgendeiner anderen meiner Patientinnen!« Erst als er einräumt, dass er in seinem eigenen Interesse handelt, gibt sie ihren Racheplan auf. Das Argument des Eigeninteresses beweist sich in Yaloms Welt oft als effektiv: Wir erinnern uns, dass Breuer dieses Motiv einsetzt, um Nietzsche davon zu überzeugen, sein Angebot zu einer gegenseitigen Behandlung anzunehmen.

Es ist merkwürdig, dass Ernest nie daran gedacht hat, Carol zu fragen, ob sie gegen das Verbot ihres Berufsstandes verstoßen hat, was sexuelle Beziehungen zwischen Anwalt und Klient angeht. Anwalt-Klient-Sex ist genauso unethisch wie Sex zwischen Therapeuten und Patienten, vor allem wegen der naturgemäß ungleichen Machtverhältnisse in der Beziehung, eine Ungleichheit, die es einem verletzlichen Klienten wie einem verletzlichen Patienten unmöglich macht, ein ehrliches Einverständnis zu geben. Der Leser kann sich nicht vorstellen, dass Carol, die in ihrem Privatleben zu Wutausbrüchen neigt, in ihrem Berufsleben aber immer prinzipientreu handelt, irgendetwas tun könnte, was die Ethik ihrer Arbeit verletzt.

In der vorletzten Sitzung kommt es zu mehreren unerwarteten Entwicklungen zwischen Carol und Ernest. Ernest besteht darauf, zuerst zu sprechen, woraufhin Carol brummelt: »*Wessen Therapie ist das hier eigentlich?*« Er erklärt, dass er kein guter Therapeut für sie war; die Selbstoffenbarung über seine sexuelle Erregung erwies sich als kontratherapeutisch. Er hätte sie, wie er hinzufügt, im Vorhinein von seiner experimentellen Art der Behandlung informieren müssen, die er nun für gescheitert erklärt. Carol protestiert gegen Ernests Selbstgeißelung. Sie spricht als Anwältin und auch als Patientin, wenn sie seine Argumente widerlegt. Sie ist noch nicht bereit, ihre Identität und ihren gescheiterten Racheplan preiszugeben, sagt aber, dass sie ihn während der Therapie vielleicht unbewusst auf die Probe gestellt hatte, und versichert ihm, dass er die Prüfung bestanden hat. Ohne das Vertraulichkeitsgebot zu verletzen, bittet sie ihn um Rat, wie sie mit ihrem neuen Therapeuten-Klienten umgehen soll, der schwer an seinen Gefühlen von Arroganz, Einsamkeit und Bitterkeit zu tragen hat. Ernest stellt sich der Herausforderung und ermutigt sie, ihm zu helfen, eine kosmische nietzscheanische Perspektive zu suchen. Er empfiehlt auch eine existenzielle Schocktherapie: Carols Klient soll sich in die Zukunft projizieren, in den Augenblick seines Todes und der Beerdigung und sich seine Grabinschrift vorstellen. Der Betrug ihres Klienten, prophezeit Ernest, könnte sich auch als seine Rettung erweisen. Das nuancierte Kapitel endet damit, dass Carol ein letztes Mal um eine väterliche Umarmung bittet. »Ginge ›onkelhaft‹ auch?«, fragt Ernest warmherzig.

Der verwundete Heiler

Carol ist für Streider eine effektive »Therapeutin«, aber sie kann seiner enormen Wut nicht den Stachel nehmen, und Peter Macondo erleichtert ihn um weitere vierundzwanzigtausend Dollar. Carol schreibt Streider jedoch nicht ab, ebenso wenig, wie Ernest sie abgeschrieben hat. Sie macht mit Streider mehrere »Psychotherapie«-Sitzungen, die sich für sie beide als psychologisch wertvoll erweisen. Mithilfe von Ernests Vorschlägen fungiert sie als Streiders Analytikerin. Sie katalysiert Streiders Heilung und beschleunigt so auch die ihre.

Zu Beginn von *Die rote Couch* diskutieren Ernest und Paul

Jungs autobiographische *Erinnerungen, Träume, Reflexionen.* Beide Figuren lehnen Jungs Konzept des verwundeten Heilers ab. Ernest, der Jungs Autobiographie als »bizarr« und »unehrlich« bezeichnet, fragt ungläubig: »Der Patient versorgt die Wunde des Therapeuten?«, worauf Paul antwortet: »Genau! Denk nur, welche Implikationen das hat! Es haut einem den Hocker unterm Arsch weg!« Der Leser kann vernünftigerweise folgern, dass Ernest und Paul für die Sichtweise Yaloms stehen. Wenn man Jungs Worte jedoch aufmerksam liest, wird der Gedanke des verwundeten Heilers schlüssiger, insbesondere, wenn er einräumt, »daß der Patient gerade das richtige Pflaster für die schwache Stelle des Arztes ist«. Carol ist mit Sicherheit eine verwundete Patientin, aber dadurch, dass sie Streider hilft, fungiert sie als verwundete Heilerin. In *Und Nietzsche weinte* erweckt Yalom zwei verwundete Heiler zum Leben, einen Arzt und einen Philosophen, die die psychologischen Wunden des jeweils anderen versorgen.

Das Ende des Romans

Im letzten Kapitel, in dem es eine Überraschung gibt, verwebt Yalom die verschiedenen Fäden des Romans miteinander. Streider, der Carol von seinen lebenslang bestehenden Geldsorgen erzählt, erinnert sich an seine Kindheit in Armut, als sein Vater sich abmühte, den Lebensunterhalt zu verdienen. »Er hatte einen winzigen Lebensmittelladen, sechs Quadratmeter, an der Ecke Fifth und R Street in Washington. Wir wohnten über dem Laden.« Es ist dieselbe Beschreibung, die Yalom uns in seiner »Autobiographical Note« über das entbehrungsreiche Leben seiner eigenen Familie als Einwanderer in einem Armenviertel von Washington, D. C., liefert. Spiegeln Streiders Geldsorgen die Sorgen von Yaloms Erzeuger wider? Allein auf der Grundlage von *Die rote Couch* können wir diese Frage nicht beantworten, aber um keinen Zweifel an der autobiographischen Verbindung aufkommen zu lassen, erzählt Streider, wie eines Tages ein Kunde in den Laden seines Vaters kam und nach Arbeitshandschuhen fragte. Streiders Vater deutete zum Hinterzimmer und sagte dem Kunden, dass es ein paar Minuten dauern werde, bis er die Handschuhe herausgesucht habe, flitzte dann zur Hintertür hinaus, rannte zu einem zwei Häuserblocks entfernten Markt, kaufte ein paar Handschuhe für zwölf Cent und rannte dann zurück in seinen Laden, wo er die Handschuhe dem Kunden für fünfzehn Cents verkaufte. Die identische Anekdote erscheint in »A Conversation with Irvin D. Yalom« (Ein Gespräch mit Irvin D. Yalom) am Ende der amerikanischen Ausgabe von *Die Schopenhauer-Kur*. Streiders Sorgen um Geld und Status repräsentieren Yaloms Schattenselbst, eine Erkenntnis, die uns die Fähigkeit des Autors verstehen hilft, sich mit allen seinen Figuren – auch den unsympathischsten – zu identifizieren. In *Wie man wird, was man ist* enthüllt Yalom weitere autobiographische Quellen aus *Die rote Couch*, darunter auch die, dass er um ein Haar um eine hohe Geldsumme betrogen worden wäre, um in ein Unternehmen zu investieren, das gar nicht existierte.

Carol hat in zweifacher Hinsicht von der Therapie profitiert, einmal als Ernests Patientin und dann als Streiders »Therapeutin«. Zum Ende des Romans ist sie ein anderer Mensch geworden. Sie ist dankbar, eine lieblose Ehe hinter sich zu haben, und lebt in einer vielversprechenden Beziehung mit Jess, einem neuen Mann. Wird die Beziehung abermals in einer Heirat münden? Yalom gibt keine Hinweise, sondern überlässt es seinen Lesern, ihre eigenen Schlüsse zu ziehen. In der letzten Szene des Romans ist Carol schließlich bereit, Ernest alles zu gestehen. Wie Breuer am Ende von *Und Nietzsche weinte* hat auch sie ein schreckliches Geheimnis zurückgehalten. Ernest, der immer schon vermutet hat, dass sie ihm etwas Wichtiges verheimlicht, lächelt »ein klein wenig selbstgefällig«, als sie ihm eröffnet, dass sie ein Geständnis abzulegen habe, und dann – es sind die letzten Worte im Roman – antwortet er: »[I]mmer bereit für die Wahrheit.«

Ernests Experiment mit der Selbstoffenbarung des Therapeuten stellt sich am Ende von *Die rote Couch* als durchschlagender Erfolg heraus. Seine Liebe zur Psychotherapie und auch seine Dankbarkeit sind gewachsen. Er ist Trotters Rat im Prolog treulich gefolgt, einen offenen Kanal zu seinem »Schatten« – Jungs Bezeichnung für die dunkle Seite des Selbst – zu haben. Von ihrer Therapie mit Ernest hat Carol Vertrauen gelernt, und er hat von ihr gelernt, mit seinem Schatten zu leben.

The Doctor of Desire

Jede Besprechung von *Die rote Couch* sollte zumindest kurz den Roman der bedeutenden Psychoanalytikerin und Schriftstellerin Allen Wheelis von 1987 *Der Doktor und das Verlangen* streifen. Wie *Die rote Couch* exploriert *The Doctor of Desire* die katastrophalen Konsequenzen sexualisierter Therapie, auch wenn ihr Roman viel düsterer ist als der von Yalom. Mit unerschütterlicher Ehrlichkeit und Mut erforschte Wheelis die Anfälligkeit des Psychoanalytikers für übergriffiges erotisches Verlangen, zersetzende intellektuelle Zweifel, narzisstische Verletzungen, Einsamkeit und Isolation sowie Langeweile. Nur wenige von Wheelis' Kollegen wagten es, öffentlich die Gefahren einzugestehen, die auf einen Psychoanalytiker und eine Psychoanalytikerin lauern. »In Anbetracht dessen, dass Worte das Brot und die Butter der psychoanalytischen Arbeit sind«, schrieb Daphne Merkin in ihrem lobenden Nachruf auf Allen Wheelis, der am 30. Dezember 2007 im *New York Times Magazine* abgedruckt wurde, »erscheint es auf den ersten Blick seltsam, dass sehr wenige Praktiker elegante oder sogar luzide Prosa geschrieben haben« (Merkin, 2007). Merkin zitierte nur eine Handvoll Psychoanalytiker, darunter auch Irvin Yalom, die in diesem »Brachland« die löbliche Ausnahme bilden.

Yaloms fiktionales Experiment

Die rote Couch bekam nicht so viele Rezensionen wie *Und Nietzsche weinte*, aber die Kritik lobte die Intelligenz und den satirischen Witz des Romans. Das Buch ist eine »wunderbare Analyse, wie Psychiater tatsächlich denken«, schwärmten die *Kirkus Reviews*, »und die Vision einer Gemeinschaft aufbauen, die gesund und reif genug ist, sich ihren tiefsten und hartnäckigsten Ängsten zu stellen«. Der Rezensent im *Publishers Weekly* kommentierte, dass »der Roman, so fesselnd er ist, die moralischen oder beruflichen Fehlgriffe der Analytiker als akzeptablen Preis für ihre berufliche Tätigkeit präsentiert«, eine Lesart, die so falsch ist, wie der Name des Autors geschrieben wurde (»Arvin D. Yalom«). Jonathan Kirsch beschließt seine Rezension in der *Los Angeles Times* mit einem verschämten Disclaimer: »Die Vertraulichkeitsregeln, die für die Rezensenten von Büchern nicht weniger gelten als für Psychotherapeuten, verbieten mir zu verraten, wie genau Yalom das Fadenspiel von Handlungen und Nebenhandlungen herausarbeitet. Aber er schafft das mit so viel Elan, dass ihm alle seine Zaubertricks als Romanschreiber und als Psychiater nachzusehen sind.« Mit seinem satirischen Witz, dem psychologischen Scharfsinn und der gekonnten Erzählweise demonstriert *Die rote Couch* das Vermögen der Kunst, zu belehren und Freude zu bereiten. Wie Ruthellen Josselson bemerkt, ist dies Yaloms »komplexester und am wenigsten offenkundig pädagogischer Roman, auch wenn jeder, der Psychotherapie studiert, vieles darin finden wird, was seine Vorstellungen über den Prozess infrage stellt. *Die rote Couch* ist Racheerzählung, psychiatrische Fallstudie, existenzielle Fabel und moralisches Exempel, aber vor allem ist es eine

Liebesgeschichte über die Hingabe und Dankbarkeit eines Therapeuten für seinen Beruf. Es lohnt sich, den Roman immer wieder zur Hand zu nehmen; er spricht nicht nur junge Psychotherapeuten – dessen Zielgruppe – an, sondern auch Patientinnen, Studenten, Pädagogen und den unüblichen Leser. Er kann überall gelesen werden: in studentischen Literatur-, Psychologie- oder Ethikkursen, in einem Psychotherapie-Studiengang, zu Hause oder in der Praxis, wenn man auf der Couch liegt.

8

Die Reise mit Paula

Der »schwelende innere Komposthaufen« der Kreativität

Die Reise mit Paula, 1999, ein Jahrzehnt nach *Die Liebe und ihr Henker* veröffentlicht, kehrt zu den »Geschichten der Psychotherapie« zurück, doch mit einem Unterschied: Die neue Sammlung, bestehend aus sechs Geschichten, ist düsterer und kantiger, gespickt mit bitteren Selbstvorwürfen, vielleicht, weil Yalom zehn Jahre älter und sich der unvermeidlichen Desillusionierungen des Lebens bewusst ist. Wie im früheren Band sind die Erzählungen von Ironie und Mehrdeutigkeit geprägt. Yalom hat keine festen Rezepte für seine Geschichten aus der Psychotherapie, zeigt sich üblicherweise aber selbstironisch oder sogar selbstzerfleischend. Wie der Leser lässt auch er sich fast immer überraschen. Die Geschichten offenbaren Schuldgefühle, weil er ein »Streber« ist, wie er in *In die Sonne schauen* einräumt, auf Kosten, wie er fürchtet, seiner Zuneigung zu Familie, Freunden und Patienten. Die Geschichten sind lebensbejahend, aber nicht immer herzerwärmend und werfen ein zusätzliches Licht auf frühere und spätere Texte, liefern faszinierende Hintergrundgeschichten oder nehmen Themen in späteren Werken vorweg. Sie enthalten eine Vielzahl wertvoller therapeutischer Erkenntnisse und verdienen eine breite Leserschicht. Yalom präsentiert irritierende menschliche Dilemmata, die trotz eines reichen Wissensschatzes ungelöst bleiben. Paradoxerweise interessiert er sich offenbar mehr für seine Misserfolge als für seine Erfolge, vielleicht, weil Erstere abschreckende, mit moralischer Zweideutigkeit befrachtete Beispiele sind.

Wessen Traum? »Mama und der Sinn des Lebens«

Die sechzehnseitige Geschichte beginnt und endet mit demselben Traum. Der Ich-Erzähler, der im Krankenhaus im Sterben liegt, springt aus dem Bett, reist in einen Vergnügungspark und setzt sich in eine Geisterbahn. Er sieht seine Mutter inmitten einer Gruppe Schaulustiger, winkt ihr zu, und bevor ihn die Dunkelheit verschluckt, ruft er ihr zu: »Mama! Zufrieden, Mama? Zufrieden mit mir?«

Als Yalom aus dem Traum erwacht, fühlt er sich in seine eigene Kindheit in Washington, D. C., zurückversetzt, wo er über seine konfliktbeladene Beziehung zu seiner Mutter reflektiert, die zehn Jahre zuvor gestorben ist. Der Sohn sehnt sich trotz seines anhaltenden Zorns auf seine Mutter noch immer nach ihrer Anerkennung. »Sie war eitel, herrisch, aufdringlich, misstrauisch, boshaft, höchst starrsinnig und abgrundtief unwissend (aber intelligent – sogar ich konnte das sehen). Ich kann mich nicht erinnern, jemals, auch nur einmal, mit ihr einen warmherzigen Moment erlebt zu haben. Niemals, kein einziges Mal, empfand ich so etwas wie Stolz auf sie oder dachte, wie froh ich bin, dass sie meine Mama ist. Sie hatte eine giftige Zunge und ein boshaftes Wort für jeden – mit Ausnahme meines Vaters und seiner Schwester.«

Fragen über Fragen. Wenn Yalom ein vertrauenswürdiger Erzähler ist und wenn seine Beziehung zu seiner Mutter, seiner wichtigsten Bezugsperson, so problematisch war, wie konnte er dann in seinem späteren Leben positivere Beziehungen mit Frauen aufbauen? Wenn er von einer Mutter aufgezogen wurde, die ihrer Rolle kaum gerecht wurde, wie konnte er seine außergewöhnliche Empathie und Zuversicht entwickeln? Warum spricht er sie als »Mama« an, wenn es so wenig echte Liebe in der Beziehung gab? Yaloms Bitterkeit seiner Mutter gegenüber – »Wie oft betete ich, bitte, Dad, bitte, nur dieses eine Mal, hau ihr eine runter!« – erinnert in *Die Liebe und ihr Henker* an seine flehentliche Bitte an den Vater, er möge seiner Mutter »so richtig eine knallen«. Wie konnte Yalom verhindern, wie seine Mutter zu werden?

Eine Metapher für Yaloms Kreativität

Mehr noch als alle anderen seiner früheren fiktionalen oder nicht fiktionalen Bücher enthüllt die Geschichte »Mama und der Sinn des Lebens« Yaloms wilde Entschlossenheit, Schriftsteller zu werden, und zollt dem Philosophen Tribut, der den größten Einfluss auf ihn hatte. »Wir brauchen die Kunst, sagte Nietzsche, um nicht an der Wahrheit zu zerbrechen. Daher halte ich die Kreativität für den goldenen Weg und habe mein ganzes Leben, alle meine Erfahrungen, alle meine Vorstellungen in eine Art schwelenden inneren Komposthaufen verwandelt, aus dem ich von Zeit zu Zeit etwas Neues und Schönes zu gestalten versuche.«

Und doch gibt es hier eine beunruhigende Ironie. In der letzten Geschichte in *Die Liebe und ihr Henker* geht es um Yaloms Bemühungen, Marvin, den Mann, mit der Unterwelt seiner Träume zu verschmelzen, aber eine sogar noch größere Distanz taucht zwischen dem bewussten und unbewussten Selbst in der Geschichte »Mama und der Sinn des Lebens« auf. Yalom hat sein ganzes Leben als Therapeut und auch als Schriftsteller dem Austüfteln von Träumen gewidmet. »Ich habe gelernt, Träume zu zähmen, sie auseinanderzunehmen, sie zusammenzusetzen. Ich weiß, wie man aus Träumen Geheimnisse ausquetscht.« Yaloms eigene Träume lassen allerdings vermuten, das er sich unbewusst einem anderen Ziel verschrieben hat, nämlich »die Anerkennung meiner toten Mama zu gewinnen«. Als Spezialist für die Verschmelzung der äußeren und inneren Welten seiner Patienten hat er selbst Bedarf an Selbstintegration. Seine Patienten wären überrascht, würden sie entdecken, dass er aus leidvoller persönlicher Erfahrung spricht, wenn er enthüllt, dass es »vernachlässigten Kindern oft schwerfällt, sich von ihren gestörten Familien zu lösen«.

Es gibt weitere Ironien in dieser Geschichte. Ruth Yalom war ungebildet und konnte die Bücher ihres Sohnes nicht verstehen, obwohl sie sie als dingliche Objekte – als seine Sprösslinge – durchaus wertschätzte. Als sie im Alter ihr Augenlicht verlor, trug sie seine Bücher in einer Einkaufstasche mit sich herum, nahm sie einmal sogar behutsam heraus und strich zärtlich über sie. Die stolze Mutter macht einen Schrein aus den Büchern. Die letzte Ironie ereignet sich am Ende der Geschichte, als seine Mutter ihm sagt, dass er den Traum missverstanden habe, in dem er von ihr wissen will, ob sie zufrieden mit ihm sei, in ebenjenem Traum, mit dem die Geschichte anfängt. Wie kann sie *seinen* Traum anzweifeln, fragt sich Yalom entrüstet. Ihr gehören die letzten Worte der Geschichte: »Dieser Traum war nicht *dein* Traum, Sonny. Es war *meiner*. Auch Mütter haben manchmal Träume.« Der Schuss ging für Yalom nach hinten los; aber was genau hat das zu bedeuten? Dass er nie auf die Idee kam, dass auch seine Mutter unerfüllte Träume hatte? Dass der Schriftsteller andere Träume und Geschichten ausschlachtet? Diese Fragen sind Teil des schwelenden, inneren Komposthaufens, aus dem der Schriftsteller etwas Neues und Schönes gestaltet.

Nancy Andreasen, die in englischer Literatur promoviert hat und fünf Jahre lang Englischprofessorin an der Universität von Iowa war, bevor sie den Beruf wechselte und Neuropsychiaterin wurde, vertritt in ihrem 2005 erschienenen Buch *The Creating Brain: The Neuroscience of Genius* (Das schöpferische Gehirn: Die

Neurowissenschaft vom Genie), die Meinung, dass Kreativität in hohem Maße intuitiv ist und oft aus unbewussten oder traumähnlichen mentalen Zuständen entsteht. Andreasens und Yaloms Sichtweisen stimmen überein. Der schwelende innere Komposthaufen ist eine anschauliche Metapher für Yaloms Kreativität, seine Fähigkeit, frühe Sorgen, Ängste und Sehnsüchte auf bewusster wie auf unbewusster Ebene zu erschließen und sie dann zu kunstvollen Geschichten zu verweben. Das Bedürfnis nach mütterlicher Anerkennung in diesem Band mit Geschichten aus der Psychotherapie zwingt ihn, Wahrheiten anzuerkennen, die seinen lebenslangen Bemühungen entgegenstehen, sich von seiner wichtigsten Bezugsperson zu distanzieren. Wie Philip Roths Portnoy gesteht Yalom, dass seine Mutter, deren Beurteilungen er immer für falsch hielt, oft recht hatte – und dass sie tatsächlich ein zentraler Teil seines Lebens ist.

In Ungnade fallen: »Die Reise mit Paula«

Die Titelgeschichte »Die Reise mit Paula« beginnt mit einer Aussage von John Whitehorn, Yaloms Mentor an der Johns Hopkins University, der seinen Studenten einbläute, ihren Patienten zuzuhören und von ihnen zu lernen: »Um weise zu werden, müssen Sie Student bleiben.« Dann erzählt Yalom von seinen lebenslangen Anstrengungen, diesem Rat zu folgen. Paula West ist eine außergewöhnliche Patientin und Lehrerin, eine Frau, die Yalom inspiriert hat, eine Psychotherapiegruppe für sterbende Patientinnen und Patienten zu gründen. Die Idee ist inzwischen gut etabliert, war 1973 aber noch Neuland. Die Gruppe war erstaunlich erfolgreich und demonstrierte, dass Therapie sowohl die Lebensqualität als auch die Lebensdauer sterbender Patienten verbessert. Die Gruppe bot den Sterbenden erfolgreich ihre »Präsenz« an und ermöglichte es ihnen, sich mit anderen verbunden zu fühlen. Paulas Charisma hinterließ Spuren in Yaloms Leben, doch dann verschlechterte sich ihre Beziehung, er fiel in Ungnade, fühlte sich traurig und einsam und lässt die Leser mit der unbeantworteten Frage zurück, ob er zu Recht zu dem Schluss gekommen war, arglistig gehandelt zu haben.

Yalom fängt Paulas ungewöhnliche Einsichten und ihren Mut ein, angefangen mit ihrer einleitenden Aussage ihm gegenüber: »Ich bin unheilbar an Krebs erkrankt. Aber *ich bin keine* Krebspatientin.« Die beiden sprechen über Leben, Tod, Spiritualität, Frieden und Transzendenz. Meistens sprechen sie über den Tod, bemerkt Yalom, und dann präsentiert er uns einen fesselnden Satz: »Jede Woche trafen wir vier uns und nicht wir zwei in meinem Sprechzimmer – Paula und ich, ihr Tod und meiner.« Ihr war es zuzuschreiben, dass er lernte, sich mit dem Tod anzufreunden und ihn zu entmythologisieren, und sie lehrte ihn, dass das, was Patienten am meisten fürchten, nicht das Sterben selbst ist, sondern die Isolation, die damit einhergeht. Eine ihrer vielen Erkenntnisse ist es, dass Ärzte nicht verstehen, wie wichtig der Kontakt zu ihren sterbenden Patientinnen ist. »Warum können sie nicht erkennen, dass gerade der Augenblick, in dem sie sonst nichts mehr zu bieten haben, der Augenblick ist, in dem man sie am nötigsten hat?«

Paula lehrt Yalom auch, auf welche Weise ihr tiefer religiöser Glaube ihr geholfen hat, mit dem Krebs zu leben. Dank eines Priesters der Episkopalkirche gelang es ihr, ihre Verzweiflung zu überwinden und einen neuen Sinn im Leben zu finden. »Da dieser Geistliche den klugen Aphorismus des Antichristen Nietzsche kannte: Wer ein ›Warum‹ hat, kann jedes ›Wie‹ ertragen, wie er Paulas Leiden neu formulierte. ›Ihr Krebs ist Ihr Kreuz‹, sagte er zu ihr. ›Ihr Leiden ist Ihr geistliches Amt.‹« Yalom nimmt die ihm zugewiesene Rolle in ihren göttlichen Plänen widerspruchslos hin: Er war Objekt ihres geistlichen Amtes, und er tat, was er tun konnte, damit sie ihn unterrichtete, auch wenn er ihren religiösen Glauben nicht teilen konnte. Paulas intensive Spiritualität verwandelt Yalom nicht zu einem Gläubigen, aber er ist von ihrer Überzeugung beeindruckt, dass es wichtig ist, sich auf den Tod vorzubereiten. Nachdem sie erfuhr, dass ihr Krebs in die Wirbelsäule gestreut hatte und ihr nur noch wenig Zeit blieb, schrieb sie einen Abschiedsbrief an ihren dreizehnjährigen Sohn, der Yalom zu Tränen rührte. »In ihrem letzten Absatz erinnerte sie ihn daran, dass die Lunge des menschlichen Fetus ebenso wenig atmet, wie seine Augen sehen. Somit ist der Embryo auf eine Existenz vorbereitet, die er sich noch nicht vorstellen kann«, gab sie ihrem Sohn zu verstehen. »Werden wir auch nicht auf eine Existenz jenseits unseres Gesichtskreises vorbereitet, ja sogar jenseits unserer Träume?«

Paula ist neben Yalom die treibende Kraft hinter der Gründung der Psychotherapiegruppe, die sie treffend als »Brücken-Gruppe« bezeichnet, und sich selbst ernennt sie zur spirituellen Beraterin der Gruppe. Sie führt wichtige Rituale ein, wie beispielsweise am Ende jedes Treffens gemeinsam schweigend auf eine brennende Kerze zu schauen. »Rücken wir enger zusammen«, sagte sie und streckte beide Hände zu ihren Nachbarn zur Linken und zur Rechten aus. »Betrachten wir die Kerzen und meditieren wir ein paar Augenblicke, ohne zu sprechen.« Yalom weist darauf hin, dass er und Paula einander auf eine Art brauchten, die über eine berufliche Beziehung hinausging. Er erinnert sich, »dass Paula mich mit Licht erfüllte und ich ihr Fels war, die Zuflucht, nach der sie gesucht hatte, bevor wir beide das Glück hatten, einander zu finden«.

In einer Fußnote zu seinem 1980 erschienenen Lehrbuch *Existenzielle Psychotherapie* berichtet Yalom, dass ein Krebspatient kürzlich angemerkt habe, dass die »Stadien« des Sterbens von Elisabeth Kübler-Ross »durch eine kachektische Krankenhauspopulation verzerrt würden und sie die ›goldene Periode‹ übersah, die sich ereignet, wenn ein Patient Zeit hat, um seine Begegnung mit dem Tod zu assimilieren«. Die Patientin, verrät Yalom in *Die Reise mit Paula*, war Paula gewesen. »[Paula stand] Elisabeth Kübler-Ross, in der Medizin so etwas wie die Hohepriesterin des ›Todes‹, … zutiefst kritisch gegenüber, da diese das goldene Stadium nicht erkenne und einen von Grund auf negativen klinischen Ansatz entwickelt habe. Kübler-Ross' ›Stadien‹ des Sterbens – Zorn, Verleugnung, Feilschen, Depression, Akzeptanz – erregten immer wieder unfehlbar Paulas Zorn. Sie blieb unbeirrbar bei der Ansicht – und ich bin überzeugt, dass sie recht hatte –, dass eine derart starre Kategorisierung emotionaler Reaktionen zu einer Entmenschlichung von sowohl Patient als auch Arzt führe.«

Auch Yalom bekommt Paulas Wut zu spüren, wenn auch aus anderen Gründen. Als die Psychotherapiegruppe für unheilbar kranke Brustkrebspatienten in der Stanford-Community bekannt wurde, konnte Yalom nicht mehr so viel Zeit mit Paula verbringen wie vorher. Er gibt sich die Schuld an ihrer Enttäuschung und erklärt: »Um diese Zeit nahm mich das Ziel, in der akademischen Welt Erfolg zu haben, voll und ganz in Anspruch, und mein hektischer Terminkalender, der mit Forschungsarbeiten, Bewerbungen um Stipendien, Vorlesungen, Vorträgen und schriftstellerischer Arbeit angefüllt war, begrenzte meinen Kontakt mit Paula. Fürchtete ich mich davor, ihr zu nahe zu kommen?« Nicht unbedingt, könnte ein Leser antworten, doch Yalom geht es nicht darum, sich von Schuld freizusprechen. In einem seiner prägnantesten Sätze gesteht er, dass der Erfolg der Gruppe mit seinem eigenen beruflichen Erfolg verknüpft war. »[E]s war Zeit, etwas mit diesem Vorhaben zu tun, es zu erforschen, seine Wirksamkeit zu bewerten, unsere Ergebnisse zu veröffentlichen, die Werbetrommel zu rühren …. Kurz, es war Zeit, es zu fördern.« Paula war enttäuscht von Yalom, als der sich um einen Zuschuss für die Untersuchung der Wirksamkeit seines Ansatzes für todkranke Brustkrebspatientinnen bemühte. Sofort nimmt er die Schuld auf sich und weist darauf hin, dass er die Beschreibung eines Projekts, das Paula angeregt hatte, in der Ich-Form verfasst hat. Obwohl er ihr für ihr Engagement in der Gruppe die volle Anerkennung aussprach und dafür sorgte, dass sie anständig entlohnt wurde, führten seine Bemühungen, die Psychotherapiegruppe als Forschungsprojekt zu etablieren, dazu, dass es um ihre gegenseitige Vertrautheit geschehen war.

Weiter untergraben wurde ihre enge Freundschaft von einer neuen unerfahrenen Co-Therapeutin, mit der Paula nichts anfangen konnte. Dazu kam noch, dass Paula es einem Krebsspezialisten verübelte, ihren Kommentar heruntergespielt zu haben, den sie bei einem zweitägigen, vorgeschriebenen Workshop zur staatlichen Finanzierung von Forschungsprojekten abgegeben hatte. Damals hatte sie angeführt, dass »Mut« und »spirituelle Tiefe« akkurate Prädikatoren für die psychologische Anpassung einer Person an eine Krebserkrankung seien. Yalom steckte in einem ausweglosen Dilemma, gezwungen, sich zwischen einer inspirierenden, aber kompromisslosen Patientin einerseits und seinen respektierten Kollegen andererseits zu entscheiden. Paula warf Yalom einen »Ausverkauf an die Bürokratie« vor und verschwand bald aus der Gruppe – und aus seinem Leben.

Yalom muss ständig an Paula denken, und er fragt sich, ob er irgendetwas hätte tun können, um ihre Beziehung zu kitten. Bevor die Geschichte endet, hat er für seine Leser eine Reihe von Überraschungen parat, darunter die, dass Paula tatsächlich alle dreißig Mitglieder der experimentellen Brücken-Gruppe und alle sechsundachtzig Mitglieder der Kontrollgruppe überlebt hat. Mehrere Jahre vergehen, und als Yalom entdeckt, dass sie noch lebt, nun aber an Lupus erkrankt ist, ruft er sie an, und sie lädt ihn zum Mittagessen in ihr Haus ein. Ihrem Charakter entsprechend leitet sie inzwischen eine Lupus-Selbsthilfegruppe. Mitten in ihren Reminiszenzen an die ersten Monate der Therapiegruppe – eine goldene Zeit für beide – ist er schockiert, als sie ihm erzählt, dass sie in der Gemeinde auf eine »schwarze Liste« gesetzt wurde, weil sie alle Krebsärzte, von denen sie behandelt wurde, für inkompetent hielt. Sie ist auch überzeugt davon, dass die ihr von den Krebsärzten verschriebenen Medikamente für ihren Lupus verantwortlich sind. Nun droht sie, alle ihre Krebsärzte wegen Behandlungsfehlern zu verklagen.

Yalom kann ihre Anschuldigungen nicht glauben und hält sie für Anzeichen von Paranoia. Damit befindet er sich abermals in einer unmöglichen Situation, die ihn zwingt, zwischen ihren und seinen starken Überzeugungen zu wählen. Da er ihr Dilemma nachfühlen kann, rät er ihr dringend dazu, einen »behutsameren« Brief an die Ärztekammer zu schreiben, »ehrlich, aber behutsamer«, damit die Ärzte sich nur einen Verweis einhandeln und nicht ihre Approbation verlieren. »Das war natürlich alles unaufrichtig. Keine Ärztekammer der Welt würde ihren Brief ernst nehmen.« Sie dankt ihm für seinen guten Rat, aber ihm wird die Ironie schmerzlich bewusst, dass dieser Rat unehrlich war. Yaloms Leser mögen das anders sehen. Der Rat war gut gemeint, um Paulas Würde zu bewahren und gleichzeitig anderen Leuten so wenig wie möglich zu schaden.

Er zog den Schluss, dass es für ihn nur eine Möglichkeit gab, auf Paula zu reagieren: »Ich musste sie als hochgradig gestörtes Individuum ansehen und sie behandeln – wobei ›behandeln‹ in dem dunklen, falschen Sinn des Worts gemeint ist.« Yalom erkennt sofort, dass dies genau die Art und Weise war, auf der er und seine Mutter interagiert hatten. »Meine Mutter und ich hatten uns zwar geliebt [ein Eingeständnis, das er in der vorangegangenen Geschichte nie gemacht hat], aber nie offen miteinander gesprochen wie zwei Menschen, die sich einander mit sauberen Händen und klarem Kopf nähern. Wir hatten einander immer ›behandelt‹, aneinander vorbeigeredet; jeder von uns fürchtete, kontrollierte, täuschte den anderen.«

Yaloms Beziehung mit Paula erinnert uns an die Arzt-Philosoph-Beziehung in *Und Nietzsche weinte*. Wie der fiktionale Nietzsche ist auch Paula nicht kompromissfähig. Ihre Erkenntnisse zu Tod und Sterben sind atemberaubend, fast nietzscheanisch, aber sie hat viele weiße Flecken. Yalom ist ein großer Bewunderer Paulas, aber er muss vorsichtig mit ihr umgehen. Yalom und Paula spielen wechselnde Rollen und heilen einander gegenseitig, wie wir in *Und Nietzsche weinte* und an der Bedeutung der klinischen Beziehung sehen, doch Therapeut und Patient haben unterschiedliche Zielsetzungen. Sie tun alles in ihrer Macht Stehende, um die Distanz zwischen ihnen zu überbrücken, doch beide fühlen sich vom anderen verraten und missverstanden, was auch bei Breuer und Nietzsche der Fall ist. Alle vier Figuren reden aneinander vorbei. Dabei ist positiver, dass Yalom und Paula wie auch der fiktionale Breuer und Nietzsche etwas im Leben des jeweils anderen bewirken. Man darf vermuten, dass Paula, sollte sie diese Geschichte lesen, bestätigen würde, dass Yalom ihren Standpunkt genauso fair beschrieben hat wie den seinen. Dadurch, dass er ihre Präsenz und Leuchtkraft einfängt, demonstriert Yalom seine Fähigkeit, von einem Patienten zu lernen, wie sein Mentor Whitehorn angemahnt hat.

»Eine ganze Menge aus Nichts machen«: »Trost aus dem Süden«

Wie Yalom in *Im Hier und Jetzt: Richtlinien der Gruppenpsychotherapie* scherzhaft anmerkt, missverstehen viele Leser »den englischen Titel dieses Buches und lesen statt ›inpatient‹, also stationäre, ›*im*patient group therapy‹, also *ungeduldige* Gruppentherapie«. Wir sehen Yaloms Ungeduld in »Trost aus dem Süden«, einer Geschichte, die die Grenzen einer stationären Gruppenpsychotherapie und die Gefahren therapeutischer Hybris aufzeigt. Wir sehen auch seine bemerkenswerte Fähigkeit als Therapeut und als Geschichtenerzähler darin, »makin' a lot out of nuthin«

(aus nichts eine ganze Menge zu machen), wie es Magnolia, eine ungepflegte, fettleibige, siebzigjährige Schwarze, ausdrucksstark formuliert, die in dieser kurzen psychotherapeutischen Erzählung zum Leben erweckt wird. Die Geschichte vermittelt Yaloms Überzeugung, dass alles Wasser auf die Mühlen des Therapeuten ist, dass Spreu in der Psychotherapie in literarischen Weizen verwandelt werden kann.

Yalom etabliert in den ersten Sätzen der Geschichte den Tonfall und die Stimmung von »Trost aus dem Süden«. »Ich setzte meine Zeit ein. Fünf Jahre«, Worte, aus denen man herauslesen könnte, dass er als Insasse oder als Aufseher im Gefängnis gewesen war. Erst im dritten Satz erkennen wir, dass er eine Krankenhausatmosphäre beschreibt. »Fünf Jahre lang leitete ich eine tägliche Therapiegruppe in einer psychiatrischen Station.« Ein noch zynischeres Urteil kann der Autor eines hochgelobten Lehrbuchs über stationäre Psychotherapie wohl kaum fällen. Die Geschichte gewinnt dadurch an Glaubwürdigkeit, dass er aus der Perspektive eines Insiders schreibt. Warum sollten sich Therapeuten die albtraumhafte Landschaft stationärer Gruppen antun – »die beständige, schnelle Mitgliederfluktuation; die häufigen psychotischen Ausbrüche; die manipulativen Mitglieder, die immer neue Möglichkeiten ersinnen, die anderen hereinzulegen; die Patienten, die durch zwanzig Jahre Depression oder Schizophrenie, die sich niemals bessern würde, ausgebrannt waren; die mit Händen zu greifende Verzweiflung im Raum«. Yalom hebt sich das Schlimmste für das Ende auf. »Aber die wirklich harte Nuss, die Landplage bei dieser Arbeit war die Bürokratie des Krankenhauses und der Versicherungen.« Nachdem er die Unmöglichkeit der klinischen Situation festgestellt hat, fragt Yalom dann, wie es Heilern gelingt, geistig gesund zu bleiben. Er hat eine einfache Antwort: »Indem wir lernen, Heuchelei zu kultivieren.«

»Trost aus dem Süden« ist weder eine Wohlfühlgeschichte aus der Psychotherapie noch eine Erzählung, um einem Patienten die

Angst zu nehmen, der wegen einer psychischen Störung ins Krankenhaus muss. Wenn Yalom sich in seiner ersten Sammlung von Psychotherapiegeschichten metaphorisch als Henker der Liebe bezeichnet hat, so scheint er in seiner zweiten Sammlung bereit zu sein, eine buchstäbliche Axt zu schwingen und alle zu enthaupten, die – wobei er auch sich einschließt – mit stationärer Gruppenpsychotherapie zu tun haben. Langeweile, nicht Wut führte zu Yaloms Entscheidung, der stationären Gruppentherapie den Rücken zu kehren. Aber er hat sie nicht gänzlich aufgegeben; alle drei Monate, wenn neue, psychiatrische Assistenzärzte eintreffen, fährt er mit dem Fahrrad von seiner gemütlichen, mit Bücherregalen ausgestatteten Praxis in der Stanford University Medical School zum Krankenhaus, einem dantesken Haus des Schreckens, wo er ein paar Tage lang sein klinisches Fachwissen an einen neuen Schwung Studierender weitergibt.

Yaloms literarische Herausforderung ist es, die menschlichen Geschichten der stationären Gruppenpsychotherapie auf lebendige, überlegte und ehrliche Weise zu schildern. Nachdem er die fast untragbare Situation geschildert hat, stellt er dem Leser fünf Patienten vor, denen er jeweils höchstens ein paar beschreibende Sätze widmet. Martin ist ein älterer, wegen Muskelschwund an den Rollstuhl gefesselter Mann. Dorothy ist querschnittsgelähmt, nachdem sie in Selbstmordabsicht aus einem Fenster im dritten Stockwerk gesprungen war. Magnolia kann ihre Beine aus unerfindlichen medizinischen Gründen nicht bewegen. Rosa und Carol sind zwei anorexische, junge Frauen, die KZ-Häftlingen ähneln. Die Geschichte konzentriert sich auf eine einzige Therapiesitzung. Das therapeutische Ziel, erklärt Yalom den Patienten, ist es, ihnen zu helfen, Aspekte ihres Lebens zu benennen, die sie gern ändern möchten. Den Schwerpunkt legt er auf eine Therapie im Hier und Jetzt, die in einer Gruppe am besten funktioniert. Yalom erinnert sich ständig an sein Mantra, das er aber bald vergessen wird: »*Klein ist schön. Klein ist schön* – kleine Ziele, kleine Erfolge.«

Yalom konzentriert sich insbesondere auf Magnolia. »Als sie sich vorstellte, fiel mir auf, wie sie mit ihren sahnebraunen Augen meinen Blick hielt. Außerdem beeindruckte mich die Würde ihres weichen Südstaatendialekts.« Der Titel der Geschichte bezieht sich ganz offensichtlich auf Magnolia, aber wir wissen auch, dass Yalom ein Ironiker ist, und deshalb können wir nicht sicher sein, ob ihre Therapie sich für sie als wohltuend oder unbequem erweisen wird. Auch Yaloms Art der Beziehung zu ihr können wir nicht vorhersagen. Wie viel südlichen Trost wird er erleben? Die wenigen Einzelheiten, die wir über Magnolia erfahren, deuten darauf hin, dass sie eine gläubige Christin mit großem Herzen und großer Seele ist, die lieber anderen hilft, als selbst um Hilfe zu bitten. Von den Krankenschwestern erfährt Yalom, dass sie normalerweise still und geduldig ist, aber häufig fahrig wirkt und eingebildete Insekten verscheucht, die scheinbar über ihre Haut krabbeln. Als Yalom sie fragt, was sie gern von der Gruppe lernen möchte, gibt sie zur Antwort: »Ich würde in dieser Gruppe gern lernen, besser zuzuhören«, obwohl sie bereits eine gute Zuhörerin ist. Mit fast zu großer Zurückhaltung wehrt Magnolia alle Komplimente ab.

Magnolia bezaubert Yalom und weckt mütterliche Gefühle in ihm – zugewandtere Gefühle, als nach der Lektüre von »Mama und der Sinn des Lebens« zu erwarten gewesen wäre. Der Verlust der Mutter zieht sich durch die ganze Geschichte »Trost des Südens«: Yaloms Mutter war drei Wochen vor der Therapiesitzung gestorben, und Magnolia enthüllt der Gruppe, dass es am folgenden Tag ein Jahr her sei, dass ihre Mutter gestorben ist. Yalom stellt fest, dass er ein Bedürfnis nach »Trost von Magnolia« hat, und er sinniert über eine Zeile aus einem Lied von Judy Collins: »Pack up your sorrows and give them all to me«, ein Angebot, das ihm Trost spendet. Plötzlich fragen wir uns, wer in dieser Therapiesitzung eigentlich wen tröstet.

Wie »Die Reise mit Paula« bestätigt auch »Trost des Südens« das Bedürfnis nach wechselseitiger Heilung, dass Therapeuten und Patienten in einem gemeinsamen therapeutischen Prozess eingebunden sind. Yalom ist nicht wirklich ein verwundeter Heiler, doch nach dem Tod seiner Mutter ist ihm etwas abhandengekommen, was sein Bedürfnis verrät, sich bei Magnolia Trost zu holen. Er hat sie zu einer Erdmutter mythologisiert, die er um Schutz und Trost anruft. Allerdings weiß er genau, dass es hier um das Thema Gegenübertragung geht, und wir können davon ausgehen, dass er deshalb seine eigenen Bedürfnisse zurückstellen kann, solange er sich um die Gruppe kümmert.

Magnolia hat ihr ganzes Leben der Unterstützung anderer gewidmet, und Yaloms Herausforderung ist es, eine Lösung zu finden, wie die Gruppe ihr helfen kann – einer Frau, die ohne jede Unterstützung einen Sohn und fünfzehn Pflegekinder großgezogen hat. Vielleicht können die anderen Patienten Magnolia helfen, sich beklagen zu lernen, schlägt Yalom der Gruppe vor. Sie widersetzt sich dieser Empfehlung, obwohl sie zugibt, dass auch ihre eigene Mutter glaubte, dass Magnolia allzu oft zuletzt an sich dachte. Yalom ermuntert sie, den Versuch zu starten, sich zu beklagen, und prompt äußert sie ihre herbe Enttäuschung darüber, dass sie nie Lehrerin geworden ist. Die anderen Gruppenmitglieder werfen ein, dass Magnolia ihrem Sohn und ihren Pflegekindern sehr wohl eine Lehrerin gewesen sei, auch wenn sie nie die Möglichkeit zu einer Ausbildung hatte, da sie ihre sieben Geschwister fast allein großziehen musste. Magnolia ist für die Unterstützung der Gruppe dankbar, und Yalom setzt hinzu, dass sie im Endeffekt doch noch eine Lehrerin geworden ist. Er wirft einen stolzen Blick auf die jungen Psychiater, sichtlich erfreut über dieses »Juwel«. Hochmut kommt vor dem Fall, denken wir – und dann nimmt die Katastrophe ihren Lauf.

Yaloms Beharren darauf, dass Magnolia sich offenbart, hat eine mit bitterlichen Klagen gefüllte Büchse der Pandora geöffnet und alle ihre Dämonen von der Leine gelassen. Sie lässt eine Sturzflut von Ressentiments und Vorwürfen vom Stapel und zieht zum ersten Mal in ihrem Leben über ihren Ehemann her, der sie im Stich gelassen hat. Yalom ist verblüfft und erschrocken über Magnolias Tränen und ihr ständiges Kratzen wegen unsichtbarer Insekten. Er gesteht, dass er den Deckel von ihren Problemen gelüftet hat, »aber dieses Mal wünschte ich nicht, in den Topf zu blicken«. Dennoch endet die Therapiesitzung positiv, und Yalom lobt die engagierte Arbeit der Gruppenmitglieder. Sie hatten getan, was Yalom von ihnen wollte, sich an der Diskussion beteiligt und sich gegenseitig mit positiven Kommentaren unterstützt. Yalom lobt Magnolias engagierte Arbeit, und sie akzeptiert das Kompliment mit den Worten: »Ich verstehe, Doktor. Ich verstehe ganz genau.«

Trotzdem fühlt Yalom sich schuldig und verlogen, da er radikal improvisieren musste, nachdem er beinahe die Kontrolle über die Sitzung verloren hätte. Er bezweifelt, ob sein Rat hilfreich war, Magnolia zu ermutigen, sich beklagen zu lernen. »Ihre Symptome – die unerklärliche Paralyse ihrer Beine, die Halluzinationen, bei denen sie Insekten auf ihrer Haut sah, ihr Irrglaube, dass hinter der Verseuchung ihres Hauses mit Ungeziefer eine Verschwörung stecke – waren ernst und mit psychotherapeutischen Mitteln allein nicht zu kurieren.« Er hält sich für schuldig, eine fundamentale Regel in der Psychotherapie gebrochen zu haben: Patienten niemals ihrer Abwehrmechanismen berauben, wenn man ihnen nichts Besseres anbieten kann. Magnolia war Opfer seiner Eitelkeit geworden, folgerte er, hauptsächlich, weil er sie sich so sehr als Muttersatz wünschte. Verführt von seiner therapeutischen Hybris, seinen grandiosen Rettungsphantasien und von seinem in der Gegenübertragung bestehendem Verlangen nach mütterlicher Unterstützung, hatte er es nicht zu einer »wirklichen Begegnung mit Magnolia kommen … lassen – Magnolia, der Person aus Fleisch und Blut und nicht dem Bild, das ich ihr übergestülpt hatte«.

»Trost des Südens« demonstriert Yaloms Gabe, eine Menge aus Nichts zu machen. Die Leser haben Mitgefühl mit der Zwangslage eines Therapeuten, der unter schwierigen Umständen sein Bestes gibt und deutlich selbstkritischer ist, als die meisten Gesundheitsexperten es in seiner Situation wären. Er bekennt sich zu einer Litanei von Schwachpunkten – er lechzt nach Anerkennung, gerät in Panik, wenn Magnolia sich seiner Aufforderung widersetzt, sich mehr zu öffnen, und reagiert gereizt, wenn sie dann tatsächlich klagt und ihre Haut malträtiert. Yalom ist sich der Komplexität der Motivation bewusst, allerdings ist er sich auch bewusst, auf welche Weise ein Eingeständnis von Eitelkeit eine subtile Manipulation des Wohlwollens des Lesers sein kann. Er individualisiert die fünf Mitglieder der Gruppe und vermittelt ihre Verletzlichkeit und Würde. Die Patienten wirken immer menschlich auf uns und nicht wie eine lehrbuchmäßige Sammlung von Symptomen. Der Kontrast zwischen Yaloms äußerem Dialog, den er mit den Patienten und den psychiatrischen Assistenzärzten führt, und seinem inneren Dialog mit den Lesern wirft ein Licht auf das öffentliche und nicht öffentliche Drama einer stationären Gruppenpsychotherapie. Und der vielsagende Titel der Geschichte fängt Magnolias weichen Südstaatenakzent ein, ihren magischen Zauber über Yalom, ihre unterstützende Rolle in der Gruppe, und er erinnert vielleicht auch an den legendären Südstaatenlikör – auch wenn es Gin und nicht Southern Comfort gewesen ist, der Magnolias Ehe ruiniert hat.

Vernunft versus Verrat?
»Trauer-Therapie: Sieben Lektionen zur Bewältigung von Leid«

Die längste und emotionalste Geschichte in *Die Reise mit Paula* »Trauer-Therapie: Sieben Lektionen zur Bewältigung von Leid« ist, wie Yalom im Nachwort betont, ein »unverfälschter Behandlungsbericht, der eine Vielzahl psychotherapeutischer Themen anspricht (allerdings habe ich einige prosaische Details weggelassen und die Identität der Personen verschleiert). Das Thema des Therapeuten als Schüler und umgekehrt des Patienten als Lehrer, ein Thema, das in ›Die Reise mit Paula‹ eingeführt wurde, wird in dieser Geschichte ausführlich behandelt.« Es ist diejenige Geschichte in diesem Buch, in der Yalom sich am schonungslosesten offenbart. Für Leser, die einen geliebten Ehepartner verloren haben, ist »Trauer-Therapie: Sieben Lektionen zur Bewältigung von Leid« vielleicht die einzige Geschichte, die ihren eigenen Trauererfahrungen widersprechen könnte.

Irene ist Chirurgin mit wenig Respekt vor der Psychiatrie, doch nachdem sie entdeckt, dass ihr Mann Jack an einem inoperablen Hirntumor leidet, will sie bei Yalom eine Psychotherapie beginnen. Er ist nicht begeistert: Sie ist eine enge Freundin von zwei seiner engsten Freunde, und er weiß, dass eine klare Abgrenzung nicht möglich ist. Mit erheblichen Bedenken nimmt er den Fall an, teilweise auch, weil er und ein Kollege gerade erst ein dreijähriges empirisches Forschungsvorhaben über den Verlust von Ehegatten abgeschlossen haben. »Wie konnte ich als Kanone in Sachen Verlust mich Irene guten Gewissens versagen?« Seine Eitelkeit erfährt einen weiteren Schub, als sie ihm sagt, sie habe sein Werk verfolgt und sei überzeugt, dass nur er schlau genug ist, um sie behandeln zu können. »Haargenau das Richtige, um meine Eitelkeit zu kitzeln.«

»Trauer-Therapie: Sieben Lektionen zur Bewältigung von Leid« ist neunundachtzig Seiten lang und enthält so viele faszinierende klinische und biographische Erkenntnisse, dass man ohne Weiteres doppelt so lang darüber schreiben könnte. Wut, Bitterkeit und Schuldgefühl der Patientin sind intensiver als in irgendeiner der früheren Geschichten, und Yalom ahnt, dass sie ohne ihre kleine Tochter, die sie versorgen musste, Selbstmord begangen hätte. Die Patient-Therapeut-Beziehung ist emotional aufgeladen und ändert sich ständig während der zweimal wöchentlich stattfindenden fünfjährigen Behandlung.

Nach dem Tod von Irenes Bruder – damals war sie zwanzig –, gelobt sie, keine Bindungen mehr einzugehen, um nicht abermals verletzt zu werden; doch sie bricht ihr Versprechen, als sie ihre Jugendliebe Jack heiratet. Nach dessen Tod am Ende des ersten Therapiejahres – da ist sie Mitte vierzig – gelobt sie abermals, keine weiteren Beziehungen zuzulassen. Sie möchte auch keine emotionale Bindung zu Yalom aufbauen, denn schließlich könnte auch er während ihrer Behandlung sterben und sie wäre wieder allein.

Yalom teilt seine Geschichte in sieben Lektionen, die jeweils eine klinische Erkenntnis beschreiben. Viele der Lektionen enthalten mehrere Erkenntnisse, manche komplizierter, andere elementar, aber dennoch der Wiederholung wert. Lektion eins betont, dass der Therapeut die Stimme der Vernunft verkörpern muss. Während der Therapie stellt Yalom sich immer wieder Irenes unvernünftigem Wesen und staunt über ihre »›Doppelnatur‹, ihre mit anmaßender Irrationalität gepaarte außergewöhnliche geistige Klarheit«. Lektion zwei exploriert Irenes Überzeugung, dass nur Hinterbliebene Hinterbliebene behandeln können, eine Vorstellung, die Yalom zurückweist. Lektion drei konzentriert sich auf Irenes Wut auf Yalom, der versucht, sie von Jack zu lösen, und sich anmaßt, sie zu verstehen. Lektion vier wirft einen Blick auf den »schwarzen Morast«, Irenes Metapher für Trauerwut. Sie ist überzeugt davon, dass Yalom jedes Mal, wenn er dem schwarzen Morast zu nahe kommt, sie verlassen oder sterben wird. Um zu demonstrieren, dass der schwarze Morast weder ihn noch ihre Beziehung zerstören wird, führt Yalom eine neue Therapieregel ein: Immer, wenn Irene bei ihm ausrastet, vereinbaren sie in derselben Woche automatisch eine zusätzliche Sitzung. Lektion fünf, auf den Punkt gebracht mit dem Begriff »Verstand versus Verrat«, befasst sich abermals mit der Frage von Liebe und Verlust. »Das, was ich Vernunft nannte, nannte Irene Verrat. Was in meinen Augen eine neue Hinwendung zum Leben war, nannte sie Verrat an der

Liebe. Was ich Loslösung von dem Toten nannte, nannte sie Aufgabe ihrer Liebe.« Lektion sechs, die eine neue Phase der Therapie einläutet und im vierten Jahr stattfindet, bestätigt Therapeut und Patientin als Mitreisende auf derselben Lebensreise. Lektion sieben beinhaltet den Prozess des Loslassens, der ganz besonders herausfordernd sein kann, wenn Therapeut und Patientin mehrere Jahre lang eng zusammengearbeitet haben.

Zu einem Wendepunkt kommt es, als Irene, verärgert, dass Yalom ihre Trauer nicht versteht, ihn bittet, einen in *The New Yorker* veröffentlichten Artikel des russischen Dichters Joseph Brodsky mit dem Titel »Von Schmerz und Vernunft« zu lesen. Darin argumentiert Brodsky, dass Robert Frost ein unheilvollerer Dichter sei, als den meisten Lesern bewusst ist, und erörtert eine lange poetische Erzählung »Der Hausfriedhof«, in der ein Bauer und seine Frau nach dem Tod des Sohnes auf unterschiedliche Weise trauern. Der Vater wirft seiner Frau vor, sich an der Trauer festzuklammern, weil sie untröstlich ist. Es ist an der Zeit, die Trauer zu beenden, sagt er geringschätzig. Yalom, den das Gedicht fasziniert, das, wie er feststellt, den Schlüssel zu Irenes Innenleben enthält, kommt zu dem Schluss, dass »Der Hausfriedhof« den erbitterten elterlichen Streit porträtiert, der nach dem Tod von Irenes Bruder in ihrem Elternhaus ausgebrochen sein muss. Yaloms Fehlinterpretation bringt Irene auf die Palme. »Ihr erstauntes Starren war das einer Lehrerin, die einen Blindgänger von Schüler ansieht und sich fragt, wie der überhaupt hatte versetzt werden können.« Zu fassungslos, um zu sprechen, zischt Irene schließlich: »Der Bauer und seine Frau in dem Gedicht sind nicht meine Mutter und mein Vater. *Wir beide sind das – Sie und ich.*« Yalom, zunächst geplättet, erholt sich schnell wieder: »Bin ich *derjenige*«, fragt er, »dessen Worte Sie immerzu kränken? Und bin *ich* es, der sich mit Gewalt zwischen Sie und Ihre Trauer zu drängen versucht? Und dann bin bestimmt *ich* derjenige, der Ihnen an der Tür den Weg versperrt und Ihnen mit Gewalt Trauermedizin einzutrichtern versucht?« Irene nickt zustimmend und beginnt zu weinen – das erste Mal in drei Jahren Therapie, dass sie in seiner Gegenwart offen in Tränen ausbricht. »Ich reichte ihr ein Taschentuch und nahm auch selbst eins. Sie griff nach meiner Hand. Wir waren wieder zusammen.«

Bezeichnenderweise ist der therapeutische Durchbruch das Ergebnis eines Gedichts. Yalom ist mit der Welt der Literatur genauso vertraut wie mit der Welt der Therapie und denkt daher sofort an ein Gedicht von Thomas Hardy, das er in seinen Schriften schon früher zitiert hat: »Wenn es einen Weg zum Besseren geben soll, erfordert das einen offenen Blick auf das Schlimmste.« »Trauer-Therapie: Sieben Lektionen zur Bewältigung von Leid« zeigt Yaloms festen Blick auf das Schlimmste, die lähmende Furcht vor dem Tod, die die Hinterbliebenen zwingt, sich vom Leben abzuwenden. Yalom zitiert wiederholt Dichter, Schriftsteller, Maler und Bildhauer, um klinische Erkenntnisse zu vertiefen. Die Verweise sind Yaloms zweite Natur, die er leichthin und spontan äußert.

Die Frage erübrigt sich, auf welcher Seite Yalom beim Thema Vernunft versus Verrat steht. Irene lernt allmählich, seinen Rat zu akzeptieren, sich von ihrem toten Ehemann zu lösen und sich zum Ende der Geschichte in Kevin, einen anderen Mann, zu verlieben, dessen Frau ein Jahr zuvor gestorben ist. Alles in »Trauer-Therapie: Sieben Lektionen zur Bewältigung von Leid« tritt für diese vernünftige Haltung zur Trauer ein. Yalom bezeichnet sich in der Geschichte nicht als Henker der Liebe oder als Desillusionierer, vielleicht, weil er sich nicht wiederholen möchte. Stattdessen erinnert er uns an seine eigene empirische Forschung zur Trauer. »Ich nahm einen wohlfundierten vernünftigen Standpunkt ein, nämlich, dass die Trauerarbeit darin besteht, dass man sich nach und nach von dem Verstorbenen distanziert und die Energie auf andere umlenkt.«

Zur weiteren Unterstützung zitiert Yalom Freuds Aufsatz von 1917 »Trauer und Melancholie«, der nach einem Jahrhundert noch immer die einflussreichste theoretische Aussage über das Bedürfnis des oder der Trauernden ist, sich von der Welt der Toten zu lösen, um den Fokus wieder auf die Welt der Lebenden zu lenken. »Die Realitätsprüfung hat gezeigt«, schreibt Freud in einem seiner berühmtesten Sätze, »daß das geliebte Objekt nicht mehr besteht, und erläßt nun die Aufforderung, alle Libido aus ihren Verknüpfungen mit diesem Objekt abzuziehen.«

Das Problem der Binarität »Vernunft versus Verrat« ist nicht, dass der Trauerfall unendlich ist – die Trauer lässt bei den meisten Menschen mit der Zeit nach –, sondern vielmehr, dass sie es versäumt, darauf hinzuweisen, dass die Hinterbliebenen Wege finden können, mit den Toten in Verbindung zu bleiben, während sie neue Verbindungen mit den Lebenden knüpfen. Wie J. William Worden in der dritten Auflage von *Beratung und Therapie in Trauerfällen: Ein Handbuch* beobachtet, lösen sich die Menschen »nicht von den Toten ab …, sondern [suchen] nach Möglichkeiten, … *fortbestehende Bindungen* an sie zu erhalten.« Worden beschrieb eine der Aufgaben des Trauerns als »Neuverortung der verstorbenen Person, um so einerseits mit ihr in Verbindung zu bleiben, sich aber anderseits dem eigenen Leben zuwenden zu können« und führt weiter aus: »Wir brauchen die Möglichkeit, uns zu erinnern, an die Toten zu denken, sie in uns zu bewahren und dennoch mit dem eigenen Leben fortzufahren.«

Der Ansatz »fortbestehende Bindungen« im Umgang mit der Trauer stimmt mit meinem Leben auffallend genau überein. Nach dem Tod meiner ersten Frau 2004 begann ich, zu Themen wie Liebe und Verlust, Tod und Sterben, Erinnerungen in der letzten Lebensphase und zum Umgang mit der Erinnerung an einen verstorbenen Ehepartner Kurse zu geben und Bücher zu schreiben. Als Barbara im Sterben lag, hatte ich daran noch nicht gedacht, aber über den Tod zu lehren und zu schreiben, wurde zu meinem wichtigsten Anliegen, um mit meinem Verlust umzugehen. Fünf Jahre nach ihrem Tod sah ich mich wieder nach einer Partnerin um und heiratete 2011 Julie, eine wunderbare Frau, die ich schon mehrere Jahre kannte. In meinem Büro an der Universität und zu Hause bin ich umgeben von Fotos von Barbara und Julie. Ein Teil unseres Hauses ist ein Schrein für die Verstorbenen, für Barbara und für Julies Eltern, aber weder Julie noch ich haben jemals versucht, wie Miss Havisham in Dickens' *Große Erwartungen* die Zeit einzufrieren, wie Yalom anmerkt.

Ich vermute, dass Irene die Aussage von Phyllis R. Silverman über das zentrale Paradox der Trauer zu schätzen gewusst hätte: »Wir können nicht in der Vergangenheit leben oder so weitermachen, als sei der Verstorbene immer noch Teil unseres Lebens, aber wir können die Beziehung auch nicht loslassen – und gewissermaßen versuchen, so zu tun, als würde die Vergangenheit nicht existieren. Die Hinterbliebenen finden Wege, Verbindungen zu ihren toten Lieben zu konstruieren, die sowohl tröstlich sind, als auch Kraft geben.« Irene hätte auch eine Aussage des Dramatikers Robert Anderson gefallen, die ich in *Writing Widowhood* (Über das Witwentum) zitiere: »Der Tod beendet ein Leben, aber er beendet keine Beziehung, die für irgendeine Lösung kämpft, ohne sie jemals zu finden.« Wie ich feststelle, »führen Memoirenschreiber über den Witwenstand ihre Bindungen mit dem oder der Verstorbenen fort, während sie gleichzeitig neue Bindungen mit den Lebenden knüpfen«. Fortbestehende Bindungen, wie ich in *Dying in Character* (Charaktervoll sterben, 2012) vorschlage, helfen auch zu erklären, weshalb Autoren sich kurz vor dem Tod getrieben fühlen, Memoiren über ihr Lebensende zu schreiben: Sterbende Schriftsteller haben das Bedürfnis, eine Art von Beziehung mit Lesern zu knüpfen, die ihren Tod überdauert. Tatsächlich wünscht sich Irene von Yalom gegen Ende von »Trauer-Therapie: Sieben Lektionen zur Bewältigung von Leid«, dass er über ihre gemeinsame Therapie schreibt. »Sie haben aus unserer Zusammenarbeit gelernt, eine Menge gelernt, und *ich möchte nicht, dass das mit Ihnen endet.*« Als sie sieht, dass Yalom die Augenbrauen hochzieht, ergänzt sie: »Ja, ja, ich habe es endlich kapiert. Jetzt habe ich es begriffen. Sie werden nicht ewig leben.« Das Schreiben fängt die Präsenz zwischen Therapeuten und Patienten genauso ein wie für Autoren von Memoiren am Ende ihres Lebens.

Wie bei den anderen Geschichten in *Die Reise mit Paula* bleiben bei »Trauer-Therapie: Sieben Lektionen zur Bewältigung von Leid« noch Fragen offen. Wäre Irenes Therapie weniger stürmisch verlaufen, wenn Yalom für ihre Trauer einen Ansatz bejaht hätte, der fortbestehende Bindungen vorsieht? Wäre er für einen solchen Ansatz empfänglich gewesen, wenn er seine geliebte Frau verloren und versucht hätte, mit ihr in Kontakt zu bleiben, während er neue Bindungen herstellte? Derlei Fragen schwächen nicht die Kraft der Geschichte. Yalom deckt die Fallen, Prüfungen und Minenfelder auf, wenn er Hinterbliebene behandelt, aber auch den schwarzen Morast, der Patientin und Therapeut gleichermaßen beschmieren könnte. Es gelingt ihm, seine eigene Persönlichkeit, die eines existenziellen Rationalisten, Irenes Persönlichkeit, einer gramerfüllten Romantikerin, gegenüberzustellen. Sehr oft erinnerten ihre Therapiesitzungen an einem Ringkampf, doch am Ende setzten sich beide durch, was auch für die einzigartige Therapie auf Basis einer egalitären, gleichermaßen transparenten Beziehung galt.

Anders als in »Trost aus dem Süden«, wo Yalom sich für verlogen hält, weil er in der Therapie improvisiert hat, versichert Irene ihm, dass seine Bereitschaft, zu improvisieren, ihr sehr geholfen habe. »Später habe ich tatsächlich verkündet: ›Der gute Therapeut muss für jeden Patienten eine neue Therapie erschaffen.‹ Das ist eine extreme Position, radikaler noch als Jungs vor vielen Jahren gemachter Vorschlag, wir sollten für jeden Patienten eine neue Therapiesprache erschaffen. Aber radikale Zeiten erfordern radikale Positionen.«

Allzu ernste Gegenübertragung: »Doppelbelichtung«

Nach dem Sturm und Drang der »Trauer-Therapie: Sieben Lektionen zur Bewältigung von Leid« beendet Yalom *Die Reise mit Paula* mit zwei leichteren fiktiven Geschichten um den Therapeuten Ernest Lash aus *Die rote Couch.* Er lässt Ernest wiederauferstehen, weil er wie Yalom ein ikonoklastischer existenzieller Psychiater ist, der sich für eine authentische, für beide Seiten transparente Therapeut-Patient-Beziehung engagiert. Ernest gerät immer wieder in unangenehme oder kompromittierende Situationen, die die Ironien und Doppeldeutigkeiten des Therapieansatzes von Yalom aufdecken.

Yalom nennt »Doppelbelichtung« eine »Was-wäre-wenn-Geschichte«. Wie er im Nachwort erläutert, hat er vor Jahren die Therapiesitzungen einer Patientin regelmäßig auf Band aufgenommen, die einen zweistündigen Anfahrtsweg zu seiner Praxis hatte. Am Ende jeder Sitzung bekam sie das Band, damit sie es auf der Fahrt zur nächsten Sitzung noch einmal anhören konnte. Einmal vergaß er, ihr das Tonband zu geben, und als sie es eine Viertelstunde später abholte, befanden sich auf der Aufnahme versehentlich auch seine Anmerkungen über die Sitzung. Seine Kommentare enthielten nichts Beunruhigendes, aber was wäre gewesen, wenn das Diktat brisante Details über seine Gegenübertragung enthüllt hätte, die der Therapeut dem Patienten nicht offenbaren wollte? »Dieses ›Was-wäre-wenn‹ ist das fiktive Gerüst, um das die Ereignisse und Träume dieser Geschichte drapiert sind« (S. 328).

Gegenübertragung ist nach wie vor vielleicht das kniffligste Problem in der psychodynamischen Psychotherapie, insbesondere für Therapeuten, denen es vielleicht nicht leichtfällt, sich in einen Patienten hineinzufühlen. In »Doppelbelichtung« findet sich Ernest in dieser Situation wieder. Er behandelt Myrna seit vier Monaten, aber ihre schleppenden Fortschritte frustrieren ihn. Auch sie ist frustriert. Im Gegensatz zu den letzten beiden Therapeuten, die ihr in bleierner Stille distanziert und teilnahmslos zugehört haben, ermuntert er sie aktiv zur Mitarbeit, doch sie widersetzt sich seinen Bemühungen, sich auf das Hier und Jetzt zu konzentrieren. Sie verzweifelt an ihrem Leben, ist mit fünfunddreißig in einer Midlife-Crisis und benutzt die Therapiestunde hauptsächlich dazu, sich über ihr Leben und auch über die hundertfünfzig Dollar zu beklagen, die sie für jede Therapiesitzung berappen muss. Sie ist nicht erfreut, als Ernest auf ihre wiederholten Fragen, wie sie einen passenden Mann finden könnte, grob und unpassend reagiert: »Sehen Sie so etwas wie ›Partnervermittlung‹ auf meinem T-Shirt?‹« Myrnas Ärger verwandelt sich in Wut, als sie seine auf Band aufgenommenen Kommentare anhört. »[I]ch fühle mich erniedrigt«, gesteht Ernest seinem Tonbandgerät. »Nichts von dem, was ich tue, ist ihr gut genug. Trifft bei mir so viele wunde Punkte, dass in dieser Sache auch etwas von meiner Mutter stecken muss. Jedes Mal, wenn ich sie nach unserer Therapie-Beziehung frage, wirft sie mir diesen misstrauischen Blick zu, als wollte ich mich an sie heranmachen. Tue ich das? Wenn ich meine Gefühle prüfe, kann davon keine Rede sein.« Dann widerspricht er sich selbst, als er auf ihren »fabelhaften Busen« verweist und sich vorstellt, dass »bald alle Knöpfe abspringen« werden, sich dann aber Sorgen macht, dass er ihr Brüste anstarren könnte. Er offenbart auch andere Gefühle, die Myrna zur Weißglut bringen, unter anderem, dass sie gern jammert und nichts Zärtliches, Weiches an sich hat.

Ernest hatte diese Kommentare aufgezeichnet, weil er den Fall in seinem Seminar über Gegenübertragung vorstellen wollte, in dem er die gegensätzlichen klassischen und zeitgenössischen Ansichten zu diesem wichtigen Thema persifliert. Ein Ende des Spektrums ist von Fritz Werner besetzt, einem älteren orthodoxen Psychoanalytiker, der beauftragt wurde, den Vorsitz über das bislang führungslose, in letzter Zeit umstrittene Seminar zu übernehmen. Yalom behält sich einige seiner schärfsten Kritikpunkte für Werner vor, der von den jüngeren Therapeuten als arrogant und elitär wahrgenommen wird und dem jeder Bezug zu den Realitäten einer zeitgenössischen Therapie fehlt. Im Gegensatz zu den anderen Therapeuten im Seminar betreut Werner seit Jahren ausschließlich reiche Privatpatienten, akzeptiert keine Kassenpatienten und braucht daher nicht zu befürchten, dass die integrierte Patientenversorgung ihm ins Handwerk pfuscht. Wie Ernest es treffend formuliert, hält Werner an der überholten Position der »unbefleckten Wahrnehmung« fest, dem Glauben an die vollkommene Objektivität des Analytikers.

Ernest ist am anderen Ende des Gegenübertragungsspektrums angesiedelt. »Vor allem Ehrlichkeit. Ernest, in allen anderen Dingen ein überzeugter Skeptiker, glaubte mit fundamentalistischer Glut an die Heilkraft der Ehrlichkeit. Sein Katechismus verlangte nach Ehrlichkeit – aber nach einer gemäßigten, selektiven Ehrlichkeit.« Er lehnt die klassische Position analytischer Objektivität und Neutralität ab und zitiert Yaloms Lieblingsphilosophen: »Es ist alles Deutungssache. Wie schon Nietzsche vor hundert Jahren wusste.« In Anspielung auf Freuds *Totem und Tabu*, einer Welt, in der meuternde Söhne sich gegen den ödipalen Vater erheben, deutet Yalom an, dass die Geschichte der Psychoanalyse die Geschichte eines erbarmungslosen Krieges ist. Werners Augen leuchten, als »er den Tumult genoss, den Anblick erwachsener Geschwister, die ihre Rivalität vorübergehend aussetzten und sich zu gemeinsamem Vatermord vereinten«. Werner und Ernest stehen vielleicht an den entgegengesetzten Enden des Gegenübertragungsspektrums, doch Yalom reduziert keinen von beiden zu einer Karikatur. Werners Kritik an Ernest ist großenteils zutreffend. Ernest hat einen unerhörten therapeutischen Fehler begangen, der, so er denn stehen bleibt, die Therapie zunichtemacht. Werner wirft Ernest nicht vor, dass er wütend ist, was er ihm aber vorwirft, ist seine therapeutische »Inkontinenz«, diesen Gefühlen durch seinen sarkastischen T-Shirt-Kommentar Ausdruck zu verleihen.

Ernest gerät in eine kompromittierende Situation, als Myrna auf dem Tonband hört, wie unverblümt er seine Gefühle für sie offenbart. Auf dem Weg zu ihrer nächsten Therapiesitzung hört sie das Band ab und schreit ihre Reaktion heraus: »Arschloch!« Myrnas Wut spiegelt ihre Gefühle für ihren Exmann wider. Wie Carol Astrid in *Die rote Couch* schmiedet Myrna einen Racheplan gegen ihren Therapeuten, den »Bastard«, wie sie ihn nennt. Bezeichnenderweise neigen vier der Patientinnen Yaloms – Carol, Irene in »Trauer-Therapie: Sieben Lektionen zur Bewältigung von Leid«, Myrna in »Doppelbelichtung« und, wie wir sehen werden, Pam in *Die Schopenhauer-Kur* – zu Wutausbrüchen, die speziell gegen ihre Therapeuten gerichtet sind. Niemand »kann Wut« besser als Yalom – und kein Schriftsteller schildert eine Patientin, die Rache an einem unbedarften Therapeuten nimmt, komischer als er.

Der Humor von »Doppelbelichtung« entsteht durch Myrnas Entscheidung, Ernests Gegenübertragungsgefühle in der Therapie zurückzuspielen, ohne die Quelle ihres Wissens zu verraten. Sie entwickelt plötzlich eine neue Durchsetzungskraft und Direktheit, stellt Ernest rhetorische Fragen, die wie Faustschläge in die Magengrube wirken. »Sie mögen mich wirklich nicht, nicht wahr?« Sie beharrt auf gegenseitiger Ehrlichkeit und fragt ihn, ob er sie für langweilig hält. Später will sie wissen, ob sie für seinen Geschmack zu viel jammert, und benutzt dabei exakt das Wort aus dem abgehörten Therapieband. Myrnas Dreistigkeit setzt sich in der nächsten Sitzung fort. Ernest lobt ihren therapeutischen Fortschritt, fühlt sich aber in die Defensive gedrängt, als sie wissen will, ob sie für ihn attraktiv sei. »*Jetzt nagelt sie mich ans Kreuz*, wimmerte Ernest still in sich hinein. Sein schlimmster Albtraum wegen des Hier und Jetzt war Wirklichkeit geworden.« Ernest befindet sich bei Myrna in der gleichen Situation wie sein jüngeres

Pendant in *Die rote Couch*, gezwungen, sexuelle Gefühle für eine Patientin einzugestehen, die versucht, ihn zu verletzen. In diesem Fall jedoch kann Ernest die Schuld nur bei sich selbst suchen. Myrna genießt es, Ernest in der Defensive zu sehen, am Ende seiner Kräfte, von ihrem verbalen Schlagabtausch in die Knie gezwungen, erkennt aber zähneknirschend an, dass er sein Bestes gibt, eine authentische Beziehung mit ihr zu bewahren. Das Geheimnis des diktierten Kommentars verrät sie nicht, aber die Tatsache, dass sie nun von seiner Gegenübertragung weiß, erweist sich als Wendepunkt in ihrer Therapie, der sie nun in die Lage versetzt, wichtige Veränderungen in ihrem Leben in Angriff zu nehmen.

»Geh Gesunter Heit«
»Der ungarische Katzenfluch«

Die letzte Psychotherapie-Erzählung in *Die Reise mit Paula,* »Der ungarische Katzenfluch« ist Yaloms phantasievollstes Werk, eine Geschichte, die realistisch beginnt, als Ernest versucht, einen Patienten davon zu überzeugen, die Therapie nicht abzubrechen, und die sich dann von Traum zu Traum hangelt, bis der Punkt erreicht ist, an dem Realität und Illusion nicht mehr voneinander zu trennen sind. Ernest ist von Halston, dem Ururenkel geflohener Sklaven in Trinidad, nicht besonders angetan, fühlt sich aber narzisstisch verletzt, als der Patient ihm nach nur vier Therapiesitzungen eröffnet, dass er die Behandlung beenden wird. Ernest formuliert in Gedanken eine jiddische Redensart seiner Mutter: »Geh Gesunter Heit«, was liebevoll »*Geh in Gesundheit*« bedeutet, bei seiner Mutter allerdings spöttisch gemeint ist: »›Geh und komm ja nicht wieder‹ oder ›So Gott will, werde ich dich nicht so schnell wiedersehen.‹« Wie in »Doppelbelichtung« schafft Yalom in der beginnenden Psychotherapie-Geschichte »Der ungarische Katzenfluch« eine Verbindung zwischen Ernest und seiner Mutter.

Um zu verstehen, weshalb Ernest von Halston gelangweilt ist, bittet er ihn, sich ganz genau in Erinnerung zu rufen, was zu seiner Panikattacke und dem anschließenden Besuch der Notaufnahme eines Krankenhauses geführt hat. Halston schließt die Augen, und nach mehreren Minuten des Schweigens beginnt er, fast wie in Trance zu erzählen, dass er eine Frau kennengelernt habe, Artemis, die Göttin der Keuschheit, Jungfräulichkeit und Jagd. Wie deren Zwillingsbruder Apollo ist auch Artemis die Überbringerin von plötzlichem Tod und Krankheit. Halston hat grandiosen Sex mit Artemis, aber sie verhext ihn, und dann träumt er, dass eine bedrohliche Katze, groß wie ein Löwe, hinter ihm her ist. Artemis verwandelt sich in einen Roboter mit enormen Brüsten, aus denen eine radioaktive Flüssigkeit strömt, eine ätzende Substanz, die allmählich seine Füße und Beine zerfrisst – nicht unähnlich dem schwarzen Morast in »Doppelbelichtung«. Entsetzt wacht Halston auf, springt aus dem Bett, verlässt die schlafende Artemis und macht sich auf den Weg in die Notaufnahme. Was hat der Traum zu bedeuten? Weshalb hat er eine solche Auswirkung auf Halston und Ernest? Seltsamerweise hatte Ernest fünfzehn Jahre zuvor ein ähnliches Erlebnis: Damals verbrachte er einen wunderbaren Abend mit Judy, einer alten Freundin, die ihn am folgenden Morgen auf mysteriöse Weise verließ, ohne eine Spur zu hinterlassen. »Er war völlig vernichtet gewesen. Der Psychotherapie war es nie ganz gelungen, seinen Schmerz auszulöschen, und selbst jetzt noch, nach all diesen Jahren, tat die Erinnerung immer noch weh.«

Ernest, der von Artemis besessen ist und sie für einen Avatar von Judy hält, macht sich auf die Suche nach der Traumfrau Halstons, welche sich in einen Albtraum verwandelt hat, entdeckt sie in einem Lesecafé und lässt sich mit ihr auf eine ausführliche Diskussion über das Thema deutsche Literatur des zwanzigsten

Jahrhunderts ein. Er erzählt Artemis von seinem verstörenden Erlebnis mit Judy, und dann berichtet sie ihm von einem ähnlichen Erlebnis. »Wirklich?«, antwortet Ernest. »Es ist erstaunlich, wie viel wir gemeinsam zu haben scheinen. Sollten wir nicht versuchen, uns gegenseitig zu heilen?« Yalom schlachtet den schwarzen Humor aus, der sich aus der Situation seines verblendeten Therapeuten ergibt. Ernest fragt sich, was er hier eigentlich macht. Er erkennt, dass er sich unethisch verhält und unwiederbringlich Grenzen überschreitet, wenn er einer Frau nachstellt, die eine Affäre mit seinem Patienten hatte. Ernest kann sich das Urteil Marshal Streiders, seines Supervisors, gut vorstellen: »Dr. Lash ist ein guter und ethisch einwandfreier Krankenhausarzt, es sei denn, er verfällt gelegentlich in den Wahn, mit seinem kleinen Kopf denken zu wollen.«

Die Geschichte wird noch surrealer, als Ernest mit Artemis die gleiche Erfahrung wie Halston macht. Wiederholt sich die Geschichte? Gedanken an die Vergangenheit übermannen Ernest, als der Abend beginnt, und träumerisch erinnert er sich an frühe sexuelle Phantasien, etwa an Sex mit seiner Tante Hannah, ans Achterbahnfahren im Vergnügungspark von Glen Echo und an Schachpartien mit seinem Vater. »Der ungarische Katzenfluch« ist offenbar eine weitere Version der »Geisterbahn«, von der Yalom in »Mama und der Sinn des Lebens« erzählt, was darauf hindeutet, dass sich der Kreis mit diesem Band schließt. Ernest hat Sex mit der bezaubernden Artemis, schläft ein und erlebt dann Halstons Albtraum, als er von einer riesigen Katze bedroht wird und einer giftigen Flüssigkeit zum Opfer fällt, die aus Artemis' monströsen Brüsten sprudelt. Er versucht zu schreien: »›Mama! Mama! Hilf mir, Mama!‹ Doch es kam kein Wort heraus.« Dann wacht er auf und verlässt Artemis, wie Halston es gemacht hat. Dann stellt Yalom die genialste Figur in der Geschichte vor, den raffgierigen Kater Merges, dessen Name auf Ungarisch »zornig« heißt. Ernests Anstrengungen, Merges von seinem mörderischen Zorn abzubringen und ihn davon zu überzeugen, seine Rachepläne gegen eine Frau aufzugeben, die ihn in einem früheren Leben ertränkt hat, rufen Erinnerungen an die ähnliche Beziehung des Therapeuten mit Carol in *Die rote Couch* wach. Die Geschichte endet damit, dass Merges Ernest und Artemis unerwartet segnet und sie mahnt, das Beste aus ihrem Leben zu machen.

»Der ungarische Katzenfluch« ist Yaloms experimentellste Kurzgeschichte, die Elemente von Märchen der Gebrüder Grimm, von Fabelwesen und magischem Realismus heraufbeschwört. Yalom bezeichnet die Geschichte als sein phantasievollstes und komischstes Werk. Die Geschichte vereint alle Themen aus *Die Reise mit Paula,* wie Yalom im Nachwort erwähnt – dazu gehört auch das »Entzücken des Therapeuten, wenn ein anstrengender und unangenehmer Patient sich entschließt, die Therapie zu beenden, seine Langeweile angesichts eines bestimmten Patienten und die anschließende Nutzung dieser Langeweile als Leitmotiv in der Therapie, der Kummer des Therapeuten über den Schaden, den sein Patient einem anderen Patienten zugefügt hat, sein Verlangen, dieses Unrecht wiedergutzumachen, Zeiten, in denen der Therapeut die Interessen seines Patienten aus den Augen verliert, seine bombastischen Rettungsphantasien, seine lusterfüllte Faszination von einer Gestalt aus dem Leben eines Patienten, das Dilemma, ob Angehörige der Heilberufe je dienstfrei haben«. All diese Schwächen und andere, fügt Yalom hinzu, entstammen seiner persönlichen Erfahrung.

Lob der Kritik

Die Reise mit Paula wurde nie ein Bestseller wie *Die Liebe und ihr Henker*, erhielt aber weitverbreitetes Lob. Die *Kirkus Reviews* sahen den Band als »würdige Fortsetzung« von *Die Liebe und ihr Henker* – eine Schlussfolgerung, die *Booklist* teilte: »Yalom erzählt fesselnd von der Widerstandskraft, die manche Patienten angesichts der Aufgabe aufbringen, sich selbst zu heilen.« Das *Times Literary Supplement* (London) lobte die literarischen und psychologischen Stärken des Buches. »Im Gegensatz zu den meisten Psychotherapeuten kann Yalom eine Geschichte erzählen und sie so gut erzählen, dass man leicht vergisst, dass das, was man gerade liest, ein Destillat aus Wochen, Monaten, ja sogar Jahren therapeutischer Arbeit ist … Und Yalom erreicht das mit beneidenswerter Offenheit und einem beneidenswerten Stil.«

9

Der Panama-Hut

Von den Gefahren und Privilegien, ein Therapeut zu sein

»Meine Patienten sorgen sich um meine Gesundheit«, räumt Yalom am Anfang von *Der Panama-Hut* ein. »Werde ich den langen Zeitraum, den ihre Therapie in Anspruch nimmt, überleben? Wenn ich in Urlaub fahre, fürchten sie, dass ich nicht zurückkehre. Sie malen sich aus, wie sie an meiner Beerdigung teilnehmen oder mein Grab besuchen.« Es ist eine ungewöhnliche Art, ein Buch zu beginnen, besonders wenn es darin um Therapie geht. Dass er die Angst seiner Patienten vor seiner Endlichkeit enthüllt, weist auf seine eigenen Ängste hin. Man spürt, dass der Therapeut ein verwundeter Heiler ist, verwundet vom nahenden Tod wie wir alle. Yalom hat sein Leben damit verbracht, über die Angst vor dem Tod zu schreiben, und nun als Siebzigjährigem steht es ihm zu, die Sorgen seiner Patienten über seine Endlichkeit anzusprechen.

Der Panama-Hut, veröffentlicht 2002, als Yalom einundsiebzig Jahre alt war, gehört zusammen mit *Die Liebe und ihr Henker* sowie *Und Nietzsche weinte* zu seinen populärsten Werken. Das Buch beginnt in elegischem Tonfall, wenn er auf seine fünfundvierzigjährige Karriere als Psychotherapeut zurückblickt und darüber nachdenkt, wie dramatisch sich sein Berufszweig im Lauf der Jahre verändert hat. Viele dieser Veränderungen, so klagt er, verheißen für die Zukunft nichts Gutes. Die Psychotherapie steckt heutzutage in einer Krise, hervorgerufen durch die Zumutungen der Managed Care (der integrierten Patientenversorgung), durch den Sirenengesang der Psychopharmakologie und den Irrglauben, dass nur die die empirisch validierte Therapie (EVT) legitim sei. Yalom ist zu Recht besorgt um die Zukunft der Psychotherapie, sorgt sich »um ihre Deformation durch ökonomische Zwänge und um ihre Verarmung durch radikal gekürzte Ausbildungsprogramme« (S. 7). *Der Panama-Hut* mit dem Untertitel *oder Was einen guten Therapeuten ausmacht* ist zum einen ein Handbuch für Therapeuten und zum anderen ein Destillat der wichtigsten Themen seiner früheren Schriften. Das Buch vermittelt Yaloms leidenschaftlichen Glauben an die heilende Kraft der Psychotherapie und die Hoffnung, dass sein geliebter Beruf den gegenwärtigen Sturm abwettern kann.

In der Einleitung erinnert Yalom sich an den genauen Moment, an dem dieses Buch entstand. Als er in Großbritannien durch die Ausstellung der Huntington Library mit den berühmtesten Büchern der Renaissance wanderte, fiel ihm auf, dass es sich bei drei davon um nummerierte »Tipps« handelte – Empfehlungen, welche »die Aufmerksamkeit der Massen weckten«, wie etwa Ratgeber für Viehzucht, Nähen und Gärtnern. Plötzlich reizte ihn die Vorstellung, ein Buch mit Tipps zu schreiben. Kurz vor diesem Vorfall hatte Yalom zum wiederholten Mal Rainer Maria Rilkes *Briefe an einen jungen Dichter* gelesen. Yalom, der fühlte, wie der Geist Rilkes über ihm schwebte, unternahm den bewussten Versuch, sich Rilkes Maßstäbe für »Ehrlichkeit, Ausführlichkeit und großzügige Gesinnung« zum Vorbild zu nehmen.

Die fünf Abschnitte in *Der Panama-Hut* decken ein breites Themenspektrum ab, beginnend mit der Patient-Therapeut-Beziehung, die vierzig der fünfundachtzig kurze Kapitel umfasst. (Die Kapitel sind im Durchschnitt drei Seiten lang, manche nur eine Seite.) Bei der Patient-Therapeut-Beziehung werden unter anderem folgende Themen behandelt: auf Diagnosen verzichten (außer für die Versicherung), Therapeut und Patient als Weggefährten einstufen, Empathie vermitteln, Fehler eingestehen, das Hier und Jetzt anwenden sowie Feedback geben. Im zweiten Abschnitt geht es vom Prozess der Therapie zum Inhalt über, zum Tod, zum Sinn im Leben (nicht zu *dem* Sinn *des* Lebens) und zur Freiheit. Der dritte Abschnitt behandelt eine Reihe von Themen, wie Aufzeichnungen machen, weinende Patienten, Hausbesuche, Patienten nicht sexuell berühren und frühere Therapien explorieren. Im vierten Abschnitt geht es um Träume in der Therapie, wie etwa die pragmatische Nutzung von Träumen, darum, dem ersten Traum des Patienten besondere Beachtung zu schenken, und Träume über den Therapeuten mit Vorsicht zu behandeln. Der letzte Abschnitt konzentriert sich auf die »Gefahren und Privilegien« eines Therapeuten. Die meisten Kapitel beleuchten Aspekte der Therapie, die Yalom in seinen früheren Schriften untersucht hat, aber er bezieht zum ersten Mal auch andere Themen mit ein. Im Kapitel mit dem Titel »Freud hatte nicht immer unrecht« behandelt er sein wechselhaftes Verhältnis zur Psychoanalyse und liefert detaillierte Informationen zu einem selten diskutierten Thema: Selbsterfahrung des Therapeuten in der Therapie. Yalom erörtert auch, wie Patienten auf seine Schriften reagiert haben – ein Thema, auf das er in seinem nächsten Sachbuch *In die Sonne schauen* näher eingeht.

Alternde Schriftsteller machen sich unabhängig von ihrer Disziplin Sorgen, ob ihre Bücher nach ihrem Tod noch gelesen werden. Yalom ist da keine Ausnahme. Zu Beginn von *Der Panama-Hut* bezieht er sich auf die wegweisende, psychoanalytische Autorin Karen Horney. »Ihr Name ist den meisten jungen Therapeuten unbekannt. Da die Bücher hervorragender Theoretiker auf unserem Gebiet nur so kurze Zeit verfügbar sind, werde ich ab und zu in Erinnerungen verfallen.« Er schweigt sich darüber aus, ob auch seinen Büchern nur eine kurze Standzeit in den Regalen beschieden sein wird. Bezeichnend ist, dass Yalom alles daransetzt, Psychotherapeuten wiederauferstehen zu lassen, die seinen

Lesern vielleicht unbekannt sind: Karen Horney, Erich Fromm, Carl Rogers, D. W. Winnicott, Sándor Ferenczi, Rollo May, Harry Stack Sullivan, Melanie Klein und Allen Wheelis.

Feedback

Yalom benutzt den Begriff *Feedback* statt Kritik, um Patienten zu helfen, mehr über sich selbst zu erfahren. »Ziel jeder Therapie ist es, den Realitätssinn zu schärfen und Menschen dabei zu unterstützen, sich so zu sehen, wie andere sie sehen. Durch ein angemessenes Feedback wird das blinde Selbst merklich kleiner.« Damit Feedback effektiv ist, sollte es immer wohldosiert eingesetzt werden. Ein Lieblingsspruch von Yalom lautet: »das Eisen schmieden, solange es kalt ist«, was bedeutet, ein Feedback erst dann geben, wenn ein Patient dafür emotional empfänglich ist. Ein Feedback kann auch das Eingeständnis von Fehlern des Therapeuten sein: »das offene Eingeständnis eines Fehlers [ist] ein gutes Vorbild für Patienten und ein Zeichen dafür, dass sie Ihnen wichtig sind«. »Altersstufen« ist eine weitere Feedback-Technik. »Manchmal erlebe ich einen Patienten auf einer bestimmten Altersstufe, manchmal auf einer anderen, und wenn ich dann versuche, einen annehmbaren Weg zu finden, um dem Patienten dies mitzuteilen, wähle ich meistens einen Moment, in dem ich ihn in einem altersgemäßen Zustand erlebe.«

Yalom gibt vier Empfehlungen zum Feedback, die er in *Die Schopenhauer-Kur,* seinem Roman über Gruppenpsychotherapie, dramatisiert hat. Feedback ist dann am nützlichsten, wenn

1. *es sich auf Hier-und-Jetzt-Beobachtungen bezieht;*
2. *es so bald wie möglich auf das auslösende Ereignis folgt;*
3. *es sich auf die spezifischen Wahrnehmungen und beim Zuhörer erzeugten Gefühle konzentriert und nicht auf das Erraten der Motive des Sprechers oder ihre Interpretation;*

4. *der Empfänger das Feedback mit anderen Teilnehmern überprüft, um übereinstimmende Gültigkeit zu erzielen.*

Selbstoffenbarung des Therapeuten

Einige der Leser und Leserinnen von *Der Panama-Hut* werden vielleicht von einer Aussage Yaloms überrascht sein, mit der er in einem Kapitel Therapeuten mahnt, vorsichtig zu sein, wenn sie ihren Patienten Aspekte ihres Lebens offenbaren – und noch mehr wird sie die zweite Aussage überraschen: »Ich bin sicher, dass ich, wenn man die therapeutische Selbstoffenbarung in Graden mäße, eine hohe Gradzahl erreichen würde. Trotzdem habe ich es nie erlebt, dass ich zu viel enthüllt hätte. Im Gegenteil, es hat die Therapie stets befördert, wenn ich eine persönliche Facette von mir zeigte.« Yalom hat noch nie eine seiner Selbstoffenbarungen bereut, nicht deshalb, weil Patienten immer positiv reagiert haben, wenn sie etwas aus seinem Privatleben erfuhren, sondern weil eine negative Reaktion des Patienten hilfreich sein kann, wenn ein Therapeut sich auf das Hier und Jetzt konzentriert. Alle Selbstoffenbarungen des Therapeuten müssen einen einzigen Test bestehen: »*Sind sie im Interesse des Patienten?*«

Als Beispiel nennt Yalom seine Offenbarung vor seiner ambulanten Therapiegruppe vor einigen Jahren über sein gespanntes Verhältnis zu seiner Mutter, die gerade erst gestorben war. Einige seiner Patienten wollten mehr über ihren Tod und die Beerdigung erfahren. »Ich beantwortete alles mit großer Offenheit und erzählte ihnen zum Beispiel von dem schwierigen Verhältnis zu meiner Mutter, und dass ich mich teilweise deshalb dafür entschlossen hatte, in Kalifornien zu leben, damit fünftausend Kilometer zwischen uns beiden lagen. Sie sei in vielerlei Hinsicht ein Drache gewesen, sagte ich ihnen, habe ihre Fangzähne jedoch im Alter verloren, und in den letzten Jahren sei unsere Beziehung viel enger und ich ein pflichtbewusster Sohn geworden.« Yalom untersuchte dieses kontroverse Verhältnis in dem Buch *Die Reise mit Paula* in der Geschichte »Mama und der Sinn des Lebens«, aber in *Der Panama-Hut* verrät er neue Informationen zum therapeutischen Wert, über seine Mutter zu schreiben. »Die in dem Traum symbolisierte Sinnkrise veranlasste mich, mein Leben auf unterschiedliche Weise zu ergründen. In einer Geschichte, die ich direkt nach dem Traum schrieb, führte ich ein Gespräch mit dem Geist meiner Mutter, um den Bruch zwischen uns zu kitten, und um zu verstehen, wie der jeweilige Sinn unseres Lebens sowohl miteinander verflochten war als auch im Widerspruch zueinander stand.«

Um den weiten Weg zu verstehen, den Yalom bis zu seiner Haltung zur Selbstoffenbarung des Therapeuten zurückgelegt hat, müssen wir einen Blick auf seinen ersten Therapietraum werfen, der ihm vierzig Jahre danach immer noch frisch in Erinnerung ist. Er beschreibt den Traum nicht in erster Linie, weil er uns seine veränderte Einstellung zur Selbstoffenbarung verdeutlichen will, sondern um die ungewöhnliche Bedeutung des ersten Traums eines Patienten in der Therapie zu schildern, bevor der »Traummacher« im Unbewussten des Patienten als Folge der analytischen Untersuchung übervorsichtig wird. »Ich liege auf dem Untersuchungstisch eines Arztes. Das Laken ist zu klein, um mich völlig zu bedecken. Ich sehe eine Krankenschwester, die eine Spritze in mein Bein einführt – ins Schienbein. Plötzlich ertönt explosionsartig ein zischendes, gurgelndes Geräusch – WUUUSCHSCH.« Dann interpretiert er den Traum für uns. »Die Bedeutung des … Traum[s] – das laute Zischen – war mir unmittelbar klar.« Als Junge litt Yalom an einer chronischen Nasennebenhöhlenentzündung, und jedes Jahr im Winter suchte seine Mutter mit ihm einen Arzt auf, der seine Nebenhöhlen reinigte und spülte. Yalom hasste diese Prozedur. »Ich erinnerte mich, wie ich den zitternden, ekligen Inhalt des halbrunden Drainagenapfes aus Chrom betrachtete und denke, dass zusammen mit dem Eiter und Schleim etwas von meinem Gehirn mit herausgespült worden sein muß.«

Der Traum offenbarte alle Ängste Yaloms, in der anschließenden Untersuchung seiner Würde beraubt und körperlich versehrt zu werden. Vor allem hatte er Angst, dass er den Verstand verlieren, »einer Gehirnwäsche unterzogen und eine ernsthafte Verletzung an einem langen, festen Körperteil (veranschaulicht als Schienbein) erleiden würde«.

Einander die Hände reichen

In *Der Panama-Hut* offenbart Yalom ein bedeutsames Detail, das er in der Titelgeschichte von *Die Reise mit Paula* verschwiegen hatte. Am Ende einer Therapiesitzung überraschte Paula ihn mit den Worten: »Rücken wir enger zusammen«, und dann forderte sie alle auf, einander die Hände zu reichen, auf eine brennende Kerze zu schauen und ein paar Augenblicke schweigend zu meditieren. Paulas Vorschlag widersprach Yaloms medizinischer Ausbildung, und er fühlte sich nicht wohl in seiner Haut, aber bald erkannte er, dass dieses Ereignis ein denkwürdiges war. In *Der Panama-Hut* geht er näher darauf ein und bemerkt, dass er noch nie einem Patienten die Hand gereicht hatte, ihm aber in dieser Situation wohl keine andere Wahl geblieben war. »Ich machte mit und spürte sofort, wie alle anderen, dass dies eine glänzende Art und Weise war, unsere Sitzungen abzuschließen, und wir behielten sie jahrelang bei.«

Sich an den Händen zu fassen, erinnert an die christliche Praxis des Handauflegens, die mit dem Empfang des Heiligen Geistes zu tun hat. Für Yalom ist dieser Akt ähnlich heilig, wenn auch auf säkulare Weise, denn er impliziert, dass die Verbindung von Menschen eine therapeutische Kraft gegen Angst und Isolation ist. Das Händereichen symbolisiert die Intimität der Patient-Therapeut-Beziehung, das unantastbare Vertrauen, das aus dem Geben und Empfangen des Geschenks der Therapie entsteht. Paulas Vorschlag, näher zusammenzurücken, hat Yalom zum Anlass genommen, seinen Patienten nach jeder Therapiesitzung die Hand zu schütteln oder ihnen auf die Schulter zu klopfen.

Die Therapie des Therapeuten

Der Panama-Hut erläutert frühere Schriften, fügt Details in schon erzählte Geschichten ein, doch ein Thema gibt es, das Yalom viel ausführlicher behandelt, als er es bisher getan hat: die unterschiedlichen Therapiearten, mit denen er in unterschiedlichen Phasen seines Lebens in Berührung kam:

> Meine eigene therapeutische Odyssee während meiner 45-jährigen Laufbahn sah und sieht folgendermaßen aus: eine 750-stündige, fünfmal pro Woche stattfindende klassisch Freudsche Psychoanalyse als Psychiatrie-Assistent (bei einem Analytiker der konservativen Baltimore-Washington-Schule), ein Jahr Analyse bei Charles Rycroft (ein Vertreter der »mittleren Richtung« des British Psychoanalytic Institute), zwei Jahre bei Pat Baumgartner (einer Gestalt-Therapeutin), drei Jahre Psychotherapie bei Rollo May (einem interpersonal und existenziell orientierten Analytiker am William Alanson Whyte Psychoanalytic Institute) und zahlreiche kürzere Abstecher zu Therapeuten verschiedener Disziplinen, darunter Verhaltenstherapie, Bioenergetik, Rolfing, Arbeit mit Ehepaaren, eine (zum jetzigen Zeitpunkt) seit zehn Jahren bestehende Supervisionsgruppe männlicher Therapeuten ohne Leiter und in den 60er Jahren Encounter-Gruppen in allen möglichen Varianten, darunter eine nackte Marathon-Gruppe.

Yalom bemerkt in *Der Panama-Hut*, dass seine Entscheidung, nicht in einem psychoanalytischen Institut zu arbeiten, eine der besten in seiner Berufslaufbahn gewesen ist, aber er räumt ein, dass sich seine Ansichten zur Psychoanalyse dramatisch verändert haben. »Womöglich sehe ich zu schwarz, aber mir scheint, dass in diesen Zeiten der schonungslosen Angriffe auf die Psychotherapie die analytischen Institute vielleicht zur letzten Bastion werden, zum Verwahrungsort des gesammelten psychotherapeutischen Wissens, ähnlich wie die Kirche jahrhundertelang der Verwahrungsort für philosophische Weisheit und der einzige Ort war, wo existenzielle Fragen – Sinn des Lebens, Werte, Ethik, Verantwortung, Freiheit, Tod, Gemeinschaft, Verbundenheit – ernsthaft erörtert wurden.« Zwei der positivsten Entwicklungen in der aktuellen Psychoanalyse waren eine Betonung auf Intersubjektivität und Zwei-Personen-Psychologie, Entwicklungen, deren Verfechter Yalom schon seit Langem war, bevor sie anderswo akzeptiert wurden. Auch hat er die Rolle der Empathie in der Therapie befürwortet und Jungs Idee vom verwundeten Heiler weiterentwickelt.

Yalom impliziert nie, dass ein Therapeut sich von einem Patienten behandeln lassen sollte, räumt aber ein, dass ein Teil des unerwarteten Geschenks der Therapie in der therapeutischen Natur liegt, anderen zu helfen. »Ich weiß, dass ich unzählige Male eine Therapiestunde in einem Zustand eigener Verstörtheit begonnen und mich am Ende der Stunde ohne einen expliziten Kommentar zu meinem Befinden erheblich besser gefühlt habe.« Yalom nennt zwar kein Beispiel dafür, dass er sich zu Beginn einer Stunde manchmal in einem Zustand eigener Verstörtheit befunden, zu deren Ende sich aber deutlich besser gefühlt hätte; aber uns fällt sofort eines ein: Stellen Sie sich einen existenziellen Therapeuten vor, der unheilbar an Krebs erkrankt ist und sich wünscht, in seinen letzten, gesunden Monaten das zu machen, was er schon immer gemacht hat, nämlich seinen Patienten zu helfen. Stellen

Sie sich vor, dass der Therapeut über seine Erfolge und seine Misserfolge reflektiert und versucht, das Mysterium der Therapie am Ende doch noch zu erhellen. Yalom stellte sich eine solche Situation in seinem nächsten Roman *Die Schopenhauer-Kur* vor, einem fiktionalen Bericht über das Geschenk der Therapie.

10

Die Schopenhauer-Kur

Nach einem Gegenmittel suchen

Yaloms Ausgangspunkt für seinen 2005 erschienenen Roman *Die Schopenhauer-Kur* war nicht die Entwicklung einer bestimmten Handlung, einer Figur oder Örtlichkeit, sondern ein Bündel von Ideen, das um vier Themen kreist:

1. wie Gruppentherapie funktioniert;
2. wie Philosophie im Allgemeinen und die Philosophie von Arthur Schopenhauer im Besonderen die Praxis der Psychotherapie beeinflussen könnte;
3. wie Schopenhauers seltsame Lebensgeschichte und seine signifikante persönliche Pathologie seine philosophischen Schlussfolgerungen beeinflusst hat und
4. wie die Wahrnehmung des Todes die Lebensführung beeinflusst.

Eines dieser Themen in einem Roman zu explorieren, ist eine Herausforderung; alle vier zu explorieren, ist abschreckend.

Was Yaloms Geschichte kompliziert macht, ist die Tatsache, dass Schopenhauer einer der menschenfeindlichsten Philosophen weltweit war. Schopenhauer, berüchtigt für seine pessimistische Philosophie, seine ätzenden Kommentare zu Frauen und sein extremes Misstrauen gegenüber menschlichen Beziehungen, war der vielleicht unsympathischste Denker aller Zeiten. In einer seiner berüchtigtsten Metaphern sind Menschen oder »Zweifüßler«, wie er sie verächtlich nannte, nichts weiter als Stachelschweine, die sich aneinanderdrängen, um nicht zu erfrieren, sich dabei aber gegenseitig die spitzen Stacheln ins Fleisch bohren. Der stachelige deutsche Philosoph des frühen neunzehnten Jahrhunderts – einer der weltweit streitbarsten Pessimisten – hätte sich entschieden, gar nicht erst auf die Welt zu kommen, wenn er die Wahl gehabt hätte. Verglichen mit Schopenhauer war Nietzsche, obwohl sein größter Schüler, ein blauäugiger Optimist.

Und damit nicht genug, erschafft Yalom auch noch Philip Slate, eine fiktive Figur, der sich Schopenhauer zum Vorbild nimmt und alle verachtet. Wie kann eine solche Person das Ziel verfolgen, philosophischer Berater zu werden? Wie können die Mitglieder einer Therapiegruppe mit ihm zurechtkommen, insbesondere eine Frau, die als Studienanfängerin von ihm, ihrem Tutor, an der Uni verführt und anschließend abgelegt wurde? Ist ein so widerlicher Zeitgenosse überhaupt in der Lage, einen überzeugenden Sinneswandel zu vollziehen? Warum einem Roman den Titel »Die Schopenhauer-Kur« geben, wenn die Kur selbst so fehlerbehaftet ist? Kann Julius Hertzfeld, ein existenzieller Psychiater, mit Unterstützung der Mitglieder seiner Therapiegruppe ein lebensrettendes Gegenmittel für eine fehlerhafte philosophische Kur liefern?

In der englischsprachigen *Perennial*-Ausgabe von *Die Schopenhauer-Kur* (2002) beschreibt Yalom den Roman als »sonderbares Amalgam aus Fiktion, Psychobiographie und Psychoedukation (p. vii)«. Die Beschreibung wird dem Roman nicht wirklich gerecht. *Die Schopenhauer-Kur* verbindet Psychologie, Philosophie, Biographie und Thanatologie und bietet damit Lektionen fürs Leben in Form einer mitreißenden Geschichte.

Ein existenzieller Psychiater

Julius Hertzfeld kennenzulernen heißt, sich unweigerlich an Ernest Lash in *Die rote Couch* zu erinnern. Julius ist zwanzig Jahre älter als Ernest, klinisch erfahrener, von den Wechselfällen des Lebens geprüft, aber im Grunde genommen der gleiche Mensch. Mit seinen fünfundsechzig Jahren hatte »Julius … seit dreißig Jahren über die psychiatrische Gemeinde der Stadt [geherrscht]. In seiner Position als Professor für Psychiatrie an der University of California hatte er massenweise Studenten ausgebildet und war vor fünf Jahren Präsident der American Psychiatric Association geworden.« Ersetzen Sie die University of California durch Stanford, lassen Sie die Präsidentschaft der APA weg – Yalom hat kein Interesse an Berufspolitik –, und schon haben Sie das Portrait des älteren Ernest Lash und auch das des Buchautors, der beide Figuren geschaffen hat.

Wie Ernest und Yalom liebt auch Julius seinen Beruf. »Ich habe in der Therapie immer eher eine Berufung als einen Beruf gesehen, eine Beschäftigung für Menschen, die sich um andere sorgen«, sagt er zu Philip ziemlich am Anfang der Geschichte. Wiederholt bekräftigt Julius sein Engagement für die Mitglieder seiner Therapiegruppe – für *jede* Gruppe, die er im vergangenen Vierteljahrhundert unterrichtet hat. »Die Gruppe war mehr als eine Ansammlung von Menschen; sie hatte ein eigenes Leben, eine eigene Persönlichkeit.« Julius empfindet eine nicht übergriffige Liebe zu den Mitgliedern der Gruppe und respektiert die Individualität jedes einzelnen.

Wie Yalom erkennt Julius, dass sein geliebter Beruf von allen Seiten bedroht wird. Diese äußeren Bedrohungen und inneren Zweifel halten Julius aber nicht davon ab, gute Arbeit zu leisten. Er hat den Ruf, ein »Arzt für Ärzte [zu sein], ohne Wenn und Aber. Ein Retter in letzter Minute, ein gerissener Hexenmeister, der willens war, alles zu tun, um seinen Patienten zu helfen.« Seymour Trotter war ebenfalls als Therapeut für hoffnungslose Fälle bekannt, und die beiden Psychiater haben mehr gemeinsam als erwartet. Julius, geboren in der Bronx, war als Heranwachsender eher an Glücksspiel als an Schularbeiten interessiert. Er »stellte sich in der Schule dumm«, geriet in Schwierigkeiten, fiel in Ungnade und musste feststellen, dass er »auf seine Rolle festgelegt« war – ein Phänomen, das dazu führte, dass niemand mit dem neuen Menschen, der zu werden er beschlossen hatte, etwas anfangen konnte. Als er mit fünfzehn mit seiner Familie nach Washington, D. C., umzog, wo sein Vater sich abrackerte, um den Lebensunterhalt für seine Familie zu verdienen, beschloss Julius, sich mit seiner »unverfälschten Chuzpe« neu zu erfinden, und wäre fast zum Schulsprecher an der Highschool gewählt worden. Julius zweifelte nie daran, dass es richtig war, zunächst Arzt und dann Psychiater zu werden. Wie Sokrates glaubt er, dass die Weisesten diejenigen sind, die die Grenzen ihres Wissens mit Demut akzeptieren. Im Gegensatz zu Yaloms früherem Therapeuten für fast hoffnungslose Fälle respektiert er auch berufliche Grenzen.

Ein Psychiater, der schreibt

Wie Yalom liebt Julius die klinische Arbeit, aber seine größere, unerfüllte Leidenschaft ist es, ein kreativer Schriftsteller zu werden. Als psychiatrischer Forscher und Kliniker ist er mäßig erfolgreich. »Er war ein guter Fachautor, der zwei Bücher und hundert Artikel wissenschaftlicher Literatur verfasst hatte, doch Julius sehnte sich danach, Belletristik zu schreiben, und sammelte seit Jahrzehnten Handlungen für Kurzgeschichten, die seiner Phantasie und seiner Praxis entstammten. Obgleich er mehrere angefangen hatte, fehlte es ihm an Zeit und Mut, eine Geschichte zu beenden und zur Publikation einzureichen.« Schriftsteller werden nicht überrascht sein, dass Yalom hier das Wort *Mut* verwendet: Die leere Seite kann lähmend sein. Julius' Entscheidung, das »große, unvollendete Projekt in seinem Leben: ein echter Schriftsteller zu sein«, nicht zu realisieren, ist sein einziges Vorhaben, bei dem ihn der Mut verlassen hat.

Julius' Versagen, Romane zu schreiben, hindert ihn jedoch nicht daran, über das Thema zu schreiben, das er am besten kennt: die Psychiatrie. Er weiß, dass gutes Schreiben sogar aus einem gescheiterten Experiment hervorgehen kann. Der Schriftsteller ist Opportunist: Alles ist Wasser auf die Mühlen des Schriftstellers, auch das Scheitern. Philips dreijährige Therapie durch Julius vor zwanzig Jahren war zwar kein Erfolg gewesen, »aber Julius' Schreiben förderte sie ungemein, und viele Ideen, die bei den Sitzungen zu Tage traten, fanden ihren Weg in seinen gefeierten Artikel ›Der Therapeut und der Wille‹ sowie in sein Buch *Wünschen, Wollen und Handeln*«.

Welche Plots stellt Julius sich für die Belletristik vor? In einer Datei auf seinem Computer, betitelt mit »Ideen für Kurzgeschichten«, hat er zwei Ideen für eine Liste von Handlungen über »Opfer treffen auf ihren Feind«. Die erste Konfrontation findet auf einem Luxusschiff statt, das vor der türkischen Küste kreuzt. »Ein Psychiater betritt das Bordkasino und erblickt auf der anderen Seite des rauchgeschwängerten Raums einen ehemaligen Patienten, einen Betrüger, der ihm einst fünfundsiebzigtausend Dollar abgeschwindelt hat.« Die Handlung ist, wie Leser von *Die rote Couch* schnell erkennen werden, eine Fortsetzung von Marshal Streiders Versuchen, sich an seinem früheren Patienten zu rächen, der ihn um Zehntausende Dollar erleichtert hat. In Julius' zweiter Idee für einen Konfrontationsplot geht es um eine Rechtsanwältin, »die in einem Pro-Bono-Fall einen der Vergewaltigung Beschuldigten verteidigen sollte. Bei ihrem ersten Gespräch mit ihm kommt in ihr der Verdacht auf, dass er der Mann ist, der sie vor zehn Jahren missbraucht hat«. Diese Handlung erinnert uns an Carol Astrid, eine andere Figur in *Die rote Couch*, eine Anwältin, deren Wut nur von ihrem Wunsch nach Gerechtigkeit überboten wird. Von den beiden Racheplots verwendet Yalom Letzteren in *Die Schopenhauer-Kur* und zeigt, wie Pam Swanvil, Literaturprofessorin in Berkeley, mit ihrer enormen Wut konfrontiert ist, als sie entsetzt feststellt, dass Philip, ihr ehemaliger Tutor, der Therapiegruppe beigetreten ist.

Und der auch liest

Julius mag kein Schriftsteller sein wie Yalom, aber er liebt Literatur und Philosophie. Der erste Absatz in *Die Schopenhauer-Kur* verrät, dass Julius mit den Homilien der vorsokratischen Philosophen über Leben und Tod vertraut ist. »Er stimmte mit den Stoikern überein, die da sagten: ›Sobald wir geboren werden, fangen wir an zu sterben‹, und mit Epikur, der zu dem Schluss kam: ›Wo ich bin, ist der Tod nicht, und wo der Tod ist, bin ich nicht. Warum also den Tod fürchten?‹« Julius hat diese Tröstungen seinen sterbenden Patienten vorgelesen, und jetzt wendet er sie auf sein eigenes Leben an.

Es überrascht nicht, dass Nietzsche Julius' Lieblingsphilosoph ist, dessen Schriften er mit akademischer Autorität zitiert. Julius kennt nicht nur Nietzsches Worte, sondern auch deren Zweideutigkeiten. Julius hat zwei Abschnitte in seinem eselsohrigen Exemplar von *Also sprach Zarathustra* farbig markiert, jenem Buch, das er Jahrzehnte zuvor zur Hand genommen hat, als er einen Artikel über Nietzsches uneingestandenen Einfluss auf Freud schrieb. Ein Passus heißt »Vollende dein Leben«; der andere heißt »Stirb zur rechten Zeit«. Julius weiß, dass Nietzsches zweideutige Sprache mehrere Interpretationen erlaubt. »Julius verglich Nietzsches Worte oft mit einem Rorschach-Test: Sie ermöglichten ihren Lesern so viele Sichtweisen, dass es von ihrer geistigen Verfassung abhing, was sie damit anfingen.« Gegen Ende der Geschichte kehrt Julius zu Nietzsche zurück und reflektiert über die Parallelen zwischen Nietzsche und Zarathustra. »Zarathustras Weg folgend, hatte er seine Einsichten geteilt, sich selbst transzendiert, indem er auf andere zugegangen war, und ein Leben geführt, das er bereitwillig bis in alle Ewigkeit wiederholt hätte.«

Andere Angaben bestätigen Julius' Liebe zur Literatur. Er hat einen Stapel ungelesener Romane auf seinem Nachttisch liegen, die zu lesen er leider keine Zeit haben wird. Jahre zuvor hatte Pam ihm ein Exemplar von John Gardners *Grendel* gegeben. Aus diesem Roman zitierte und las er Rebecca, einer anderen Patientin, vor, die ihm später erzählte, wie sehr die Geschichte sie berührt hatte. Philip ist ebenfalls ein begeisterter Leser von Literatur und Philosophie, auch wenn er im Gegensatz zu Julius mit seinem Wissen prahlt. Spitzfindig weist Philip darauf hin, dass Heidegger schon lange vor Gardner andeutete, dass der Tod die »*Unmöglichkeit weiterer Möglichkeiten*« ist. Julius erinnert sich, dass er vierzig Jahre zuvor als Student den Psychoanalytiker Erich Fromm gehört hatte, der die Worte des antiken römischen Dichters Terenz zitierte: »Ich bin ein Mensch, und nichts Menschliches sei mir fremd.« Zu Julius' Lieblingsschriftstellern gehören Camus und Sartre, die, anders als Schopenhauer, Verbundenheit und Engagement bejahen. Bezeichnenderweise ist Julius' Tochter Literaturprofessorin und sein Sohn Neurobiologiewissenschaftler an der Johns Hopkins University, was auf die Hingabe der Familie für die Künste und die Wissenschaften deutet, die auch Yaloms Leidenschaften sind.

Weitere Qualitäten des Autors

Julius verkörpert Yaloms Misstrauen gegenüber der Religion und verachtet die »Instrumente [...], mit denen Religionen ihre Anhänger ihrer Vernunft und Freiheit berauben«. Julius räumt gegenüber der Gruppe ein, dass er den Beichtvater um seine Macht beneidet, den Gläubigen Vergebung zu spenden. Sich selbst beruhigt er damit, dass er »nach […] Vernunftprinzipien« lebt und seine Patienten nicht infantilisiert, indem er ihnen »Mythologie als Realität« präsentiert. Und obwohl Julius die übernatürliche Religion ablehnt, schreckt er nicht davor zurück, die Lehren der heiligen Schriften anzuerkennen, wenn er etwa über die Feststellung im Talmud nachdenkt: »Einen Menschen zu retten heißt, die ganze Welt zu retten«, ein Appell, der seine Daseinsberechtigung als Therapeut unterstreicht.

Julius' unbeirrbares Bewusstsein des Todes verstärkt seine Würdigung des Lebens. »Zu verzweifeln, weil das Leben endlich ist oder weil es keinen höheren Zweck oder festen Entwurf hat, ist krasse Undankbarkeit.« Er macht sich Spinozas und Einsteins Reaktion auf den Tod zu eigen, »sich einfach zu verneigen, den eleganten Gesetzen und Mysterien der Natur seine Reverenz zu erweisen und sich der Aufgabe des Lebens zu widmen«. Tod ist das Gegenteil von Leben, aber sterben ist nicht das Gegenteil von leben: Sterben ist ein Teil des Lebens. Julius' und Yaloms Temperamente ähneln einander. »Julius war ein von Natur aus vertrauensvoller Mensch. Er gehörte zu den Optimisten, die ein Doppelspiel ihrer Patienten zutiefst verstörte.« Optimismus ist weder Naivität noch Oberflächlichkeit; Julius ist vertrauensvoll, aber nicht dumm. Er ist selbstdiszipliniert, läuft drei Meilen am Tag, um sich fit zu halten, und glaubt wie die alten Griechen an Maßhalten, an ein Gleichgewicht von Arbeit und Vergnügen. »Wir verpassen zu viel von dem, was das Leben zu bieten hat, wenn wir nie die Mäntel ausziehen und an seinen Belustigungen teilnehmen.«

Ein Gruppenpsychotherapeut

Die Schopenhauer-Kur setzt viele der wichtigen Empfehlungen um, die Yalom in *Die Theorie und Praxis der Gruppenpsychotherapie* anbietet. Julius' erste Lektion für Philip ist, dass Patienten und

Patientinnen vor allem die therapeutische Beziehung schätzen. »Sie erinnern sich selten an eine wichtige Einsicht, die der Therapeut ihnen bot, sondern im Allgemeinen gern an ihre persönliche Beziehung mit dem Therapeuten.« In der Gruppe beharrt Julius auf drei Grundregeln: (1) Vertraulichkeit – mit niemandem über die Gruppenmitglieder zu sprechen; (2) Selbstoffenbarung – danach trachten, den anderen Gruppenmitgliedern so viel wie möglich von sich selbst zu offenbaren; und (3) Gruppenkohäsion – die Gruppe über jeden Kontakt unter den Mitgliedern außerhalb der neunzigminütigen Psychotherapiesitzung informieren.

Eine von Julius' zentralen Annahmen ist, dass ein guter Gruppenpsychotherapeut zeigen kann, wie die Hier-und-Jetzt-Konflikte eines Patienten Probleme im vergangenen oder gegenwärtigen Leben des Patienten aufdecken können. »[I]ch gehe davon aus«, sagt er zu Philip, »dass … [die Mitglieder] in der Gruppe dasselbe Verhalten zeigen, das in ihrem sozialen Umfeld zu Schwierigkeiten geführt hat. Und ich gehe weiterhin davon aus, dass sie irgendwann das, was sie über ihre Beziehungen in der Gruppe lernen, auf ihre sonstigen Beziehungen übertragen.« Außerdem gibt Julius Philip den Rat, duale Beziehungen mit Patienten zu vermeiden, egal, ob sie romantisch oder geschäftlich sind. Julius setzt diese Empfehlungen in die Praxis um. Er erläutert den Unterschied zwischen vertikalen und horizontalen Selbstoffenbarungen, was auch Yalom tut. Wenn es um Selbstoffenbarung geht, demonstriert er, dass zu Risikobereitschaft ermuntert werden sollte. In einer Therapie, egal, ob einzeln oder in der Gruppe, geht es immer auch um Wechselseitigkeit. Julius beruft sich auf Martin Bubers Ich-Du-Beziehung, die intime und wechselseitige Selbstoffenbarungen ermöglicht.

Yalom stattet seinen fiktiven Psychiater mit vielen seiner eigenen beruflichen Erfahrungen aus. Wie Yalom leitete Julius in seiner frühen Karriere eine Therapiegruppe mit Brustkrebspatienten, eine Erfahrung, die sich sowohl für Patienten als auch für ihn als transformativ erwiesen hat. Leider lernten die Patienten erst zu leben, nachdem »ihr Körper vom Krebs durchsiebt war«.

Der Tag der Entdeckung des Todes

Julius bekommt sein Todesurteil zu Beginn des Romans, als ein Dermatologe ihm eröffnet, dass er an einem ulzerierten Melanom leidet und wahrscheinlich nur noch ein Jahr bei guter Gesundheit zu leben hat. Paradoxerweise lebt Yaloms Sprache auf, als er sich vorstellt, wie der Krebs den Körper seiner Figur auffrisst. »Wie erschreckend zu erkennen, dass er plötzlich nicht mehr die höchste Lebensform war! Er diente nur noch als Gastgeber, war Nahrung, Speise für einen besser angepassten Organismus, dessen gierige Zellen sich in schwindelerregendem Tempo teilten, ein Organismus, der einen Blitzkrieg führte und benachbartes Protoplasma annektierte und inzwischen zweifellos Zellschwärme für Kreuzzüge in den Blutkreislauf und die Kolonisierung ferner Organe ausrüstete, vielleicht des wohlschmeckenden, mürben Weidelands seiner Leber oder der schwammigen, grasigen Wiesen seiner Lunge.« Wie furchtbar der Todesgedanke für Yalom auch sein mag: Die Fähigkeit, den todbringenden Prozess der Metastasierung in metaphorischer Sprache auszudrücken, bereitet ihm ein gewisses ästhetisches Vergnügen. Der Tod bleibt Yaloms Muse, wie seine Sprache zeigt.

Der Tod ist Julius nicht fremd: Zehn Jahre zuvor kam Miriam, seine geliebte Frau, die er seit der Highschool kannte, bei einem Verkehrsunfall ums Leben. Es ist bezeichnend, dass die beiden wichtigsten Psychiater in *Die rote Couch* und *Die Schopenhauer-Kur* verwitwet sind. Yalom hat Glück, eine lange und zutiefst erfüllende Ehe zu führen, aber er kann sich vorstellen, wie ein Mann in Julius' Situation sich nach dem Verlust seiner Frau fühlen muss. Yalom trifft zwei Feststellungen, die zutreffen könnten. »Obwohl er Miriam von dem Moment an, als in der zehnten Klasse sein Blick auf sie gefallen war, geliebt hatte, nahm er es ihr zugleich übel, dass sie ein Hindernis auf seinem Weg zu einer Vielzahl von Frauen war, an denen sich zu erfreuen er sich berechtigt fühlte.« Der überaus glücklich verheiratete Ehemann oder die Ehefrau wird höchstwahrscheinlich den Wahrheitsgehalt dieser Bemerkung verstehen. Yalom erkennt auch das Element der Idealisierung, das die Toten umgibt. »In den zehn Jahren, seit der Autounfall sie ihm genommen hatte, war er ihr zärtlicher zugetan als zu ihren Lebzeiten.«

Nachdem Julius erfahren hat, dass er Krebs im Endstadium hat, denkt er daran, einen persönlichen Artikel für das *Journal of the American Psychiatric Association* zum Thema »Der Psychiater stellt sich der Sterblichkeit« zu schreiben oder vielleicht etwas für das *Sunday Times Magazine* oder sogar ein Buch, vielleicht mit dem Titel *Autobiographie eines Ablebens.* Solche Texte sind, wie Julius erkennt, zum Teil kontraphobisch motiviert. Er schreibt weder den Artikel noch das Buch – vielleicht aus Zeitmangel, vielleicht, weil ihm der Mut dazu fehlt –, aber es könnte durchaus sein, dass Yalom sowohl die Zeit als auch den Mut gefunden hätte, darüber zu schreiben.

Ab dem Tag »der Entdeckung des Todes« stürzt sich Julius in seine Arbeit, seine Therapiegruppe, die er leitet. Zu arbeiten, war schon immer sein größtes Vergnügen. Arbeit wirkt auf Julius nicht nur therapeutisch, sondern auch *erlösend.* Nirgends in Yaloms Geschichten sehen wir ein eindrucksvolleres Bild eines *verwundeten Heilers.* »Die Dramatik der letzten anderthalb Stunden hatte ihn so gefangen genommen, dass er seine eigene Verzweiflung vergessen hatte. Das war nicht ungewöhnlich. Jeder Gruppentherapeut kennt die wunderbar heilsamen Kräfte, die der Atmosphäre einer an sich arbeitenden Gruppe eigen sind.« Julius hat die Absicht, das Beste aus seiner verbleibenden Zeit zu machen, und stürzt sich in die Arbeit, denn er ist überzeugt davon, dass er, wenn er anderen hilft, auch sich selbst hilft. Die Arbeit ist sein Leben: Nicht einen Augenblick lang denkt er daran, seine Patienten im Stich zu lassen. Er hat vor, bis zum letzten Atemzug zu arbeiten und für andere da zu sein. Zum Teil besteht seine Herausforderung als Therapeut darin, aufrichtig mit seinen Gefühlen angesichts des nahenden Todes umzugehen, ohne die Patienten mit seinen Ängsten zu belasten und so ihre Therapie zu sabotieren. Statt sich über die Patienten zu freuen, denen er geholfen hat, denkt Julius jedoch an diejenigen, denen er trotz aller Bemühungen nicht helfen konnte. Und so beschließt er, mit seinem hervorstechendsten Misserfolg in Kontakt zu treten.

Ein stacheliger Zweifüßler

Julius' Telefongespräch mit Philip Slate nach zweiundzwanzig Jahren leitet die Romanhandlung ein. Philip ist genauso unsympathisch, wie er ihn in Erinnerung hat. Philip lädt ihn in seine Praxis ein, und Julius wundert sich, als er erfährt, dass sein ehemaliger Patient nun philosophischer Berater ist. Wie kann jemand ohne zwischenmenschliche Kompetenz Therapeut sein? Und noch verblüffter ist er, als Philip ihn bittet, ihn zu supervidieren. Philip hat kein Problem damit, von einem Therapeuten supervidiert zu werden, dem es in der Einzeltherapie nicht gelungen war, ihm zu helfen: »Die Forschung zeigt, dass die Psychotherapie, in wessen Hand auch immer, bei rund einem Drittel der Patienten erfolglos bleibt. Außerdem besteht kein Zweifel, dass ich eine wichtige Rolle bei Ihrem Scheitern spielte – meine Sturheit, meine Rigidität. Ihr einziger Fehler war der, die falsche Therapie für mich ausgewählt und dann zu lange darauf beharrt zu haben.« Philip spricht mit Julius hier und anderswo in einschüchterndem, oft hochmütigem Ton und distanziert sich maximal von seinem ehemaligen Therapeuten. Wie kann Julius eine Beziehung mit einem

Menschen aufnehmen, dessen ganzes Leben auf Abgrenzung ausgerichtet ist?

Philip Slate ist hart, kalt und gefühllos, emotionslos wie eine leere Schiefertafel. Schiefer ist ein metamorphes Gestein aus Ton oder vulkanischer Asche und wird oft für Grabsteine verwendet. Philips Emotionen sind in seinem harten, spröden Äußeren eingemauert. Yalom wählt die Namen seiner beiden Protagonisten bewusst aus. Philip ist sich seines passenden Namens bewusst. »Vielleicht bin ich ein hoffnungsloser Fall«, erklärt er am Ende der Geschichte. »Auf meiner Liste mit Beziehungen, früheren und gegenwärtigen, steht niemand.« Philips Schiefertafel mit seinen Beziehungen mag leer sein, aber er selbst ist nicht unbedingt eine Tabula rasa, wie der Schweizer Philosoph und Romanautor Jean-Jacques Rousseau feststellte. Philip kämpft immer noch gegen eine instinktive Lebenskraft, die ihn von allen menschlichen Kontakten entfernt. Julius Hertzfelds Name ist ebenfalls suggestiv. »Hertz« klingt wie Herz. Hertz ist auch ein Homonym für das englische »hurts«, was den existenziellen Schmerz angesichts seiner unheilbaren Krankheit andeutet.

Julius ist nicht auf Mitleid aus, wenn er am Telefon erklärt, dass er gesundheitliche Probleme hat und daran denkt, sich zur Ruhe zu setzen, doch Philip vermittelt weder Mitgefühl noch Betroffenheit, nicht einmal später, als die beiden Männer sich persönlich treffen. In dieser Hinsicht erinnert Philip an Irene, die zu Beginn ihrer Therapie in *Die Reise mit Paula* nicht gewillt ist, Yalom als realen Menschen mit einem Narrativ, mit einer eigenen Geschichte zu betrachten. Als Julius seine Therapieaufzeichnungen von 1980, dem Beginn von Philips Therapie, nachliest, erinnert er sich wieder an dessen hauptsächlichen »Kummer«: *»Ich werde gegen meinen Willen von sexuellen Impulsen gesteuert.«* Yalom wählt keine szenische, sondern eine zusammenfassende Erzählung, um Philips »Kummer« zu beschreiben – ein Wort, das seiner Sexsucht kaum gerecht wird. Damals, zu Beginn der Therapie, ist er sechsundzwanzig Jahre alt und unternimmt keinen Versuch, seine Konflikte zu leugnen, wie Julius' Therapieaufzeichnungen von der ersten Sitzung enthüllen: »*AKTUELLE KRANKHEIT – sexuell getrieben, seit er dreizehn ist – zwanghaftes Masturbieren die ganze Adoleszenz hindurch, das bis heute angehalten hat – gelegentlich vier-, fünfmal am Tag – ständig von Sex besessen, masturbiert, um Frieden zu finden. Verbringt einen großen Teil seines Lebens damit, sich mit Sex herumzuquälen – er sagt: ›Die Zeit, die ich darauf verschwendet habe, Frauen zu jagen – ich hätte Doktorate in Philosophie, Mandarin und Astrophysik erwerben können.‹*«

Einige der wenigen Erinnerungen, die Philip noch an seine Therapie hat, ist eine Frage, die Julius an ihn richtete – eine Frage, die er seinen Patienten stellte, wenn er mit ihnen in einer Sackgasse gelandet war: »Welche Inschrift würden Sie gerne auf Ihrem Grabstein haben?« Philips Schweigen zwingt Julius, selbst die Antwort zu geben: »Er fickte gern.« Julius' harscher Kommentar machte damals wenig Eindruck auf seinen Patienten, aber Philip nutzte sie zehn Jahre später – eine, wie Julius später trocken erwähnt, »zeitverzögerte Intervention« –, als er den Entschluss fasste, sein Leben zu ändern.

Philips quälende Frage damals, als er mit der Therapie begann – »Warum kann ich nicht das tun, was ich wirklich tun möchte?« –, stellt Julius vor eine intellektuelle Herausforderung. Noch lange nachdem sein Patient die Therapie abgebrochen hat, denkt er über diese Frage nach. Willenslähmung ist eine Frage an den Psychotherapeuten, Philosophen und Romanschreiber – ein perfektes Thema für einen Schriftsteller wie Yalom.

Philip ist die einzige Figur in einem Roman von Yalom, der an Sexsucht leidet. Philip erinnert uns vielleicht an Merges in *Die Reise mit Paula*, obwohl das wilde Tier nur seiner »Natur« nachgibt. Philip, der One-Night-Stands dauerhaften Beziehungen vorzieht, bleibt nur selten länger als einen Monat bei einer Frau. Normalerweise wird er von der Frau verlassen, aber das macht nichts, da er alle vereinnahmenden Allianzen vermeidet. Beiläufig teilt er Julius mit, dass er eine Strichliste über seine sexuellen Eroberungen führt und weder Freude noch Scham empfindet, dass er im vergangenen Jahr mit neunzig verschiedenen Frauen geschlafen hat. Interessiert war er an keiner von ihnen. Auch an seiner Arbeit als Chemiker bei der Entwicklung von Pestiziden habe er kein Interesse, ein Detail, das perfekt zu seiner Überzeugung passt, dass die meisten Lebewesen verseucht seien. Philip würde Sartres sardonischer Beobachtung in *Geschlossene Gesellschaft* zustimmen: »Die Hölle, das sind die anderen.« Philips Vater, ein chronisch depressiver Investmentbanker, beging Selbstmord, als Philip dreizehn war; Philip hatte keine Beziehung zu seiner Mutter, von der er sich seit zwanzig Jahren entfremdet hatte, und auch nicht zu seinem Stiefvater. Er war nicht einmal bei ihrer Beerdigung.

Philip, analytisch, doch ohne Wärme oder Empathie, ist das eindrucksvolle Beispiel eines Menschen, der über ein hohes Maß an intellektueller Intelligenz verfügt, dessen emotionale Intelligenz aber erschreckend gering ist. Er hat keine Freunde und kann niemandem in die Augen sehen. Seine Erklärung: »Dem Blick des anderen zu begegnen, lenkt mich davon ab, nach der Antwort zu suchen, die der andere vielleicht gern hören würde«, ist überwiegend eine Rationalisierung seines Versagens, Beziehungen mit anderen Leuten einzugehen. Drei Jahre Therapie haben nicht ausgereicht, um seine Symptome zu lindern, seine Perspektive zu erweitern oder sein Verhalten zu ändern.

Seit dem Ende der Therapie bei Julius hat sich in Philips Leben allerdings viel verändert. Eine kleine Erbschaft hat es ihm ermöglicht, seinen Job zu kündigen und eine Graduiertenschule zu besuchen. An der Columbia-Universität promovierte er in Philosophie, unterrichtet an einem kleinen College in Kalifornien, auch wenn seine wenigen Studenten sich in seinen Vorlesungen zu langweilen scheinen, und er begann eine berufliche Karriere in der philosophischen Beratung – eine Bewegung, verwurzelt in der sokratischen Tradition, die in den 1980er Jahren in Kalifornien entstanden ist und das Ziel verfolgt, Klienten zu helfen, ein philosophisches Verständnis für ihr Leben zu entwickeln.

Philip, der Antagonist im Roman, enthüllt oft Yaloms Sichtweise. Das ist nicht ungewöhnlich: Romanautoren projizieren sich normalerweise in vielen verschiedenen Figuren, die alle unterschiedliche Aspekte des Lebens ihrer Schöpfer verkörpern können. Philip fungiert auktorial, wenn er die Gruppe über die Annahmen informiert, die der philosophischen Beratung zugrunde liegen. »Im besten Falle existiert nur eine unscharf verlaufende Grenze zwischen Ausbildung und Therapie. Die Griechen – Sokrates, Platon, Aristoteles, die Stoiker und die Epikureer –, sie alle hielten Bildung und Vernunft für die Werkzeuge, die zur Bekämpfung menschlichen Leidens notwendig sind. Die meisten philosophischen Berater betrachten Bildung als die Grundlage der Therapie. Fast alle haben sich Leibnitz' Motto *Caritas sapientis* verschrieben – das heißt ›die Nächstenliebe des Weisen‹.« Auch Yalom befürwortet eine philosophische Beratung, die die Erkenntnisse der Philosophie zur Bereicherung der Psychotherapie nutzt. Die existenzielle Psychiatrie hat ihre Wurzeln in den großen Philosophen der fernen und unmittelbaren Vergangenheit.

In der Danksagung von *Die Schopenhauer-Kur* zitiert Yalom Peter B. Raabe, Philosophieprofessor an der Simon Fraser University und der erste Mensch in Kanada, dem die Doktorwürde verliehen wurde, basierend auf seiner theoretischen und praktischen Arbeit zur philosophischen Beratung. Raabe weist in seinem 2002 erschienenen Buch *Issues in Philosophical Counseling* (Themen der philosophischen Beratung) darauf hin, dass philosophische Beratung keine Psychotherapie ist, weil sie nicht »vorgibt, das Unbewusste zu verstehen (wenn es das überhaupt gibt) oder es interpretieren zu können und deshalb Menschen besser zu kennen, als sie sich selbst kennen. »Was philosophische Beratung tun kann«, legt Raabe dar, ist, Klienten »diejenigen philosophischen Fähigkeiten und Dispositionen beizubringen, die ihnen helfen werden, Probleme in der Zukunft zu vermeiden oder zu verhindern«.

Philip kann alle Hilfe brauchen, die er von der philosophischen Beratung und der Psychotherapie bekommen kann. Was ist hauptsächlich verantwortlich für Philips Veränderung, seit Julius ihn das letzte Mal behandelt hat? Jahre zuvor hatte er eine Therapie bei einem anderen »Therapeuten« begonnen, bei Arthur Schopenhauer, dessen aufrüttelnde Schriften Philips Leben zum Guten wie auch zum Schlechten verändert haben.

Buddenbrooks

Philip lädt Julius ein, sich seine Vorlesung über die Bedeutung von Schopenhauers Philosophie anzuhören, einen Vortrag, den Philip vorwiegend für seinen ehemaligen Therapeuten vorbereitet hat. Die Vorlesung konzentriert sich auf Thomas Manns Roman *Buddenbrooks*, der 1901 veröffentlicht wurde, als der spätere Nobelpreisträger erst sechsundzwanzig Jahre alt war. Das achtundvierzigjährige Familienoberhaupt Thomas Buddenbrook, deprimiert angesichts der Unausweichlichkeit des Todes, findet Trost, als er zufällig einen philosophischen Band in die Hand nimmt, den er vor Jahren in einem Antiquariat gekauft hat. Mann sagt nichts zum Autor des Buches, aber er nennt den Lesern den Titel: *Über den Tod und sein Verhältniß zur Unzerstörbarkeit unsers Wesens an sich*. Der Autor ist Arthur Schopenhauer.

Obwohl Philip an der Columbia, einer der besten Universitäten des Landes, in Philosophie promoviert hat, hat er keine Ahnung vom guten Unterrichten. Er monologisiert mit gelangweilter, lebloser Stimme und macht keine Anstalten, seine Studenten in eine Diskussion zu verwickeln. Zwar lehrt er in einem großen Vorlesungssaal, in dem nur etwa dreißig lustlose Studenten und auch ein paar schlafende Obdachlose sitzen, aber er macht sich nicht die Mühe, seine Verachtung für das Auditorium zu verbergen. Diese Verachtung ist nicht auf seine Studenten beschränkt, die er als »Trottel [bezeichnet,] die diesen Saustall von einer Universität besuchen«. Sein Unterricht könnte als Demütigungspädagogik charakterisiert werden. »Falls ich inkohärent klinge«, spöttelt er, »bitte ich Sie um Toleranz«, zitiert dann einen Studenten an die Tafel und buchstabiert ihm drei Wörter: »i-n-k-o-h-ä-r-e-n-t«, »T o l e r a n z« und ein weiteres Wort: »D-e-b-ü-t«, eine pädagogische Strategie mit dem Ziel, seine Zuhörer abzuwerten. Philip gewinnt die Aufmerksamkeit seiner Studenten nur durch seine Ankündigung, dass einer der Philosophen, von denen er gerade gesprochen hat, nämlich Kant, Thema in der Abschlussprüfung sein werde. Der Inhalt von Philips Vorlesung ist zwar nicht beleidigend, aber seine Herablassung unverzeihlich. Seine orakelhafte Stimme verrät seinen Mangel an Lebenserfahrung.

Philips Unterricht ist sterbenslangweilig, und während der Vorlesung verlassen die Studenten, unbeeindruckt von den Ausführungen ihres Professors, nach und nach den Saal. Julius wird während der Vorlesung überrascht, als Philip ihn namentlich anspricht und Manns Roman »allen empfiehlt, die sterben möchten«. Eine der Passagen aus *Buddenbrooks*, die Philip laut vorliest, wirft Fragen auf, die in *Die Schopenhauer-Kur* unausgesprochen bleiben. Was ist das Vermächtnis von Eltern an ihre Kinder? Was ist das Vermächtnis eines Therapeuten an seine Patienten? Als Philip schließlich eine Passage vorliest, in der Thomas Buddenbrook in sich gekehrt über sein Leben nachdenkt, sind alle bis auf Julius aus dem Vorlesungssaal geflüchtet.

Wenn Yalom in einen Dialog mit Schopenhauer und Mann eintritt, zwei der größten Schriftsteller der Welt, wirft er die uralte Frage auf: Was geben die Sterbenden an die Lebenden weiter? Das Gespenst des nicht vorhandenen Vaters taucht in *Die Schopenhauer-Kur* immer wieder auf. Die Väter von Arthur Schopenhauer und Philip starben durch Selbstmord. Welches ist das dunkle Erbe von Selbstmord – und wie verhindert ein verwundeter Sohn, das Schicksal seines Vaters zu teilen? Yalom gibt noch keine Antwort auf diese Fragen, aber seine Erörterung wird zum Teil auch die Kompetenz eines jeden Gruppenmitglieds stärken, zwischenmenschliche Beziehungen zu knüpfen.

Philip liest Thomas Manns Roman nicht gründlich, sondern selektiv. Es ist richtig, dass Thomas Buddenbrook von Schopenhauers Worten zunächst berauscht ist. Buddenbrook ist hingerissen von Schopenhauers Idee des Willens und sagt: »Der Tod war ein Glück, so tief, daß er nur in begnadeten Augenblicken, wie dieser, ganz zu ermessen war. Er war die Rückkunft von einem unsäglich peinlichen Irrgang, die Korrektur eines schweren Fehlers, die Befreiung von den widrigsten Banden und Schranken – einen beklagenswerten Unglücksfall machte er wieder gut.« Philip verschweigt jedoch, dass Buddenbrook am nächsten Tag mit einem Gefühl der »Geniertheit über die geistigen Extravaganzen von gestern erwachte«, unfähig, Trost in der Vorstellung zu finden, mit dem Universum zu verschmelzen. Auch Julius ist nicht beeindruckt von Schopenhauers Trost. Die »*Vorstellung, mich mit der universellen Einheit zu verbinden ohne mein Fortbestehen und das meiner Erinnerungen und meines einzigartigen Bewusstseins*«, schreibt er nach Philips Vorlesung über Schopenhauer in sein Protokoll, »ist ein sehr schwacher Trost. Nein, sie ist gar kein Trost.« Julius und Philip befinden sich in unterschiedlichen Phasen ihres Lebens, aber jeder braucht den anderen. Julius möchte wissen, wie Philip sein Leben mithilfe Schopenhauers umgekrempelt hat. Warum war Philip mit Schopenhauer erfolgreich, nachdem er mit Julius gescheitert war? Philip hat sein Curriculum in einem Beratungsprogramm abgeschlossen, braucht aber zweihundert Stunden professionelle Supervision, um eine staatliche Lizenz zur psychologischen Beratung zu erlangen. Es gibt jedoch weniger offensichtliche Gründe, die erklären, weshalb einer den anderen braucht. Julius glaubt, dass Philip momentan nicht in der Lage ist, als Therapeut erfolgreich zu sein. Als Patient in Julius' Psychotherapiegruppe könnte Philip etwas Wichtiges über die Therapie lernen. Philip glaubt, dass Julius von Schopenhauers Philosophie etwas Wichtiges über sich selbst und über das Sterben und den Tod lernen könnte. Und so schlägt Philip einen einzigartigen Supervisions-Tutoring-Tausch vor, bei dem jeder vom anderen profitieren kann. Der vorgeschlagene Tausch erinnert uns an Yaloms ersten Roman, in dem Breuer und Nietzsche sich abwechselnd geheilt haben und vom anderen geheilt wurden. Anders als bei Breuer, dessen Beziehung mit Nietzsche durch ein schreckliches Geheimnis erschwert wird, das er dem Philosophen nicht verraten kann, gibt es solche Einschränkungen bei Julius nicht. Julius hat tatsächlich ein dunkles Geheimnis, das er noch niemandem anvertraut hat und das eine unerwartete Verbindung zu Philip herstellt.

Vielleicht hat Yalom erwogen, die »Tausch«-Technik auch in *Die Schopenhauer-Kur* anzuwenden, hat sich aber aus mehreren Gründen dagegen entschieden. Erstens wollte der Romanautor sich nicht wiederholen und dieselbe ästhetische Technik zweimal anwenden. Zweitens war Philips Vorlesung nicht dazu angetan, das Interesse von Julius zu wecken, mehr über Leben oder Werk Schopenhauers zu erfahren. Drittens sollte ein Therapeut Doppelbeziehungen mit Patienten vermeiden, auch solche zwischen Lehrern und Schülern, was ein Supervisions-Tutoring-Tausch aber wäre. Und schließlich weiß Julius, dass Philip noch nicht so weit ist, Patienten zu behandeln und supervidiert zu werden. Philip muss, höflich ausgedrückt, »noch gründlicher geheilt werden«, um zu lernen, menschlich zu sein.

Und so unterbreitet Julius ein Gegenangebot. Er ist einverstanden, Philips klinischer Supervisor zu sein, aber nur, wenn Philip sechs Monate lang als Patient in der Psychotherapiegruppe von Julius bleibt. Das Gegenangebot beunruhigt Philip. »Wie soll ich davon profitieren, dass andere in aller Breite ihr Leben und ihre

Probleme schildern? Schon die Vorstellung eines solchen Elendschors entsetzt mich, obwohl es, wie Schopenhauer meint, immer Freude macht, wenn man erfährt, dass andere mehr leiden als man selbst.« Philips Verknüpfung von Schopenhauer mit Schadenfreude verrät den zynischen Blick des Philosophen auf die menschliche Natur. Wie kann eine philosophische Beratung erfolgreich sein, wenn sie auf Schadenfreude gründet? Wird Julius' Übereinkunft mit Philip sich als Pakt mit dem Teufel erweisen? Philips Aussage zeigt, wie viel er noch lernen muss, bis aus ihm ein gesellschaftsfähiger Mensch, geschweige denn ein Therapeut werden kann. Er akzeptiert den Vorschlag unter einer Bedingung: Julius muss bereit sein, die Gruppentherapie als Supervisionsstunden zu vergüten. Beide Männer gehen durch ihr Einverständnis mit dem Vorschlag ein Risiko ein. Julius weiß, dass er gerade eine fragwürdige ethische Entscheidung trifft. Philip wird ein widerwilliger, vielleicht feindseliger Patient sein, und sein Widerstand könnte der Gruppe schaden. Sein ganzes Leben lang hat er einen festen Panzer um sich herum aufgebaut, und in der Therapie wird es notwendig sein, den selbsteinschränkenden Schild zu lockern, vielleicht sogar abzuschütteln. Trotz ernster Bedenken ist jeder von ihnen bereit, mit dem anderen zu arbeiten. Ihre sich entwickelnde Beziehung gehört zu den großen Errungenschaften des Romans.

Kritik an den Auswüchsen seines Berufs

Yalom wirft einen skeptischen Blick auf die Auswüchse seines Berufes. Möglich, dass er einen bestimmten Autor oder ein Buch nicht nennt, wenn er meint, dort gefährliche Auswirkungen auf die Psychotherapie entdeckt zu haben, doch oft sind Rückschlüsse auf das Ziel seiner Kritik möglich. Bei Philips erstem Gruppentreffen hat Gill das dringende Bedürfnis, darüber zu sprechen, dass ein Therapeut seiner Frau Rose ein Buch über sexuellen Missbrauch an Kindern mitgegeben hat und sie seither davon überzeugt ist, in ihrer Kindheit sexuell missbraucht worden zu sein. Wie Gill es formuliert, hat Rose nun eine »fixe Idee«. Mit der Billigung ihres Therapeuten zieht Rose ohne jeden Beweis vorschnell den Schluss, ihr Vater habe sie in ihrer Kindheit sexuell missbraucht. Roses Vater, den die Anschuldigung zutiefst verletzt, ist einverstanden, an ihrer Therapiesitzung teilzunehmen, wofür er eine Hunderte Kilometer weite Anreise auf sich nimmt. Rose bittet Gill, ebenfalls zu kommen – »zu ihrem Schutz«.

Als Psychiater weiß Yalom, dass sexueller Missbrauch, insbesondere an einem hilflosen Kind, ein ernstes Problem mit weitreichenden, psychologischen Folgen darstellt. Als Schriftsteller würde er das Verbrechen niemals auf die leichte Schulter nehmen. Aber im Verlauf der Therapiesitzung wurden Roses Anschuldigungen gegen ihren Vater immer abstruser, wie Gill seiner Therapiegruppe berichtet. »Sie beschuldigte ihn aller möglichen Dinge, sogar, dass er seine Nachbarn, seine Pokerspezis, seine Kollegen bei der Feuerwehr – er war früher Feuerwehrmann – eingeladen habe, mit ihr zu schlafen, als sie ein Kind war.« Rebecca, ein anderes Gruppenmitglied, will von Gill wissen, wie Roses Vater auf die Anschuldigungen reagierte. »Er verhielt sich wie ein Mensch«, sagt Gill. »Er ist ein netter alter Mann, um die siebzig, freundlich, angenehm. Ich habe ihn heute zum ersten Mal gesehen. Er war erstaunlich – mein Gott, ich wünschte, ich hätte so einen Vater. Saß einfach da und schluckte alles und sagte zu Rose, wenn sie so viel Wut in sich habe, sei es wahrscheinlich am besten, sie rauszulassen. Er leugnete nur immer wieder sanft alle ihre verrückten Anschuldigungen und stellte die Vermutung an – eine zutreffende, wie ich glaube –, dass sie in Wirklichkeit wütend auf ihn ist, weil er die Familie verlassen hat, als sie zwölf war.«

Das Buch, auf das Roses Therapeut schwört, ist aller Wahrscheinlichkeit *Trotz allem: Wege zur Selbstheilung für Frauen, die sexuelle Gewalt erfahren haben* von Ellen Bass und ihrer ehemaligen Studentin Laura Davis, das, erstmals 1988 in englischer Sprache veröffentlicht und inzwischen in der vierten Auflage vorhanden, immer noch das meistverkaufte Selbsthilfebuch aller Zeiten ist. Das Buch diente vielen Frauen als Schlachtruf, die glaubten, dass sie in ihrer Kindheit, manchmal im ersten oder zweiten Lebensjahr, sexuell missbraucht wurden und sich erst wieder daran erinnerten, als sie Jahrzehnte später eine Therapie begannen. *Trotz allem* startete das Phänomen der »wiedererlangten Erinnerung« (und des satanischen, rituellen Missbrauchs), das die Psychologie und die Psychotherapie zwei Jahrzehnte lang in Aufruhr versetzte.

Gedächtnisforscher haben gezeigt, dass Erinnerung nicht wie ein Tonbandgerät oder eine Kamera funktioniert, die einen Ton oder ein Bild wirklichkeitsgetreu wiedergeben können, sondern dass es ein fortlaufender Prozess ist, der ständigen Veränderungen, Überarbeitungen oder auch Verzerrungen unterliegt. In *Die therapierte Erinnerung* haben Elizabeth Loftus und Katherine Ketcham in einem klassischen Experiment »Lost in the Mall« (Verloren in der Mall) aufgezeigt, dass es einfach ist, falsche Erinnerungen bei Kindern zu generieren. Erinnerung ist formbar, nicht nur unzuverlässig, sondern auch leicht zu manipulieren. Wie der Cambridge-Forscher Frederic Bartlett fast ein Jahrhundert zuvor festgestellt hat, ist Erinnern »eine phantasievolle Rekonstruktion oder Konstruktion, die sich aus unserer Einstellung zu einer Vielzahl von organisierten, in der Vergangenheit liegenden Reaktionen oder Ergebnissen ergibt … Daher kann das Erinnern kaum jemals wirklich genau sein« (zitiert in O. Sacks, *Drachen, Doppelgänger und Dämonen*). Therapeuten können absichtlich oder unabsichtlich eine fixe Idee in einen Patienten einpflanzen, wie vermutlich bei Rose geschehen. Julius verzichtet klugerweise darauf, Gill Ratschläge zu erteilen, wie er auf die Situation seiner Frau reagieren sollte. Und Yalom gibt seinen Lesern klugerweise zu bedenken, dass die Psychotherapie ebenfalls einiges zu Modeerscheinungen und falschen Heilmethoden beigetragen hat, was, im Nachhinein gesehen, Patientinnen und Patienten Schaden zufügte.

Julius' schlimmste Befürchtungen hinsichtlich Philip scheinen sich im ersten Gruppentreffen zu bestätigen. Die Spannungen zwischen ihnen sind spürbar. Philip überrumpelt Julius, indem er der Gruppe von dessen unheilbarer Krankheit erzählt. »Ich fühle mich überfahren«, beklagt sich Julius, »ich fühle mich, als hätte ich Ihnen eine große Neuigkeit zu berichten gehabt und wäre ausgestochen worden, mit meiner eigenen Lebensgeschichte – oder Todesgeschichte – ausgestochen.« Somit erleidet Julius eine zweifache narzisstische Verletzung, einmal, als er die Diagnose bekommt, und dann, als ihm die Möglichkeit genommen wird, in seinen eigenen Worten darüber zu berichten. Julius muss seine Geschichte selbst erzählen und nicht von jemand anderem erzählen lassen. Selbst als Philip versucht, ihm zu helfen, und Spinozas lateinische Formulierung *sub specie aeternitatis* zitiert – die Notwendigkeit, das Leben unter einem kosmischen Gesichtspunkt zu betrachten –, hält Julius den Ratschlag nicht für hilfreich, nicht für die Medizin, die er braucht. Julius' Medizin, sich mit den düsteren Gedanken auseinanderzusetzen, die Tag und Nacht über ihn hereinbrechen und ihn daran erinnern, dass er keine Zukunft hat, ist das intensive Leben, das er in seiner Therapiegruppe erlebt, eine Medizin, die Philip als toxisch betrachtet. Die anderen Gruppenmitglieder nehmen die Feindseligkeit zwischen Julius und Philip schnell wahr. Auf die Frage, weshalb Julius beschlossen hat, Philip in die Gruppe aufzunehmen, gibt er eine untypische Antwort: »Ich gebe es zu – eigentlich kenne ich meine Motive nicht.« Während Julius glaubt, dass er nun in erster Linie seine Bindungen stärken muss, glaubt Philip ebenso wie Schopenhauer, dass das Leben umso beschwerlicher wird, je mehr Bindungen man eingeht. Ihre gegensätzlichen Standpunkte verweisen, wie Ruthellen

Josselson andeutet, auf die Doppeldeutigkeit im Titel des Romans: »›Die Schopenhauer-Kur‹ bezieht sich sowohl auf die Heilung, die Schopenhauer bietet, als auch auf die Heilung, die Schopenhauer braucht.«

»Eine neue Lebensform«

Philip hat die Gruppenmitglieder so vor den Kopf gestoßen, dass sie ihn als eine »neue Spezies [...], eine neue Lebensform« betrachten. Tony, ein Studienabbrecher, der eine Zeitlang wegen Körperverletzung im Gefängnis gesessen hat, wirft ihm vor, sich »mit flotten, tiefgründig klingenden Slogans« intellektuell »aufzuplustern«, was, wie Tony hinzufügt, eine Art Verführung ist. Philip weist den Vorwurf kühl zurück. Philip hat etwas Faszinierendes und wenig Entgegenkommendes an sich, selbst wenn er Schopenhauers Überzeugung zitiert, die der Philosoph erst spät in seinem Leben formulierte, nachdem sich der langersehnte Ruhm eingestellt hatte, dass wir *Leidensgenossen* sind und »der Toleranz und Liebe unserer Mitmenschen [bedürfen]«. Yalom ist besonders angetan von Schopenhauers Zitat, und er weist in *Der Panama-Hut oder was einen guten Therapeuten ausmacht* darauf hin, dass seine Äußerung die Unterscheidung zwischen Patienten und Therapeuten, »zwischen ›ihnen‹ (den Leidenden) und ›uns‹ (den Heilern) aufhebt«. Doch wenn Philip zu Beginn der Geschichte von »Leidensgenossen« spricht, intellektualisiert er immer noch, unfähig, die Wahrheit in Schopenhauers Formulierung zu *erspüren.*

Die Leser stellen sich zwangsläufig die Frage, ob diese neue Spezies oder Lebensform namens Philip Slate völlig frei von Emotionen ist, eine Tabula rasa, der die Fähigkeit abgeht, die affektive Komponente des Lebens zu verstehen, oder ob er seine Emotionen so sehr verdrängt hat, dass sie dauerhaft unzugänglich geworden sind. Philip ist Yaloms ungewöhnlichste Figur, eine, die von sich in der dritten Person spricht, die andere Menschen nicht ansieht und sie nicht beim Namen nennt, die mit körperloser Stimme spricht, eine jenseitige Unberührbarkeit ausstrahlt und auf einem anderen Planeten zu leben scheint.

Arthur Schopenhauer

Philip glaubt nicht an Reinkarnation, aber wenn er sich in eine andere Zeit zurückversetzen könnte, wäre er gern Arthur Schopenhauer. Philip, der glaubt, dass Schopenhauer ihm das Leben gerettet hat, ist überzeugt davon, dass der Philosoph auch das Leben anderer retten kann. Philip hat schnell das Interesse am Unterricht verloren, da ihm kein Student gut genug war – eine Aussage, die Schopenhauer im Hinblick auf seine eigene kurze, unbefriedigende Tätigkeit als Professor mit ihm teilt –, und wechselt nun zur philosophischen Beratung. Da die Philosophie ihn geheilt habe, sagt er zur Gruppe, könne sie auch andere heilen. *Heilen* ist ein zweideutiges Wort, und die Grenzen der Schopenhauer'schen Kur sind sofort ersichtlich.

Dennoch hat Philip recht, dass das Lesen der Schriften Schopenhauers ihm ermöglichte, eine schwere Sexsucht zu überwinden, eine Tatsache, die Julius für bemerkenswert hält. »Die meisten Therapeuten würden sagen, dass es nicht möglich ist, eine schwere Sexsucht ganz allein zu überwinden.« Egal, welche Schopenhauer'schen Techniken Philip anwandte – fest steht, dass sie wirkten, »besser als alles, was ich zu bieten hatte«, räumt Julius ein, »obwohl ich mein Bestes gegeben habe«.

Im Gegensatz zum Roman *Und Nietzsche weinte*, der im Jahr 1882 spielt, einem entscheidenden Jahr im Leben der beiden Hauptfiguren Yaloms, ist *Die Schopenhauer-Kur* in der Gegenwart angesiedelt, im Jahr 2005, hundertfünfundvierzig Jahre nach dem Tod des historischen Philosophen, der zweiundsiebzig Jahre alt wurde. Da vermutlich nur wenige Leser Yaloms viel über Schopenhauer wissen, entschied sich der Romanautor für zwei parallele Geschichten über Selbsterkenntnis und Selbsttransformation. Philip Slates erster intellektueller und psychologischer Durchbruch stellt sich ein, als er im Graduiertenkolleg Schopenhauers Schriften liest und mithilfe des Philosophen eine selbstzerstörerische Sucht loswerden kann. Ein zweiter, noch beachtenswerterer Durchbruch erfolgt, als Philip als Mitglied von Julius' Therapiegruppe die Bedeutung von menschlichen Beziehungen kennenlernt. Um Philips erste Heilung besser zu verstehen, erzählt uns Yalom von Schopenhauers Entwicklung als Persönlichkeit und als Denker.

Sechzehn von zweiundvierzig Kapiteln in *Die Schopenhauer-Kur* befassen sich mit Leben und Werk des historischen Philosophen. Die Kapitel beleuchten die vielen Parallelen zwischen Philip und Schopenhauer. »Schopenhauer zu kennen, heißt, mich zu kennen«, informiert Philip die Mitglieder der Therapiegruppe. »Wir sind unzertrennlich, Zwillingsgehirne.« Wie Philip hatte auch Schopenhauer eine »lieblose Kindheit«, die sein Leben und seine Philosophie unweigerlich prägte. Schopenhauers Vater war Geschäftsmann, der Selbstmord beging, als sein Sohn noch Jugendlicher war. Schopenhauer war oft wütend auf seine Mutter, die er für den Selbstmord seines Vaters verantwortlich machte. Bezugnehmend auf eine maßgebende Theorie, angeregt vom Psychoanalytiker Erik Erikson, stellt Yalom fest, dass Kinder, denen die mütterliche Bindung fehlt, »das Grundvertrauen nicht entwickeln [können], das nötig ist, um sich selbst zu lieben, um zu glauben, dass andere sie lieben, oder um das Leben zu lieben. Als Erwachsene sind sie sich selbst entfremdet, ziehen sich zurück und haben oft konfliktreiche Beziehungen. So sah die psychologische Landschaft aus, die Arthurs Weltbild schließlich formen sollte.« Und es sollte auch Philips Weltbild formen. Es ist schon schwierig genug, auf mütterliche Liebe verzichten zu müssen, doch einen Vater durch Selbstmord zu verlieren, ist doppelt so schlimm.

Der Selbstmord eines Vaters

Yalom hat viel dazu zu sagen, wie sich der Selbstmord des fünfundsechzigjährigen Heinrich Schopenhauers auf das Leben seines Sohnes ausgewirkt hat, der noch Teenager war. »Jeder Selbstmord löst bei den Überlebenden Entsetzen, Schuldgefühle und Wut aus«, stellt der Schriftsteller fest, »und auch Arthur durchlebte all diese Empfindungen.« Eine positive Konsequenz von Heinrichs Selbstmord war, dass sein einziger Sohn seiner Leidenschaft, Philosoph zu werden, nachgehen konnte, eine Berufswahl, die sein Vater sicherlich missbilligt hätte. Insofern hat Schopenhauer, wie Yalom bemerkt, vom frühen Tod seines Vaters ebenso profitiert wie Nietzsche und Sartre, die ihre Väter ebenfalls früh verloren haben. »Hätte Nietzsche der Antichrist werden können«, fragt Yalom rhetorisch, »wenn sein Vater, ein protestantischer Geistlicher, nicht schon in seiner Kindheit gestorben wäre?«

Die Schattenseite von Schopenhauers Befreiung war seine Befürchtung, er könnte zum Selbstmord seines Vaters beigetragen haben. Erleichterung wird oft von Schuldgefühlen begleitet und dann von Wut, die sowohl verinnerlicht als auch nach außen getragen werden kann. Kein Tod ist schwieriger zu betrauern und zu verarbeiten als ein Selbstmord, der ein lebenslanges Erbe oder auch eine »Erb-Last« düsterer Emotionen erzeugen kann. Schopenhauer gelangte zu der Überzeugung, dass seine Mutter für den Selbstmord seines Vaters verantwortlich war, und das führte beim Sohn zu einer »gehässigen Kritik des Verhaltens seiner Mutter gegenüber seinem Vater«. Yalom hätte darauf hinweisen können, dass auch Ernest Hemingway seine Mutter für den Selbstmord seines Vaters verantwortlich machte, eine Anschuldigung, die in seinem überwiegend autobiographischen Roman *Wem die Stunde schlägt* zum Ausdruck kommt. Die lebenslange Frauenfeindlichkeit, die sich durch Schopenhauers und Hemingways Schriften zieht, kann zum Teil als Reaktion darauf verstanden werden, dass der Schriftsteller von der Schuld der Mutter am Selbstmord des Vaters überzeugt war. Auch Philip kämpft mit demselben Problem des Freitods eines Vaters.

Vor einundvierzig der zweiundvierzig Kapitel setzt Yalom geeignete Epigraphen Schopenhauers. Damit bietet Yalom hilfreiche bibliographische Zitate, mittels derer die Leser, die sich näher informieren wollen, passende Schlüsselstellen in Schopenhauers Schriften finden können. Manchmal ist die Textstelle widersprüchlich oder – ähnlich einem Koan – scheinbar sinnlos. »Das Leben ist eine mißliche Sache: Ich habe mir vorgesetzt, es damit hinzubringen, über dasselbe nachzudenken.« Manchmal liefert die Textstelle eine verblüffend neue Definition des Begriffs Genie, wenn der Philosoph etwa schreibt: »Das Talent gleicht dem Schützen, der ein Ziel trifft, welches die übrigen nicht erreichen können; das Genie dem, der eines trifft, bis zu welchem sie nicht einmal zu sehn vermögen.« Schopenhauer trifft hier ins Schwarze: Der Aphorismus selbst ist das Werk eines Genies. Manchmal lässt die Textstelle die orthodoxe, Freud'sche Theorie in ihrer ganzen deterministischen Starrheit vorausahnen: »So bildet sich demnach schon in den Kinderjahren die feste Grundlage unserer Weltansicht, mithin auch das Flache oder Tiefe derselben: sie wird später ausgeführt und vollendet; jedoch nicht im wesentlichen verändert.«

Einige der Textstellen sind mahnende Beispiele, etwa, wenn Schopenhauer bemerkt, dass »ein Mensch von hohen, seltenen Geistesgaben, genötigt, einem bloß nützlichen Geschäft, dem der Gewöhnlichste gewachsen wäre, obzuliegen, gleicht einer köstlichen, mit schönster Malerei geschmückten Vase, die als Kochtopf verbraucht wird«. Oft spiegelt die Textstelle, ähnlich der zuletzt zitierten, das Thema des Kapitels wider, in der Schopenhauer gerade noch dem Wunsch seines Vaters entrinnt, einen Kaufmann aus ihm zu machen. Einige Textstellen betonen die Bedeutung des Hier und Jetzt – ein häufiges Thema bei Yalom – sowie das Bedürfnis nach Selbstverwirklichung. Einige der Textstellen zeugen von bleibenden Einsichten zur Sterblichkeit, die nur derjenige schätzen kann, der auf der Schwelle zum Tod steht. »Die Heiterkeit und der Lebensmut unserer Jugend beruht zum Teil darauf, dass wir bergauf gehend den Tod nicht sehn; weil er am Fuß der anderen Seite des Berges liegt.« Und manche von Schopenhauers Aussagen sagen auch Yalom zu: Beide sind Männer des Buches. »Die Denkmäler, die zurückgelassenen Gedanken (sind) mein größter Genuß im Leben. Ihr todter Buchstabe spricht mich vertrauter an, als das lebendige Daseyn der Zweifüßler.« Andere Textstellen von Schopenhauer deuten einen Zynismus an, den Yalom entschieden ablehnt. »Glücklich ist zu schätzen, wer gar manche Individualitäten auf immer meiden darf.«

Das ist die Aussage, die Philips Leben lenkt. Als Kapitelepigraphe wählt Yalom Äußerungen von Schopenhauer, die Philips verpfuschtes Leben charakterisieren, die orgiastischen Höhen wie die selbstverachtenden Tiefen einer Sexsucht. Einige Textstellen sind ebenso unerträglich arrogant wie Philip über weite Strecken des Romans. »Schon mit dreißig Jahren war ich es herzlich müde, Wesen für meinesgleichen ansehn zu müssen, die es wahrhaftig nicht sind. So lange die Katze jung ist, spielt sie mit Papierkügelchen, weil sie solche für lebendig, für etwas ihr selber ähnliches hält; aber wenn sie älter geworden, weiß sie was es ist und läßt es liegen. So ist es mir mit den *bipedes* gegangen.« Andere Textstellen offenbaren, wenn schon nicht Demut, so doch die Erkenntnis, dass wir alle unvollkommen sind und Geduld und Vergebung verdienen – eine Einsicht, zu der Philip am Ende des Romans gelangt. »Mit jeder menschlichen Torheit, (jedem) Fehler, Laster sollten wir Nachsicht haben, bedenkend, daß, was wir da vor uns haben, eben nur unsere eigenen Torheiten, Fehler und Laster sind …«

Einige Textstellen wecken Hoffnung und Entschlossenheit, Weisheit zu erlangen, nur um die Vergeblichkeit und die Illusion solcher Bemühungen aufzuzeigen. »Die Gegenwart zu genießen und dies zum Zwecke seines Lebens zu machen (sei) die größte *Weisheit*; weil ja jene allein real, alles andere nur Gedankenspiel wäre. Aber ebenso gut könnte man es die größte *Torheit* nennen: denn was im nächsten Augenblicke nicht mehr ist, was so gänzlich verschwindet wie ein Traum, ist nimmermehr eines ernstlichen Strebens wert.« Andere Textstellen rufen einen kurzen Aha-Effekt hervor, eine Erleuchtung. »Große Leiden (machen) alle kleineren gänzlich unfühlbar … und umgekehrt, bei Abwesenheit großer Leiden (quälen und verstimmen uns) selbst die kleinsten Unannehmlichkeiten.« Eine Parabel enthüllt die unvorhersehbaren Konsequenzen der Selbstoffenbarung. »Wenn ich mein Geheimnis verschweige, ist es mein Gefangener: lasse ich es entschlüpfen, bin ich sein Gefangener. Am Baume des Schweigens hängt seine Frucht, der Friede.« Das letzte Epigraph des Romans liest sich wie Schopenhauers Abschiedsresümee an die Welt. »Die Menschheit hat von mir etwas gelernt, was sie nie vergessen wird.«

Nur ein Kapitelepigraph stammt nicht von Schopenhauer. An dessen Stelle verwendet Yalom eine Aussage von Nietzsche: »Mancher kann seine eignen Ketten nicht lösen und doch ist er dem Freunde ein Erlöser« (F. Nietzsche, *Also sprach Zarathustra*). Schopenhauer zu lesen, half Nietzsche, seine eigenen Ketten zu lösen, doch dann musste er sich von seinem ehemaligen Mentor befreien.

Yalom weist auf die umfangreiche Pathologie Schopenhauers hin, ohne ihn zu pathologisieren. Der Schriftsteller verbindet in seinem psychobiographischen Portrait Einsicht und Empathie. Yaloms Kapitelepigraphe und seine psychobiographische Erzählung erwecken Schopenhauer bei seinen Lesern zum Leben. Yalom ist sowohl als Lehrer wie auch als Erzähler das Gegenteil des engstirnigen Philip. Yalom wirft viel Licht auf die Zusammenhänge zwischen Schopenhauers Leben und Werk, und die Interpretationen des Schriftstellers sind immer wohlüberlegt und provokativ. Die Schopenhauer-Textstellen, die als Kapitelepigraphe im Roman aufscheinen, enthüllen das umfängliche Wissen Yaloms über den Philosophen. Die meisten der Textstellen stammen aus Schopenhauers erstem und bedeutendstem Buch, aus dem Werk, mit dem er am stärksten in Erinnerung geblieben ist: *Die Welt als Wille und Vorstellung*. Einige der Textstellen sind seinem Spätwerk *Parerga und Paralipomena* entnommen, das trotz seines sperrigen Titels unerwartet populär wurde und den Philosophen auf einen Schlag berühmt machte. Bei einigen Textstellen wird in den Anmerkungen angedeutet, dass Yalom die englische Übersetzung mithilfe von Walter Sokel, einem angesehenen Deutschprofessor und Übersetzer, der 2014 im Alter von sechsundneunzig Jahren gestorben ist, verändert hat. Kurzum, Yalom hat das gesamte Lebenswerk Schopenhauers nach prägnanten Sprüchen durchforstet. Und natürlich kann Philip in der Geschichte kaum eine Äußerung tun, ohne seinen Meister zu zitieren.

Bekenntnisse eines Philosophen

Yalom würdigt viele Quellen für sein Verständnis von Schopenhauers Leben und Philosophie, wobei er zwei Wissenschaftler besonders hervorhebt. Den größten Dank schuldet er Rüdiger Safranski, dem Autor von *Schopenhauer und die wilden Jahre der Philosophie*, 1988 in Deutschland erschienen. Yalom zitiert auch Bryan Magee, der ihn mit seiner Studie *Bekenntnisse eines Philosophen,* 1998 in deutscher Sprache erschienen, auf den Gedanken der Bibliotherapie, »sich durch die Lektüre philosophischer Werke selbst zu heilen«, brachte. Magees Buch ist von besonderem Interesse für uns, weil es wie auch *Die Schopenhauer-Kur* sehr persönlich ist und zeigt, auf welche Weise die Philosophie jemandem helfen kann, der an der Krankheit namens Leben leidet. Magee, geboren 1930, ein Jahr vor Yalom, ist ein prominenter britischer Philosoph, der auch Parlamentsabgeordneter, Radio- und Fernsehproduzent sowie Musik- und Theaterkritiker war. Magee ist in vielerlei Hinsicht ein Seelenverwandter Yaloms. Die beiden teilen viele philosophische und künstlerische Überzeugungen, darunter auch ein beständiges Interesse an Schopenhauer. Magees Erfahrung mit der Bibliotherapie bei Schopenhauer unterscheidet sich jedoch von Philips Erfahrung, und es ist lehrreich, ihre Geschichten zu vergleichen.

Im Alter zwischen Mitte und Ende dreißig litt Magee an einer Midlife-Crisis »kataklysmischen Ausmaßes«. Obwohl er im Leben alles hatte, was er wollte, darunter erfüllende Beziehungen, beruflichen Erfolg und ein abenteuerliches Leben, überwältigte ihn ein »extrem lebhaftes und übernatürlich starkes« Bewusstsein der eigenen Sterblichkeit. Wie kann das Leben im Angesicht des Todes einen Sinn haben, fragte sich Magee. Wie Yalom fand auch Magee in Gott keinen Trost. Intellektuell bleibt er ein Agnostiker und kommt zu dem Schluss, dass die wichtigsten Fragen nicht beantwortet werden können. Magees Midlife-Crisis, als er kurz vor einem Zusammenbruch stand, war nicht so sehr intellektuell wie existenziell und mit Worten nicht zu beschreiben. In dieser Phase war er nicht selbstmordgefährdet, da ihm die Kraft fehlte, sein Leben zu beenden. Dennoch war er sicher, dass er sterben werde, wie ein Feuer, das erlischt, wenn ihm der Brennstoff ausgeht. Statt zu sterben, entdeckte Magee einen Philosophen, der sein Leben veränderte – vielmehr entdeckte er den Philosophen *neu*, denn Magee hatte das Werk des Denkers schon ein halbes Dutzend Jahre zuvor gelesen, ohne jedoch viel davon zu profitieren. Es brauchte eine Midlife-Crisis, um Magee von der Bedeutung des Philosophen zu überzeugen. Der Philosoph war Schopenhauer. »Er zeigte mir Dinge, die unerfaßt und unerkannt in meiner eigenen Erfahrung enthalten waren.«

Anders als Philip, der die Unterstützung Schopenhauers für die Heilung seiner Sexsucht gesucht und bekommen hatte, findet Magee im Werk des Philosophen die plausibelste Antwort auf die Frage: »Was ist Leben?« Als Magee Patrick Gardiners kritische Studie *Schopenhauer* von 1997 zu lesen begann – ein Buch, das auch Yalom gelesen hat –, sprangen ihm die Worte aus dem Buch ins Auge, wie er es zuvor oder danach noch nie erlebt hatte. »Als ich las, daß wir das Rätsel der Welt nur durch die sorgfältige Verbindung von äußeren und inneren Erfahrungen lösen können, schien jemand in meinem Kopf einen Lichtschalter angeknipst zu haben.« Nachdem Magee Gardiners Buch fertig gelesen hatte, besorgte er sich augenblicklich alle Werke Schopenhauers. Die abermalige Lektüre von *Die Welt als Wille und Vorstellung* veränderte, wie Magee berichtete, schließlich sein Leben. »Es war so, als sei mein Gehör wiederhergestellt worden. Ich hatte noch nie das Gefühl gehabt, so unmittelbar und lebhaft in persönlichem Kontakt zu einem Autor zu stehen: Arthur Schopenhauer war mit mir im Zimmer, er saß vor mir, er sprach zu mir, er legte mir die Hand auf den Arm oder aufs Knie und prägte einen überzeugenden Ausdruck nach dem anderen.«

Yalom würde nicht allen Betrachtungen Magees in *Bekenntnisse eines Philosophen* zustimmen, wie etwa der folgenden Aussage: »Unter den Religionen, mit denen ich mich beschäftigte, erschien mir das Judentum am wenigsten intellektuellen Respekt verdient zu haben. Ich möchte niemanden verletzen, aber als ich die grundlegenden jüdischen Schriften las, ertappte ich mich immer wieder bei dem Gedanken: Wie ist es möglich, daß irgend jemand das wirklich glaubt?« Als Magee diese Frage seinen »jüdischen Freunden« stellte, sagten sie oft, dass »kein intelligenter Jude das tue«. Magees Aussage ist nicht nur beleidigend, sondern auch falsch.

Man fragt sich, weshalb Magee und seine Freunde nicht ein einziges Mal Martin Buber, den jüdischen Philosophen und Theologen, erwähnt haben, dessen Schriften Yalom in *Die Schopenhauer-Kur* ausgiebig erörtert. Darüber hinaus präsentiert Yalom in seinem letzten Roman *Das Spinoza-Problem* die Beiträge des niederländischen Philosophen zum jüdischen Säkularismus.

Schopenhauer und die Kunst

Schopenhauer war der erste große Philosoph, der der Kunst, dem ästhetischen Impuls, den höchsten Wert im Leben einräumte. Im Gegensatz zu Platon, dem wohl weltweit bedeutendsten Philosophen, dem die Kunst zutiefst suspekt war, wurde Schopenhauer, wie Safranski betont, »*der* Künstlerphilosoph«, der unter anderem Friedrich Nietzsche, Richard Wagner, Thomas Mann, Marcel Proust, Franz Kafka und Samuel Beckett beeinflusste. Der Philosoph wie auch der Künstler blicken auf das »endgültige Wesen der Dinge …, das endgültige Mysterium des Seins«, wie Magee feststellt. »Wie Schopenhauer gesagt hat, tut der Philosoph *in abstracto*, was der Künstler *in concreto* tut.« Im Anschluss daran zitiert Magee eine philosophisch geschulte Romanautorin. »Als Iris Murdoch schrieb: ›Im Guten, wie im Schlechten greift Kunst tiefer als Philosophie‹ …, meinte sie damit zu Recht, daß die Philosophie die Kunst in mancher Hinsicht übertrifft, während sie ganz allgemein hinter der Kunst zurückfällt.«

Schopenhauer und die Literatur

Einige der aufschlussreichsten Betrachtungen Yaloms befassen sich mit Schopenhauers Einfluss auf literarische Autoren und Autorinnen, ein Einfluss, der von Literaturwissenschaftlern nicht immer anerkannt wird. Am Beginn des Romans belehrt Julius Philip über Schopenhauers Einfluss auf Sartre. »Schopenhauer sagte: ›Homo homini lupus‹ – *der Mensch ist des Menschen Wolf*; ich bin sicher, dass er damit Sartre zu der *Geschlossenen Gesellschaft* inspirierte.« Später bezieht sich Pam in einer Gruppensitzung auf einen Abschnitt der Memoiren Nabokovs von 1951 *Erinnerung, sprich*, in der er das Leben, wie sie es formuliert, »als Funken zwischen zwei gleich dunklen Zonen beschreibt, der Dunkelheit vor unserer Geburt und der Dunkelheit nach unserem Tod«. Im Kopf hat sie den überwältigenden ersten Satz der Memoiren Nabokovs: »Die Wiege schaukelt über einem Abgrund, und der platte Menschenverstand sagt uns, daß unser Leben nur ein kurzer Lichtspalt zwischen zwei Ewigkeiten des Dunkels ist.« Pam wird wütend, als Philip darauf hinweist, dass Nabokov Schopenhauer diesen Gedanken »zweifellos geklaut hat«. »Sie glauben also, Schopenhauer hat mal was verschwommen Ähnliches gesagt. Was für ein beschissen dicker Hund!« Philip schließt die Augen, um sich besser konzentrieren zu können, aber auch wegen seiner angespannten Beziehung zu ihr, und rezitiert den gesamten Abschnitt aus Schopenhauers Essay »Nachträge zur Lehre von der Nichtigkeit des Daseins«, die Yalom dann in den Anmerkungen am Ende des Romans dokumentiert: »Man ist mit einem Male, zu seiner Verwunderung, da, nachdem man zahllose Jahrtausende hindurch nicht gewesen und nach einer kurzen Zeit ebenso lange wieder nicht zu sein hat.«

Pam ist noch immer wütend auf Philip, der sie damals, als sie seine Studentin war, sexuell missbraucht hat; sonst hätte man von ihr als Literaturprofessorin erwarten können, seinen literarischen Scharfsinn zu würdigen. Auch wenn sie die Relevanz seiner Bemerkung vielleicht nicht erfasst hat, begreifen Yaloms Leser, dass sie dazu beiträgt, Philips detailliertes Wissen um Schopenhauer zu bestätigen und auch die geschickte Art und Weise, wie Yalom die Schriften des Philosophen in den Roman einbindet. Die Worte

Schopenhauers sind aus einem anderen Grund wichtig: Wenn er recht hat, dass die Existenz nach dem Tod mit der Existenz vor dem Leben identisch ist, verliert die Sterblichkeit viel von ihrem Stachel.

Der Wille

In Schopenhauers Hauptwerk *Die Welt als Wille und Vorstellung*, erstmals 1818 veröffentlicht und später überarbeitet, wird argumentiert, dass ein blinder, unwiderstehlicher, wilder bösartiger Wille die menschliche Existenz antreibt. Schopenhauer glaubte, dass wir am »Rad des Willens« festgebunden seien und ständig über dem Abgrund schwebten. Er entwickelte eine Metaphysik des Körpers und verortete das Wirken des Willens in den Genitalien. Safranski deutet auf die Überzeugung Schopenhauers hin, dass wir »in der Regel gegen unsere Sexualität keine Chance« haben. Bei seinen unbefriedigenden Verhältnissen zu Frauen »hat Arthur Schopenhauer sehr konkret die Sexualität als Blamage seiner Selbstherrlichkeit erlebt« (R. Safranski, S. 209), eine Erfahrung, die Philip gut versteht. Tatsächlich hat er diesen brutalen Willen fünfundzwanzig Jahre zuvor durchgesetzt. »Ich war räuberisch, ich war getrieben, ich war unersättlich, ich dachte an kaum etwas anderes. Mein ganzes Sein galt der Jagd nach Frauen – neuen Frauen, immer wieder, denn wenn ich mit einer Frau ins Bett gegangen war, verlor ich schnell das Interesse an ihr.« Philip würde einem frühen Gedicht, das Schopenhauer geschrieben hat und das den Albtraum der Lust beschwört, voll und ganz zustimmen: »O Wollust, o Hölle … Aus Höhen des Himmels/ Hast du mich gezogen/ Und hin mich geworfen/ In Staub dieser Erde: Da lieg' ich in Fesseln …« (R. Safranski, S. 207).

Der psychologische Schopenhauer

Yaloms Hauptinteresse an Schopenhauer liegt in seinem Einfluss auf die Psychotherapie, einen Berufszweig, den es im frühen neunzehnten Jahrhundert noch nicht gab. Yalom benutzt Philip, um die Mitglieder der Therapiegruppe zu Schopenhauers Einfluss auf psychologische Denkweisen zu schulen. Er war der erste Philosoph, der »den Blick von *innen* auf Triebe und Emotionen richtete«, merkt Philip an, »und für den Rest seiner Laufbahn schrieb er ausführlich über innere menschliche Belange: Sex, Liebe, Tod, Träume, Leiden, Religion, Selbstmord, Beziehungen zu anderen, Eitelkeit, Selbstachtung. Mehr als jeder andere Philosoph beschäftigte er sich mit jenen dunklen Impulsen tief in unserem Innern, von denen wir nichts wissen wollen und die wir daher verdrängen müssen.« Ohne Schopenhauer gäbe es keinen Nietzsche und keinen Freud, zumindest nicht so, wie wir jeden der beiden Denker kennen. Philip merkt an, dass er seine Doktorarbeit über Schopenhauers Einfluss auf Freud geschrieben hat, was ungefähr Julius' Artikel über Nietzsches uneingestandenen Einfluss auf Freud entspricht, und sagt, dass er Schopenhauer zu Dank verpflichtet sei, weil der Philosoph seine Sexualität normalisiert habe. Philip weist auch darauf hin, dass Schopenhauer der erste bedeutende Europäer gewesen sei, der östliches Denken in die westliche Philosophie eingeführt hat. Genau aus diesem Grund ist Pam nach Indien gereist, um in der Hoffnung, ihre Wut auf die Männer loszuwerden, von denen sie in ihrem Leben enttäuscht wurde, an einem spirituellen Retreat teilzunehmen. Ihre Pilgerreise verläuft nicht wie erwartet, was Yaloms Skepsis gegenüber einem Leben enthüllt, das auf Verzicht und die Abwesenheit von Bindungen beruht.

Schopenhauer kontra Nietzsche

Ein erheblicher Teil der Gegensätze zwischen Philip und Julius spiegelt die umfangreichen Spannungen zwischen Schopenhauer und Nietzsche wider. Julius wendet fast so viel Zeit auf, Nietzsche zu zitieren, wie Philip aufwendet, Schopenhauer anzuführen. Offenbar hat Julius *Also sprach Zarathustra* auswendig gelernt, aus dem er wiederholt zitiert. Philip hat diesen Philosophen auch gelesen und berichtet, dass Nietzsche »einmal sinngemäß [sagte], dass, wenn wir mitten in der Nacht entmutigt aufwachen, Feinde, die wir vor langer Zeit besiegt haben, zurückkehren, um uns zu verfolgen«. Selbst wenn Philip Nietzsche zitiert, kann er sich nicht verkneifen, hinzuzufügen, dass dieser das Werk Schopenhauers geplündert habe. Julius hat in Pam eine Verbündete, die Nietzsche ebenso liebt wie er. Ihr Lieblingsaphorismus stammt aus *Also sprach Zarathustra*: »Ich sage euch: man muss noch Chaos in sich haben, um einen tanzenden Stern gebären zu können.« Zum Ende des Romans räumt Pam ein: »Schopenhauer war ein brillanter Stilist und schrieb von allen Philosophen die beste Prosa. Bis auf Nietzsche natürlich – keiner schrieb besser als Nietzsche.«

Nietzsche begann als Schopenhauers Adept, entwickelte aber eine Philosophie, die das Gegenteil der Philosophie seines Mentors war. Nietzsche lehnte Schopenhauers Pessimismus ab und forderte eine lebensbejahende Philosophie, ein Freudenfest des Lebens. Schopenhauer war der berühmteste Neinsager der Philosophie, Nietzsche der berühmteste Jasager. Schopenhauers destruktiver Wille wurde in Nietzsches Philosophie der »Wille zur Macht«, der Mut, sein Leben selbst in die Hand zu nehmen und all das zu werden, was man werden kann. Anders als Schopenhauer hatte Nietzsche wenig Interesse an östlicher Spiritualität.

Und dennoch hatten Schopenhauer und Nietzsche trotz ihrer Differenzen vieles gemeinsam. Yaloms Aussage über Schopenhauer – »Wie verstörend, einem Denker zu begegnen, der so begabt und dabei sozial so inkompetent ist, so kenntnisreich und gleichzeitig so verblendet« – trifft auch auf Nietzsche zu. Beide Philosophen waren die meiste Zeit ihres Erwachsenenlebens isoliert und einsam, große Genies, die erstaunliche Defizite in ihren zwischenmenschlichen Fähigkeiten aufwiesen. Yaloms Aussage, dass Freuds »verkannter Mitrevolutionär Arthur Schopenhauer war, der schon lange vor Freuds Geburt postulierte, dass wir von tiefgreifenden, biologischen Mächten gesteuert werden und uns dann einbilden, wir hätten unser Schicksal bewusst gewählt«, trifft auch auf Nietzsche zu. Beide lehnten die formale Religion ab, der sie unterstellten, die Gläubigen zu versklaven. Beide Philosophen beharrten auf der subjektiven Natur der Wahrheit und argumentierten, dass der Interpret untrennbar von der Interpretation ist. Und beide Philosophen stimmten darin überein, wie Yalom feststellt, dass die Furcht vor dem Tod »dort am geringsten [ist], wo die Selbstverwirklichung am größten ist«. Wie Yalom teilt auch Julius all diese Überzeugungen.

Pam Swanvil

Abgesehen von Julius und Philip ist Pam Swanvil die interessanteste und freimütigste Figur im Roman. Pam ist aus dem gleichen Holz geschnitzt wie Carol Astrid in *Die rote Couch*, hochgebildet, kultiviert und wortgewandt. Auch sie ist die meiste Zeit wütend. Sie fühlt sich von allen Männern in ihrem Leben betrogen, angefangen mit Philip, der sie sexuell ausgebeutet hat. Sie hatte eine Affäre mit ihrem Gynäkologen, dem zwanzig Jahre älteren Earl, den sie später heiratete. Anfangs war sie von Earls literarischem Feingefühl beeindruckt, um später festzustellen, dass er sein Fachwissen über die große Literatur aus *CliffsNotes* bezog (einem Studienführer für Literatur; Anm. d. Ü.), die er las, um andere zu beeindrucken. Pam verließ ihn, nachdem sie erfahren hatte, dass er mit seinen Patientinnen schlief. Dann hatte sie eine Beziehung mit John, einem anderen Englischprofessor in Berkeley, einem Kollegen, der versprach, seine Frau zu verlassen, es sich dann aber anders überlegte. »Stunde um Stunde schwankte sie zwischen Hass und Liebe und Begehren und dem Wunsch, er möge tot sein.«

Die ersten Kapitel in *Die Schopenhauer-Kur* geben einen Einblick in Pams Streben nach östlicher Erleuchtung und die Gründe, weshalb sie weitgehend unverändert nach Hause zurückkehrte. Yalom setzt die Stationen ihrer Expedition nach Indien meisterhaft in Szene, die exotischen, antiken, erotischen Schnitzereien des Kamasutra, den Duft von Zimt und Kardamom in den überfüllten Straßen und ihre Teilnahme an einem zehntägigen Fest zu Ehren von Ganesha in Bombay. Pams Führer, Vijay Pande, weiht sie in die Ikonographie von Lord Ganesha ein, der predigte, alle festen Bindungen zu kappen. Auf ein paar Seiten beschwört Yalom die kulturelle Kluft zwischen dem Osten und dem Westen. Als Pam verrät, dass sie rein zufällig über das Retreat gestolpert sei und ihr gesagt wurde, dass sie sich vollkommen unvoreingenommen darauf einlassen solle, beginnt Vijay den Kopf zu schütteln, und als sie ihn fragt, ob er mit dem, was sie sagte, nicht einverstanden sei, antwortet er: »Oh, vergessen Sie nicht, dass Inder den Kopf schütteln, wenn sie zustimmen, und nicken, wenn sie Einwände haben – das Gegenteil von dem, was in Amerika gebräuchlich ist.« Details dieser Art verleihen dem Roman Glaubwürdigkeit.

Pams Erfahrung mit der von Guru Goenka geleiteten Vipassana-Meditation lässt ein wenig zu wünschen übrig. Sie kann sich nicht von Wünschen oder Bindungen befreien, und obwohl sie eine engagierte Schülerin ist und bereit, im Zweifel immer ihren Lehrern zu glauben, ist sie enttäuscht und desillusioniert. Sie übersteht ein zehntägiges Schweigen, was tatsächlich einen reinigenden Effekt auf ihren Geist hat, aber den Gedanken an Gleichmut oder was einer der Lehrer *equipoise* – Gleichgewicht – nennt, empfindet sie als Tod ihrer Phantasie. Keiner der literarischen Genies, die sie am meisten bewundert – Kafka, Dostojewski, Woolf, Hardy, Camus, Plath oder Poe –, wäre in der Lage gewesen, in einem solchen Geisteszustand zu schreiben. Und auch kein Romanautor wie Yalom wäre in der Lage, in einer solchen Atmosphäre schöpferisch zu arbeiten.

Erst in der zweiten Hälfte des Romans kehrt Pam in die Therapiegruppe zurück, aber ihre ersten Worte, als sie das neue Mitglied sieht, sind denkwürdig: »Ach, Slate heißt er?«, sagte Pam und würdigt Philip demonstrativ keines Blickes. »Nicht Philip Schmierlappen? Oder Schleimbeutel?« Sie senkte den Blick. »Julius, ich weiß nicht, ob ich mit diesem Arschloch in einem Raum sein kann!« Ihre Worte muntern die Gruppe auf. Yaloms zwei wütende Figuren, Carol Astrid und Pam Swanvil, die eine Rechtsanwältin, die andere Englischprofessorin, sind Meisterinnen der Invektive, und ihr umgangssprachlicher Wortschatz, ausgestattet mit derben Ausdrücken, beleben *Die rote Couch* und auch *Die Schopenhauer-Kur*. Yalom kann Pams Ausraster gegen Philip gut verstehen, und er gibt ihr Gelegenheit, ihren Gefühlen freien Lauf zu lassen. Julius weiß, dass er einen Weg finden muss, um Pam zu helfen, ihre Wut auf Philip loszuwerden, damit sie nicht einen Pyrrhussieg erringt, indem sie zwar ihren Gegner, aber auch sich selbst vernichtet. Ein Teil der Herausforderung für Julius besteht darin, nicht nur der »*recovered memory*-Bewegung« skeptisch gegenüberzustehen, sondern auch der »Vergebungsbranche« mit ihren vereinfachenden Plattitüden und Formeln. Julius ist nicht scharf darauf, auf den Zug der Vergebung aufzuspringen. Er muss einfach nur als Julius, als Therapeut, einen Weg finden, sowohl Pam wie auch Philip zu helfen, ihr gegenseitiges Misstrauen zu überwinden. Yalom als Romanautor muss beiden zugestehen, weiter ihre Rolle zu spielen und gleichzeitig ihren Blickwinkel zu erweitern.

Pam und Philip erweisen sich als würdige Kontrahenten, zwei Professoren, die gleichermaßen begabt sind, intellektuelle Autoritäten zu zitieren, um ihre Positionen zu stützen. Pam hat kein Problem, der Gruppe mit den Worten Martin Bubers zu erklären, wie Philip sie in der Vergangenheit benutzt hat. Durch Pam enthüllt Yalom seine Gabe, die Schriften eines Gelehrten einzufangen, ohne deren Komplexität zu reduzieren. »Buber war ein deutsch-jüdischer Philosoph, starb vor fünfzig Jahren, der in seinem Werk das wahre Wesen der Begegnung von zwei Menschen erforscht – die ›Ich-Du‹-, nämlich voll präsente liebevolle Beziehung – im Gegensatz zu der ›Ich-Es‹-Begegnung, die die ›Ich-Heit‹ des anderen vernachlässigt und eher benutzt, als eine Verbindung zu ihr herstellt. Das Thema hatten wir hier schon oft – was Philip mir vor Jahren angetan hat, war, mich als ein Es zu benutzen.«

Riskante – und gegenseitige – Selbstoffenbarungen

Pams Verweis auf Buber ist Teil einer längeren Diskussion über riskante, selbstenthüllende Offenbarungen. Gill verblüfft alle, als er gesteht, dass er Alkoholiker ist und sich jeden Abend bis zur Besinnungslosigkeit betrinkt. Julius' Schock verwandelt sich in Betroffenheit, als er erkennt, dass Gill das sowohl in der Gruppentherapie wie auch in den zwei Jahren Einzeltherapie verschwiegen hat. Julius fühlt sich zunächst betrogen, doch ihm wird schnell klar, dass Gill für seine Selbstoffenbarung, so verspätet sie auch kam, gelobt und nicht verdammt werden sollte: »*[D]as Eingehen von Risiken muss stets unterstützt und bestätigt werden.*« Gills Beichte gibt Philip Gelegenheit, Julius zu fragen, ob er bereit sei, eines seiner eigenen Geheimnisse zu offenbaren. Aus der Fassung gebracht, wartet Julius bis zur nächsten Sitzung, und dann lüftet er ein Geheimnis, das er noch niemandem außer einem engen Freund anvertraut hat, als vor Jahren kurz nach Miriams Tod seine Trauer »eine bizarre Wendung« genommen hatte. »Ich erlebte ein ungeheures Aufwallen sexueller Energie.« Er wurde sexsüchtig und hatte Affären mit verheirateten und unverheirateten Frauen, darunter auch mit einer Verwandten Miriams.

Bezeichnenderweise ist Julius dem Rat Yaloms zur Selbstoffenbarung des Therapeuten nachgekommen, und er wendet sie sowohl in der Einzel- wie auch in der Gruppentherapie nach wie vor an. »Der Therapeut hat keine wirkungsvollere Methode bei der Einführung von Verhaltensnormen als die, persönliches Vorbild zu sein«, stellt Yalom in *Der Panama-Hut* fest. Ein paar Seiten später fügt er hinzu: »Alle eventuellen Kommentare müssen einem Test standhalten: *Sind sie im Interesse des Patienten?*« Einer von Julius' Beweggründen für dieses Geständnis liegt darin, dass er sich mit Philip identifiziert, und ein anderer, dass er die Gruppe ermutigt, ihn zu desidealisieren, ihn als menschlich, allzu menschlich zu erkennen.

Aufgeschreckt von Julius' Geständnis, bleibt den Mitgliedern der Gruppe die Luft weg; sie wissen nicht, was sie sagen sollen, aber als sie ihre Stimme wiederfinden, reagieren sie empathisch, stellen ihm vertikale Fragen dazu, wie diese Frauen auf sein sexualisiertes Verhalten reagiert haben. Er zögert nicht mit seiner Antwort: »Im Laufe der Jahre sah ich einige der Frauen zufällig wieder, aber ich habe mit keiner je über das Vorgefallene gesprochen. Es war uns zu peinlich. Und wir schämten uns.« Dann wirft Julius eine horizontale Frage auf: Was halten die Gruppenmitglieder von seiner Selbstoffenbarung? Nachdem er die Selbstoffenbarung, die er von den anderen erwartet, vorgelebt hat, stößt Julius eine wertvolle Diskussion an. Tony fragt Julius, warum er diese Selbstoffenbarung gemacht hat, und beantwortet seine Frage gleich selbst. »Ist es deswegen, weil Sie mit Philip einen Handel abgeschlossen haben?« Julius gibt einen prophetischen Kommentar ab. »Gute Frage, Tony. Ich weiß es zu schätzen, dass Sie mich in Gang bringen. Vor ein paar Minuten wünschte ich mir noch, einen Co-Therapeuten zu haben, und dann kommen Sie und übernehmen den Job. Sie sind gut darin. Die Therapie hätte eine Karriere für

Sie werden können.« Als Julius später über seine Selbstoffenbarung nachdenkt, wird ihm klar, dass er nach der Diagnose seiner unheilbaren Krankheit als Person und als Therapeut gewachsen ist. Er ist ein verwundeter Heiler geworden.

Mit seiner Selbstoffenbarung löst Julius bei Pam und Philip gleichermaßen riskante Selbstoffenbarungen aus. Da nur noch sechs Treffen stattfinden, kündigt Pam plötzlich an, dass sie eine Affäre mit Tony hat, den wiederum ihre Ansage kalt erwischt. Julius erinnert sie daran, dass sie eine der Abmachungen im Gruppenvertrag gebrochen hat. »Das Schlimme an einer Beziehung außerhalb der Gruppe ist, *dass sie die therapeutische Arbeit gefährdet.* Wie das? *Menschen in einer engen Beziehung schätzen diese Beziehung oft höher als die Therapie.*« Pam, die so gern über andere urteilt – sie gilt als »Oberster Gerichtshof« der Gruppe –, hat Schwierigkeiten, ihr Handeln zu verteidigen, greift auf eine Rechtfertigung nach der anderen zurück, darunter die, dass sie »wie ein Roboter« gehandelt hat, eine Metapher, die Philip leise kommentiert: »Wie ich früher.« Schließlich gibt sie zu, dass sie einen Fehler gemacht hat, und entschuldigt sich dafür, Tony benutzt und gedemütigt zu haben. Sie gesteht auch, dass sie etwas Wichtiges von der Gruppe gelernt hat. »Ich glaube inzwischen, dass es möglich ist, dem Menschen zu vergeben, aber nicht seine Tat. Ich glaube, ich wäre fähig, einem veränderten Philip zu verzeihen. *Aber er hat sich nicht verändert*«, worauf Philip sagt, dass auch er sich geändert hat. »Mein Leben hat sich sehr verändert – ich war seit zwölf Jahren nicht mehr mit einer Frau zusammen.« Und als ob diese Selbstoffenbarung nicht schon bizarr genug wäre, fügt Philip mehrere Schlüsseldetails hinzu und verrät zum ersten Mal im Roman seine Ängste. Er hat die Kraft gefunden, sich zu ändern, räumt er ein, weil sein Leben unerträglich geworden sei. Julius' Epitaph-Kommentar half Philip zu erkennen, dass er sich ewig auf dem Rad der Qualen drehen werde, falls er keinen Weg fände, ihm zu entfliehen. Indem er sein Leben nach dem Vorbild Schopenhauers ausrichtete, fand Philip ein Heilmittel, das Wirkung zeigte – bis er zur Therapiegruppe kam und ihm klar wurde, dass die Verleugnung von Emotionen und die Zurückweisung menschlicher Beziehungen ernste, sogar lebensbedrohliche Nebenwirkungen hat.

Als Philip Pam in der Therapiegruppe erkannte, erinnerte er sich an seine schrankenlosen Emotionen Jahre zuvor, als sie seine Studentin war, und wie sie jetzt waren. »Philip war darauf eingestellt, nichts zu verschweigen, weder seine primitive Eifersucht noch die Mentalität eines Höhlenmenschen, mit der er Pam begehrte, nicht einmal sein Bild von Tony mit den Popeye-Unterarmen, doch jetzt überkam ihn ein heftiger Schweißausbruch, der ihn regelrecht überschwemmte.« Yalom verwendet ein seltenes, technisches Wort, ohne es zu definieren, überlässt es aber den Lesern, seine Bedeutung aus dem Kontext des Abschnitts abzuleiten: »Diaphorese«, übermäßiges Schwitzen, das normalerweise durch eine Krankheit oder extremen Stress ausgelöst wird. Philip rennt aus dem Raum, und als er ein paar Minuten später vollkommen ausgelaugt mit Tony zurückkommt, endet das emotional dichte Kapitel.

Das vorletzte Treffen der Gruppe steckt voller Überraschungen. Pam beginnt die Sitzung mit einem Zitat von Epiktet über die Bedeutung, am gesellschaftlichen Leben teilzunehmen, zu lernen, mit Beleidigungen zurechtzukommen und andere Menschen zu tolerieren. Sie wirft Philip vor, sich nur diejenigen Abschnitte herauszupicken, die seine eigenen Positionen stützen. Pam und Philip debattieren dann darüber, ob Schopenhauer, der die meiste Zeit seines Erwachsenenlebens chronisch depressiv war, ernst genommen werden sollte, als er meinte, dass die meisten Menschen sich dafür entscheiden würden, nie geboren zu sein. Erwartungsgemäß stimmt Philip Schopenhauer zu, dass das Leben von Anfang bis Ende aus Leiden besteht. Pams Motiv, zwei seiner Lieblingsphilosophen, Epiktet und Schopenhauer ins Gespräch zu bringen, ziele darauf ab, so Philip, ihm »eine Falle zu stellen und … durcheinanderzubringen«. Auf Nachfrage räumt Philip ein, dass er Pam nicht beleidigen wollte, die vielleicht versucht hatte, ihm zu helfen. Tony, der einen Begriff benutzt, der nicht in seinem üblichen Vokabular vorkommt und mit dem er sich wie ein Anwalt im Kreuzverhör anhört, rät Philip, seine Absichten und sein Verhalten *kongruent* zu machen. Unerwarteterweise stimmt Philip zu und gibt dann zu, dass er eine Therapie braucht. Als er sieht, dass alle schockiert tun, grinst er im Roman zum allerersten Mal. Tony, der trotz fehlender formaler Ausbildung intuitiv wie ein Therapeut denkt, fasst das Thema des Romans so zusammen: »Ich würde sagen, dass Schopenhauer Sie zwar geheilt hat, Sie aber jetzt von der Schopenhauer-Kur loskommen müssen.«

Selektivitätsfehler

Philip entschuldigt sich bei Pam aufrichtig für das jahrelange Leid, das er ihr ungewollt zugefügt hat. Er ist nicht bereit, Schopenhauers verzweifelter Sicht auf das Leben abzuschwören, aber er hört Julius aufmerksam zu, der erzählt, wie *Also sprach Zarathustra* ihm geholfen hat, mit der Diagnose seiner unheilbaren Krankheit zurechtzukommen. Auch Pam ist begeistert von diesem Roman und zitiert ihre Lieblingspassage. »Es ist diese Stelle, an der Zarathustra sagt: ›*War das das Leben? Wohlan! Noch Ein Mal!*‹ Ich liebe Menschen, die das Leben genießen, und fühle mich abgestoßen von denen, die davor zurückschrecken.« Yalom lässt die Literaturprofessorin sprechen, um seine eigene Ansicht zu Schopenhauer darzulegen. »Ich gebe gerade einen Kurs über Biographien«, sagt Pam, »und bei meiner Vorlesung in der vorigen Woche stieß ich auf eine erstaunliche Passage in Erik Eriksons Biographie über Martin Luther. Sie geht ungefähr so: ›*Luther erhob seine eigene Neurose zu der des universalen Patienten und versuchte dann, für die Welt das zu lösen, was er für sich selbst nicht lösen konnte.*‹ Ich glaube, dass Schopenhauer ernsthaft demselben Irrtum verfiel wie Luther und dass Sie seinem Beispiel folgen.«

Pam könnte eine ähnliche Erkenntnis aus *Der junge Mann Luther* zitiert haben, die sowohl für Schopenhauer als auch für Philip Slate zutrifft. »Vielleicht besitzen wir eines Tages die durch Wissen erlangte, besonnene und dennoch glühende öffentliche Überzeugung, daß die tödlichste aller Sünden die Verstümmelung eines kindlichen Geistes ist. Denn solche Verstümmelung verletzt das Lebensprinzip des Vertrauens, ohne das jedes menschliche Tun – und mag es noch so gut und richtig scheinen – in Gefahr ist, durch destruktive Bewußtseinsformen pervertiert zu werden.« (E. H. Erikson, S. 102 f.)

Wie Schopenhauer hat auch Philip einen Selektivitätsfehler begangen, als er sich nicht die Erkenntnis zugesteht, dass das Leben eine mit Freude erfüllte Tragödie ist. Yalom beschreibt auch andere Selektivitätsfehler, darunter auch einen von Pam. Bonnie stellt fest, dass die buddhistischen Retreats, die Pam besuchte, auf »liebevolle Güte und Verbundenheit – und nicht auf Abgeschiedenheit« setzten. Julius merkt an, dass viele der antiken griechischen Philosophen, die Philip zitiert hat, ebenfalls die Freundschaft betonen. Philip fühlt sich immer noch bedrängt, aber Julius erinnert ihn daran, dass er sich in die soziale Welt begeben muss, wenn er Berater werden will. Philip schaut Julius direkt in die Augen, als er sich auf übelste Weise als Kreatur charakterisiert, die unfähig ist, zu lieben oder geliebt zu werden. Philip bricht in Tränen aus und stürzt aus dem Raum, gefolgt von Julius, der ihm zuredet, wieder zurückzukommen. »Sie müssen zurück, mein Junge«, sagt der Therapeut zu ihm. »Das war doch Ihr Ziel, genau dieser Moment, und Sie dürfen ihn nicht vergeuden. Sie haben gut gearbeitet heute – genau so, wie Sie arbeiten müssen, um Therapeut zu werden. Die Sitzung dauert nur noch ein paar Minuten. Kommen Sie einfach mit und setzen Sie sich wieder zu den anderen. Ich passe auf Sie auf.« Dann kehren beide Männer zusammen zur

Gruppe zurück. »Philip drehte sich um, legte die Hand ganz kurz auf die von Julius, richtete sich dann auf und ging mit ihm zurück in den Gruppenraum.«

Yalom überlässt es seinen Lesern, sich selbst Gedanken zur Bedeutung der Schlüsselszene des Romans zu machen. Sich in Erinnerung zu rufen, dass Philips biologischer Vater Selbstmord begangen hat. Zwangsläufig stellen wir uns die Frage, wie der Selbstmord das Leben des Sohnes beeinflusst hat. Yaloms Aussage zu Schopenhauers Reaktion auf den Tod seines Vaters – »Jeder Selbstmord löst bei den Überlebenden Entsetzen, Schuldgefühle und Wut aus« – trifft mit ziemlicher Sicherheit auf Philips Reaktion zum Tod seines Vaters zu. Inwieweit ist Philips Selbsthass, sein Glaube, monströs zu sein, unfähig zu leben, eine Identifikation mit einem Vater, der sich das Leben genommen hat? Der Roman exploriert nicht die Hintergründe von Philips Sexsucht; könnte sein Verhalten aber ein Ausdruck von Wut auf seine Mutter gewesen sein, die er vielleicht für den Selbstmord seines Vaters verantwortlich machte, zog er deshalb eine Parallele zu Schopenhauers Leben? Könnte Philips sexuelle Zwanghaftigkeit eine Reaktion auf Gefühle von Depersonalisation, Taubheit und Leere gewesen sein, die manchmal von einem Trauma hervorgerufen werden, wie M. F. Schwartz und Kollegen theoretisiert haben? Philip hat seine Sexsucht überwunden, indem er alle Bindungen abbrach, eine Reaktion, die in gewisser Hinsicht hilfreich, in anderer Hinsicht aber schädlich war.

Die Vatersymbolik, die Julius in dieser Szene umwölkt, ist auffallend. Julius denkt selten über seine Kinder nach, muss aber mit Sicherheit die Frage des alten Thomas Buddenbrook in Manns Roman reflektieren: »In meinem Sohne habe ich fortzuleben gehofft?« Julius' unheilbare Krankheit verkompliziert die Situation, und Philip verliert abermals eine wichtige Person in seinem Leben, eine, die sein Rettungsanker war. Julius verspricht, auf Philip achtzugeben, wenn sie sich wieder in der Therapiegruppe zusammenfinden, aber beide Männer wissen, dass der Therapeut nicht mehr lange da sein wird, um auf irgendjemanden achtzugeben.

Julius' Therapiegruppe ist die Familie, die ihm am meisten Kraft gibt, und zum Ende des Romans hat er das Vertrauen und die Liebe seines missratenen Sohnes gewonnen. Philip weiß zum ersten Mal, welch starke Gefühle er für Julius hegt. Er hat die Liebe von Julius verinnerlicht, und bald wird er in die Fußstapfen des Therapeuten treten. Julius wird gefragt, wie es ihm geht, nachdem er und Philip zur Gruppe zurückgekehrt sind. »Psychisch geht es mir wunderbar, ich bin ganz hin und weg und bewundere, was die Gruppe geleistet hat – ich bin sehr froh, dass ich daran teilhaben durfte. Körperlich – na ja, ich gebe es zu, fühle ich mich kränklich und schwach. Aber ich habe mehr als genug Kraft übrig für unser letztes Treffen nächste Woche.« Viel mehr gibt es in diesem Kapitel nicht zu sagen – außer, dass die Gruppe sich nicht mehr trifft. Am nächsten Tag wird Julius von starken Kopfschmerzen geplagt, fällt ins Koma und stirbt drei Tage später.

Aus dem Leben gerissen

»Stirb zur rechten Zeit«, mahnt Nietzsche seine Leser. Julius folgt dem weisen Rat des Philosophen und stirbt in seiner Rolle, die er bis zu seinem Lebensende aktiv ausfüllt. In Julius' Leben gibt es nicht viel, was er bedauert. Wir erinnern uns an seine Aussage, dass diejenigen, die ein erfülltes Leben führen, weniger Angst vor dem Tod haben als jene, die in ihrem Leben keine Erfüllung finden. Julius stirbt hinter den Kulissen, aber hätten wir Zugang zu seinen letzten Gedanken, wären wir Zeuge eines Mannes, der es zweifellos als Freude betrachtet, gelebt zu haben. »Ich kann nicht so tun, als sei ich ohne Angst. Aber mein vorherrschendes Gefühl ist Dankbarkeit. Ich habe geliebt und bin geliebt worden; mir wurde viel gegeben, und ich habe etwas zurückgegeben; ich habe gelesen, bin gereist, habe gedacht und geschrieben. Ich hatte Umgang mit der Welt, diesen besonderen Umgang mit Schriftstellern und Lesern« (Sacks, My Own Life, p. 49).

Das sind nicht Julius' Worte, sondern die von Oliver Sacks, als er erfuhr, dass er Krebs im Endstadium hatte – ein metastasiertes Melanom. In seinem kurzen Artikel »My Own Life«, erschienen in der *New York Times* am 18. Februar 2015, beschrieb Sacks, wie er sich fühlte, im letzten Kapitel seines Lebens angekommen zu sein. Mit dem sterbenden Julius hatte er viel gemein und mehr noch mit Irvin Yalom, seinem fast gleichaltrigen Zeitgenossen. Der berühmte britische Neurologe und Schriftsteller wurde 1933, zwei Jahre nach Yalom, geboren. Er schrieb mehrere Fallstudien, die zu Bestsellern wurden; eine davon wurde mit Robin Williams und Robert de Niro in den Hauptrollen verfilmt und entwickelte sich zum Kultfilm *Zeit des Erwachens*. Sacks, der Professor der Neurologie und Psychiatrie war, strebte wie Yalom danach, die Künste und die Wissenschaften zu integrieren. Die *New York Times* beschrieb Sacks als »Dichterfürsten der zeitgenössischen Medizin« und als »einen der großen klinischen Schriftsteller des zwanzigsten Jahrhunderts« – Aussagen, die auch auf Yalom zutreffen würden.

Beim Lesen von »My Own Life« staunt man, wie viele der Aussagen Sacks' auch von Yalom oder seinem Protagonisten Julius hätten stammen können. »Es liegt nun an mir zu entscheiden, wie ich die mir verbleibenden Monate ausleben möchte«, schreibt Sacks. »Ich muss auf die erfüllendste, tiefste, produktivste Weise weiterleben, wie ich kann.« Er zitiert einen seiner Lieblingsphilosophen, David Hume, der, als er erfuhr, dass er mit fünfundsechzig Jahren unheilbar erkrankt war, an einem einzigen Tag eine kurze Autobiographie mit dem Titel *My Own Life* verfasste. Nach seiner eigenen Diagnose einer todbringenden Krankheit schrieb Sacks weiter, vollendete seine Autobiographie und ein Buch mit dem Titel *Dankbarkeit*. Wäre Julius nach der letzten Gruppentherapiesitzung mehr Zeit geblieben, ist es gut möglich, dass er seine letzten Worte im Geist von Sacks formuliert hätte. »Über die letzten Tage war ich in der Lage, mein Leben wie aus großer Höhe als eine Art Landschaft zu sehen, mit einem sich vertiefenden Gefühl für das Zusammenwirken all ihrer Komponenten. Das heißt nicht, dass ich mit dem Leben abgeschlossen habe. Im Gegenteil: Ich fühle mich sehr lebendig, und ich will und hoffe, in der Zeit, die mir bleibt, meine Freundschaften zu vertiefen, mich von denen zu verabschieden, die ich liebe, mehr zu schreiben, zu reisen, wenn ich die Kraft dazu habe, neue Stufen des Verständnisses und der Erkenntnis zu erreichen« (Sacks, »My Own Life«). Sacks starb ein halbes Jahr später[3]. Warum lässt Yalom Julius vor der letzten Gruppensitzung sterben? Die Diagnose von Julius' todbringender Krankheit ist ein wichtiger Bestandteil des Romans, die alle Gruppenmitglieder betrifft, aber sie ist nicht das zentrale Thema der Geschichte: ein Gegenmittel für die Schopenhauer-Kur zu finden. Yalom dramatisiert Philips' Durchbruch in der vorletzten Therapiesitzung. Julius' Tod zu demonstrieren, statt uns davon zu erzählen, hätte antiklimaktisch sein können. Yalom war immer mehr daran interessiert, wie seine Figuren mit der Vorstellung vom Tod leben, als am Augenblick des Todes selbst. Ein knapper Bericht über zwei Sätze erspart eine sentimentalisierte oder idealisierte Todesszene, wie es sie in der Literatur nur allzu oft gibt. (Oscar Wilde spottete, dass man ein »Herz aus Stein« haben müsse, vom Tod des kleinen Nell in Dickens' *Der Raritätenladen* zu lesen, ohne zu lachen.)

Yalom hatte kein Interesse daran, das Thema von *Der Tod des Iwan Iljitsch* noch einmal aufzugreifen und eine Figur zu zeigen,

3 *»Ich habe Sacks nie kennengelernt«, schrieb Yalom als Reaktion auf diesen Satz, »aber ich habe seine Arbeit bewundert und seine Lebenserinnerungen so geliebt, dass ich ihm ein paar Tage vor seinem Tod einen Fanbrief geschrieben habe. Seine Assistentin schrieb mir, dass sie ihm meinen Brief laut vorgelesen hat.«*

die in den letzten Atemzügen liegt. Yalom zog es vor, sich Ereignisse auszudenken, mit denen er bestens vertraut war. Als Psychiater hatte er mit vielen sterbenden Patienten gearbeitet, aber nie einen Menschen beschrieben, der stirbt (abgesehen von einem kurzen Bericht über den Tod Eva Galsworths in *Die rote Couch*), vielleicht, weil es ihn zu weit von seinen erklärten Zielen beim Schreiben von Fiktion entfernt hätte.

Viele von Julius' Aussagen über den Tod zu Beginn des Romans bekommen an dessen Ende eine besondere Bedeutung. »Kein Mensch übt sein Ende«, sagt Julius zur Gruppe. »Das ist etwas Einmaliges. Es gibt keine Lehrbücher über diese Situation – deshalb muss ich improvisieren.« Ohne Julius widersprechen zu wollen, wäre vielleicht der Hinweis erlaubt, dass über Sterben und den Tod zu schreiben ein Beispiel dafür sein kann, ein Ende zu üben, eine Generalprobe für ein Ereignis, das kommt, ob man dafür bereit ist oder nicht.

Der Tod ist das einzige Ereignis im Leben, das Romanautoren sich nur vorstellen, das sie aber nicht kennen können, wie der Literaturkritiker Garrett Stewart betonte. »Trotz seiner brutalen Faktizität, wenn das Leben sich dem Ende nähert, ist das Sterben von Natur aus das einzige unweigerlich fiktive Thema in der Prosaliteratur. Für das Selbst existiert der Tod nur als Nichtexistenz, ist nicht so sehr ein Thema als vielmehr ein erlöschendes Ereignis, hat kein ihm eigenes Vokabular, würde uns vor seiner unzugänglichen Tatsache stumm zurücklassen.«

Julius hat sich ein Leben lang auf den Tod vorbereitet, hat alles über das Thema gelesen, was er konnte, hat andere gelehrt, ihn nicht zu fürchten und gleichzeitig das Leben in vollen Zügen zu genießen. Ein kurzer Tod aus dem Off deutet darauf hin, dass Julius bestmöglich vorbereitet war.

Die beiden letzten Kapitel von *Die Schopenhauer-Kur* bringen beide zusammengehörigen Geschichten zu einem Ende. Schopenhauer, der dem Tod mit Klarheit begegnet, erreichte in den letzten Lebensjahren die Anerkennung und den Ruhm, die er lange gesucht hatte. Sein Tod war kurz und schmerzlos: Eben lag er noch auf seinem Sofa und las, und im nächsten Augenblick erlag er einer Lungenembolie. Schopenhauer schrieb in seinem Testament, dass nur sein Name auf dem Grabstein stehen solle – in seinen Worten: »schlechterdings nichts weiter, kein Datum, noch Jahreszahl, gar nichts, keine Sylbe«. In Yaloms Worten: »Der Mann, der unter diesem bescheidenen Grabstein ruhte, wollte, dass sein Werk für ihn sprach.« Viele haben eloquent für Schopenhauer gesprochen, darunter auch Yalom. Das letzte Kapitel in *Die Schopenhauer-Kur* spielt drei Jahre später. Pam, Philip und Tony sind Freunde geworden; Pam drückt beiden einen Kuss auf die Stirn und ruft aus: »[Vergesst] nicht, dass Julius euch liebte. Genau wie ich.« Sie wünscht ihnen viel Glück an diesem besonderen Tag. Eine Stunde später beginnen die beiden Co-Therapeuten, ihre erste Gruppe gemeinsam zu leiten. Sieben Mitglieder schlendern in Philips Praxis und setzen sich auf die Stühle, die früher Julius' Stühle gewesen waren. »Philip hatte als Erwachsener zweimal geweint: einmal bei jenem letzten Treffen von Julius' Therapiegruppe und noch einmal, als er erfuhr, dass Julius ihm diese neun Sessel vermacht hatte.«

Die vielleicht wichtigste Frage am Ende des Romans ist, wie tief und umfangreich Philips Verwandlung war. Kann eine Person, die nie in der Lage war, mit anderen auf gesunde Art und Weise eine Beziehung zu führen, den Fehler seines Verhaltens begreifen, kann er lernen, menschliche Beziehungen wertzuschätzen und ein empathischer Therapeut zu werden? Eine weitere Frage hat mit der sauberen Auflösung am Ende des Romans zu tun. Alle Patienten machen signifikante Fortschritte und arbeiten, so hart sie können, daran, ihre zwischenmenschlichen Schwierigkeiten zu lösen, solange Julius noch am Leben ist. Sind ihre bemerkenswerten, therapeutischen Fortschritte realistisch – oder von der ästhetischen Forderung nach einem Abschluss diktiert?

Erwecker und Erfüller

Die Lebenden haben von den Sterbenden viel zu lernen. Niemand weiß das besser als Yalom, dessen fiktive und nicht fiktive Schriften Meditationen über die Endlichkeit sind. Der Tod ist nie weit entfernt von Julius' Gruppentherapiesitzungen, und er hat in dem einen gesunden Jahr, das ihm noch bleibt, viel zu bewältigen.

In Gail Godwins Roman *Der liebende Ehemann*, 1994 erstmals im englischen Original veröffentlicht, vergleicht sie eine sterbende, fiktive Figur mit einer Abschlussprüfung. Magda Danvers, eine achtundfünfzigjährige Englischprofessorin, stirbt an einem Ovarialkarzinom, und sie fragt sich, was wohl ihre letzten Worte sein werden. Bei der Bestandsaufnahme ihres Lebens macht sie einen Unterschied zwischen *Erweckern und Erfüllern*. Magda ist eine Erweckerin. Sie hat ihren Studenten und Lesern »einige Wegweiser zu dieser Ganzheit gezeigt, sie auf Tagesreisen in die richtige Richtung geführt«, bemerkt sie, »aber ich habe die Ganzheit nicht selbst hervorgebracht. Das ist die Aufgabe der Kunst. Vielleicht ist sie die einzige Möglichkeit, das zu erlangen, wonach wir in diesem Leben streben. Die *condition humaine* ist bekannt für ihren Mangel an Ganzheit.« Demgegenüber sind Julius und sein Schöpfer Erfüller, die uns die Schönheit und Ganzheit des Lebens erkennen lassen.

»Daß in Kurzem die Würmer meinen Leib zernagen werden«, spottete Schopenhauer, »ist ein Gedanke, den ich ertragen kann, – aber die Philosophie-Professoren meine Philosophie! – dabei schaudert's mich.« Yalom nutzt diese Bemerkung als Epigraph zum vorletzten Kapitel des Romans. Schopenhauer war ungewöhnlich dünnhäutig und lehnte die Arbeit der meisten seiner zeitgenössischen Philosophenkollegen ab, deren Schriften er als minderwertig betrachtete. Es ist unwahrscheinlich, dass Yalom, dessen Kommentare zu seinen Kollegen, Psychiatern und Romanautoren immer wohlwollend ausfallen, Literaturkritiken fürchten wird, die seine Romane zerreißen. *Die Schopenhauer-Kur* bleibt eine fesselnde Geschichte über die Abläufe innerhalb einer Psychotherapiegruppe, in der ein dem Tod geweihter Therapeut in der Tradition der großen Philosophen, Psychologen, Theologen und literarischen Schriftsteller, die ihm vorausgegangen sind, sich um menschliche Verzweiflung kümmern kann.

Breites Lob

Die Schopenhauer-Kur hat in mehreren interdisziplinären Zeitschriften und Zeitungen überwiegend positive Kritiken erhalten. Joan-Dianne Smith leitete ihre Erörterung des Romans im *International Journal of Group Psychotherapy* mit einem Satz ein, dem viele der anderen Kritiker beipflichteten: »Dieses faszinierende Buch wird als das wohl realistischste, ehrlichste und ergreifendste belletristische Portrait einer gruppentherapeutischen Erfahrung alle ansprechen, die sich für Philosophie, Psychotherapie und Sinnsuche beim Menschen interessieren.« Andrew Barley nannte *Die Schopenhauer-Kur* in der zweimonatlich erscheinenden *Philosophy Now* ein »sehr ergreifendes und persönliches Buch«, »ein wunderbarer Beleg für die Überzeugung des Autors, dass wir danach trachten sollten, ›über uns hinaus zu schaffen‹«. Merle Rubin charakterisierte den Roman in der *Los Angeles Times* als eine ganz besondere Art von Fiktion. »Anders als Romanautoren, die beim Schreiben andere als literarische Motive weit von sich weisen, sind Yaloms Ziele ungeniert edukativ. Entgegen einem weitverbreiteten Irrglauben kann »edukativ« auch interessant bedeuten. Yaloms Enthusiasmus ist ansteckend, und sein Talent, komplexe Ideen und Theorien in klarer, einnehmender Prosa zu vermitteln, macht ihn im besten Sinne zu einem Populärwissenschaftler. Und mit Sicherheit weiß er eine fesselnde Geschichte zu erzählen.«

Die meisten Besprechungen von *Die Schopenhauer-Kur* fielen positiv aus. Glen O. Gabbard argumentierte im *American Journal of Psychiatry*, dass die Entwicklung der Handlung sich eher von den Themen des Romans speiste als von den psychologischen Dimensionen der Figuren. Einige Rezensenten äußerten ihre Verärgerung über die Gegenüberstellung der Psychotherapiesitzungen mit dem Leben eines toten Philosophen, die gleiche Erzählstruktur, die Yalom in seinem nächsten Roman *Das Spinoza-Problem* einsetzt. »Yaloms Geflecht hält nicht zusammen«, beklagte Skye K. Moody in der *Seattle Times*, »weil der Leser es irgendwann unweigerlich leid ist, von einer faszinierenden Geschichte zur nächsten hin- und wieder zurückzuspringen. Und doch offenbart sich beim Entwirren dieses Geflechts Yaloms großes Können als Geschichtenerzähler, wenn er Hertzfeld ins Jenseits schickt.«

Zwei Enden

Normalerweise kommen wir nicht auf die Idee, dass Wissenschaftler oder Ärzte vorschlagen, das Ende eines Romans zu überarbeiten. Doch ein Artikel, der im *Journal of Oncology Science* erschienen ist, tut genau das. Die Autorin Nalan Akgül Babacan erinnert sich an ein Treffen mit Yalom, als sie noch eine junge Medizinstudentin war. »Zu jener Zeit hatte mich eine tiefe Depression in den Klauen. Yaloms Bücher zu lesen, war transformativ. Ich habe ein Buch nach dem anderen gelesen, und ich bin sicher, dass auch Yalom zu meiner Einsicht und Lebensenergie beigetragen hat. Ich las während meiner medizinischen Laufbahn alle seine Bücher, und mit jedem Werk wurde ich Teil des Lebens eines anderen Philosophen.« Babacan, die heute Onkologin in Istanbul ist, spekuliert, dass Julius vermutlich in ein Koma fiel und aufgrund von Hirnmetastasen starb. Bis in die 2010er Jahre hinein lag die Lebenserwartung bei Patienten mit metastasierenden

Melanomen bei sechs bis neun Monaten; inzwischen ist die Prognose dank revolutionärer Medikamente gegen Tumoren viel besser geworden. Die neuen Behandlungsmethoden bei Melanomen werfen für Babacan eine faszinierende Frage auf: »Werden wir ein neues Ende für Irvin Yaloms berühmtes Buch bekommen? Wer weiß, vielleicht müsste der Meister der Literatur einen anderen Tumor mit schlechteren Überlebenschancen wählen. Oder vielleicht hätte Julius, obwohl er Hirnmetastasen hatte, von einer langen und nachhaltigen Reaktion auf seine Behandlung profitiert und durch sein längeres Überleben noch mehr Menschen mit dem existenziellen Buch erreicht, das seine Seele nach der Diagnose genährt hat. Wer weiß?«

Auch ohne eine solche Überarbeitung hat Yalom mit der Fertigstellung des Romans seine vier genannten Ziele erreicht: zu zeigen, wie Gruppentherapie funktioniert, wie die Philosophie die Praxis der Psychotherapie beeinflussen kann, wie Schopenhauers Leben sein Denken beeinflusst hat und wie ein Bewusstsein des Todes das Leben eines Menschen zu beeinflussen vermag. Yalom hat ein weiteres, unausgesprochenes Ziel erreicht, indem er uns aufzeigt, dass Bildung das Fundament der Therapie ist. Bildung und Psychotherapie demonstrieren, wie Philip es ausdrückt, Weisheit und Sorgfalt. *Die Schopenhauer-Kur* exploriert auch das Wesen von Vermächtnissen, die Geschenke, die Sterbende an die Lebenden weitergeben. Ein Vermächtnis ist ein Ausdruck von Dankbarkeit für das unbezahlbare Geschenk der schieren Existenz. Am Ende der Geschichte ist niemand dankbarer als Julius, dankbar für die Gelegenheit, sein Leben zu vollenden. Es mag übertrieben sein zu sagen, dass Philip durch das Vermächtnis von Julius eine Stiftungsprofessur hat, was ihn als herausragenden Wissenschaftler ausweist, aber es stimmt, dass Philip mit Freude lehren wird, was er von seinem Mentor gelernt hat. Man braucht nicht an Gott oder ein Leben nach dem Tod zu glauben, um zu erkennen, dass Julius' Geist in denen wohnt, dessen Leben er berührt hat. Er wird immer ein meisterhafter Lehrer-Therapeut bleiben, der seinen Patienten-Studenten beibringt, wie man lebt und wie man stirbt. Yalom sagt uns nicht, was Julius sich auf seinem Grabstein gewünscht hätte, aber dazu fallen einem die Worte von Henry Adams ein: »Ein Lehrer beeinflusst die Ewigkeit; er kann niemals wissen, wo sein Einfluss endet.«

11

In die Sonne schauen

Romanhafte Heilung

Yalom war fünfundsiebzig, als er *In die Sonne schauen* verfasste, und er enthüllt die vielen Gründe, weshalb er weiterhin über den Tod schreibt, angefangen damit, dass es notwendig ist, sich mit seiner eigenen Todesfurcht auseinanderzusetzen. Er glaubt an die Bedeutsamkeit der Transparenz und deutet an, dass das Schreiben ein Desensibilierungsprozess ist. »[I]ch vermute, wir können uns an alles gewöhnen, sogar an den Tod.« Doch es gibt andere Gründe, über den Tod zu schreiben, etwa den Wunsch, andere zu unterrichten. »Ich habe viel darüber gelernt, wie man die Todesfurcht lindert, und ich habe den Wunsch, anderen, wo immer ich kann, etwas davon zu vermitteln, solange ich noch am Leben, intellektuell und intakt bin.« Nüchtern erzählt er, dass seine Freunde, wenn sie ihn fragen, worüber er gerade schreibt, und er ihnen sagt, dass es ein Buch über die Überwindung der Angst vor dem Tod ist, nicht recht wissen, wie sie darauf reagieren sollen. »Abgesehen von seltenen Ausnahmen stellte keiner eine weitere Frage, und schon bald waren wir bei einem anderen Thema.«

Yaloms Titel entstammt einer in der Titelei zitierten Maxime des französischen Schriftstellers François de La Rochefoucauld: »Der Sonne und dem Tod kann man nicht ins Gesicht blicken.« Yalom gewährt einen schonungslosen Einblick in die Rolle der Todesfurcht bei Psychotherapiepatienten. »Es ist nicht leicht, jeden

Augenblick in vollem Bewusstsein des Todes zu leben«, räumt er ein. »Das ist so, als versuche man, der Sonne ins Gesicht zu schauen, was sich nur begrenzt aushalten lässt.« Alle Schriften Yaloms zeigen, dass er sich intensiv mit dem Tod auseinandersetzt, aber sein bisher persönlichstes Werk ist *In die Sonne schauen*. Er scheut sich nie, persönliche Beispiele für Todesfurcht zu nennen. Yalom schaut in die Sonne, wenn er die Todesfurcht seiner Patienten beschreibt oder wenn er über das Zusammensein mit seinen Lehrern und Mentoren am Ende deren Lebens beschreibt oder aber wenn er seine eigene, lähmende Angst beim Warten auf die medizinischen Ergebnisse einer potenziell lebensbedrohlichen Läsion beschreibt, die auf dem Röntgenbild entdeckt wurde. Yaloms vielleicht ungewöhnlichste Art, in die Sonne zu schauen, besteht darin, seine eigenen Romane nachzulesen, was zu neuer Heilung führt.

Die Kraft von *In die Sonne schauen* stützt sich sowohl auf Yaloms Autorität als Psychiater, der sein Leben der Behandlung von Patienten gewidmet hat, die unter ihrer Todesfurcht leiden, als auch als Autor, der Patienten und Therapeuten gleichermaßen als Mitreisende betrachtet. »Ich habe – als ein Mensch, der selbst in nicht allzu ferner Zukunft sterben wird, und als Psychiater, der Jahrzehnte damit verbracht hat, sich mit der Todesfurcht zu befassen – das deutliche Gefühl, dass uns die Konfrontation mit dem Tod erlaubt, statt eine giftige Büchse der Pandora zu öffnen, das Leben in reicherer, mitfühlenderer Form wieder aufzunehmen.« Der Verweis auf die »nicht allzu ferne Zukunft« unterstreicht die Dringlichkeit des Buches, das sich zuweilen liest wie Memoiren zum Ende eines Lebens.

Die sieben Kapitel von *In die Sonne schauen* explorieren unterschiedliche Aspekte der Todesfurcht.

Kapitel 1 »Die Wunde der Sterblichkeit« dient als Einleitung. Yaloms einflussreichste Mentoren waren nicht die großen Psychologen, sondern die klassischen Philosophen, insbesondere Epikur, den er als einen protoexistenziellen Psychotherapeuten betrachtet. Obwohl Epikur hauptsächlich für seine Freude an sinnlichen Vergnügungen bekannt ist, insbesondere für Essen und Trinken, wird er auch mit dem Streben nach Ataraxie in Verbindung gebracht, danach, Seelenruhe zu erlangen – ein Gedanke, den Yalom in seinem nächsten Roman *The Spinoza Problem* (Das Spinoza-Problem) entwickelt.

Kapitel 2 »Todesfurcht erkennen« legt nahe, dass die Furcht vor dem Tod kein Symptom von etwas ist oder für etwas anderes steht, sondern dass sie eine Urangst ist. Die Furcht vor dem Tod durchdrang das Leben der Patienten von Freud und Breuer, die in *Studien über Hysterie* über sie geschrieben haben. Zwei der Möglichkeiten, mit denen Menschen versuchen, ihre Todesfurcht zu überwinden, sind zum einen die übernatürliche Religion, die ein Leben nach dem Tod verheißt, und zum anderen Kinder, die für viele Patienten ihr »Unsterblichkeitsprojekt« repräsentieren.

Kapitel 3 »Der Weckruf« bietet eine Reihe klinischer Vignetten, die veranschaulichen, wie die Konfrontation mit dem Tod die eigene Wertschätzung des Lebens erhöhen kann. Yalom hätte sein Buch vielleicht »Erwachen« genannt, hätte Oliver Sacks denselben Begriff nicht schon im Titel seines 1973 erschienenen Buches verwendet. Yalom zitiert Heidegger, der zwischen zwei Realitätsmodi unterscheidet, dem alltäglichen Realitätsmodus, »wie Dinge sind«, in dem wir mit alltäglicher Realität beschäftigt sind, und dem ontologischen Modus, »dass Dinge sind«, das Wunder des Seins.

Kapitel 4 »Die Macht der Ideen« befasst sich mit den Philosophen, Therapeuten und Schriftstellern, die Möglichkeiten exploriert haben, mit der Todesfurcht zurechtzukommen, wenn sie in die Sonne schauen. Yalom widmet Epikur einen Großteil des Kapitels, der unsere heutige Sicht des Unbewussten vorweggenommen hat, darunter auch die Vorstellung, dass die Todesfurcht den meisten Menschen verborgen bleibt und durch getarnte Erscheinungsformen erschlossen werden muss. Yalom erörtert auch andere Philosophen, etwa Nietzsche, und zeigt, dass die beiden

Kernaussagen des Philosophen »Werde, der du bist« und »Was uns nicht umbringt, macht uns stärker« eine Hilfe für Psychotherapiepatienten sein können.

Kapitel 5 »Todesangst durch Beziehung überwinden« bekräftigt die therapeutische Kraft der Präsenz. Yalom stellt zwei Arten von Einsamkeit einander gegenüber: die alltägliche Einsamkeit und die existenzielle Einsamkeit, wobei Letztere schwerer wiegt. Empathie ist das wirksamste Tool, um sowohl alltägliche als auch existenzielle Einsamkeit zu überwinden. Yalom ist nicht der erste Therapeut, der Empathie befürwortet. Carl Rogers war ein früher Verfechter der Empathie, und Heinz Kohut gründete eine neue psychologische, auf Empathie beruhende Bewegung. Doch kein Therapeut außer Yalom schrieb über einen längeren Zeitraum eloquenter über Empathie.

Kapitel 6 »Im Bewusstsein des Todes: Eine Kurzbiographie« ist am fesselndsten; es vertieft unser Verständnis für die Art und Weise, in der Yalom persönliche Erfahrungen in seine Fiktion übernimmt. Zum ersten Mal schreibt er über seine frühen Erfahrungen mit dem Tod, erörtert einige der Gedichte und Geschichten, die sein Leben am stärksten beeinflusst haben, wie E. E. Cummings' »Mister Death«, ein Gedicht, das so überwältigend war, dass er es auf der Stelle auswendig lernte, und er interpretiert einige seiner eindringlichsten Todesträume. Er erklärt auch, weshalb es ihn drängt, über den Tod zu schreiben.

Das letzte Kapitel »Todesfurcht ansprechen: Ein Rat für Therapeuten« ist das längste im Buch und richtet sich hauptsächlich an diejenigen Leser, denen Yaloms existenzieller Ansatz zur Psychotherapie nicht geläufig ist. Er konzentriert sich in diesem Kapitel auf mehrere Patienten. Gefragt von einem Patienten, wie er mit seiner eigenen Furcht vor dem Tod umgeht, antwortet Yalom: »Ich habe auch meine Drei-Uhr-morgens-Angstattacken vor dem Sterben, aber sie sind viel seltener geworden, und jetzt, da ich älter werde, hat es auch ein paar positive Auswirkungen, dem Tod ins

Gesicht zu sehen: Ich spüre mehr Schärfe in meinem Leben, der Tod bringt mich dazu, mehr den Augenblick zu leben – die Freude daran, bewusst zu sein, am Leben zu sein, es zu schätzen und anzunehmen.« Das Wort *auch* ist vielleicht das wichtigste Wort in Yaloms Antwort, das der Aussage von Olive Smith »so scheinen *wir* nun einmal gebaut zu sein« nicht unähnlich ist und auf die Verbindung des Therapeuten zu seinem Patienten hinweist.

Es gibt keine neuen theoretischen Durchbrüche oder schockierende Enthüllungen in *In die Sonne schauen*, nichts, was Yaloms langjährige Leser verblüffen wird. Aber wie in seinen früheren Sachbüchern gibt es in seinem neuen Buch auch Überraschungen. Ein Highlight ist Yaloms Beschreibung, wie sein Besuch bei seinem im Sterben liegenden Mentor Rollo May einen lebhaften Traum auslöst, den er in einem Roman verarbeitete. Ein weiteres Highlight ist die Schilderung, wie er sich beim Warten auf die MRT-Ergebnisse Trost zusprach. Wie *In die Sonne schauen* zeigt, ist der Tod immer noch Yaloms Muse.

Selbstoffenbarung des Therapeuten

Eine der Enthüllungen Yaloms in *In die Sonne schauen* betrifft die Therapien, mit denen er persönliche Erfahrungen gesammelt hat. Dazu gehört auch Rolfing, eine Art von Faszientraining, das in den 1970er Jahren verbreitet war. Irgendwann verlor Rolfing wegen der physisch und emotional schmerzhaften Behandlung an Popularität. »Mein ›bête noir‹ ist esoterischer Wunderglaube: Aura-Therapie, halbgöttliche Gurus, handauflegende Heiler, Propheten, unbestätigte Heilbehauptungen diverser Ernährungsspezialisten, Aromatherapie, Homöopathie und närrische Ideen wie Astralreisen, die Heilkraft von Kristallen, religiöse Wunder, Engel, Feng-Shui, Umpolen böser Energien, Fernwahrnehmung, meditatives Schweben, Psychokinese, Poltergeister, Reinkarnationstherapie sowie Ufos und Außerirdische, die frühe Zivilisationen inspirierten, Muster in Weizenfeldern entwarfen und die ägyptischen Pyramiden bauten.«

Nur wenige Vorschläge Yaloms beunruhigen Therapeuten mehr als seine Empfehlung zur Selbstoffenbarung. »Es geht ihnen durch Mark und Bein. Es beschwört das Schreckgespenst des Patienten herauf, der in ihr persönliches Leben eindringt.« Yalom wendet die Selbstoffenbarung des Therapeuten seit jeher an, um es seinen Patienten zu erleichtern, sich zu öffnen, achtet dabei aber immer darauf, keine Informationen über seine Familie an Patienten oder Leser weiterzugeben. Nun jedoch bricht er diese Regel zum ersten Mal, um zu demonstrieren, dass er sehr wohl weiß, dass sich Eltern um ihre Kinder sorgen und es dabei manchmal auch übertreiben. Die Selbstoffenbarung war nicht vorhergesehen. Susan war verzweifelt, als ihr Sohn kürzlich wegen eines Drogendelikts verhaftet wurde, und als Yalom einen Termin am frühen Morgen mit ihr vereinbarte – eine Zeit, die er normalerweise für seine Schriftstellerei frei hält –, wollte sie wissen, warum er mit seiner Gewohnheit brach. Er sagte ihr, dass er in der folgenden Woche ein paar Tage verreisen werde, um an der Hochzeit seines Sohnes teilzunehmen. Da er etwas beisteuern wollte, was hilfreich sein könnte, ergänzte er: »Es ist die zweite Ehe meines Sohnes, Susan, und ich weiß noch, dass ich damals bei seiner Scheidung eine ziemlich schlimme Phase durchgemacht habe – es ist schrecklich, sich als Elternteil hilflos zu fühlen. Deshalb weiß ich aus Erfahrung, wie schlecht es Ihnen gehen muss. Unseren Kindern helfen zu wollen, ist uns in die Wiege gelegt.« Susan sagt ihm später in der letzten Sitzung, dass dies der wertvollste Moment ihrer Therapie gewesen sei. Bezeichnenderweise war es nicht eine seiner Interpretationen zu Susans Situation, und es waren auch nicht ihre Einsichten, die zu einem Wendepunkt in der Therapie führten, sondern seine Entscheidung, etwas über sich selbst beizutragen, was die überwältigende Bedeutung der Patient-Therapeut-Beziehung bestätigt.

Der Weckruf

Diejenigen, die sich weigern, in die Sonne zu schauen, mögen sich damit trösten, dass es – um Ecclesiastes zu zitieren – nichts Neues unter der Sonne gibt. Einige von Yaloms Äußerungen sind neu, die Gedanken dahinter aber nicht. Er verwendet den Begriff *Erwachenserfahrung*, um zu beschreiben, wie ein drängendes oder unumkehrbares Ereignis einen Menschen aus einem alltäglichen Geisteszustand in ein intensives ontologisches Bewusstsein stürzen kann. Eine nahe Begegnung mit dem Tod ist ein zentraler Weckruf. Yalom zitiert mehrere literarische Beispiele von Erwachenserfahrungen, wie etwa Scrooges Erleuchtung in *A Christmas Carol (Eine Weihnachtsgeschichte)*, die durch den Besuch des Geistes der zukünftigen Weihnacht ausgelöst wird, oder Pierres Begnadigung in *Krieg und Frieden* im letzten Augenblick, als er schon vor dem Erschießungskommando steht. Das berühmteste Beispiel einer Erwachenserfahrung, eines Bewusstwerdens der eigenen Sterblichkeit, ist *Der Tod des Iwan Iljitsch*, als der sterbende Protagonist gegen Ende seines Lebens entdeckt, dass er nach den falschen Werten gelebt hat. Tolstoi vermittelt diese Erleuchtung im Satz »Anstelle des Todes war das Licht«. Einige Leser haben dies als christlichen Weckruf verstanden: Iwan Iljitschs letzte stille Worte »Zu Ende ist der Tod« seien die letzten Worte des historischen Jesus gewesen. Der säkulare Yalom bietet diese Lesart nicht an. Vielmehr bestätigt er die übernatürliche Klarheit des sterbenden Protagonisten, die dessen explosiver Einsicht in die Wahrheit der Existenz entspringt, welche darin besteht, einfach zu leben, ohne anderen Schaden zuzufügen.

Yalom glaubt schon lange, dass Trauer eine Erwachenserfahrung sein kann. In der Literatur gibt es eine Fülle von Erwachenserfahrungen, und deshalb können sie für Psychotherapiepatienten hilfreich sein. Als Alice, eine seiner Patientinnen, beschreibt, wie schmerzhaft es für sie ist, alle Gegenstände in ihrem Haushalt abzugeben, um in ein Altersheim zu ziehen, liest er ihr einen relevanten Abschnitt aus *Anna Karenina* vor, der den Abgrund beschreibt, der unter dem nackten Gerüst des Lebens lauert. Das Zitat von Tolstoi hat Alice geholfen, wie Yalom bemerkt, »teils, weil ihre Erfahrung beim Namen genannt und dadurch mit einem Gefühl von Vertrautheit und Kontrolle versehen wurde, teils auf Grund der Bedeutung, das es für unsere Beziehung hatte – dass ich mir nämlich die Zeit und die Mühe gemacht hatte, diesen Abschnitt herauszusuchen, der einige meiner liebsten Zeilen von Tolstoi beinhaltete«. Ungewöhnlich an Yaloms Beziehung zu Alice war, dass sie lange hielt: »Die jüngeren Leser, die mit dem heutigen Modell der Kurzzeittherapie vertraut sind, sollten sich nun am Stuhl festhalten: über dreißig Jahre!« Sie war fünfzig, als sie ihn zunächst wegen Problemen mit ihrem Sohn und mehreren Freunden und Kunden aufsuchte. Im Lauf der Jahre konsultierte sie ihn dann mehrmals aus anderen Gründen, etwa nach dem Tod ihres Mannes. Alice war nicht allen Ideen Yaloms zugänglich; manchmal hinterließ sie knappe Botschaften auf seinem Anrufbeantworter, um ihm klarzumachen, dass seine Aussagen für sie »wie ein Schlag ins Gesicht gewesen« seien. Ihre Beziehung, die auf Yaloms Bereitschaft basierte, ihr zu versichern, dass er sie niemals verlassen oder ihr aus dem Weg gehen werde, wetterte diese Stürme ab. Yalom bietet uns ein unerwartetes Nachwort zu Alice' Geschichte. Zwei Tage nach ihrem Umzug in eine Siedlung für Senioren begann sie eine Therapiesitzung mit den Worten: »Ich bin glücklich«. In Anspielung auf den Titel eines längeren Essays von Virginia Woolf, berichtet uns Yalom, dass Alice zum ersten Mal in ihrem Leben ein Zimmer für sich allein hatte.

Ein anderer Patient, Will, ein verkopfter, neunundvierzig Jahre alter Anwalt, hatte eine Erwachenserfahrung, die überwiegend auf Yaloms systematisierten klinischen Aufzeichnungen basierte. Yalom erinnerte sich vage an eine frühere Therapiesitzung, in der Will plötzlich in Tränen ausgebrochen war, und als der Patient sich überhaupt nicht an diesen Augenblick erinnern konnte, sah Yalom in seinen Aufzeichnungen nach. »Ich ging zu meinem Computer hinüber, gab den Suchbefehl ›Tränen‹ in seiner digitalen Datei ein und setzte mich eine Minute später wieder. ›Es *war* wegen Ihres Vaters. Sie sagten mit Kummer, dass Sie es bedauerten, nie wirklich persönlich mit ihm gesprochen zu haben, und plötzlich kamen Ihnen die Tränen.‹« Will ist beeindruckt, dass Yalom sich aus einer früheren Sitzung noch an seine Tränen in den Augen erinnern kann. Auch der Leser ist beeindruckt. In späteren Sitzungen brach Will wiederholt zusammen, weil ihm plötzlich seine verborgenen Ängste um den Tod seines Vaters und um seinen eigenen Tod bewusst geworden waren. Yalom stellt die Verbindung für seine Leser nicht her, doch möglicherweise hatte er ausführliche klinische Aufzeichnungen gemacht, um später über diesen Fall schreiben zu können. Wenn das stimmt, dann ist Wills Entscheidung, Yalom zu erlauben, über seine Geschichte zu schreiben, vielleicht für den therapeutischen Durchbruch verantwortlich.

Der Welleneffekt

Einer von Yaloms wirkungsvollsten Gedanken in *In die Sonne schauen* ist der *Welleneffekt*:

> Konzentrische Einflusskreise …, die sich jahrelang, und sogar über Generationen hinweg, auf andere auswirken können. Der Effekt nämlich, den wir auf andere Menschen ausüben, wird wiederum an andere weitergeleitet, ganz ähnlich den kleinen Wellen, die sich in einem Teich ewig kräuseln, bis sie nicht mehr sichtbar sind, auf der Nano-Ebene jedoch fortlaufen. Die Vorstellung, dass wir etwas

> von uns selbst, sogar jenseits unseres Wissens, hinterlassen können, bietet für jene eine durchschlagende Antwort, die behaupten, die eigene Endlichkeit und Vergänglichkeit ziehe unausweichlich Sinnlosigkeit nach sich.

Soviel ich weiß, ist Yalom der erste Psychotherapeut, der den Welleneffekt anspricht. Mit Bedacht eingesetzt, ist der Welleneffekt ein Vermächtnis, ein Geschenk, das an andere weitergegeben wird. Yalom bietet viele Beispiele für den Welleneffekt, unter anderem, etwas von sich selbst für andere zu hinterlassen, wie etwa Führung, Weisheit oder Tugend. Einen Beitrag zur Gesellschaft, Wissenschaft oder Kunst zu leisten, ist ein weiteres Beispiel, einen Welleneffekt zu erzeugen. »Ich fühle mich gesegnet, ein Therapeut zu sein: Andere dabei zu beobachten, wie sie sich dem Leben öffnen, ist außerordentlich befriedigend. Die Therapie bietet Gelegenheiten par excellence für den Welleneffekt. In jeder Behandlungsstunde bin ich in der Lage, Teile von mir weiterzugeben, Teile dessen, was ich über das Leben gelernt habe.«

Julius in *Die Schopenhauer-Kur* ist Yaloms Musterbeispiel für einen »Wellenschläger«. Das Geschenk der Therapie gibt er an seine Patienten weiter, die von seiner Hilfe profitieren werden. Er wiederum hat von ihnen profitiert: von ihrem Vertrauen, ihren Erkenntnissen und ihrem Wohlwollen.

Ars Moriendi: Yalom und Morrie Schwartz

Yaloms »konzentrische Einflusskreise« als Metapher für den Welleneffekt erinnern an eine Allegorie, die Morrie Schwartz in seinem Buch *Weisheit des Lebens* zitiert, das 1996 in der amerikanischen Originalausgabe erschien. Schwartz, Soziologieprofessor an der Brandeis University, der Mitch Albom zu seinem Bestseller *Dienstags bei Morrie* inspirierte, 1997 in der amerikanischen Originalausgabe erschienen, erzählt eine Geschichte, die wiederum sein Meditationslehrer ihm über eine männliche Welle erzählt hatte, die sich höllisch davor fürchtete, in die Küste zu krachen und zugrunde zu gehen. »Nein, du verstehst nicht«, sagt darauf die weibliche Welle. »Du bist nicht eine Welle, du bist Teil des Ozeans.« Yalom zitiert weder Schwartz noch Albom, würde aber mit der Idee sympathisieren, dass die Sterbenden Teil eines größeren Ganzen sind, mit denjenigen verbunden, die ihnen vorausgehen und nachfolgen. Schwartz starb 1995 mit fünfundsiebzig Jahren an Amyotropher Lateralsklerose (ALS), dem Lou-Gehrig-Syndrom. Es gibt Passagen in *Dienstags bei Morrie*, in denen der Tod zu einem letzten Forschungsprojekt gemacht wird, das der sterbende Julius in *Die Schopenhauer-Kur* gutgeheißen und vielleicht mit seinen Patienten geteilt hätte. »Da jeder einmal sterben würde«, bemerkte Schwartz, »könnte er anderen von großem Nutzen sein, nicht wahr? Er könnte sich zu Forschungszwecken zur Verfügung stellen. Ein menschliches Lehrbuch. *Studier mich, wie ich langsam und geduldig sterbe. Beobachte, was mit mir geschieht. Lern mit mir.*«

Wie Yalom weiß auch Schwartz, dass der grausamste Aspekt des Sterbens die Isolation ist. »Werde ich mich vom Leben zurückziehen, so wie die meisten Leute«, fragte Schwartz Ted Koppel in der ABC-Sendung *Nightline*, »oder werde ich leben?« Dann beantwortete Schwartz seine eigene Frage auf eine Weise, der Julius und Yalom bestimmt beipflichten würden. »Ich beschloß, daß ich leben würde – oder zumindest versuchen würde zu leben –, und zwar so, wie ich möchte, mit Würde, mit Mut, mit Humor, mit Gelassenheit« (Albom, S. 34). Viele von Schwartzs Lebenslektionen ähneln denen in *In die Sonne schauen*. »Widme dich liebevoll anderen Menschen, widme dich der Gemeinschaft, die dich umgibt, und bemühe dich, etwas zu schaffen, das deinem Leben Sinn und Bedeutung verleiht.« Die wichtigste Lektion von Schwartz: »Lerne, wie man stirbt, und du wirst lernen, wie man lebt«, ist das

Thema von *In die Sonne schauen*. Alle Bücher Yaloms bejahen den paradoxen Glauben, dass, auch wenn der leibhaftige Tod uns zerstört, der Gedanke an den Tod uns rettet. Man kann sich vorstellen, dass Yalom die Worte Schwartz' für seinen eigenen Grabstein wählt: »Ein Lehrer bis zum letzten Augenblick.«

Yalom und Schwartz schreiben beide aus dem Blickwinkel des teilnehmenden Beobachters, aus einer Perspektive, die Letzterer in den fünf Jahren entwickelte, als er in der Chestnut Lodge, einer psychiatrischen Institution in Rockville, Maryland, arbeitete. Sowohl *In die Sonne schauen* als auch *Weisheit des Lebens* sind inspirierend, ohne platt zu sein, eine Feststellung, die nicht für das sentimentale *Dienstags bei Morrie* gilt. *In die Sonne schauen* und *Weisheit des Lebens* sind zeitgenössische Beispiele von *ars moriendi*, der Kunst des Sterbens. Yalom und Schwartz beziehen sich oft auf dieselben Philosophen und Dichter, zum Beispiel Martin Buber und W.H. Auden. Yaloms Kommentar, dass die Sterbenden oft zu spät lernen, das Leben anzunehmen, erinnert an Schwartzs launigen Kommentar in *Dienstags bei Morrie*: »[J]etzt, da ich sterbe, bin ich für die Leute sehr viel interessanter.« Am Anfang seiner Karriere war Schwartz Co-Autor dreier Bücher und bereute gegen Ende seines Lebens, dass er nicht mehr geschrieben hatte – eine Reue, die dem hochproduktiven Yalom fremd ist.

In die Sonne schauen ist ein wissenschaftlicheres Werk als Schwartzs *Weisheit des Lebens* oder Alboms *Dienstags bei Morrie*. *In die Sonne schauen*, das sowohl aus einer existenziellen als auch psychodynamischen Perspektive geschrieben wurde, ist erfüllt von Mitgefühl, Weisheit und Humor, was sowohl der gewöhnliche als auch der ungewöhnliche Leser schätzen wird. Yalom schreibt didaktisch, ohne dogmatisch zu werden, und besitzt die seltene Gabe, auch mit düsteren Themen Zuversicht zu wecken.

Dankbarkeit

Nichts erzeugt mehr Wellen als Dankbarkeit. Yalom explorierte die dunkleren Implikationen von Dankbarkeit in *Und Nietzsche weinte*, wo der Philosoph sich aus Angst, von jemandem abhängig zu sein, weigert, Breuer Dankbarkeit zu erweisen. In *In die Sonne schauen* betont Yalom nur die positive Seite der Dankbarkeit – ihre Fähigkeit, dauerhafte Beziehungen zu schmieden. Er erwähnt, dass er den »Dankbarkeitsbesuch« anwendet, eine der Übungen, die Martin Seligman, der Begründer der Bewegung Positive Psychologie, formuliert hat. Yalom fordert seine Patienten auf, einen Dankbarkeitsbesuch abzustatten. »*Denken Sie an jemanden noch Lebenden, gegenüber dem Sie eine große Dankbarkeit verspüren, die Sie nie ausgedrückt haben. Verbringen Sie zehn Minuten damit, dieser Person einen Dankesbrief zu schreiben, und dann tun Sie sich mit jemandem hier zusammen, und jeder von Ihnen liest seinen Brief dem anderen vor. Der letzte Schritt ist, dass Sie dieser Person irgendwann in der nahen Zukunft einen Besuch abstatten und ihr diesen Brief laut vorlesen.*« Ich habe einen solchen Dankbarkeitsbesuch in mehreren meiner Schreibkurse verwendet und Studenten aufgefordert, irgendjemandem gegenüber Dankbarkeit auszudrücken; das konnten auch Menschen sein, die nicht mehr leben. Yalom liefert ein persönliches Beispiel für den durch Dankbarkeit ausgelösten Welleneffekt und zeigt, dass Dankbarkeit ein Geschenk ist, das Wohltäter wie Empfänger bereichert. »Als Familienvater übernehme ich immer die Rechnung, wenn meine Familie in einem Restaurant isst. Meine vier Kinder bedanken sich stets liebenswürdig (nachdem sie nur schwachen Widerstand geleistet haben), und ich sage immer zu ihnen: ›Dankt eurem Großvater Ben Yalom. Ich bin nur ein Instrument, das seine Großzügigkeit weitergibt. Er hat immer die Rechnung für mich übernommen.‹ (Und auch ich habe, nebenbei bemerkt, damals nur wenig Widerstand geleistet).«

Patienten, die die Bücher ihres Therapeuten lesen

Mehrere von Yaloms Beispielen für den Welleneffekt betreffen Patienten, die seine Bücher gelesen haben. Er enthüllt sowohl in *Der Panama-Hut* als auch in *In die Sonne schauen*, wie seine Patienten auf ihn als Therapeut-Schriftsteller reagiert haben. »Viele meiner Patienten haben einige meiner Bücher gelesen«, schreibt Yalom in *Der Panama-Hut*, »und ihre Reaktionen auf mein Schreiben liefern ebenfalls ergiebiges Material. Manche fühlen sich dadurch eingeschüchtert, dass ich so viel geschrieben habe. Manche äußern Besorgnis, sie könnten sich nicht als interessant genug für mich erweisen. Ein Patient erzählte mir, er lese mein Buch häppchenweise im Buchladen, denn er wolle es nicht kaufen, weil er ›seine Spende ja schon in der Praxis gelassen‹ habe. Andere hassen die Bücher, weil meine Schilderungen engere Beziehungen zu anderen Patienten nahelegen, dass für sie nur noch wenig Liebe übrig ist.«

Ein paar Seiten weiter verkündet Yalom, dass er nach der Veröffentlichung von *Die Liebe und ihr Henker* davon ausgegangen war, dass Patienten womöglich Bedenken haben könnten, von einem Therapeuten behandelt zu werden, der über Psychotherapie schreibt. Aus diesem Grund versichert er seinen neuen Patienten regelmäßig, dass er noch nie über Patienten geschrieben hat, ohne vorher deren Erlaubnis einzuholen und ohne deren Identität maximal zu verschleiern. Er impliziert, dass sich seine Patienten keine Sorgen machen, dass er ohne Erlaubnis oder ohne maximale Verschleierung über sie schreiben wird. Auch sorgen sie sich nicht, dass er sie nur als potenzielle Objekte für eine psychiatrische Fallstudie betrachten wird. Worum sie sich Sorgen machen? Sie machen sich weniger Gedanken darüber, »dass über sie geschrieben wird, sondern im Gegenteil, dass sie nicht interessant genug sind, um ausgewählt zu werden«.

In einem Interview mit Terence Clarke von 2015, veröffentlicht in der *Huffington Post*, räumt Yalom ein, dass sein Ruf als bekannter Schriftsteller seine Praxis als Psychotherapeut dramatisch verändert hat – ein Thema, über das er in der Zukunft »liebend gern« schreiben würde. »Jetzt kommt praktisch jeder Patient, den ich sehe, wegen etwas zu mir, was ich geschrieben habe, und das hat einen erheblichen Einfluss auf den Verlauf der Therapie. Das macht aus mir so etwas wie eine überlebensgroße Figur für diese Patienten, und vielleicht gibt es mir potenziell sogar mehr Macht, Gutes zu tun, vorausgesetzt, ich kann ihr Bedürfnis ausräumen, mich als eine besondere Art von Figur zu betrachten. Ich will nicht von einem Patienten idealisiert werden, nur weil ich etwas geschrieben habe.«

Nicht alle teilen Yaloms Glauben an den Wert von Therapeuten, die über Patienten schreiben, auch dann nicht, wenn sie deren Erlaubnis dazu eingeholt und deren Identität maximal verschleiert haben. Zwei in der *New York Times* 2015 und 2016 erschienene Artikel halten von dieser Praxis recht wenig. In »Why I Never Wrote About My Patients« (Warum ich nie über meine Patienten geschrieben habe) beginnt Lisa Gornick, eine Psychoanalytikerin und Autorin zweier Romane über Therapie, mit dem Eingeständnis, dass es professionell akzeptabel ist, über Patienten zu schreiben, wenn sie damit einverstanden waren und ihre Identität verschleiert worden ist. Diese Praxis bereitet ihr trotzdem Unbehagen, und sie behauptet, dass Therapeuten ihre Patienten ausnutzen, wenn sie über sie schreiben. Sie argumentiert, dass Patienten, die sich psychisch unter Druck gesetzt fühlen, genauso wenig in der Lage sind, Therapeuten die Erlaubnis zu geben, über sie zu schreiben, wie Kinder in der Lage sind, ihr Einverständnis zu sexuellen Begegnungen mit Erwachsenen zu geben. Gornick glaubt, dass die therapeutische Begegnung ein »Zufluchtsort sein sollte, wo ein Patient in der beruhigenden Gesellschaft eines abstinenten Therapeuten seine oder ihre am meisten beunruhigenden Gedanken und Gefühle untersuchen kann«. Sie meint auch, dass sie nicht in der Lage wäre, »die permanente Aufmerksamkeit zu gewährleisten, die die therapeutische Arbeit erfordert, wenn ich im Hinterkopf ständig nach etwas krame, was ich schreiben könnte«.

Gary Greenberg kommt in »Should Therapists Write About Patients?« (Sollten Therapeuten über Patienten schreiben?) zu einer ähnlichen Schlussfolgerung, wenngleich aus einem anderen Grund. Wie Gornick glaubt er, dass Patienten sich subtil manipuliert und gedrängt fühlen könnten, ihre Erlaubnis zu geben, und sei es nur, weil sie das Bedürfnis haben, ihren Therapeuten eine Freude zu machen. Greenberg beschreibt sein Erstaunen, als sein Anwalt zu ihm sagte, dass die Frage nicht sei, ob Leser die Identitäten eines Patienten in einer veröffentlichten Fallstudie erkennen, sondern ob Patienten sich selbst darin erkennen. Greenberg war geneigt, die Warnung zu verwerfen. »Hat die Welt zu guter Letzt nicht von den wunderschön gestalteten Fallstudien von großen Meistern dieser Zunft wie Sigmund Freud und Irvin Yalom profitiert?« Greenberg änderte seine Meinung, als ein wütender Patient, der sein Einverständnis gegeben hatte, mit dem Buch in der Hand in sein Büro kam und aufgebracht behauptete: »Ich weiß, dass ich das bin. Ich hätte nie gedacht, dass Sie so etwas machen würden.« Greenberg war sprachlos. »Irgendwo auf der Seite lag die Geschichte dieser Person wie Poes *verräterisches Herz* begraben. Ich wusste es, der Patient wusste es, und wir beide wussten in diesem Moment, dass ich eine Wunde geschlagen hatte, die nicht zu heilen war. Ich hatte den Patienten für meine eigenen Zwecke benutzt. Unsere Beziehung war zu Ende.«

In *Confidentiality and Its Discontents: Dilemmas of Privacy in Psychotherapy* erörtern Paul W. Mosher und ich die vielen Gruselgeschichten von Patienten, die entdecken, dass ihre Therapeuten ohne ihre vorherige Erlaubnis über sie geschrieben haben. Judy Leopold Kantrowitz argumentiert in *Writing About Patients* (Über

Patienten schreiben, 2006), dass die Erwähnung von Patienten bei maximaler Verschleierung ohne das Einverständnis eines Patienten akzeptabel ist, doch ihre Position wurde von Glen O. Gabbard in *Disguise or Consent* (Verschleierung oder Zustimmung), Peter L. Rudnytsky und anderen infrage gestellt. Elyn R. Saks und Shahrokh Golshan berichten in *Informed Consent in Psychoanalysis* (Einverständniserklärung in der Psychoanalyse, 2013), dass, basierend auf einer empirischen Studie mit zweiundsechzig Psychoanalytikern, nur ein kleiner Prozentsatz von ihnen ihren Patienten gegenüber offenbarte, dass er eventuell über sie zu schreiben beabsichtigte – eine alarmierende Schlussfolgerung.

Yalom vermeidet diese Probleme dadurch, dass er seinen Patienten *vorab* zeigt, wie er über sie zu schreiben gedenkt. Damit ist er in der einzigartigen Position, die Auswirkungen einer solchen Fallstudie in der Therapie zu besprechen. In seinem Buch *In die Sonne schauen* liefert er mehrere Gründe, weshalb Patienten sich wünschen würden, dass ein Therapeut in einer Fallstudie über sie schreibt. Sie können in der Fallstudie nachlesen, was sie in der Therapie gelernt haben. Sie können lesen, wie sie sich weiterentwickelt haben – oder in einigen Fällen, welchen Weg sie vielleicht noch vor sich haben. Sie können lesen, inwieweit ihr Leben dem Leben anderer Patienten ähnelt. Sie können lesen, was ihre Therapeuten aus den Geschichten der Patienten gelernt haben. Und sie können lesen, auf welche Weise sie das Leben ihrer Therapeuten oder das der Leser verändert haben. Zugegebenermaßen sind einige dieser Gründe vielleicht narzisstischer Natur – zum Beispiel die Genugtuung zu sehen, wie die Welt des Therapeuten sich um ihr Leben gedreht hat, wenn auch nur zeitweise; aber andere Dinge könnten sowohl lehrreich als auch therapeutisch sein. Und es gibt einen weiteren Grund, weshalb Patienten sich wünschen könnten, dass ihr Therapeut über sie schreibt: So können sie nach seinem (und ihrem eigenen) Tod mit ihm verbunden bleiben. Wie Irene in »Trauer-Therapie: Sieben Lektionen zur Bewältigung von Leid«

zugibt: »*[I]ch möchte nicht, dass es mit Ihnen endet*« (*Die Reise mit Paula*, S. 189).

Yalom kommt nie eigennützig oder defensiv daher, wenn er die Geschichten seiner Patienten in seinen Schriften verwendet. In *In die Sonne schauen* gibt er seinen Patienten die Möglichkeit, selbst auszusprechen, was sie beim Lesen ihrer Therapiegeschichten empfinden:

> In meinem Buch *Der Panama-Hut oder was einen guten Therapeuten ausmacht* beschreibe ich einen Zwischenfall, bei dem eine Patientin, die wegen einer Radiotherapie ihre Haare verloren hatte, sich wegen ihres Aussehens extrem unwohl fühlte und sich davor fürchtete, jemand könnte sie ohne ihre Perücke sehen. Als sie das Risiko einging, ihre Perücke in meiner Praxis abzunehmen, reagierte ich darauf, indem ich mit den Fingern sanft durch ihre wenigen verbliebenen Haarbüschel strich. Jahre später sah ich sie wieder für eine kurze Therapiefolge, und sie erzählte mir, dass sie kürzlich erneut die Passage über sie in meinem Buch gelesen und Freude empfunden habe, weil ich diesen Teil von ihr dokumentiert und an andere Therapeuten und Patienten weitergegeben hätte. Es bereite ihr Vergnügen, dass ihre Erfahrung auf irgendeine Art anderen, sogar Unbekannten zugute komme.

Therapeuten, die selbst Patienten sind, mögen Trost finden, wenn sie in einer veröffentlichten Fallstudie vorkommen. Jeff, Psychiater und Langzeitmitglied einer Selbsthilfegruppe, bei der Yalom seit fünfzehn Jahren involviert war, war unheilbar an Krebs erkrankt und hatte nach seiner Diagnose als Leitbild für alle anderen Mitglieder beim Thema »wie man dem Tod in einer direkten, wohlüberlegten und mutigen Form gegenübertritt« fungiert. Trotz Vertraulichkeitsvereinbarung war Jeff damit einverstanden, dass

Yalom über seine Gefühle, sein Martyrium als sterbender Mann und seinen Einfluss auf die Gruppe schrieb. »*Eine Woge der Traurigkeit überflutete mich*«, schreibt Yalom. »*Es muss einen Weg geben, das zu retten. Wenn diese Gruppe wenigstens gefilmt worden wäre und dann über irgendeinen weltweiten Kanal, von allen lebenden Menschen beobachtet, ausgestrahlt worden wäre, das würde die Welt für immer verändern.*« Yalom zeichnete die Treffen der Gruppe nicht auf, aber er erkannte, dass es eine andere Möglichkeit gab, deren Essenz einzufangen: indem er darüber schrieb. »*Ja, das ist es – retten, erhalten, Vergessen bekämpfen. Bin ich nicht süchtig danach zu bewahren? Schreibe ich nicht deswegen Bücher? Warum schreibe ich diese Zeilen? Ist es nicht vergebliche Mühe, zu dokumentieren und zu bewahren?*« Zu dieser Geschichte gibt es ein Nachwort: »Zwei Wochen später, als wir uns bei Jeff zu Hause trafen, als er schon dem Tod nahe war, bat ich ihn wieder um Erlaubnis, diese Aufzeichnungen zu veröffentlichen, und fragte ihn auch, ob es ihm lieber sei, mit fiktivem Namen oder seinem richtigen erwähnt zu werden. Er bat darum, dass ich seinen echten Namen benutzte.« Yalom beruft sich auf den Welleneffekt, um den »Funken Trost« zu erklären, den Jeff aus dem Wissen bezog, dass sein echter Name und das klinische Beispiel in *In die Sonne schauen* auftauchen würden. Eine verwandte Erklärung für den Funken Trost, den sowohl Jeff als auch Yalom fand, ist, was ich in *Dying in Character* als ein vom Schriftsteller geschaffenes *Nachwelt-Selbst* bezeichne: »Das Verlangen, ein Nachwelt-Selbst zu schaffen, ist einer der Hauptgründe, über den Tod zu schreiben. Wir schreiben nicht nur für die Gegenwart, sondern auch für die Zukunft, eine Zukunft, in der wir nicht mehr am Leben sein werden.« Wahrscheinlich gab es andere Gründe, weshalb Jeff seinen wirklichen Namen genannt haben wollte: um Yaloms klinisches Beispiel zu authentisieren, um Yalom seine Dankbarkeit zu erweisen und den Lesern und Leserinnen Yaloms zu helfen, mit ihrer eigenen Angst vor dem Sterben ins Reine zu kommen.

Fiktion, die das Leben imitiert

Wie *Die Reise mit Paula* beleuchtet auch *In die Sonne schauen* Yaloms frühere Schriften insofern, als er die Art und Weise aufzeigt, wie er Lebenserfahrungen in seine Romane einfließen lässt. Als Beispiel dafür, wie es ist, mit Sterbenden in Verbindung zu bleiben, erzählt er uns, wie ihn eine Patientin darum bat, sich zu ihr ins Bett zu legen, als er sich von ihr zum letzten Mal verabschiedete. »Ich tat wie gebeten und spendete ihr, wie ich glaube, Trost. Die reine Anwesenheit ist das größte Geschenk, das man jemandem machen kann, der dem Tod gegenübersteht (oder einer körperlich gesunden Person in Todespanik).« Yalom stellte diese Szene in *Die rote Couch* romanhaft nach, wenn er Ernest Lash sich neben seine Patientin Eva Galsworth legen lässt. Dies ist eine der unvergesslichsten Passagen im Roman. Ernest schämte sich für seine aufkommende sexuelle Erregung, die er »wieder vertreiben konnte, um sich dann ganz der Aufgabe zu widmen, Eva liebevoll zu umfangen«. Bald fiel Eva ins Koma, und in Gegenwart von Ernest und ihrer Schwester starb sie ein paar Stunden später. Yalom erzählt uns nicht, und es gibt auch keinen Grund, danach zu fragen, welche Details in dieser Szene real sind und welche erfunden. Die Szene zeigt die Verbindung zwischen den Lebenden und den Sterbenden, die Macht der Anwesenheit im Angesicht der Abwesenheit.

Ein anderes Beispiel dafür, wie aus Leben Kunst entstehen kann, ist Ernests Traum von Smokey Bear in *Die rote Couch*. Ernest interpretiert den Traum als Reaktion darauf, dass er zur Vorbereitung der Einäscherung Evas Körper angekleidet hatte: »Smokey, der Bär, der die Einäscherung repräsentierte!« Yalom offenbart in *In die Sonne schauen*, dass er von Smokey Bear träumte, unmittelbar nachdem er geholfen hatte, den Körper seines Therapeuten und Mentors Rollo May zur Einäscherung vorzubereiten. Im Traum trägt er ein Nachthemd mit dem Emblem von Smokey Bear, dessen Gesicht immer stärker zu leuchten begann. »Der Traum weckte mich, nicht so sehr aus Entsetzen, sondern weil das glühende Emblem auf dem Hemd so strahlte.« Der Traum symbolisierte Yaloms Bemühungen, die Furcht vor dem Tod zu lindern.

Drei Mentoren

Der Traum von Smokey Bear taucht in Kapitel 6 »Im Bewusstsein des Todes: Eine Kurzbiographie« auf, wo Yalom beschreibt, wie sich der Tod auf drei seiner Mentoren, Jerome Frank, John Whitehorn und Rollo May, ausgewirkt hat. Mit jedem von ihnen hatte Yalom kurz bevor sie starben eine denkwürdige Begegnung. Frank, einer von Yaloms ehemaligen Professoren an der Johns Hopkins und Autor von *Persuasion & Healing*, wurde als Neunzigjähriger dement. Zunächst erkannte er Yalom nicht mehr und entschuldigte sich für seinen Gedächtnisverlust. »Jeden Morgen ist mein Gedächtnis, die gesamte Platte, leergefegt.« Schließlich blitzte ein Funke von Wiedererkennung auf. Er deutete an, dass das Leben noch immer seine guten Seiten haben kann, auch wenn einem alles abhandenkommt. »Ich weiß dieses Geschenk zu schätzen«, berichtet Yalom, »ein letzter Akt der Großzügigkeit am Lebensende eines außergewöhnlichen Mentors.«

Whitehorn, ein weiterer legendärer Professor der Psychiatrie an der Johns Hopkins, erlitt einen schweren Schlaganfall, der zu einer Lähmung führte. Yalom fand nie heraus, warum sein sterbender Mentor nach ihm verlangte. »Dass er sich an mich gewandt hatte, einen Studenten, den er zehn Jahre nicht gesehen und mit dem er nie das geteilt hatte, was ich als einen intimen Augenblick betrachten würde, weist nicht so sehr auf irgendeine Besonderheit meinerseits hin, sondern eher auf seinen tragischen Mangel an Verbundenheit mit Menschen, die ihm am Herzen lagen und umgekehrt.« Yalom schreibt über Whitehorn mit einer Mischung aus Sympathie und Kritik, was bei einem toten Menschen nicht immer einfach ist. Der lateinische Spruch *De mortuis nihil nisi bonum*, »von den Toten nichts als das Gute«, verweist auf die abergläubische Furcht davor, schlecht über die Toten zu reden, auf dass die bösen Worte nicht zurückkommen und den Sprecher heimsuchen.

Von den drei Mentoren hatte Rollo May den größten Einfluss auf Yaloms Leben, er war wichtig als Mentor, als Therapeut und als Freund. Das Buch *Existence: A New Dimension in Psychiatry and Psychology* (Existenz: Eine neue Dimension in Psychiatrie und Psychologie), für das May als Co-Autor verantwortlich zeichnete und das 1958 publiziert wurde, als Yalom seine psychiatrische Facharztausbildung absolvierte, hatte enormen Einfluss auf Yaloms Entwicklung als existenzieller Psychotherapeut. Nach der Lektüre des Buches schrieb er sich für einen Einführungskurs zur Geschichte der westlichen Philosophie ein – eine Entscheidung, die wohl von ähnlich großer Tragweite war wie sein Medizinstudium. »Seit damals habe ich ständig weitergelesen und Philosophieseminare belegt und fand dort mehr Weisheit und Anleitung für meine Arbeit als in der Fachliteratur meines Bereichs.« Viele der Essays in dem von Laura Barnett und Greg Madison herausgegebenen Band *Existential Therapy* (Existenzielle Therapie, 2012) würdigen die Beiträge von Rollo May.

Man kann verstehen, warum Yalom von Rollo May so beeindruckt war. Er lehnt jegliche wissenschaftliche Orthodoxie ab, nennt sie »Methodolatrie« und demonstriert, wie wissenschaftliche Starrheit zu einem »Prokrustesbett wurde, auf dem empirische Fakten so lange großzügig ausgelegt wurden, bis sie in ein vorgefasstes Muster passten« (May, Angel, & Ellenberger, p. 22). Yalom war von Mays Definition der Angst mit Sicherheit beeindruckt: »Es ist keine periphere Bedrohung, die ich beispielsweise annehmen kann oder auch nicht, oder eine Reaktion, die neben anderen Reaktionen eingeordnet werden kann; es ist immer eine Bedrohung der Basis meiner Existenz. Angst ist das *Erlebnis der Bedrohung vor einem sich abzeichnenden Nichtsein.*« Und Yalom muss von Mays therapeutischen Techniken fasziniert gewesen sein, von denen eine die folgende Frage betrifft: »Wenn der Patient hereinkommt und sich setzt, war ich oft versucht, nicht zu fragen ›*Wie geht es Ihnen?*‹, sondern ›*Wo sind Sie?*‹.« Das »Wo«, so führt May fort, beinhaltet auch, »ob er abwesend ist oder voll präsent, ob seine Richtung mir und seinen Problemen zugewandt ist oder weit entfernt von beiden« und »ob er sich für Angst entscheidet«.

Jahre später, als Yalom infolge seiner Arbeit mit unheilbar kranken Patienten große Angst vor dem Tod hatte, begann er eine Therapie bei Rollo May und besuchte ihn drei Jahre lang jede Woche. Yalom macht keine Anstalten, die Schwere seiner Ängste in dieser Zeit herunterzuspielen. »Es war die Isolation, die den Tod begleitet, die mich am meisten verfolgte; und als ich irgendwann während Vortragsreisen nächtliche Angstattacken erlebte, richtete ich es so ein, dass ich die Nacht in einem abgeschiedenen Motel unweit seiner Praxis verbringen konnte und vor und nach einer solchen Nacht Sitzungen mit ihm hatte.« Die beiden »kolludierten«, räumt Yalom verschmitzt ein, »niemals in die Sonne zu schauen«, aber die Therapie war dennoch wertvoll, und nach deren Ende wurden die beiden gute Freunde. Aus den Erfahrungen am Ende des Lebens seiner drei Mentoren folgert Yalom, dass man, um die Todesfurcht zu überwinden, eine Verbindung mit anderen Menschen beibehalten muss, eine Verbindung, die er mit seinen Patienten und Lesern spürt.

Den Tod ungeschehen machen

Yalom ist einer der wenigen Theoretiker, der enthüllt, inwieweit seine Lebenserfahrungen die Entwicklung seiner Theorie beeinflusst haben. Das prägendste Kindheitserlebnis war mit dem Hausarzt Dr. Manchester verbunden, der gerufen wurde, als Yaloms Vater einen beinahe tödlichen Herzinfarkt erlitt. Der Arzt hielt sein Stethoskop an die Brust des Vaters und ließ den vierzehn Jahre alten Sohn hören. »Schau mal, tickt vor sich hin, regelmäßig wie eine Uhr. Er kommt wieder in Ordnung.« Der ganze Vorfall veränderte Yaloms Leben für immer, zum Teil wegen seines Entsetzens angesichts des Beinahe-Todes seines Vaters, zum Teil wegen des Vorwurfs seiner Mutter, »Du hast ihn umgebracht!«, und schließlich wegen der tröstenden Worte des Arztes. »Damals beschloss ich, wie er zu sein, Arzt zu werden und anderen den Trost zu geben, den er mir damals gab.« Yalom geht nicht weiter darauf ein, aber wir können daraus ableiten, dass kontraphobische Motive hinter der Entscheidung lagen, Arzt zu werden – eine Möglichkeit, seine Dämonen in Schach zu halten.

Yalom erinnert sich an zwei bedeutsame Ereignisse im Zusammenhang mit dem Tod seiner dreiundneunzig Jahre alten Mutter. Das erste zeigt, dass das Unbewusste manchmal seltsame und auch komische Wege geht. In der Nacht vor ihrer Beerdigung beschloss Yalom, das Gedenken an seine Mutter mit einem Blech ihrer wunderbaren Kichel, einem beliebten jüdischen Gebäck, zu ehren. »Doch das Gebäck ging daneben!«, beklagt er. »Das war und ist mir nie wieder passiert. Ich hatte den Zucker vergessen! Vielleicht lag darin eine symbolische Botschaft von mir an meine eigene Adresse, dass ich mich zu sehr auf den Eigensinn meiner Mutter konzentriert hatte. Es war, als stupste mich mein Unterbewusstsein: ›Siehst du, du hast die guten Seiten vergessen – ihre Fürsorge, ihre endlose, meist unausgesprochene Hingabe.‹«

Yaloms Interpretation entspricht seinem Charakter, sich für sein Versagen zu kritisieren, die verborgenen Qualitäten seiner Mutter anzuerkennen. Eine weniger selbstkritische Interpretation wäre, dass seine Mutter, abgesehen von ihren Backkünsten, nichts Süßes an sich hatte. Der andere bemerkenswerte Vorfall hatte mit einem Traum zu tun, den er in der Nacht nach der Beerdigung seiner Mutter hatte. Der Traum beginnt damit, dass seine Mutter kreischend nach ihm ruft, und als er den Weg zu seinem Elternhaus hinunterrennt und die Haustür öffnet, sieht er alle Mitglieder seiner Großfamilie, die in Wahrheit alle schon tot waren, mit seligem Grinsen hintereinander aufgereiht auf den Treppenstufen sitzen. Yalom interpretiert dies als einen »Traum, der dem Tod trotzte«, als einen Versuch, den Tod ungeschehen zu machen. Der Traum hat noch eine andere Bedeutung, die eng mit der ersten zusammenhängt, die Notwendigkeit, der Toten zu gedenken. »Meine Mutter rief meinen Namen, um mir zu sagen: ›Gedenke mein, erinnere dich an uns alle, lass uns nicht untergehen‹. Und das tat ich.«

»Gedenke mein«

Unmittelbar nachdem Yalom den Spruch »Gedenke mein« ausgesprochen hat, erinnert er sich an ein aufrüttelndes Beispiel für das Vergessen. Als er *Und Nietzsche weinte* schrieb, dichtete er »einige Zeilen eines Knittelverses«, den sein fiktionaler Philosoph auf einem Friedhof rezitiert: »Obschon nur blinder, tauber Stein/ fleht er doch stumm: Gedenke mein!« Yalom dichtete diese Zeilen »in einem Fluss« und freute sich über die Gelegenheit, ein publizierter Lyriker zu sein, auch wenn die Zeilen für einen Roman bestimmt waren. Etwa ein Jahr später fand seine Sekretärin in seiner Praxis zufällig einen großen, verschlossenen, schon vergilbten Umschlag, und als er ihn öffnete, lag darin ein verloren geglaubter

Packen Gedichte, die er in seiner Kindheit und als Heranwachsender geschrieben hatte. »Unter diesen Versen befanden sich die identischen Zeilen, Wort für Wort, die ich für den Roman frisch verfasst zu haben glaubte. Tatsächlich hatte ich sie Jahrzehnte früher geschrieben, zum Zeitpunkt des Todes des Vaters meiner Verlobten. Ich hatte mich selbst plagiiert!«

Das Leben imitiert die Fiktion

Im Mittelpunkt von *In die Sonne schauen* steht das Erinnern, und der vielleicht bewegendste Moment in dem Buch ist die Stelle, an der Yalom schreibt, wie es ihm gelungen ist, mit seiner fast lähmenden Todesfurcht fertigzuwerden. Einige Jahre zuvor hatte er mit starken Hüftschmerzen zu kämpfen und suchte einen Orthopäden auf, der eine Röntgenaufnahme machte und dann so »töricht und gefühllos« war, auf einen kleinen Punkt auf dem Röntgenbild zu deuten und »auf sachliche Art, von einem Arzt zum anderen« zu bemerken, dass es eine Metastase sein könnte, »mit anderen Worten, ein Todesurteil«. Während der folgenden drei Tage, als er auf ein MRT wartete, wurde Yalom von Todesfurcht überwältigt. Von den verschiedenen Möglichkeiten, sich Trost zu verschaffen, stellte sich eine als am wirkungsvollsten heraus, und zwar, dass er einen seiner Romane, *Die Schopenhauer-Kur*, zur Hand nahm, den er erst kürzlich beendet hatte. Darin macht sich sein todkranker Protagonist Julius abermals an die Lektüre von *Also sprach Zarathustra* und reflektiert über Nietzsches Gedanken der ewigen Wiederkünft. Yalom erzählt uns in *In die Sonne schauen*, dass Julius über Nietzsches Herausforderung nachsinnt und erkennt: Ja, er würde sein Leben, wenn er könnte, ohne Reue genauso wieder leben. »Meine eigenen Worte zu lesen schenkte mir den Trost, den ich gesucht hatte. Lebe dein Leben. Verwirkliche dein Potenzial. Nun verstand ich Nietzsches Ratschlag besser. Mein eigener

Charakter, Julius, hatte mir den Weg gewiesen – das durchschlagende und ungewöhnliche Beispiel des Falles, in dem das Leben die Literatur imitiert.«

12

Das Spinoza-Problem

»Ein Beruhigungsmittel für meine Leidenschaften«

Als *Das Spinoza-Problem* 2012 veröffentlicht wurde, war Yalom einundachtzig, ein Alter, in dem die meisten Romanautoren zu schreiben aufhören. (Als Philip Roth achtzig wurde, verkündete er, dass er keine Lust mehr habe, Romane zu verfassen.) *Das Spinoza-Problem* ist Yaloms ehrgeizigster und umfangreichster Roman, der einen flüchtigen Blick auf einen der am schwersten fassbaren Philosophen der Welt wirft. Viele biographische Studien wurden über Schopenhauer und Nietzsche geschrieben. Die extensiven Schriften und Korrespondenzen der beiden Philosophen geben Aufschluss über ihr Innenleben. Im Gegensatz dazu wissen wir fast nichts von Spinozas Privatleben.

In einem 2012 mit Gary Presley geführten Interview erzählte Yalom, dass *Das Spinoza-Problem* sein schwierigstes Schreibprojekt gewesen sei, für das er vom Anfang bis zum Ende vier Jahre gebraucht habe. »Beim Ausarbeiten der Handlung ist mir nicht aufgegangen, dass ein Roman, der in zwei Epochen spielt, auch die zweifache Recherchearbeit bedeutet. Fast meine ganze Recherche erfolgte durch Lektüre und durch Unterstützung von Kollegen am Institut für Philosophie in Stanford und anderswo in den USA, in Holland und in Deutschland« (Presley).

Spinoza, der oberste Rationalist der Philosophie, argumentierte, dass der beste Weg zu Wohlbefinden und Erfüllung darin bestehe, das zu überwinden, was wir als Identität und Egoismus bezeichnen würden, und stattdessen eine Haltung im Sinne von *sub specie aeternitatis* anzunehmen, sich also unter dem Aspekt der Ewigkeit zu betrachten. Aber wie fängt ein Schriftsteller die Ewigkeit ein? Wie kann man sich auf die Unermesslichkeit des Universums einlassen, ohne das Gefühl zu verlieren, ein menschliches Wesen zu sein? Wie kann ein Schriftsteller auch nur daran denken, sich das Innenleben einer Figur vorzustellen, die wie Spinoza darauf bestand, dass alle persönlichen Bezüge in seinen Briefen nach seinem Tod entfernt werden? Kurzum, wie konnte Spinoza sich von weltlichen Emotionen abkoppeln und in der empyreischen Welt der reinen Vernunft leben?

Von Spinozas Alltag im Holland des siebzehnten Jahrhunderts ist wenig bekannt, abgesehen davon, dass er von der jüdischen Gemeinde Hollands exkommuniziert wurde, ein Attentat überlebte, sich aus der Öffentlichkeit und in die Einsamkeit zurückzog, wo er sich als Linsenschleifer durchschlug, bis an sein Lebensende aufrührerische Texte schrieb und 1677 im Alter von vierundvierzig Jahren plötzlich starb. Und obwohl Yalom nicht viel über Spinozas Privatleben wusste, fühlte er sich zu ihm hingezogen, denn er war nicht nur ein großer Philosoph, der die Aufklärung und die Moderne einläutete, sondern auch ein scharfsinniger Psychologe, Vorläufer von Schopenhauer, Nietzsche und Freud. Für Albert Einstein war der holländische Philosoph ein Held. Als er am 2. November 1920 das Spinoza-Museum besuchte, verliebte er sich in den Denker und erklärte sich zu seinem Schüler. Einstein seinerseits war einer der frühen Helden Yaloms. Ein weiterer Grund, weshalb ich vermute, dass Yalom sich zu Spinoza hingezogen fühlte, war dessen Bekenntnis zu »generositas« (auch als »Edelmut« übersetzt), der »Begierde, wonach jemand bestrebt ist, nach dem bloßen Gebot der Vernunft seinen Mitmenschen wohlzuthun, und sie sich durch Freundschaft zu verbinden«.

Ein geheimnisvoller Philosoph

Die Herausforderung, einen Roman über Spinoza zu schreiben, hat Winston Churchill in einem anderen Kontext so formuliert: »Er war ein Rätsel, eingepackt in ein Geheimnis innerhalb eines Mysteriums.« Wissenschaftler debattieren noch immer über die Bedeutung der radikalen theologischen Ansichten Spinozas. War er, wie er wiederholt erklärte, ein zutiefst religiöser Denker, der glaubte: »Natur ist Gott, Gott ist Natur«? Oder war er, wie seine Gegner behaupteten, ein hinterlistiger Atheist und heimlicher Mystiker?

Spinozas Überzeugungen waren so ketzerisch, dass er im Alter von dreiundzwanzig Jahren für immer aus der jüdischen Gemeinde exkommuniziert wurde und keinerlei Kontakt zu Juden mehr haben durfte: nicht zu seiner Familie, zu Freunden oder Geschäftskunden, zu niemandem. Verstoßen von Juden und beargwöhnt von Christen, definierte Spinoza im selbst gewählten Exil sein Leben neu und nahm den Bann mit dem ihm eigenen Gleichmut hin; er glaubte, dass die Exkommunikation, beispiellos in ihrer Dauer und Härte, zu seinem Besten war. Doch wenn Spinoza in der lebenslangen Verbannung aus der Welt, in der er aufgewachsen war, keinen Konflikt sah, und wenn er sich so sehr davor hütete, sein Innenleben zu offenbaren, wie kann ein Romanautor dann über ihn schreiben? Konflikte sind für eine Geschichte notwendig; ohne Konflikte gibt es keine Kunst. Wie Yalom reumütig einräumt, war er jahrelang ratlos, wie er über einen Mann schreiben sollte, der danach strebte, sich abseits seiner philosophischen Schriften weiterzuentwickeln. Auf einer Ebene geht es in *Das Spinoza-Problem* eindeutig um Yaloms Schwierigkeiten, die für einen Roman notwendige Charakterisierung und Handlung zu schaffen.

Reichsleiter Alfred Rosenberg

Yalom grübelte über den Philosophen, bis ihm bei einem Besuch im Spinoza-Museum in Rijnsburg, einem kleinen Dorf außerhalb von Leiden in den Niederlanden, wo Spinoza von 1660 bis 1663 lebte, die Erleuchtung kam. Zunächst war er enttäuscht, dass die hundertneunundfünfzig Bände in Spinozas Bibliothek nur Repliken waren – alle Habseligkeiten des Philosophen waren nach seinem Tod versteigert worden –, und er erfuhr von seinem Gastgeber, dass deutsche ERR-Truppen zu Beginn des Zweiten Weltkriegs alles im Museum konfisziert hatten, darunter auch Spinozas Bücher. Yalom, dessen Neugier nun entfacht war, fragte, wofür die Buchstaben ERR stünden. »Einsatzstab Reichsleiter Rosenberg. Die Taskforce von Reichsleiter Rosenberg. Alfred Rosenberg war der wichtigste antisemitische Ideologe der Nazis.«

Seltsamerweise hatten die Nazis die Bücher nicht verbrannt; alle fanden nach dem Krieg wie durch ein Wunder wieder zurück ins Spinoza-Museum. Aber warum hatten die Nazis sich die Mühe gemacht, Spinozas Bücher zu stehlen, wenn sie viel wertvollere Objekte, etwa Rembrandts Gemälde, hätten beschlagnahmen können? »Der ERR hatte ein seltsames Interesse an Spinoza«, erklärte Yaloms Gastgeber. »Der Mitarbeiter Rosenbergs, der Nazi, der die Bibliothek auf seinen Befehl hin plünderte, hinterließ in seinem offiziellen Bericht einen vielsagenden Satz: ›Auch diese Bibliotheken … enthalten außerordentlich wertvolle frühe Werke, die zur Erforschung des Spinozaproblems […] von besonderer Bedeutung sind.‹« Yalom musste andauernd über das Spinoza-Problem nachdenken – und kurz darauf begann er zu schreiben.

Yalom hat nie einen historischen Beweis für eine Verbindung zwischen Rosenberg und Spinoza gefunden. Jeder Passus im Roman, der die beiden Männer zusammenbringt, ist, wie Yalom am Ende des Buches unter »Fakt oder Fiktion, Historisches und

Erfundenes auf dem Prüfstand« erklärt, ebenso fiktiv wie Rosenbergs zweimalige Besuche im Spinoza-Museum in Rijnsburg in den Niederlanden. Die Handlung von *Das Spinoza-Problem* ist so sorgfältig aufgebaut, dass es dem Leser leichtfällt, diese beiden Besuche für historisch korrekt zu halten – davon bin auch ich ausgegangen, wie ich zu meiner Schande gestehen muss, bis Yalom mich sanft auf meinen Irrtum hinwies.

Eine Lösung für das Spinoza-Problem zu finden, war keine leichte Aufgabe, denn das bedeutete, dass Yalom sich in das Innenleben eines geheimnisvollen, holländischen Philosophen hineindenken musste und auch in das eines Nazi-Ideologen, der sich schrecklicher Verbrechen gegen die Menschlichkeit schuldig machte. Rosenberg ist Yaloms finsterste Figur. Um einen solchen Menschen zu verstehen, sind Einsicht und Empathie gefragt. Da es sich bei *Das Spinoza-Problem* um einen Therapieroman handelt, in dem es über den Inhalt und Verlauf einer Therapie geht, musste Yalom eine Figur schaffen, deren Fähigkeit zu Destruktivität höher war als die jeder anderen Figur, die er bis zu diesem Zeitpunkt geschaffen hatte und die trotzdem noch glaubwürdig und potenziell behandelbar war. *Das Spinoza-Problem* ist Yaloms düsterster Roman, eine Geschichte, in der die Redekur machtlos ist gegenüber dem Bösen.

Bei der Planung des Romans brachte Yalom zwei historische, durch dreihundert Jahre voneinander getrennte Figuren zusammen. Das siebzehnte Jahrhundert war das Zeitalter der Inquisition, als Tausende Juden in Spanien und Portugal gezwungen wurden, zum Christentum zu konvertieren oder aus ihrer Heimat und Kultur zu fliehen. Auf diejenigen, die weder das eine noch das andere taten, wartete der Märtyrertod: Sie wurden auf dem Scheiterhaufen verbrannt. Die neuen Konvertiten oder *conversos*, wie sie genannt wurden, lebten unter ständigen Verdächtigungen, ständiger Furcht und Überwachung. Jeder konvertierte Christ, der verdächtigt wurde, wieder ins Judentum zurückzufallen, riskierte die Todesstrafe. Viele Juden flohen von der Iberischen Halbinsel nach Amsterdam, der tolerantesten Stadt Europas, doch auch sie mussten vorsichtig sein, denn der Preis für ihre Duldung war, auf alle Äußerungen zu verzichten, die den Glauben an Gott, die Heiligkeit der Bibel oder die Existenz eines Lebens nach dem Tod untergraben konnten.

Juden, die die rabbinische Orthodoxie infrage stellten, wie Spinoza es tat, wurden exkommuniziert. Spinozas Bann, der in der Mitte des Romans ausgesprochen wird und den Yalom akkurat zitiert, könnte beunruhigender nicht sein.

> Mit dem Beschlusse der Engel und dem Spruch der Heiligen bannen, trennen, verfluchen und verwünschen wir Baruch de Espinoza mit Zustimmung des gebenedeiten Gottes und dieser heiligen Gemeinde vor den heiligen Büchern der Thora mit ihren sechshundertdreizehn Vorschriften, die darin geschrieben sind, mit dem Banne, mit dem Josua Jericho gebannt, mit dem Fluche, mit dem Elisa die Knaben verflucht hat und mit allen Verwünschungen, welche im Gesetze geschrieben sind.

Die Saat für Hitlers »Endlösung« für die Juden wurde in der Inquisition und im Sprachduktus der Exkommunikation gelegt. Die spanisch-portugiesische Inquisition war eine Katastrophe, die nur von der unvorstellbaren Tragödie des Holocaust im zwanzigsten Jahrhundert übertroffen wurde.

Zwei erfundene Figuren

Um einen Roman zu schreiben, der sich so *hätte* abspielen *können*, so Yalom in »Fakt oder Fiktion? Historisches und Erfundenes auf dem Prüfstand«, erfand er zwei wichtige Figuren, Franco Benitez und Friedrich Pfister, die den »Zugang zur Psyche meiner Protagonisten« ermöglichten. Frühen Biographen zufolge wurde der historische Spinoza von zwei ungenannten Männern verraten – im Roman Franco Benitez und sein Cousin Jacob Mendoza –, die den jungen Philosophen in religiöse Diskussionen verwickeln, um dessen ketzerische Ansichten Rabbi Saul Levi Mortera zu offenbaren, der höchsten religiösen Autorität Amsterdams. Anders als sein Cousin, der schon bald aus der Geschichte verschwindet, ist Franco ein Spion wider Willen und bleibt Spinoza auch nach dessen Exkommunikation insgeheim verbunden. Ihre Beziehung entwickelt sich zu einer warmherzigen, vertrauensvollen, echten Freundschaft.

Spinoza spielt für Franco die Rolle des Lehrers, Freundes und Psychologen, doch herrscht hier wie auch in anderen Romanen Yaloms das Prinzip der Reziprozität: Lehrer und Schüler, Mentoren und Mentees, Therapeuten und Patienten tauschen oft die Rollen. Der historische Spinoza, so revolutionär in seinen Gedanken zu Religion, Philosophie und Demokratie, vertrat im Hinblick auf Frauen traditionelle Ansichten: Er hielt sie für weniger intelligent als Männer, und daher sollten sie auch nicht die Rechte und Privilegien der Männer genießen. Damit wir Spinozas Innenleben und seine Gefühlswelt verstehen, benutzt Yalom Franco, um die blinden Flecken des Philosophen aufzudecken. Franco, der Bento nicht von dessen Meinung abbringen kann, steht für eine progressivere Einstellung und antizipiert damit den Feminismus und das Reformjudentum. Spinozas Beziehung mit Franco erlaubt Yalom, den therapeutischen Nutzen der Schriften des Philosophen zu explorieren, ähnlich wie die Schriften Schopenhauers der philosophischen Beratung Philip Slates dienen. Im Unterschied zu Slate, der ein Gegenmittel für die Schopenhauer-Kur braucht, fügt Spinoza Franco mit seiner Beratung keinen Schaden zu, obwohl diesem einige Grundsätze des Philosophen ein Rätsel bleiben. Spinozas Sichtweisen sind nicht Francos, und Yalom beleuchtet am Ende der Geschichte ihre Unterschiede.

Um Rosenbergs Innenleben zu verstehen – was noch kein Romanautor versucht hat –, erfindet Yalom seine zweite bedeutende

Figur Friedrich Pfister, einen deutschen Psychoanalytiker, der dem zukünftigen Nazi seine Gefühle zu einer Vielzahl von Themen entlockt. (Vielleicht war der Familienname des fiktiven Analytikers vom Oskar-Pfister-Preis inspiriert, den Yalom im Jahr 2000 von der American Psychiatric Association verliehen bekam.)[4] Zu Beginn der Geschichte ist Friedrich ein Medizinstudent, der mit Alfred Rosenbergs älterem Bruder befreundet ist. Friedrich begegnet Alfred Rosenberg zum ersten Mal als wütendem, verwirrten jungen Mann auf der Suche nach einer Identität, bevor er in die nationalsozialistische Partei eintritt. Später versucht Friedrich, Rosenbergs qualvolle Beziehung zu Hitler und seine tiefen, narzisstischen Verletzungen zu verstehen. Den ganzen Roman über bleibt Friedrich ein sympathischer Mensch, der eine frühe Form der existenziellen Psychiatrie praktiziert. Obwohl Friedrich später von den Nazis als Wehrmachtsarzt eingezogen wird, empfindet er den Antisemitismus als abstoßend, ist aber gezwungen, Befehle zu befolgen und Rosenberg zu »behandeln«, als dieser an schweren Depressionen erkrankt. Friedrich kann Rosenbergs verquere Psychologie gut nachvollziehen, aber wie soll ein Therapeut einen antisemitischen Patienten behandeln, der weiß, dass der Schöpfer der Redekur ein Jude war? Und warum sollte ein Nazi sich mit einem Philosophen aus dem siebzehnten Jahrhundert beschäftigen, der ein Jude war? Diese Fragen treiben die Handlung des Romans an.

Zwei Geschichten in Einklang bringen

Spinoza schrieb eine Anzahl von Büchern, unter ihnen das *Theologisch-Politische Traktat*, eine lesenswerte Abhandlung über seine Ansichten zu Religion und politischer Philosophie. Er sprach sich

4 *»Interessante Spekulation«, schrieb mir Yalom. »Das ist mir noch gar nicht aufgefallen.«*

für eine strikte Trennung von Kirche und Staat aus und war damit seiner Zeit voraus. Sein einflussreichstes Werk ist die rätselhafte *Ethik*, verfasst in Form eines euklidischen Beweises. Die *Ethik*, 1674 fertiggestellt und 1677 posthum veröffentlicht, enthält sowohl Aussagen zur Metaphysik als auch zur Moralphilosophie. Yalom stützt sich auf beide fundamentale Texte Spinozas. Überwiegend aufgrund der *Ethik* war Spinoza für Bertrand Russell der »vornehmste und liebenswerteste der großen Philosophen. An Klugheit waren ihm einige andere überlegen, ethisch aber steht er am höchsten«.

Yalom gibt sich immer größte Mühe, seine Quellen zu nennen, und die Wissenschaftlerin, der er sich am meisten verpflichtet fühlt, ist Rebecca Goldstein, Autorin des 2006 veröffentlichten Werks *Betraying Spinoza* (Der Verrat an Spinoza). Als Philosophin, Romanautorin und Gewinnerin eines MacArthur-»Genius«-Preises liefert Goldstein eine sehr persönliche Darstellung von Spinozas großer Bedeutung. Sie versucht nicht, Spinozas Innenleben einzufangen, wie Yalom es tut, aber sie ist sehr wohl auf der Suche nach dem »pochenden Puls der Subjektivität innerhalb der kristallinen Struktur radikaler Objektivität«, ein Projekt, das auf das hinausläuft, was sie apologetisch »Spinoza verraten« (Goldstein, p. 66) nennt. Wie Yalom ist Goldstein eine Paradoxialistin, und sie fängt einen hervorstechenden Aspekt des Lebens und Werks Spinozas ein. Goldstein, die versucht, »ihn als außerhalb des schrecklichen Dilemmas jüdischer Identität zu betrachten«, schreibt, dass Spinoza »paradoxerweise im Kern jüdisch ist – ein Kern, aufgrund dessen er so etwas wie einen jüdischen Kern verleugnen musste«. Wissenschaftler beginnen erst jetzt, Spinozas jüdische Identität zu explorieren. Unter Berufung auf Yosef H. Yerushalmis Beobachtung, wonach Spinoza der »erste große Kulturheld moderner, säkulärer Juden« sei, fügt Daniel B. Schwartz hinzu, dass Spinoza »noch immer der am häufigsten genannte Kandidat für den Titel des ersten modernen, säkulären Juden« ist.

Yalom erwähnt nicht Antonio Damasios Buch *Der Spinoza-Effekt* (2003), eine tiefgreifende Studie über die Affekttheorie des Philosophen. Damasio, einer der weltweit führenden Neurologen, sieht Spinoza als Protobiologen, der ein ethisches System formuliert hat, welches auf der Notwendigkeit beruht, das eigene Leben zu bewahren und gleichzeitig andere Leben zu fördern. Wie Einstein vor ihm und Yalom nach ihm schreibt Damasio über seine Pilgerreise nach Rijnsburg, um dort mehr über Spinozas Leben zu erfahren. Auch Damasio verliebte sich in den Philosophen, den er als Wegbereiter des modernen biologischen Denkens sieht, auch wenn er frustriert schlussfolgert: »[D]a ist etwas in ihm, das sich auch eingehender Prüfung nicht offenbart, eine Fremdheit, die nie ganz weicht.«

Eine Menge mehr ist über Alfred Rosenberg bekannt. Der Autor von *Der Mythus des 20. Jahrhunderts*, der in Nazi-Deutschland ein riesiger Bestseller wurde und den nur Hitlers *Mein Kampf* übertraf, schrieb mehrere weitere Bücher, darunter auch seine *Memoirs*. *Das Spinoza-Problem* ist ein fesselnder Bericht nicht nur über den Aufstieg und Fall Alfred Rosenbergs, sondern auch über die bösartige Ideologie, die er schuf, verkörperte und verbreitete. Über Hitler wurden viele Bücher geschrieben, aber obschon Rosenberg in diesen Studien manchmal erwähnt wird, hat noch niemand eine tiefergehende Analyse seines Lebens versucht.

Wie in *Die Schopenhauer-Kur* stellt *Das Spinoza-Problem* die Geschichte des Werdens und der Entwicklung eines kontroversen Philosophen Seite an Seite an die Geschichte eines Mannes, der in einer viel späteren historischen Periode danach strebt, mehr über das Leben dieses Philosophen herauszufinden. Auffallende Unterschiede gibt es zwischen dem Amsterdam des Goldenen Zeitalters und Nazi-Deutschland, doch Spinozas Schriften lösten in beiden historischen Perioden ein ausuferndes Denunziantentum aus. Obwohl Spinozas Bücher in lateinischer Sprache verfasst waren, kamen sie auf den von der katholischen Kirche verfassten Index verbotener Bücher und wurden von den holländischen Behörden verboten. Dass der Autor dieser kontroversen Schriften in seinem privaten Leben weder polemisch noch streitsüchtig war, ist nur eines der Paradoxe in seinem Leben.

Das Spinoza-Problem umfasst dreiunddreißig Kapitel und behandelt in jedem Kapitel abwechselnd Spinoza und Rosenberg. Das ständige Umschalten zwischen dem siebzehnten und dem zwanzigsten Jahrhundert zwingt den Leser, die Zusammenhänge zwischen den beiden Geschichten herauszufinden. Auch wenn »Geschichten … am besten vom Anfang an erzählt werden«, wie Franco seinem Freund Bento erläutert, »und nicht vom Ende her«, sind sie am besten zu *erläutern*, wenn sie getrennt erzählt werden und nicht gleichzeitig. Deshalb werde ich zunächst die Spinoza-Geschichte untersuchen und mich anschließend jener über Rosenberg widmen. Viele der subtilen Überschneidungen zwischen den beiden Geschichten werden erst beim zweiten Lesen deutlich. Der Roman stellt uns eine doppelte Geschichte und eine doppelte Biographie vor und zeigt auf, wie Spinoza und Rosenberg in parallelen, zuweilen aber kollidierenden Welten lebten. Beide Figuren sind mit ähnlichen Problemen konfrontiert – sie haben ihre Mütter schon früh verloren –, wählten daraufhin aber unterschiedliche psychologische Lösungen, die ihr Leben und den Lauf der Geschichte veränderten.

Yaloms Roman, der drei Jahrhunderte turbulenter politischer und kultureller Geschichte umfasst, zeigt, dass Spinoza aus unterschiedlichen Gründen noch immer zutiefst problematisch ist. Für seine Zeitgenossen war er ein Ketzer; für Goethe und andere deutsche Schriftsteller der Aufklärung war er der tiefgründige Denker, der ein Beruhigungsmittel für die Leidenschaften entdeckte; für Rosenberg war er eine Unmöglichkeit, ein jüdisches Genie; und in unserem Jahrhundert bleibt er ein Mysterium, ein Mann, der gleichmütig die unbekannten Gewässer der Vernunft erforschte, eine Reise, die bei seinen Lesern auch heute noch emotionale Schockwellen erzeugt. Yaloms Roman beschreibt, wie eine spinozistische Therapie aussehen könnte. Zunächst zeigt uns der Autor die Entwicklung der halbgaren Ideen Spinozas, vermittelt das große Ereignis intellektueller Geburt einschließlich einer Schilderung der Kräfte, die die neue Schöpfung um ein Haar zum Scheitern bringen. Gegen Ende der Geschichte deutet Yalom schließlich an, auf welche Weise Friedrich seinen ambivalenten Analysanden in eine philosophische Beratung einzubinden sucht. Es besteht kein Zweifel, dass Friedrich mit seinen therapeutischen Bemühungen scheitert; das Einzigartige an der Geschichte ist aber das Ausmaß, mit dem die spinozistische Therapie so viele zeitgenössische Ansätze für eine Heilung antizipiert.

Was verbirgt sich hinter einem Namen?

Spinoza hat seinen Vor- und Nachnamen nicht selbst gewählt, dennoch hatte kein Philosoph einen passenderen Spitznamen als er. Sein hebräischer Name Baruch bedeutet »gesegnet«, wofür auch seine portugiesischen und lateinischen Namen Bento und Benedictus stehen. Es ist ein idealer Name, denn in seinen Augen ist das Ziel des Lebens die Suche nach Glückseligkeit, nach Perfektion. Yalom nennt seinen Protagonisten »Bento«, was ich auch tun werde; den Namen »Spinoza« hebe ich mir für den historischen Philosophen auf. Der Name de Spinoza, der aus dem Portugiesischen (D'espinhosa) stammt, bedeutet »von einem dornigen Ort«. Vielleicht war kein Philosoph seit Sokrates ein größerer Dorn im Auge der religiösen und zivilen Autoritäten, die seine Schriften verboten und ihn unter Beobachtung gestellt haben. Spinoza-Forscher debattieren immer noch über die Bedeutung seines Werks, des »Spinoza-Problems«. Wie Goldstein anmerkt: »Der Name Spinoza passt seltsamerweise. Spinoza als Jude präsentiert sich uns geschmückt mit einer Krone aus immerwährenden dornigen Fragen.«

Leser hielten Spinozas Schriften für alles andere als segensreich. In Brad S. Gregorys Einleitung zur englischsprachigen Version des *Tractatus theologico-politicus* macht er auf die Feindseligkeit und sogar Entrüstung aufmerksam, die das Buch unmittelbar nach seiner Veröffentlichung im Jahr 1669/70 auslöste. Das Buch, das auf Latein und nicht auf Holländisch veröffentlicht wurde – hauptsächlich, weil Spinoza ein öffentliches Verbot befürchtete, falls es in der Sprache des Volkes erschiene, provozierte »einige der heftigsten Reaktionen auf irgendein veröffentlichtes Buch im siebzehnten Jahrhundert«.

Auch Rosenbergs Name hat eine Bedeutung, wenn auch auf andere Art. Zu Beginn der Geschichte hält er eine antisemitische Wahlkampfrede, die Epstein, den Direktor, kränkt. Epstein ist kein Antisemit und merkt an, dass er und seine Frau trotz des jüdisch klingenden Namens »rein deutsch« seien. Rosenberg fängt sich einen strengen Verweis vom Direktor ein, der ihm erklärt, dass man sich wegen der von der Regierung Ende des achtzehnten Jahrhunderts erlassenen Gesetze, die das Ziel hatten, Juden zu deutschen Staatsbürgern zu machen, der religiösen oder ethnischen Identität eines Namens nie sicher sein könne. Wenn Juden sich weigerten, für einen traditionellen Namen zu zahlen, wurde ihnen eine lächerlich klingende Bezeichnung zugewiesen, wie »Schmutzfinger« oder »Drecklecker«. Epstein lässt den griesgrämigen Studenten wissen, dass »Rosenberg« zwar ein alter deutscher Name sei, aber im letzten Jahrhundert auch zu einem gängigen jüdischen Namen wurde. »[I]ch versichere dir«, warnt der Direktor Rosenberg vor, »falls oder wenn du in das Vaterland reisen solltest, wirst du Blicke und Schmunzeln ernten, und du wirst Gerüchte über jüdische Vorfahren in deinem Stammbaum hören.«

Yaloms Spinoza

Im Allgemeinen verzichtet Yalom darauf, über die Kindheit und Jugend Spinozas zu spekulieren. Das liegt einerseits daran, dass aus dieser Periode im Leben des Philosophen so gut wie nichts überliefert ist, und Yalom andererseits überzeugt davon ist, dass das Leben im Hier und Jetzt wertvolle Indizien über die Vergangenheit eines Menschen liefern kann. Zum größten Teil konzentriert sich die Geschichte Spinozas auf die Zeit um 1656, das schicksalhafte Jahr seiner Exkommunikation aus der jüdischen Gemeinschaft und der Verbannung aus Amsterdam. Zu Beginn der Geschichte ahnt Bento schon, dass Gefahr droht. Von Natur aus vorsichtig, erkennt er, dass in diesem »sonderbare[n] Duell zwischen Vernunft und Gefühl« das Erstere immer unterlegen ist. Er hat gelobt, sein Leben auf heilige Weise ohne Lüge zu leben – eine Entscheidung, die alles andere als besonnen ist.

Yaloms Spinoza hat eine Gabe, über die weder sein fiktionaler Schopenhauer noch sein fiktionaler Nietzsche verfügen: Er kann sich durch Meditation von seinen Gefühlen abkoppeln. Zum ersten Mal ist dies nach einem beunruhigenden Gespräch mit seinem Bruder Gabriel über die inneren Widersprüche und Ungereimtheiten in der hebräischen Bibel der Fall. »Seit kurzem praktizierte er eine Meditation, mittels derer er sich von seinem Gedankenfluss abkoppelte, sich seinen Geist als Theatersaal vorstellte und sich selbst als Zuschauer, der den Verlauf der Aufführung beobachtete.« Spinozas Meditation nimmt niemals die Form einer Trance an, einer mystischen Verbundenheit oder einer Selbsthypnose. Seine Fähigkeit lässt sich nicht auf einen psychoanalytischen Abwehrmechanismus wie Verleugnung oder eine Form von Abkoppelung reduzieren. Es gibt keinen Hinweis darauf, dass Spinoza diese Selbstdistanzierung durch ein Studium des östlichen Spiritualismus erworben hätte. Die Meditation oder Achtsamkeit ist eher eine Technik der Selbstberuhigung, die ihm zu innerer Ruhe verhilft.

Spinozas Achtsamkeit verleiht ihm eine Reife, die Schopenhauer und Nietzsche nicht einmal in einem deutlich höheren Alter erlangt haben. Vorgewarnt von seinem zukünftigen Latein- und Altphilologielehrer, dem früheren Jesuiten Franciscus van den Enden, dass die rabbinische Obrigkeit ihm eine Falle stellen könnte, schlägt Bento die gutgemeinte väterliche Warnung in den Wind, als Jacob ihm in Gegenwart seines Cousins eine Reihe verfänglicher Fragen stellt, um damit seine religiöse Rechtgläubigkeit zu testen. Es ist hauptsächlich Jacob, der spricht; Franco ist sichtlich beunruhigt und unglücklich darüber, dass er an dem Verhör beteiligt ist. »Franco hat allen Glauben verloren«, sagt Jacob zu Bento. »Er zieht alles in Zweifel. Alle religiösen Rituale. Gebete. Sogar die Existenz Gottes. Er lebt in ständiger Furcht. Er schläft nicht. Er spricht davon, sich selbst zu töten.« Jacobs Erklärung ist in erster Linie ein Vorwand. Der wahre Grund, weshalb Jacob und sein Cousin Bento so zusetzen, ist der, dass er deren autokratischen Onkel Duarte Rodriguez beleidigt hatte, indem er eine Klage bei einem holländischen Zivilgericht einreichte statt bei einem ansässigen jüdischen Gericht wie in der damaligen Zeit üblich. Sollten Jacob und Franco sich weigern, den skrupellosen Rodriguez zu unterstützen, wolle dieser alles daransetzen, um die Inquisition auf die Fährte ihrer Familie in Portugal zu setzen und diese zu ermorden, wie auch Francos Vater ermordet worden war.

Ein früher Psychologe

Paradoxerweise ist Franco tatsächlich verunsichert, deprimiert und verängstigt, vor allem wegen seiner nagenden Zweifel an der Religion. Bento, dem klar wird, dass Jacob seinem Cousin den

Mund verboten hat, fragt Franco nach dem Grund für seine Unruhe. »Wegen Zweifeln und Gefühlen … So starke Gefühle, dass ich Angst habe, sie zu beschreiben. Nicht einmal Ihnen gegenüber.« Bento antwortet wie ein mitfühlender Therapeut: »Vertrauen Sie darauf, dass ich Ihre Gefühle verstehen und nicht beurteilen werde.« Bento beruhigt Franco, sichert ihm erstens volle Vertraulichkeit zu, erinnert ihn zweitens daran, dass es in Holland keine Inquisition gibt, und überzeugt ihn schließlich davon, dass er lernen muss, jenen Teil des Bewusstseins zu verstehen, der verborgen bleibt und der Vernunft nicht zugänglich ist. »[E] in Teil Ihrer Seele, den Sie nicht unter Kontrolle haben, [verhält sich] so, als drohte eine große, unmittelbare Gefahr. Ist es nicht bemerkenswert, wie gespalten unsere Seele ist? Wie sehr unsere Vernunft, der vornehmste Teil unserer Seele, von unseren Emotionen geknechtet wird?«

Yaloms Spinoza hat wie der historische Philosoph eine bemerkenswerte Einsicht in das freudianische Unbewusste, in den Ort tief liegender Emotionen, die die Macht haben, die Vernunft zu überwältigen. Und doch bewahren sowohl der fiktionale wie auch der historische Spinoza ihren Glauben an die Kraft der Vernunft, die irrationale, widerspenstige Seite der Existenz zu bändigen. Als Franco also anmerkt, dass seine schreckliche Angst ihn am Sprechen hindert, gibt Bento zur Antwort, dass *nichts* zu furchterregend ist, um dem Licht der Vernunft standzuhalten. »Mut!«, ruft er aus, eine Ermahnung, die Franco veranlasst, seine lähmende spirituelle und existenzielle Krise zu gestehen, seine wachsende Skepsis den jüdischen und christlichen Ritualen gegenüber, an denen teilzunehmen er gezwungen werde.

Spinozas psychologische Einsichten kommen am besten in der *Ethik* zum Ausdruck, die Yalom aufmerksam gelesen und in die Geschichte eingebaut hat. In Teil 1 »Über Gott« vertritt Spinoza eine verblüffend psychoanalytische Theorie des psychologischen Determinismus. »[D]ie Menschen [halten] sich für frei, da sie sich ihres Wollens und ihres Begehrens bewußt sind, während sie nicht im Traum an die Ursachen denken, von denen sie zum Begehren und Wollen bestimmt werden, weil sie dieselben eben nicht kennen.« In Teil 2 »Über die Natur und den Ursprung des Geistes« stellt Spinoza eine Theorie der multiplen Verursachung vor, ähnlich der Theorie, die Freud »Überdeterminierung« genannt hat, wo es ein komplexes kausatives Netzwerk gibt. *»Es gibt im Geiste keinen absoluten oder freien Willen; sondern der Geist wird zu diesem oder jenem Wollen von einer Ursache bestimmt, welche auch wieder von einer andern bestimmt worden ist, und diese wieder von einer andern, und so ins Unendliche.«* Freiheit liegt für Spinoza im Wissen darüber, weshalb wir so handeln, wie wir es tun, um die Kontrolle über unsere Handlungen gewinnen zu können. Teil 3 der *Ethik* »Über den Ursprung und die Natur der Affekte« enthält Spinozas Affekttheorie. Er erkennt, dass sowohl die Vergangenheit als auch die Zukunft die Gegenwart formen kann. Spinozas Eintreten für Gegenliebe und Dankbarkeit charakterisiert Bentos Beziehung mit Franco. Diese »Gegenliebe und demgemäß … das Bestreben, demjenigen wohlzutun, der uns liebt und der … uns wohlzutun sucht, heißt *Dank* oder *Dankbarkeit*«. Bezeichnenderweise wird Spinozas Bejahung der Dankbarkeit niemals durch die Existenz von Ressentiments untergraben, die Schopenhauer, Nietzsche und Freud später mit der Schattenseite der Dankbarkeit assoziierten.

Spinoza setzt sich für Liebe ein, doch er hat viel über Hass zu sagen, was auch eine Aussage betrifft, die Alfred Rosenbergs Leben zusammenfasst: *»Wenn sich einer vorstellt, daß jemand seinesgleichen gegen einen Gegenstand seinesgleichen, den er liebt, von Haß erregt ist, so wird er ihn hassen.«* Weitere spinozistische Erkenntnisse über Hass beziehen sich auf den paranoiden Rosenberg: *»Wer sich vorstellt, daß er von jemand gehaßt wird, ohne daß er ihm einen Grund zum Haß gegeben zu haben glaubt, der wird denselben wiederum hassen.«*

Spinozas psychologische Ideen und nicht minder seine theologischen und philosophischen Gedanken erwiesen sich für die Leser über die Jahrhunderte als schwer verdaulich. Er wusste, dass seine Schriften nicht gut ankommen würden. In Teil 4 seiner *Ethik* mit dem treffenden Titel »Über die menschliche Unfreiheit, oder die Macht der Affekte« fügt er eine Aussage aus dem Buch Prediger hinzu: »Wer das Wissen mehrt, mehrt den Schmerz.« Wie Freud, der Spinoza sehr respektierte, war auch er ein Störer des Weltfriedens. Die beiden revolutionären Denker hatten vieles gemeinsam, wie Yirmiyahu Yovel in *Spinoza: Das Abenteuer der Immanenz* herausstellt. »Freud ist der größte jüdische Häretiker unseres Jahrhunderts. Spinoza, drei Jahrhunderte früher, war sein erster ›Unglaubensgenosse‹ (ein von Heine geprägter Ausdruck, den Freud übernommen hat).« Yovel nennt Spinoza, Freud und auch Nietzsche »Philosophen der Dunklen Aufklärung«, die noch immer beunruhigende Erkenntnisse liefern.

Yaloms Spinoza hat eine Eigenschaft, die Freud nicht im Überfluss besaß: Empathie. Bento erkennt, dass Einsicht ohne Empathie nicht besonders hilfreich ist, wenn es darum geht, Menschen zu helfen, ihr Leben zu ändern. Wissen mag Macht sein, was Sokrates und auch Freud behaupteten, doch Empathie, die Fähigkeit, Gedanken und Gefühle eines anderen zu verstehen, ist für die Patient-Therapeut-Beziehung unerlässlich. Yaloms Spinoza hat ein intuitives Verständnis für die zeitgenössische Narzissmus-Theorie und auch einiges an Wissen über die Kohut'sche Selbstpsychologie, und er weiß auch den Wert der empathischen Spiegelung zu schätzen, eine Gabe, über die auch Friedrich Pfister verfügt. Bento deckt Francos Ängste und Unsicherheiten auf, und – ebenso wichtig – er kann Franco verzeihen, dass er ihn bei Duarte Rodriguez verraten hat. Francos psychische Heilung wird durch seine sich festigende Beziehung zu Bento ermöglicht, der ihn nie enttäuscht.

Ein Kritiker des Übernatürlichen

Franco ist wütend auf Gott, weil er Ungerechtigkeiten zulässt. Warum kann Gott nicht wie damals in biblischen Zeiten auch in der jetzigen Zeit Wunder vollbringen? Franco will von Jacob und auch von Bento wissen: »Hat sich der große, allmächtige Gott schlafen gelegt? Wo war dieser Gott, als mein Vater auf dem Scheiterhaufen verbrannt wurde? Und aus welchem Grund wurde er verbrannt?« Francos zeitgemäße und zeitlose Fragen betreffen sowohl den Holocaust wie auch die Inquisition. *Das Spinoza-Problem* ist der erste Roman, in dem Yalom sich mit den grauenvollen Fragen auseinandersetzt, die der Holocaust aufgeworfen hat. Bento zögert nicht, auf die Fragen zu reagieren, aber seine Antworten sind nicht die, die Franco ersehnt oder erwartet. »Ich glaube, das Problem hat seine Wurzeln in einem fundamentalen und gewaltigen Irrtum; dem Irrtum nämlich anzunehmen, Gott sei ein lebendes, denkendes Wesen nach unserem Ebenbild, ein Wesen, das denkt wie wir, ein Wesen, das *über* uns nachdenkt.« Bentos Kritik an der jüdischen Bibel fühlt sich nie wie eine trockene, theologische Diskussion an. Seine Überzeugung, dass Juden nicht das »auserwählte Volk« sind und dass Menschen und nicht Gott die Bibel geschrieben haben, lösen bei Jacob reflexartige Dementis aus, dessen ständige Zwischenbemerkungen die Einwände vorahnen lassen, die in den vergangenen drei Jahrhunderten gegen Spinozas Denken erhoben worden sind. Darüber hinaus geben Jacobs Einwürfe den Lesern Gelegenheit, sich über Spinozas Argumentationstechniken und Schlussfolgerungen Gedanken zu machen. Yaloms Präsentation der Theologie und Philosophie steht immer im Dienst der Geschichte. Jacob empört sich erwartungsgemäß über Bentos ketzerische Antwort, ist aber insgeheim froh, dass er die belastenden Informationen sammeln konnte, die Duarte Rodriguez fordert. Bento liefert Jacob in den nächsten Kapiteln der Geschichte sogar weitere selbstbelastende Aussagen, wenn Yalom gekonnt die radikale Theologie des historischen Spinoza vorstellt.

Wie Yalom in *Und Nietzsche weinte* und in *Die Schopenhauer-Kur* schon gezeigt hat, präsentiert er komplexe und oft umständlich formulierte philosophische Ideen in klarer, prägnanter Prosa. Bentos Kritik der Religion wird nahtlos in überzeugende Dialoge umgewandelt. Die drei Figuren werden nie zu Sprachrohren des Autors. Den Lesern fallen mehrere Ironien in diesen Kapiteln auf. Sowohl Bento als auch Jacob spüren, dass beide sich in den Fallstricken des jeweils anderen verheddern könnten. Bento ist darauf bedacht, dass seine Worte nicht gegen ihn verwendet werden, was aber genau geschieht, und Jacob achtet darauf, dass sein Glaube nicht ganz und gar von leidenschaftsloser Vernunft unterminiert wird. Bentos Worte haben entgegengesetzte Auswirkungen auf die beiden Cousins. Der engstirnige Jacob, der die orthodoxe jüdische Gemeinde vertritt, empört sich über das, was er hört. Er kann sich nicht durchringen, seine religiöse Ausbildung infrage zu stellen, und liefert die Informationen ab, die zu Bentos Exkommunikation führen. Jacob fungiert als Judasfigur, die einen Mann unbeugsamen Glaubens verrät. Im Gegensatz dazu wird der aufgeschlossene Franco, der sich mit der Frage der Existenz Gottes quält, von Bentos theologischer Diskussion verändert, was letztendlich seinen Glauben stärkt. Es gibt nie einen Zweifel daran, wo Yaloms Sympathien liegen, doch ist er sich des Überlebenswerts orthodoxen Denkens bewusst, und er kennt die Gefahren intellektueller Rebellion. Er weiß auch, dass der Glaube an übernatürliche Religionen trotz der rationalen Argumente von Denkern wie Spinoza weiterbestehen wird.

Yaloms Spinoza versucht, Jacob und Franco davon zu überzeugen, ihre gottgegebene Vernunft walten zu lassen, womit er den Standpunkt des Autors vertritt. Zunächst beharrt Bento darauf, dass die Bibel nur in dem historischen Kontext verstanden werden kann, in dem sie geschrieben wurde. Bento stellt die zentralen Lehren seiner religiösen Erziehung auf den Prüfstand. Die Juden mochten das auserwählte Volk sein, wie das Alte Testament wiederholt behauptet, doch Bento rezitiert viele biblische Passagen, die darauf hinweisen, dass die antiken Juden nicht anders waren als andere auch. »Leider gibt es viele Beweise in der Thora, dass die Israeliten, als sie an der Macht waren, so grausam und so erbarmungslos waren wie jedes andere Volk. Sie waren nicht moralisch überlegener, rechtschaffener oder intelligenter als andere antike Völker.« Dazu kommt noch, dass die Bibel in Metaphern spricht, wie Bento den Cousins entspannt mitteilt. Das »Wort Gottes« sind die Worte der Propheten. Yalom gelingt es, Bentos Hochgefühl anschaulich zu vermitteln, indem er die »Ketten seines Schweigens« sprengt. Wir spüren seine Leidenschaft, wenn er seine radikale Kritik an übernatürlicher Religion äußert. Jacob ist entsetzt, aber Franco ist getröstet. »Sie helfen meiner geistigen Gesundheit«, sagte er zu Bento. »Ich war kurz davor, die Orientierung zu verlieren, und Ihr klares Denken, Ihre Art, nichts einfach hinzunehmen, was auf Autoritäten beruht – so etwas habe ich bis jetzt noch nie gehört.«

Yaloms Jüdischsein ist überall in *Das Spinoza-Problem* offenkundig. Er ist sehr stolz darauf, ein säkularer Jude zu sein, dem die frühe Geschichte der Judenverfolgung und deren Überleben in Fleisch und Blut übergegangen ist. Er ehrt die großen jüdischen Philosophen, Theologen, Wissenschaftler, Psychologen und kreativen Schriftsteller und hat es verdient, in ihre erlesene Gesellschaft aufgenommen zu werden. Er ist sich durchaus bewusst, dass die Juden als »Volk des Buches« bezeichnet wurden, und er ist Teil dieser Tradition, doch hat er wenig Geduld mit kabbalistischen Autoren, die verborgene übernatürliche oder messianische Bedeutungen aus Worten herauslesen. Wie Bento später beklagt: »Die Juden auf der ganzen Welt huldigten nicht goldenen Götzen, sondern Götzen aus Papier und Tinte.« Yalom zufolge gehört es auch zu einem säkularen Juden, das Recht und tatsächlich auch die Verantwortung zu haben, jeden Aspekt der Existenz zu hinterfragen und den Vorgang der Disputation *heilig* zu halten. Mit einem Wort: Yalom ist spinozistisch.

Das nächste Kapitel in Bentos Geschichte spielt an der Akademie van den Enden, wo der historische Philosoph zusammen mit anderen jungen Männern studiert hat. Einer seiner Kommilitonen war der deutsche Student Dirk Kerckrinck, der sich wie er in van den Endens bezaubernde Tochter Clara Maria verliebte. Bento lernt den griechischen Begriff *eudaimonia*, Wohlbefinden, kennen. Er lernt schnell, nimmt Platons Glauben an die *Harmonie der Seele* in sich auf. Bento lernt auch Aristoteles kennen und einen Philosophen namens Epikur, der Yalom eher am Herzen liegt und der über *ataraxia*, über Seelenruhe oder die Freiheit von Ängsten, schrieb. Bento hat bereits seine Fähigkeit unter Beweis gestellt, Franco von seinen Ängsten zu befreien, doch jetzt lernt er von der philosophischen Tradition der Ataraxie, die bis zu den antiken Griechen zurückreicht. Epikur nimmt drei der für Yalom charakteristischen Gedanken vorweg: Wir sollten nach irdischem Glück streben, denn es gibt kein Leben nach dem Tod; die Angst vor dem Tod ist eine wichtige Quelle der Angst; und ein Verständnis der Philosophie hilft, die Furcht vor der Endlichkeit zu mindern.

Eine Leidenschaft für Bildung

Yalom vermittelt van den Endens und auch seine Leidenschaft fürs Unterrichten. Der Romanautor schafft einen lebendigen Dialog zwischen dem Lehrer und seinen Studenten, und alle leisten ihren Beitrag zur Erörterung Epikurs. Dirk, der Medizin studiert, stellt eine relevante Frage: »Erwähnt er den Dienst an anderen und an seiner eigenen Gemeinde, oder erwähnt er die Liebe?«, worauf van den Enden begeistert antwortet: »Eine passende Frage von einem zukünftigen Arzt«; dann liefert er einen ausführlichen Bericht über Epikur, der sich als Medizinphilosoph betrachtete. Van den Enden zufolge glaubte Epikur: »Der Behemoth der Ängste, der allen anderen Sorgen zugrunde liegt und der sie nährt, ist die Furcht vor dem Tod und vor dem Leben nach dem Tod.«

Wie viele Lehrer gibt auch van den Enden eine Antwort, die sich nicht ausschließlich auf die Frage seines Schülers bezieht. Und wiederum hat van den Enden wie die meisten Lehrer einen Teil der Frage des Studenten vergessen. *Anders* als die meisten Lehrer bittet van den Enden seinen Schüler freundlich, die Frage zu wiederholen. Das Gespräch dreht sich dann um ein einzelnes Wort. Bevor Dirk seine Frage wiederholt, fragt er, was das Wort *Behemoth* bedeutet. »Gute Frage«, gibt der Lehrer zur Antwort. »Wer hier kennt dieses Wort?« Nur Bento hebt die Hand. »[E]in Riesentier«, erklärt er. »Aus dem Hebräischen *bəhēmôth*, das in der Schöpfungsgeschichte und auch bei Hiob vorkommt.« Van den Enden ist dankbar für Bentos Wissen. »Hiob, ach so. Das wusste selbst ich nicht. Danke. Aber nun zurück zu Ihrer Frage, Dirk.« Wie Epikur ist Yalom ein »Medizinphilosoph«, und seine Leidenschaft für Bildung offenbart seine Liebe zur Pädagogik, zur nicht transgressiven Liebe, die Lehrer und Schüler füreinander empfinden. Chaucers Aussage in *Die Canterbury Tales* charakterisiert sowohl den historischen wie auch den fiktionalen Spinoza und auch Yalom selbst: »Mit Freuden wollt er lernen und mit Freuden lehren.«

Die Erörterung Epikurs ist jedoch noch nicht beendet. Bei vielen Gesprächen im Unterricht, an denen Schüler teilnehmen, geraten die besonnenen Überlegungen irgendwann in eine unerwartete und potenziell gefährliche Schieflage. Edward, ein katholischer Schüler, dessen Onkel der Bischof von Antwerpen gewesen ist, erkundigt sich, ob Epikur je über Gott gesprochen hat. Van den Enden freut sich über die Frage und bestätigt, dass der griechische Philosoph keinen Wert auf das Übernatürliche legte.

Edward fragt provokativ, ob Epikur an Gott glaubte, und van den Enden weist sanft darauf hin, dass die Frage eher lauten sollte, ob der Philosoph an *die Götter* glaubte, da das antike Griechenland wie die meisten Kulturen jener Zeit polytheistisch gewesen sei. Die Richtigstellung des Lehrers hindert Edward nicht an einer weiteren Frage, ob Epikur denn das Göttliche geleugnet hat. Darauf antwortet van den Enden mit einer impliziten Warnung an Bento, der sich bei der Diskussion auffallend still verhalten hat: »Nein, er war zwar kühn, aber er war nicht vermessen. Er wurde sechzig Jahre nach der Hinrichtung von Sokrates geboren, der sich des Unglaubens schuldig gemacht hatte, und er wusste, dass es der Gesundheit schadete, wenn man nicht an die Götter glaubte.« Edward, unfähig, einen nicht christlichen Gott zu akzeptieren, wirft ein, dass es für ihn unvorstellbar sei, dass ein Gott, der »seinen eigenen Sohn für uns opferte, nicht von uns erwartet, unser Leben auf eine bestimmte, gottgefällige Art zu führen«. Bento, der glaubt, dass der christliche Gott schwieriger zu akzeptieren ist als der Gott des Alten Testaments, entgegnet: »Es gibt viele Auffassungen des Göttlichen in den verschiedensten Kulturen.« Die beiden Studenten liefern sich einen hitzigen Schlagabtausch. Sie haben sich noch nicht beruhigt, als van den Enden den Unterricht damit beendet, dass er Epikurs Ratschlag unterstützt, den dieser seinen Anhängern gab, »sich zur Vermeidung von Unstimmigkeiten unbeschwert an allen Aktivitäten der Gemeinde und damit auch an religiösen Zeremonien zu beteiligen«.

Beunruhigt, dass Bento sich weigert, seine ketzerischen, religiösen Überzeugungen für sich zu behalten, versucht van den Enden, die Situation zu entschärfen und weist darauf hin, dass ein Händler, der die Wahrheit sagt, ein Widerspruch in sich sei und ihm die Kunden wegbleiben werden. Bento weiß die verschleierte Warnung nicht zu würdigen, und van den Enden erinnert sich wieder an etwas, was er bei seinem Schüler beobachtet hat: Bento hat keinerlei Sinn für Humor – in Yaloms Welt eine ernst zu nehmende Einschränkung. Im weiteren Verlauf des Kapitels bekräftigt Bento seinen Wunsch, in einer Gemeinschaft zu leben, die sich nicht sklavisch an falsche Überzeugungen klammert. Für van den Enden ist dies eine Unmöglichkeit, und dann nennt er den Grund, weshalb er Lehrer aus Leidenschaft ist: »Solange es Unwissen gibt, solange wird es ein Festhalten am Aberglauben geben. Unwissen zu beseitigen ist die einzige Lösung. Das ist der Grund, weshalb ich unterrichte.« Yalom respektiert einerseits, dass der Schüler sich für Wahrheit ohne Kompromisse einsetzt, und andererseits auch die Empfehlung des Lehrers, Vorsicht und Pragmatismus walten zu lassen. Das Kapitel endet unheilvoll, als Spinoza erkennt, dass Verschwiegenheit nicht mehr möglich ist.

Gesegnete Wiedervereinigung

Als Bento Jacob und Franco das nächste Mal trifft, setzt er seine Angriffe auf die übernatürliche Religion fort. Jacob hat noch nicht genügend handfeste Beweise gesammelt, und Yalom ist mit seiner Kritik der übernatürlichen Religion noch nicht fertig. Jacob, der wie ein schlecht getarnter Inquisitor auftritt, löchert Bento mit Fragen. Ohne zu zögern, verweist Bento auf einen biblischen Widerspruch nach dem anderen und gelangt zu einer nicht zu erschütternden Schlussfolgerung. »*Die Bibel wurde von Menschenhand zusammengesetzt.*« Bento behauptet, dass die Thora zwei Arten von Gesetzen enthält, das moralische Recht und das Zivilrecht, und beharrt darauf, dass nur das Erstere ernst zu nehmen sei, wie etwa die Aussage in Jesaja: »Lasset ab vom Bösen! Lernet Gutes tun, trachtet nach Recht, helfet dem Unterdrückten.« Jacob versucht, Bento in eine Falle zu locken, und wirft ihm vor, Franco geraten zu haben, zeremonielle Gesetze nicht zu beachten. Bento aber, der eine Lektion von van den Enden und Epikur beherzigt, antwortet besonnen: »Ich negiere nicht die Bedeutung des öffentlichen Friedens, doch ich unterscheide sie sehr wohl von wahrer Glückseligkeit.« Er bleibt bei seiner eindeutigen Ablehnung des übernatürlichen Elements der Religion. »Das Jenseits, unsterbliches Leben, glückseliges Leben nach dem Tod – ich wiederhole: Alle diese Begriffe sind die Erfindungen von Rabbinern.«

Zum ergreifendsten Moment des Kapitels kommt es, als der verzweifelte Franco wissen will, ob er die Hoffnung auf eine Wiedervereinigung mit seinem geliebten Vater fahren lassen müsse, der als Märtyrer gestorben ist. Bentos Antwort ist auch Yaloms Antwort: »Doch nun habe ich diese kindlichen Hoffnungen aufgegeben und sie durch das sichere Wissen ersetzt, dass ich meinen Vater in mir behalte – sein Gesicht, seine Liebe, seine Weisheit –, und auf diese Weise bin ich schon jetzt mit ihm vereint. Eine selige Wiedervereinigung muss in diesem Leben stattfinden, denn dieses Leben ist das Einzige, was wir haben.« Um diesen Vorgang zu beschreiben, benutzt Bento nicht das Wort *Verinnerlichung*, ein Begriff, der erst im zwanzigsten Jahrhundert geprägt wurde, aber genau das meint er. Bentos Begriff der gesegneten Wiedervereinigung antizipiert die zeitgenössische Trauertheorie, wenn die Trauernden die Erinnerung an einen lieben Dahingeschiedenen verinnerlichen und als integralen Bestandteil in ihr weiteres Leben übernehmen.

Mit Verlusten war Spinoza bestens vertraut. Seine Mutter starb kurz vor seinem sechsten Geburtstag, seine Stiefmutter, als er neunzehn war, und als er einundzwanzig war, starb sein Vater. Außerdem verlor er seinen ältesten Bruder, als er siebzehn war, sechzehn war er, als seine Halbschwester starb, und mit achtzehn verlor er seine Schwester Miriam. Spinozas Aussage in der *Ethik* legt nahe, dass ein auf Vernunft basierendes Leben die Angst vor dem Tod nimmt. »*Der freie Mensch denkt über nichts weniger als über den Tod; und seine Weisheit ist nicht ein Nachdenken über den Tod, sondern über das Leben.*« Wie ist es möglich, fragen wir uns, zu leben, ohne sich Gedanken über die Sterblichkeit zu machen oder darüber zu sinnieren? Wie lebt man ohne Verlustängste? Wie konnte Spinoza die Angst vor dem Tod überwinden, die in Yaloms Welt allgegenwärtig ist? Auf diese Fragen wird der Autor bald zurückkommen. Bevor das Kapitel endet, macht Bento noch eine Bemerkung – eine der problematischsten Aussagen des historischen Spinoza: »Gott ist die Natur. Die Natur ist Gott«, eine Kurzformel für eine komplexe Theologie.

Rabbi Mortera

Nachdem Yalom Spinozas ikonoklastische religiöse Überzeugungen dramatisiert hat, zeigt er als Nächstes, wie Rabbi Mortera mit der sich entwickelnden Krise umgeht. Bento wird in die Amsterdamer Synagoge Talmud Torah vorgeladen, in der Mortera siebenunddreißig Jahre lang den Vorsitz geführt hat. In diesem Kapitel präsentiert Yalom uns eine verdichtete Geschichte über die Verfolgung der europäischen Juden. Mortera fungiert als auktorialer Geschichtslehrer, als rabbinische Autorität und als glaubwürdige Figur, die darum kämpft, die beste Entscheidung für die bedrängte jüdische Gemeinde in Amsterdam zu treffen. Nachdem Mortera feststellt, dass die Juden, als sie vor tausend Jahren nach Spanien kamen, jahrzehntelang in Frieden mit den Mauren und Katholiken gelebt haben, beschreibt er, wie die Juden schließlich aus einem Land nach dem anderen vertrieben wurden. 1096 erlitten sie ein Pogrom in Mainz, wo sie wegen angeblicher Ritualmorde verfolgt und 1391 gezwungen wurden, zum Christentum zu konvertieren. 1492 begann die Spanische Inquisition damit, alle Juden zu konvertieren oder zu vertreiben, ein Prozess, der 1536 im benachbarten Portugal weiterging.

Viele Leser von *Das Spinoza-Problem* kennen wahrscheinlich die Geschichte der christlichen Verfolgung europäischer Juden; aber sie wissen vielleicht nicht, dass die Verfolgungen in vielen

Fällen von Mönchen angeführt wurden, was Bento von Rabbi Mortera erfährt. »Wann immer Juden abgeschlachtet werden, finden sich die Männer des Kreuzes an vorderster Front der Meute.« Und vielleicht wissen die Leser auch nichts über die vielen Juden, die es vorzogen, den Märtyrertod zu sterben, anstatt zu konvertieren, eine Tatsache, die Bento weder nachvollziehen noch akzeptieren kann. Yalom bestätigt, dass Morteras Geschichte über die europäische Judenverfolgung der Wahrheit entspricht; die Stimme des Rabbiners ist apokalyptisch und lässt die Vernichtung von sechs Millionen Juden im zwanzigsten Jahrhundert vorausahnen. Rabbi Mortera erinnert Bento auch an die prekären Lebensumstände der Juden in Amsterdam. Nachdem die Niederlande 1579 ihre Unabhängigkeit von Spanien erklärten, begannen Juden in Amsterdam Schutz zu suchen. Die Freiheit der Juden war an die Bedingung geknüpft, die christliche Orthodoxie nicht zu unterminieren.

Bento kennt einen Großteil dieser Geschichte. Seine Eltern waren Nachkommen portugiesischer Marranos – sephardischer Juden, die 1492 aus Spanien vertrieben wurden und nach Portugal flohen, wo sie 1536 gezwungen wurden, zum Katholizismus zu konvertieren, ihren jüdischen Glauben allerdings im Verborgenen weiter praktizierten. Der Begriff *marranos* bedeutet so viel wie »Schweine« und weist auf die Verachtung hin, die viele Nichtjuden jenen Juden entgegenbrachten, die zum Katholizismus konvertierten. Gegen Ende des sechzehnten Jahrhunderts übersiedelte Spinozas Familie nach Amsterdam, wo sie wieder das Judentum praktizierte. Unter der Führung Rabbi Morteras genoss Spinoza eine streng jüdische Erziehung. Yaloms Mortera ist entsetzt, als er von Spinozas ketzerischen Überzeugungen erfährt; es kann allerdings angenommen werden, dass diese Gedanken nicht aus einer spontanen Eingebung heraus entstanden sind, sondern durch seine Lust am Lesen und sein hervorragendes Gedächtnis erst allmählich in ihm reifte. Bento hat während Morteras Geschichtslektion

Mühe, ruhig zu bleiben, und dem Romanautor gelingt es, die Vergangenheit als lebendige Geschichte auferstehen zu lassen. Wir können Morteras Überzeugung verstehen, dass die jüdische Zivilisation nun in Gefahr sei, und wir können auch Bento verstehen, der nicht glaubt, dass die Ankunft des Messias unmittelbar bevorstehe, wie sein Rabbi behauptet. Yalom erinnert an die generationsbedingten und philosophischen Unterschiede der beiden Männer und verweist auf ihre abweichenden Mentalitäten. Der Romanautor reduziert keinen der beiden auf ein Stereotyp oder eine Karikatur.

Mortera eröffnet Bento jede erdenkliche Chance, um den Bann zu verhindern. Obwohl Jacob Mendoza und Franco Benitez vor den Parnassim belastende Aussagen gemacht hatten, die nun zu einem schwebenden *Cherem* führten, wolle er alles Menschenmögliche versuchen, um Bento zu unterstützen, falls die beiden Cousins gelogen hätten. Bento bleibt hart. »Sie haben nicht gelogen, Rabbi«, gibt er ruhig zur Antwort und verweigert dann jeglichen Ermessensspielraum, als er erklärt, dass die rabbinische Autorität auf Generationen abergläubischer Gelehrter aufbaue. Mortera ist wie vom Donner gerührt und alle Bemühungen um einen Kompromiss sind gescheitert.

Ein stiller Revolutionär

Bento versteht und akzeptiert sein Schicksal, zerfließt aber nicht in Selbstmitleid und sieht sich auch nicht als Märtyrer. Yaloms Spinoza hat eine Ergebenheit an sich, die nicht verschiedener zu anderen historischen oder literarischen Figuren sein könnte, die heroische Rebellionen gegen Kirche oder Staat veranstalteten. Stephen Dedalus, der Protagonist in James Joyces Bildungsroman *Ein Porträt des Künstlers als junger Mann*, sieht sich am Ende des Romans als prometheische Figur, die eine denkwürdige Reise antritt, welche den Lauf der irischen Geschichte verändern wird. »Ich gehe, um zum millionsten Mal der Wirklichkeit der Erfahrung entgegenzutreten und auf dem Amboss meiner Seele das ungeschaffene Gewissen meines Volkes zu schmieden.« Spinoza hingegen, einer der größten intellektuellen Rebellen der Geschichte, verschwand klammheimlich aus Amsterdam und suchte sich nur ein Zimmer, wo er schreiben konnte. Flauberts Aussage charakterisiert den historischen wie auch den fiktionalen Spinoza: »Führe ein geregeltes und ordentliches Leben als Bürger, damit du in deinem Werk leidenschaftlich und originell sein kannst.« Spinoza lebte eher als Asket denn als niederländischer Bürger, aber kein Denker war revolutionärer als er.

Es ist bemerkenswert, wie wenig Spinozas Urteilsvermögen vom Persönlichen beeinflusst ist. Yalom schafft es, Bentos Weigerung einzufangen, seine Argumentation von seinen Emotionen aufweichen zu lassen. Der junge Mann hätte sich dazu durchringen können, Mortera für dessen Bemühungen um einen Kompromiss oder eine Versöhnung zu danken oder die Betroffenheit des älteren Mannes zu würdigen, doch das wiederum hätte seinem Charakter widersprochen. Es gibt einen sonderbaren Moment in ihrem Austausch, als Bento anbietet, Mortera die Tortur zu ersparen, selbst den Bann zu formulieren. »Sie waren mein Lehrer für Hebräisch, und Sie haben mich gut unterrichtet. Erlauben Sie mir, mich dadurch erkenntlich zu zeigen, dass ich den *Cherem* für Sie zusammenstelle. Sie zeigten mir einmal einige der brutalsten *Cherems*, die von der venezianischen Gemeinde verhängt wurden, und ich kann mich noch an jedes einzelne Wort erinnern.« Ist das ein großzügiges Angebot, um dem alten Mann unnötige Seelenqualen zu ersparen, oder ein Akt maßloser Arroganz? Normalerweise ist Spinoza kein Ironiker, und Bentos Angebot scheint ehrlich gemeint und frei von Sarkasmus zu sein. Wir bewundern ihn den ganzen Roman hindurch, auch wenn es manchmal eine Bewunderung ist, die wir für eine höhere Spezies hegen.

Eine menschlichere Seite von Bento kommt zum Vorschein, als er seinen Bruder Gabriel und seine Schwester Rebecca vom bevorstehenden *Cherem* informiert. Das Kapitel beginnt damit, dass Bento durch den Stadtteil von Amsterdam streift, in dem die meisten der sephardischen Juden wie er leben, um ein letztes Mal zu versuchen, sich die Sehenswürdigkeiten der Stadt einzuprägen, die er schon bald verlassen muss. Kameras waren noch nicht erfunden, und so bemüht er sich, alle Bilder in seinem Gedächtnis abzuspeichern, um sie sich später wieder anzusehen. »Jedes einzelne Bild ließ er lange auf sich wirken, wie um es mit Beständigkeit zu erfüllen, damit er es später wieder abrufen könnte, auch wenn die Stimme der Vernunft ihm zuflüsterte, dass sich alles irgendwann in Luft auflösen werde und das Leben in der Gegenwart gelebt werden müsse.« Yalom verschmilzt das Psychologische und Philosophische in einem einzigen ergreifenden Satz.

Früher Verlust der Mutter

Bento berichtet ausführlich von seinem Treffen mit Mortera, ohne seine Rolle im *Cherem* zu rationalisieren oder kleinzureden. Sein Bruder ist so von Kummer überwältigt, dass er kaum sprechen kann und ihn nur anfleht, es sich noch einmal zu überlegen, aber seine Schwester ist außer sich. Bento kämpft in diesem Kapitel mit seinen Emotionen und bemüht sich um eine ruhige Stimme. Er kann nichts tun, um Rebecca zu besänftigen, deren Worte dem Kapitel Zunder geben. Sie kommt wütend und schrill daher, mehr mit ihrer eigenen prekären Situation beschäftigt als mit Bentos.

Rebecca macht zwei wichtige Bemerkungen, die ein Licht auf Spinozas Problem werfen. Als Erstes verweist sie auf das Leben eines anderen jüdischen Ketzers, Uriel da Costa, der das jüdische Gesetz infrage stellte, von Morteras Lehrer mit einem *Cherem* belegt wurde, aus den jüdischen Gemeinden der Niederlande,

Deutschlands und Italiens ausgeschlossen wurde, um Gnade flehte, Vergebung erlangte, abermals für ketzerische Aussagen verbannt wurde und schließlich 1640 Selbstmord beging. »Das geschieht mit solchen Leuten«, verkündet Rebecca ahnungsvoll. »Es gibt kein Leben außerhalb der Gemeinde.« Der Wahnsinn und Selbstmord da Costas dient immer noch als mahnendes Beispiel, wenngleich vermutlich eher für Rebecca als für Bento. Der Biograph Steven Nadler bemerkt, dass es zwischen den da Costas und den Spinozas – beides prominente Familien – eine enge Verbindung gegeben haben könnte. Für Nadler besteht kein Zweifel daran, dass sowohl Spinoza als auch alle Mitglieder der Amsterdamer jüdischen Gemeinde von den subversiven Überzeugungen da Costas gewusst haben; »er hat vermutlich lange und intensiv darüber meditiert«. Rebeccas zweite Bemerkung bezieht sich darauf, dass Bento den Tod der Mutter nie überwunden hat. Ihrer Ansicht nach hatte der Tod seiner Mutter so »schreckliche Wunden hinterlassen«, dass er nie darüber hinwegkam. Das könnte erklären, weshalb er sich in keine andere Frau mehr verlieben oder das Risiko irgendeines anderen emotionalen Verlusts eingehen wollte.

Rebecca erwähnt keine weiteren Todesfälle, die Auswirkungen auf Spinoza gehabt haben könnten, aber in Nadlers Biographie gibt es sie. Michael Spinozas erste Frau Rachel starb 1627 nur wenige Jahre nach ihrer Hochzeit, als er achtunddreißig Jahre alt war. Seine zweite Frau Hannah, die Mutter von Rebecca, Baruch und Gabriel, starb 1638. Das heißt, dass Michael beide Ehefrauen schon nach ein paar Ehejahren verlor. Kurz nach dem Tod seiner zweiten Frau heiratete Michael Spinoza ein drittes Mal; seine neue Ehefrau Esther zog den damals achtjährigen Baruch bis zu ihrem Tod 1653 auf; da war Spinoza zwanzig Jahre alt. Michael Spinoza musste drei Ehefrauen beerdigen: Wie hätte seine Trauer sich nicht auf seinen Sohn auswirken sollen? Es ist kein Wunder, dass Spinoza Liebe mit Verlust gleichsetzte, woraus er den Schluss zog, dass emotionale Bindungen gefährlich seien.

Rebeccas Theorie zur Rolle früher und wiederholter Verluste im Leben ihres Bruders verdient ernsthafte Betrachtung. Es ist interessant, dass nicht Yalom, der Erzähler, diese Verlusterfahrungen ins Spiel bringt, sondern Rebecca. Rebecca täuscht sich, wenn sie behauptet, dass für Bento niemand eine Bedeutung hat, doch sie könnte recht haben, wenn sie andeutet, dass er nach dem Verlust der Mutter versucht hat, sich von der Gefühlswelt abzukoppeln. Das wäre eine verständliche Reaktion auf Trauer. Es stimmt, dass Gedanken gefährlich sein können, wie *Das Spinoza-Problem* demonstriert, doch Emotionen können bedrohlicher und widerspenstiger sein. Gabriel verwahrt sich gegen die Interpretation seiner Schwester und weist darauf hin, dass er in derselben Familie gelebt und dieselben Todesfälle miterlebt hat, aber trotzdem nicht so denkt oder handelt wie sein Bruder. Allerdings ignoriert er dabei die Tatsache, dass Menschen auf dieselben Ereignisse unterschiedlich reagieren. Yalom zitiert Spinozas vorausschauende Beobachtung in der *Ethik*: »Verschiedene Menschen können von einem und demselben Objekt auf verschiedene Weise erregt werden … derselbe Mensch kann von einem und demselben Objekt zu verschiedenen Zeiten auf verschiedene Weise erregt werden.« Yaloms Hinweis auf die entscheidende Rolle früher Verluste im Leben des Philosophen ist eine seiner beeindruckendsten Erkenntnisse in *Das Spinoza-Problem*. Nadler, der Autor der ersten bedeutenden Spinoza-Biographie, egal, in welcher Übersetzung veröffentlicht, deutet eben so wenig auf diese Möglichkeit hin wie andere Spinoza-Gelehrte, die über die Entwicklung seiner Gedanken geschrieben haben. Nachdem Yalom Bentos angespannten Abschied von seiner Familie dramatisiert hat, übt er weise Zurückhaltung bei der Schilderung des *Cherem*, der am 27. Juli 1656 verkündet wurde. In Ermangelung historischer Informationen begleitet Yalom uns in die Synagoge Talmud Torah, die mit fast dreihundert Gemeindemitgliedern hoffnungslos überfüllt ist. Weshalb der große Andrang? »Der Wirbel wurde vom gleichen Nervenkitzel, dem gleichen Grusel und der gleichen Sensationslust geschürt, die seit jeher Menschenmassen in Scharen zu öffentlichen Kreuzigungen, Erhängungen, Enthauptungen und Ketzerverbrennungen treibt.« Bento ist nicht anwesend, als Rabbi Mortera mit donnernder Stimme den *Cherem* auf Hebräisch vorliest, den ein anderer Rabbi auf Portugiesisch übersetzt. Die Gemeinde ist entsetzt über die beispiellose Strenge des *Cherem*. Yalom zitiert die Sprache des historischen Dokuments fast in ganzer Länge. Der Autor kann darauf verzichten, die Sprache auszuschmücken, denn sie ist schon so erschreckend genug. Yalom widmet der Verhängung des *Cherem* nur vier Seiten im Vergleich zu den neun Seiten, in denen er Bentos herzzerreißenden Abschied von seiner Familie beschreibt.

Die zurückhaltende Darstellung der Verhängung des *Cherem* unterscheidet sich von vielen früheren Schilderungen dieses Ereignisses. So schildert beispielsweise Will Durant in *Die grossen Denker* (1996) Spinoza als Märtyrer, der nach der Exkommunikation das Gefühl hatte, »völlig und unbarmherzig verlassen« zu sein. Es gibt keinen Beweis dafür, dass Spinoza verbittert war, und trotz seiner Einsamkeit war er nie ohne Freunde oder Unterstützer. Manchmal verkennt Durant die Fakten, wenn er unterstellt, dass Spinozas Vater, »der sich auf das Glänzen seines Sohnes in der hebräischen Gelehrsamkeit gehofft hatte … ihn von sich [schickte]«. Michael Spinoza starb 1654, zwei Jahre vor dem *Cherem*.

Yaloms Darstellung der Exkommunikation stimmt im Wesentlichen mit der jüngsten Forschung über das historische Ereignis überein. Richard Popkin stellt fest, dass Spinoza im Gegensatz zu früheren Berichten über die Exkommunikation, die zumeist ideologisch motiviert waren, das Ereignis offenbar nicht als bedeutsam betrachtete. Er beschloss, sich nicht zum *Cherem* zu äußern, und die Verkündung des Banns fand nicht in einer Synagoge statt, wie Yalom darstellt, sondern in einem privaten Raum. Daher gab es im Rahmen dieses Ereignisses auch kein öffentliches Spektakel. Popkin widerlegt weitere Legenden in Zusammenhang mit dem Bann. »Nach dem, was wir heute wissen, halte ich es für gesichert, dass seine Exkommunikation nicht zu den traumatischen Ereignissen im siebzehnten Jahrhundert gehörte oder ein entscheidender Wendepunkt im Kampf zwischen der Orthodoxie und der Modernität gewesen ist. Es scheint sich um ein unbedeutendes lokales Ereignis in der Amsterdamer Gemeinde gehandelt zu haben, über das danach nie gesprochen wurde.« Wie Nadler hervorhebt, steht jedoch außer Frage, dass der Text von Spinozas *Cherem* alle anderen »in seiner Vehemenz und Wut« überboten hat. Als Autor ist es Yalom erlaubt, er ist sogar gefordert, sich das Ereignis oder Nicht-Ereignis vorzustellen, und soweit wir es beurteilen können, besteht die einzige Ausschmückung darin, dass er die Gemeindemitglieder anlässlich der Verkündung als makaber sensationslustiges Publikum darstellt. Dieses Detail ist prophetisch in Bezug auf die diabolischeren, öffentlichen Anprangerungen ketzerischer Gedanken und ketzerischer Juden drei Jahrhunderte später.

Ein Mordversuch und das Exil

Ohne zu übertreiben oder zu untertreiben, zeigt Yalom, wie der Schmerz des Modernismus auf Bento wirkt. Er nimmt sein Schicksal an und sieht sogar die positiven Konsequenzen. »Ich bin kein Jude mehr«, sagt er sich immer wieder. Doch so einfach lässt sich die Identität nicht ändern, und sein Innenleben bleibt ungeachtet der äußeren Veränderungen in seinem Leben weitgehend dasselbe. Ohne darüber zu urteilen, nimmt er Francos Geständnis entgegen, ihn verraten zu haben, und im Gegenzug vertraut er ihm eines seiner eigenen Geheimnisse an: Der *Cherem* ist ihm in gewisser Weise sogar *gelegen* gekommen, denn er weiß, dass es als exkommunizierter Jude einfacher sein wird, unter Heiden zu leben, als seine Gedanken vor seinem eigenen Volk zu verbergen. Es gibt einen weiteren Grund, weshalb ihm der Bann gelegen kommt: »Ich möchte irgendwann zu schreiben beginnen, und vielleicht bestehen größere Aussichten, dass eine breitere Bevölkerung das Werk eines exkommunizierten Juden liest als das eines Mitglieds der jüdischen Gemeinde.« Franco ist Bento so zugetan, dass er den Wunsch äußert, sein Schüler oder Adept zu werden, doch Bento, der beschlossen hat, künftig auf Bindungen zu verzichten, lehnt freundlich ab.

Zu einem der befremdlicheren Vorfälle in Spinozas Leben kam es, als ein fanatischer Jude nicht lange nach der Exkommunikation versuchte, ihn vor der Synagoge zu ermorden. *Herege* (Ketzer) brüllend, zog er ihm zweimal ein Messer quer über den Bauch. Dank Dirks Eingreifen, der sich auf den Angreifer stürzt, überlebt Bento den Mordversuch. Niemand weiß, warum der schwerverletzte Spinoza den aufgeschlitzten, blutbefleckten Mantel aufbewahrt, vielleicht als eine Art Memento mori, eine Erinnerung daran, dass er dem Tod nur knapp entronnen ist. Danach spenden Dirk und Clara ihm Trost. Gegen seinen gescheiterten Attentäter empfindet er keinen Hass, obwohl er diese Emotion zum ersten und zum letzten Mal im Roman spürt, als er entdeckt, dass Dirk und Clara sich ineinander verliebt haben und ihm damit die Möglichkeit nehmen, selbst eine Liebesbeziehung mit ihr zu beginnen. »Wenn du erfolgreich sein willst«, mahnt Bento sich, »musst du deine Leidenschaften dadurch überwinden, dass du deine Gefühle an etwas Unveränderliches, etwas ewig Währendes heftest.« Wieder einmal erweist die Gefühlswelt sich für Bento als herzzerreißend, in diesem Fall als launisch und trügerisch und unterstreicht die von engen emotionalen Beziehungen drohende Gefahr.

Im weiteren Verlauf der Spinoza-Geschichte spielt Bento hauptsächlich die Rolle von Francos Therapeuten, der sich noch immer mit der Frage nach Gott quält. Bento wählt die gleiche Art der philosophischen Beratung, die wir in *Und Nietzsche weinte* sowie in

Die Schopenhauer-Kur gesehen haben. Er zitiert aus Yaloms vertrautem Pantheon der Philosophen, unter anderem Epikur und Seneca. Bento wird auch von Franco beraten, der Yaloms Glauben an die Reziprozität bestätigt. Bento vertraut Franco seine Verzweiflung angesichts Claras zärtlicher Gefühle für Dirk an; damit gibt er Franco die Möglichkeit, ihn aus seiner quälenden Eifersucht wachzurütteln, der ihn auf die Irrationalität aufmerksam macht, eine katholische Frau zu begehren, die sich dem übernatürlichen Element der Religion verschrieben hat, das er wiederum verabscheut. Bentos und Francos wechselseitige, herzliche Freundschaft ist ein Markenzeichen der Romane Yaloms.

1662 reist Franco in das kleine holländische Dorf Rijnsburg, in dem Spinoza lebte. Franco und Bento genießen beide ihre Zufriedenheit und ihre Selbstverwirklichung. Bento lebt allein, finanziert sich mit dem Schleifen von Linsen und verbringt die übrige Zeit mit Denken, Lesen und Schreiben. Die Metapher »Linsen schleifen« ist treffend, denn Yalom untersucht seine Figur präzise und klar wie mit einem Vergrößerungsglas und hilft uns, dessen Streben nach Glückseligkeit zu verstehen. Bento genießt seine Privatsphäre und empfindet weder Eifersucht noch Reue. Franco hat geheiratet, ein Kind in die Welt gesetzt und geht nun an Spinozas alter Schule seinen rabbinischen Studien nach. Rabbi Mortera hat Franco sogar ein großzügiges Stipendium gewährt. Wie ein Meisterpianist weiß Yalom, die Klaviatur der Stille zu spielen. Franco zieht aus der peinlichen Stille im Verlauf ihres Gespräches den Schluss, dass sich ihre Beziehung verändert hat. Bento stimmt ihm zu und artikuliert die unerwartete Dissonanz in ihrer Freundschaft. »Bis jetzt war *ich* es, der der Lehrmeister war, und *Sie* der Schüler, der meine Ansichten teilte und sein Leben mit mir im Exil verbringen wollte. Jetzt ist alles anders geworden.«

Im Verlauf des Gespräches gelingt es beiden Männern, ihre Anspannung zu verstehen und zu lösen. Sie erkennen, dass sie immer noch Kontakt halten können, auch wenn sich ihr Leben in unterschiedliche Richtungen entwickelt hat. Die Unterhaltung deckt eine große Bandbreite von Themen ab: ihre unterschiedlichen Auffassungen zu Geschichten, den Wert eines Talmudstudiums und Bentos Bewunderung für Euklid, der einen transformativen Einfluss auf das Schreiben seiner *Ethik* hatte. Sie unterhalten sich auch über Bentos Lieblingsgeschichte aus dem Talmud, in der ein Ketzer sich an Rabbi Hillel wandte und versprach, zum Judentum zu konvertieren, wenn der Rabbi ihn die gesamte Thora auf einem Fuß stehend beibringen könne. »Hillel antwortete ihm: ›Was dir zuwider ist, das füge auch deinem Nächsten nicht zu. Das ist die ganze Thora, und alles andere ist nur Kommentar. Und nun geh und studiere sie.‹« Das sind die Geschichten aus der Thora, die Spinoza und Yalom bewundern. Bento verrät Franco einen weiteren Aspekt seines Lebens, sein Bekenntnis zu einer anderen Art von Liebe, einer intellektuellen Liebe, die er auf Latein *amor dei intellectualis* nennt, die intellektuelle Liebe zu Gott. Der Gedanke ist für Spinozas Theologie und Philosophie von zentraler Bedeutung. Franco strebt danach, das Wesen dieser radikal neuen Sicht auf Gott zu begreifen, und stellt ihm mehrere Fragen, darunter die, ob Bento die Natur vergöttlicht oder Gott naturalisiert. Bento verspricht, die Frage bei ihrem nächsten Treffen zu beantworten.

Spinozas Geringschätzung von Frauen verstehen

Die letzten beiden Kapitel spielen 1666 in Voorburg, dem Dorf in der Nähe von Den Haag, in dem die Leute den Philosophen liebevoll den »Weisen von Voorburg« nennen. Das Jahr 1666, so erfahren wir, wurde numerologisch von haarsträubenden Vorhersagen überflutet, darunter auch von der festen Überzeugung vieler Juden damals, dass der Messias in Gestalt von Sabbatai Zevi gekommen sei. Der »Messias-Wahnsinn«, wie Bento es nennt, nahm für

Sabbatai Zevi ein unrühmliches Ende: Als er vom ottomanischen Sultan gefangen genommen und vor die Wahl gestellt wird, Märtyrer zu werden oder zum Islam zu konvertieren, entscheidet er sich für Letzteres.

Francos Rabbi war ein Messianist, und weil Franco ein Skeptiker ist, erwartet er die Verhängung eines *Cherem* gegen ihn. Bento greift Francos Unbefangenheit auf, mit der dieser die Geschichte von seiner eingeschränkten Freiheit erzählt, und er erfährt, dass Franco und seine Familie schon bald in die neue Welt auf die niederländische Insel Curaçao aufbrechen werden, wo er seine eigene Synagoge haben wird. Das Gespräch wendet sich dann dem Thema Frauen zu, die Bentos Ansicht nach den Männern unterlegen seien, womit er die Haltung des historischen Spinoza akkurat wiedergibt. Anders als Bento bewundert Franco die Intelligenz der Frauen, vielleicht, weil er mit einer intelligenten Frau verheiratet ist. Franco bedient sich spinozistischer Sprache und Logik, wenn er dem Philosophen klarmacht, wie irrational seine Verachtung der Frauen ist. Ihre Diskussion wird unterbrochen, setzt sich aber im letzten Kapitel über Spinoza fort, in dem Franco Yaloms Erklärung liefert, weshalb Spinoza Frauen so geringschätzt. »Ich hatte eine sehr liebevolle Beziehung zu meiner Mutter und jetzt zu meiner Frau und Tochter, und meine Vermutung ist, dass Ihre Einstellung zu Frauen aufgrund Ihrer früheren Kontakte mit ihnen *notwendigerweise* negativ ist.« Doch Bento ist unfähig, seine Meinung über Frauen zu ändern. Francos Erklärung für Bentos Misstrauen gegenüber dem weiblichen Geschlecht vertieft unser Verständnis des historischen Spinoza. Im Abschnitt »Fakt oder Fiktion? Historisches und Erfundenes auf dem Prüfstand«, in dem Yalom zeigt, dass Franco mit seiner aufgeklärten Haltung gegenüber Frauen seiner Zeit weit voraus war, hatte der Schriftsteller tatsächlich Mordechai Kaplan im Sinn, einen »Pionier … des zwanzigsten Jahrhunderts, was die Modernisierung und Säkularisation des Judentums anbelangt«.

Der dornige Spinoza

Das letzte *Spinoza*-Kapitel exploriert die heikelsten Aspekte seiner theologischen und philosophischen Überzeugungen. Einige dieser Sichtweisen unterscheiden sich drastisch von denen Yaloms, der es wie schon früher den Lesern überlässt, ihre eigenen Schlussfolgerungen zu ziehen. Er beginnt mit der Vorstellung zweier zentraler spinozistischer Begriffe: mit *conatus* – dem Wunsch, sich zu entfalten, in mancher Hinsicht ähnlich dem Willen bei Schopenhauer, dem Willen zur Macht bei Nietzsche und dem Es bei Freud – und mit *sub specie aeternitatis*. Dann geht Bento näher auf die Notwendigkeit ein, die eigene Identität abzulegen, also die Grenzen zwischen dem Selbst und dem Anderen abzuschütteln. Sobald das vollzogen ist, »strömt eine große Ruhe herein«, erklärt er Franco, doch diese freudige Erfahrung bezeichnet eher einen Verlust der Trennung als der Verbindung. »Sie sehen also, dass es einen Unterschied gibt – den Unterschied zwischen Menschen, die sich aneinanderschmiegen, um einander zu wärmen und sich sicher zu fühlen, und den Menschen, denen eine aufgeklärte, freudige Sicht auf die Natur oder Gott gemeinsam ist.« Bentos Bild der Männer, die sich aneinanderschmiegen, um sich warm zu halten, erinnert an Yaloms vorangegangenen Roman, in dem Schopenhauers Stachelschweine sich aneinanderdrängen, um nicht zu erfrieren, sich dabei aber zwangsläufig gegenseitig die spitzen Stacheln ins Fleisch treiben. Doch Bentos Bild zeigt keine stachelige menschliche Natur, sondern eine Möglichkeit, sich mit göttlicher Vollkommenheit zu vereinigen. Franco kann Spinozas unorthodoxe Überzeugungen nicht nachvollziehen, und er bemerkt ironisch, dass er Kopfschmerzen bekommt, wenn er über den Verlust von persönlicher Identität nachdenkt.

Was genau hat Spinoza im Sinn, wenn er davon spricht, die Welt aus dem Blickwinkel der Ewigkeit zu betrachten? Spricht der große Rationalist von *Mystizismus*? Ist Spinozas Begriff der Geistlosigkeit eine transzendente Erfahrung? Wenn dem so ist: Wie bringen wir dies mit seinem Glauben an das unmittelbar bevorstehende Kommen eines Gottes in Einklang? Führt die intellektuelle Liebe zu Gott zu Unsterblichkeit? Spinoza, zeit seines Lebens Feind der übernatürlichen Religion, trifft in der *Ethik* eine Reihe von Aussagen, die auf einen Glauben an Unsterblichkeit hindeuten. Die genauen Einzelheiten der Lehre Spinozas von der Unsterblichkeit sind, wie Heidi M. Ravven einräumt, »bekanntlich dürftig« (Ravven, p. 188). Nicht weniger rätselhaft ist Spinozas Aussage, dass Gott und Natur ein und dasselbe sind. Yalom stimmt Tschechows kritischem Diktum zu und stellt diese Fragen, ohne sie aufzulösen.

Das Wertschätzen von Geschichten

Einer der überraschenden blinden Flecken bei Spinoza ist sein Versagen, Geschichten wertzuschätzen – ein ernstes Problem aus Sicht von Yalom, dem Geschichtenerzähler. Im Gegensatz dazu erfreut sich Franco an Geschichten, und er rezitiert den folgenden Bericht von Rabbi Yohanan, in dem es darum geht, »dass er einen anderen Rabbiner heilte, indem er ihm die Hand reichte. Und als er selbst einmal krank wurde, besuchte ihn ein anderer Rabbiner und fragte: ›Sind dir deine Leiden willkommen?‹ Und Rabbi Yohanan gab zur Antwort: ›Nein, weder sie noch ihr Lohn.‹ Und so heilte der andere Rabbiner dann Rabbi Yohanan, indem er *ihm* seine Hand reichte.« Die Geschichte aus dem Talmud ist eine Variante der Gedanken Jungs vom verwundeten Heiler, die Yalom in *Die Schopenhauer-Kur* erörtert. Bento hat von der Geschichte des Rabbi Yohanan gehört und fasst ihr Thema kurz zusammen, »dass ein Gefangener sich nicht selbst befreien kann und dass der Lohn der Leiden im Jenseits liegt«. Yalom impliziert, dass nur der erste Teil von Bentos Aussage stimmt. Yaloms Ansicht nach bestätigt die Geschichte kein Jenseits, sondern bekräftigt eher, dass Lehrer und Schüler, Therapeuten und Patienten, Autoren und Leser heilen und voneinander geheilt werden können. Yaloms Sympathien sind hier vollkommen auf Francos Seite und nicht bei Bento. »Warum sich des Vergnügens an einer guten Geschichte berauben«, fragt Franco, »eines so harmlosen, so allgemeinen Vergnügens? In welcher Kultur gibt es keine Geschichten?«, und dann setzt Franco hinzu: »Schüler werden immer an Geschichten interessiert sein, wohingegen es niemals eine große Anzahl von Schülern geben wird, die begierig darauf sind, Euklid und die Geometrie zu studieren.« Franco scheut sich nicht, bei bestimmten Themen auf Bentos Engstirnigkeit hinzuweisen, und erinnert damit an Nietzsches Bemerkung: »Man vergilt einem Lehrer schlecht, wenn man immer nur der Schüler bleibt.«

Der menschliche Spinoza

In *Das Spinoza-Problem* gelingt es Yalom, den rätselhaftesten Philosophen der Geschichte zu vermenschlichen, indem er zeigt, dass er im Gegensatz zu den Rückschlüssen, die aus seinen Schriften gezogen wurden, kein kalter, kopfgesteuerter Rationalist war. Yaloms Spinoza schätzt die menschliche Liebe, auch wenn er sich selbst von anderen fernhalten muss. Bento kommt manchmal wie ein Heiliger daher, aber er ist alles andere als perfekt. Yaloms Spinoza versteht, dass Liebe Liebe hervorbringt und dass jene, die hassen, gewöhnlich Opfer ihrer Leidenschaften sind. Im Herzen von Spinozas Theologie und Philosophie liegt eine zutiefst ethische Vision, der Glaube an Toleranz und Wohlwollen. Er vertrat die Meinung, dass Glückseligkeit nicht der Lohn von Tugend sei, sondern Tugend selbst, eine Überzeugung, die er in seinem eigenen Leben in die Praxis umsetzte. Spinozas Hoffnung auf eine universelle Religion ist heute ebenso trügerisch, wie sie es im sechzehnten Jahrhundert war, aber er tut alles, was er kann, um den Traum zur Realität werden zu lassen. Franco nennt diese Vision des Paradieses »noch tausend Jahre entfernt«, worauf Bento antwortet: »Ich bezweifle nicht, dass es einiger Anstrengungen bedarf. Alles, was herausragend ist, ist schwierig, weil es so selten ist«, eine Feststellung, die die letzte Zeile der Ethik wachruft.

Wenn die *Spinoza*-Kapitel enden, sagen sich Bento und Franco liebevoll Adieu und gehen getrennte Wege. Letzterer zieht mit seiner Familie in eine vermutlich vielversprechende Zukunft in die neue Welt, während Ersterer sein radikales Denken und Schreiben fortsetzen wird. Franco fleht Bento an, vorsichtig zu sein und seinen Namen nicht unter das neue Buch zu setzen, das er gerade schreibt. »Ich bewundere Sie dafür, dass Sie es schreiben, aber seien Sie bitte vorsichtig, mein Freund. Setzen Sie Ihren Namen nicht unter dieses Buch. Nicht jetzt, nicht zu unseren Lebzeiten.« Der Roman endet damit, dass Bento wieder in seine Welt der »Einsamkeit« zurückkehrt – es ist das letzte Wort seiner Geschichte –, doch Francos Warnung wirft ihre Schatten auf die Gegengeschichte über Alfred Rosenberg voraus, dem das Spinoza-Problem nicht mehr aus dem Kopf gehen wird.

Ein Blick in die Zukunft
Der Mythus des 20. Jahrhunderts

Die Gegengeschichte beginnt in Kapitel 2 von *Das Spinoza-Problem* am 3. Mai 1910 in Reval, Estland. Der sechzehn Jahre alte, spätere Nazi-Ideologe sieht Yaloms unheilschwangeren Worten zufolge »wie alle und wie keiner aus«. Der Autor wirft dann einen Blick in die Zukunft und beseitigt jede Ungewissheit, die der Leser über Alfred Rosenbergs Schicksal haben könnte:

In neun Jahren wird er bei einer Versammlung der Deutschen Arbeiterpartei die aufwühlende Rede eines neuen Hoffnungsträgers, eines Veteranen des Ersten Weltkrieges namens Adolf Hitler hören, und Alfred wird bald nach Hitler der Partei beitreten. In zwanzig Jahren wird er seinen Stift zur Seite legen und triumphierend lächeln, nachdem er die letzte Seite seines Buches *Der Mythus des 20. Jahrhunderts* beendet hat. Als Bestseller mit Millionenauflage wird es viel vom ideologischen Fundament der NSDAP enthalten und eine Rechtfertigung für die Vernichtung der europäischen Juden liefern. In dreißig Jahren werden seine Truppen ein kleines, holländisches Museum in Rijnsburg stürmen und Spinozas persönliche Bibliothek mit einhunderteinundfünfzig Bänden konfiszieren. Und in sechsunddreißig Jahren wird er verwirrt aus seinen dunkel umrandeten Augen schauen und den Kopf schütteln, wenn der amerikanische Henker in Nürnberg ihn fragt: »Wollen Sie noch etwas sagen?«

Man könnte erwarten, dass ein Bestseller, der 1930 in Millionenauflage erschienen ist, leicht zu beschaffen sei, doch als ich eine Ausgabe von *Der Mythus des 20. Jahrhunderts* bei der Fernleihe meiner Universitätsbibliothek anforderte, wurde mir mitgeteilt, dass keine der teilnehmenden Universitätsbüchereien das Buch in den Regalen habe. Zum ersten Mal in meiner langjährigen Lehrtätigkeit an der Universität in Albany war es mir nicht möglich, ein Exemplar eines von mir angeforderten Buches zu bekommen. Daraufhin versuchte ich es im Internet; dort war ein Exemplar bei Amazon verfügbar. Das Buch, das ich bekam, war schlecht gedruckt, schwierig zu lesen (die Absätze waren nicht eingerückt), und die sonst üblichen Katalogisierungsinformationen der Library of Congress fehlten. Auf der letzten Seite des Buches gab es den Hinweis »Made in the USA«, gefolgt von »Middletown, DE« und dem Datum »20. Juli 2016« – das Datum, an dem ich das Buch bestellt hatte. Der Buchumschlag zeigt ein Foto von Hitler, der vor Zehntausenden deutschen Soldaten salutiert, die alle in militärischer Formation Aufstellung genommen hatten. Der Rückendeckel zeigt eine wohlwollende Zusammenfassung von Rosenbergs Ideologie, ohne sein unrühmliches Ende zu erwähnen.

Der Mythus des 20. Jahrhunderts ist ein als Kulturgeschichte getarntes, durch und durch verabscheuungswürdiges Buch, dreihunderteinundachtzig Seiten voller Hass und Bigotterie. Das Buch idealisiert das »Ariertum«, das es mit den »nordischen Völkern des nördlichen Europas« gleichsetzt und das andere Kulturen verteufelt, die »von semitischen Einflüssen korrumpiert« wären. Ich hatte mir vorgenommen, das Buch im Rahmen meiner Recherche für *Das Spinoza-Problem* sorgfältig durchzulesen, was Yalom zweifellos getan hat, doch ich hatte nicht damit gerechnet, dass das Buch mich buchstäblich krank machen würde. Seite um Seite spuckt es rassistisches Gift. »Jüdischsein« ist für Rosenberg eine ansteckende Seuche, die zugunsten des Überlebens der Arier ausgerottet werden müsse.

Tagebücher

Yalom zitiert auch aus Rosenbergs Tagebüchern, die er schrieb, während er auf seinen Kriegsverbrecherprozess wartete. Der Herausgeber meines (englischsprachigen, Anm. d. Ü.) Exemplars von Rosenbergs *Memoirs*, das ich mir über die Fernleihe besorgt hatte, war Ostara Publications, ein kleiner, unabhängiger Verlag, von dem ich noch nie gehört hatte. Die anonyme Einleitung lässt keinen Zweifel daran, dass der Herausgeber ein Holocaust-Leugner ist, der eine Pro-Rosenberg-Haltung vertritt. »Bei Kriegsende wurde er zusammen mit anderen wichtigen Führern des Dritten Reiches verhaftet und vor Gericht gestellt. Dort bestritt er jede

Kenntnis über den angeblichen ›Holocaust‹ und sagte aus, dass er erst in Nürnberg von den Behauptungen gehört habe, ihnen aber keinen Glauben schenkte.«

Rosenberg liefert in seinen *Memoirs* eine geschönte Sicht auf *Der Mythus des 20. Jahrhunderts*, eine Selbstrechtfertigung, die der anonyme Herausgeber aufgreift. Wir erfahren in einer Fußnote, dass Rosenbergs »schonungslose Darstellung der Geschichte des Christentums ihm den Vorwurf einbrachte, dass diese antichristlich sei und dass Kontroversen die interessantesten Abschnitte des Buches überschatteten, die sich mit der rassischen Situation auf der Welt und der Forderung nach rassisch homogenen Staaten als einzige Methode zur Erhaltung der individuellen Weltkulturen befassen«. Damit gibt der Herausgeber ein perfides Argument weiter, das den Rassismus zur Bewahrung der internationalen Diversität verteidigt. Rosenbergs *Memoirs* enthüllen wenig über sein Innenleben, wenngleich gelegentlich seine Unsicherheit durchbricht, wenn er etwa bemerkt, dass Hitler »mich sehr schätzte, dass er mich aber nicht liebte«. Er beendet die *Memoirs* in der Überzeugung, dass das besiegte Dritte Reich eines Tages wiederauferstehen werde. Diese Aussage erwähnt Yalom in *Das Spinoza-Problem*.

Das Rosenberg-Problem

Bei der Lektüre von *Der Mythus des 20. Jahrhunderts* kam mir derart die Galle hoch, dass ich das Buch nicht zu Ende lesen konnte. Bei Rosenbergs *Memoirs* habe ich es geschafft, aber nur deshalb, weil sie kürzer und nicht ganz so ätzend waren. Wer sollte diese abscheulichen Bücher publizieren wollen, fragte ich mich zwangsläufig. Und wer sollte sie auch noch lesen wollen, außer Leute wie ich, die darüber recherchieren? Auf der Suche nach einer Antwort zum »Rosenberg-Problem« googelte ich Ostara Publications und bekam bestätigt, was ich schon vermutet hatte. Auf der amerikanischen Website heißt es: »Ostara strebt an, weltweit die wichtigste eurozentrische Quelle zu sein. Als Reaktion auf die gegen Weiße gerichtete Diskriminierung auf der ganzen Welt ist das Studium und die Erweiterung der eurozentrischen Weltanschauung von elementarer Bedeutung für den Fortbestand unseres Volkes und unserer Zivilisation.« In einem Artikel, publiziert vom Southern Poverty Law Center, charakterisiert Leah Nelson den Herausgeber von Ostara (und vermutlich anonymen Herausgeber der *Memoirs*), Arthur Kemp, als »sattsam bekannten, südafrikanischen, weißen Rassisten«, der nicht nur für Publikationen weißer Rassisten schreibt, sondern auch einen Online-Buchladen eröffnet hat, in dem Nachdrucke von »bisher nicht zugänglichen rassistischen Traktaten aus längst vergangenen Zeiten« angeboten werden.

Das Beste, was man zum historischen Alfred Rosenberg sagen kann, ist, dass er im Gegensatz zu seinen Nazi-Offizierskollegen hauptsächlich deshalb gehängt wurde, weil er das Buch *Der Mythus des 20. Jahrhunderts* geschrieben hat. Wie aus seinen *Memoirs* hervorgeht, hat er seine Komplizenschaft an der von den Nazis verursachten Katastrophe nie eingeräumt. Nur wenige Romanautoren hätten die Einsicht und das Einfühlungsvermögen, eine fiktionale Figur wie Rosenberg zu schaffen, und nur wenige Therapeuten wären in der Lage, einen so bösartigen Patienten zu behandeln. Doch genau das tut Yalom in *Das Spinoza-Problem*. Der Leser wendet sich nicht vom fiktionalen Rosenberg ab, was den Roman noch beeindruckender macht.

Eine Hausarbeit über Goethe

Die ersten Kapitel von *Das Spinoza-Problem* stellen einen vorlauten Schüler vor, der über Sozialdarwinismus, das »Überleben des Stärkeren« und die rassistischen Theorien des englischen Historikers Houston Stewart Chamberlain (1855–1927) schwafelt, der mit Richard Wagners Tochter verheiratet war. Rosenberg proklamiert Chamberlains *Die Grundlagen des 19. Jahrhunderts* als »edles Buch«.

Herr Schäfer, Rosenbergs Lehrer, und Direktor Epstein denken sich eine ungewöhnliche wissenschaftliche Aufgabe aus, mit dem sie ihn von seinem Antisemitismus befreien wollen. Der Direktor möchte, dass Rosenberg ihm seinen größten Helden nennt, die Person, die er mehr als alle anderen bewundert. »Goethe«, antwortet er wie aus der Pistole geschossen und preist ihn als den größten aller Deutschen. Der Lehrer und der Direktor bitten Rosenberg dann, die beiden Kapitel in Goethes Autobiographie vorzulesen, in der dieser seine tiefste Bewunderung für Spinoza bekundet, und anschließend drei Kopien von allen Stellen anzufertigen, in denen Goethe etwas über den Philosophen sagt. Rosenberg hat noch nie von Spinoza gehört, und als er sich über den großen Arbeitsaufwand für diese Hausarbeit beschwert, bekommt er zu hören, dass ein Schüler, der einen Direktor als ungeeignet für sein Amt bezeichnet, weil er Jude ist, in Estland oder in Deutschland üblicherweise von jeder Schule verwiesen werde. Zähneknirschend akzeptiert Rosenberg die Arbeit. Allerdings hat Rosenberg Schwierigkeiten, seine Hausaufgabe zu erledigen, weil es nicht immer klar ist, wann genau Goethe über Spinoza spricht, und so verlangt der Lehrer von seinem Schüler nur noch, dass er eine gekürzte Passage aus Goethes *Aus meinem Leben: Dichtung und Wahrheit* auswendig lernt. Bei ihrem nächsten Treffen leiert Rosenberg mechanisch eine Schlüsselpassage herunter, in der es darum geht, weshalb Goethe dem Philosophen so viel zu verdanken hat. »Dieser Geist, der so entschieden auf mich wirkte, und der auf meine ganze Denkweise so großen Einfluß haben sollte, war Spinoza. Nachdem ich mich nämlich in aller Welt um ein Bildungsmittel meines wunderlichen Wesens vergebens umgesehn hatte, geriet ich endlich an die ›Ethik‹ dieses Mannes. Was ich mir aus dem Werke mag herausgelesen, was ich in dasselbe mag hineingelesen haben, davon wüßte ich keine Rechenschaft zu geben, genug, ich fand hier eine Beruhigung meiner Leidenschaften, es schien sich mir eine große und freie Aussicht über die sinnliche und sittliche Welt aufzutun.«

Rosenberg kann die Passagen aus dem Gedächtnis rezitieren, in denen sein geliebter Goethe den beruhigenden Einfluss Spinozas auf seinen aufgewühlten Geist bestätigt, aber er hat nicht die geringste Ahnung, weshalb Goethe glaubte, Spinozas »entschiedenster Verehrer« zu sein. Rosenberg schaut auf seine Notizen und räumt ein, dass Goethe im Gegensatz zu dem, was Spinozas Feinde behaupteten, nicht glaubte, dass der niederländische Philosoph Atheist gewesen sei. Rosenberg muss zugeben, dass Goethe Spinoza bewunderte, weil er »gut war und ein gottgefälliges Leben führte«. Der Direktor betont, dass Goethe so beeindruckt von Spinoza war, dass er ein ganzes Jahr lang ein Exemplar von Spinozas *Ethik* in der Tasche mit sich trug, ein Detail, das in *Aus meinem Leben* nicht auftaucht.

In einem Abschnitt von *Aus meinem Leben*, den Yalom in seinem Roman nicht zitiert hat, erinnert Goethe sich daran, »welche Beruhigung und Klarheit über mich gekommen«, als er zum ersten Mal Spinozas nachgelassene Schriften zu lesen begonnen hatte. Das sind die gleichen Gefühle, die Franco in Bentos Gegenwart erlebt. Yalom vermutet, dass Rosenberg danach von Spinozas Schriften gefesselt war, da er auch für sich eine psychische Heilung erhoffte, eine Beruhigung seiner Leidenschaften durch Bibliotherapie.

Der Direktor informiert Rosenberg, dass auch Lessing und Heine, zwei andere große deutsche Dichter, Spinoza bewunderten, und beide berichteten von einer »Klarheit und Ruhe« beim Lesen der *Ethik*. Der Direktor nimmt Rosenberg das Versprechen ab, die ganze *Ethik* vor seinem einundzwanzigsten Geburtstag zu lesen. Schließlich verrät der Direktor dem verblüfften Rosenberg, dass Spinoza Jude war. Dann zählt der Direktor andere große deutschsprachige Juden auf, von denen manche gezwungen wurden, zum Christentum zu konvertieren, wie Felix Mendelssohn und Gustav Mahler, sowie den englische Premierminister Benjamin Disraeli und den französischen Komponisten Jakob Offenbach. »So viele Genies«, sinniert der Direktor. »Was ist deine Erklärung?« Rosenberg hat keine Erklärung, abgesehen davon, dass er Chamberlains Behauptung zustimmt, dass Spinoza wie Jesus vielleicht der jüdischen Kultur angehörte, aber nicht einen Tropfen jüdischen Blutes in sich hatte.

Übereinstimmungen

Die doppelte Handlung und die doppelte Biographie von *Das Spinoza-Problem* lassen uns erkennen, wenn auch vielleicht nicht beim ersten Lesen, dass sich Yaloms zwei Protagonisten in ähnlichen Situationen befinden. Beide sind ihren Lehrern ein Dorn im Auge; beide werden als ungezogene Schüler kritisiert, denen Verbannung oder Verweisung droht; beide schreiben Bücher, die als ketzerisch oder widerwärtig verurteilt werden. Beide sind Kritiker der traditionellen Religion, die sie zugunsten ihrer eigenen radikalen religiösen Visionen umkehren oder umstürzen wollen. Beide appellieren an die Vernunft, Spinoza an das, was er die Wahrheit Gottes ewiger Vernunft nennt, Rosenberg an das, was Hitler im Roman groteskerweise »Antisemitismus der Vernunft« (S. 203) nennt. Beide wollen »den Verstand zu einer Leidenschaft umwandeln«, wie Bento gegenüber Franco bemerkt und wie Friedrich Karl Abraham gegenüber im Hinblick auf Rosenberg bemerkt. Beide lebten in Jahrhunderten, die zeitweise von einer religiösen oder politischen Inquisition beherrscht waren und in denen zahllose Menschen für ihren Glauben abgeschlachtet wurden. Beide Männer beklagen einen frühen Verlust der Mutter, der sich lebenslang auf ihren Charakter auswirkt. Und schließlich lebten beide allein, der eine freiwillig, um sich dem Leben im Geist und dem Streben nach Perfektion zu widmen, der andere unfreiwillig, um die Liebe und Anerkennung des monströsesten Menschen des Jahrhunderts zu bekommen.

Der Beginn der »Behandlung«

Yalom fasst die Jahre zwischen Rosenbergs Schulabschluss und dessen Begegnung mit Friedrich Pfister in Estland 1918 kurz zusammen. Rosenberg versucht, sein Versprechen einzuhalten, die *Ethik* vor seinem einundzwanzigsten Geburtstag zu lesen, aber er kommt nicht über die erste Seite hinaus. Die *Ethik* gehört nach wie vor zu den beeindruckendsten philosophischen Texten. Sie sind in euklidischem Stil abgefasst, der auf Spinozas Vorliebe für Masken und Verkleidungen hinweist und womit er vielleicht die Zensoren in die Irre führen wollte. Wegen der euklidischen Form der *Ethik* fühlte sich Heinrich Heine gezwungen, Goethe als »Spinoza der Poesie« zu bezeichnen, eine Einsicht, mit der Rosenberg nichts anfangen kann. Dennoch gelingt es ihm nicht, sich ganz von Spinozas Buch zu lösen.

Wie sein historischer Gegenspieler begann Yaloms Rosenberg sein Studium am Polytechnischen Institut in Riga, Litauen, und zog dann 1915 mit den anderen Studenten nach Moskau um, als deutsche Truppen die baltischen Länder bedrohten. Als er 1918 wieder nach Hause zurückkehrt, lernt er Pfister kennen – und hier beginnt Yalom, Rosenbergs Innenleben zu untersuchen. Yaloms Herausforderung besteht darin, eine Handlung zu schaffen, in der Rosenbergs knospende Freundschaft mit Friedrich Pfister sich auf natürliche Weise zu einer vertrauensvollen Beziehung entwickeln kann. Friedrichs engster Freund ist Eugen Rosenberg, sechs Jahre älter als Friedrich; Friedrich hat oft gehört, wie Eugen von seinem ihm entfremdeten Bruder gesprochen hat.

Als sich Alfred Rosenbergs lockere Freundschaft mit Friedrich zu Beginn einer therapeutischen Beziehung vertieft, stellen wir fest, dass unsere Gefühle zu Alfred positiver werden, auch wenn wir die historische Figur verachten. Es ist für uns einfacher, uns in den fiktionalen Alfred Rosenberg hineinzufühlen, zum Teil, weil wir seine Verletzlichkeit sehen, zum Teil, weil wir sein Leben besser verstehen lernen, und schließlich, weil wir versuchen, ein ähnlich vorurteilsfreies Urteilsvermögen zu erreichen, das dem Autor gelungen ist. Wir verabscheuen den historischen Rosenberg, sobald wir uns mit dem Buch *Der Mythus des 20. Jahrhunderts* und den *Memoirs* befassen, doch wir sehen andere Seiten an ihm, wenn wir *Das Spinoza-Problem* lesen. Um einen kleinen, aber bedeutsamen Unterschied zu nennen: Ich ertappe mich oft dabei, die historische Figur »Rosenberg« zu nennen und die fiktionale »Alfred«. Manch ein Leser möchte vielleicht kein vermenschlichendes Portrait von Rosenberg und zieht es vor, ihn zu dämonisieren, aber man muss Yalom zugutehalten, dass er versucht, ihn zu verstehen und manchmal mit ihm zu sympathisieren.

Das richtige Timing

Friedrich verrät, dass er eine abgeschlossene psychiatrische Ausbildung hat, weshalb es Alfred einleuchtet, dass sein neuer Freund anscheinend seine Gedanken lesen kann. Friedrich erzählt auch, dass er in Berlin bei Karl Abraham, einem Mitglied von Freuds innerem Zirkel, eine psychoanalytische Weiterbildung beginnt. Auf Alfreds Frage: »[W]arum engagierst du dich auf einem jüdischen Fachgebiet?«, gibt Friedrich eine plausible Antwort: »Es wird so lange ein jüdisches Fachgebiet bleiben, solange wir Deutsche uns nicht einmischen. Oder, um es anders zu sagen: Es ist zu gut, um es allein den Juden zu überlassen.« Dann fordert Friedrich Alfred auf, die Quelle seines Antisemitismus spinozistisch zu untersuchen. »Manchmal denke ich, dass unser Fachgebiet eigentlich bei Spinoza begann, der glaubte, dass alles, selbst Gefühle und Gedanken, einen Ursprung hat, der durch sorgfältige Nachforschung entdeckt werden kann.« Alfred geht sofort in die Defensive, und Friedrich erkennt, dass er zu aggressiv gewesen ist. Er erinnert sich an die häufigen Ermahnungen seines Supervisors Eugen Bleuler: »Junger Mann, die Psychoanalyse ist kein Rammbock: Wir hauen nicht einfach drauflos, bis erschöpfte Egos mit ausgefransten, weißen Flaggen der Unterwerfung wedeln. Geduld, Geduld. Gewinnen Sie das Vertrauen des Patienten. Analysieren und verstehen Sie Widerstände – früher oder später wird der Widerstand dahinschmelzen, und der Pfad der Wahrheit wird sich auftun.«

Als Therapieroman stellt *Das Spinoza-Problem* Friedrichs zahlreiche klinische Fehler in den Vordergrund, darunter den, einem Patienten mehr zu erzählen, als dieser hören möchte. Friedrichs *Ungeduld* zwingt ihn, Alfred etwas zu verraten, was Eugen Rosenberg ihm Jahre zuvor erzählt hatte: Dessen Urgroßmutter war eine russische Jüdin. Es gibt keine historischen Beweise, die das untermauern, aber es hätte wahr sein *können*. Außerdem hat uns Direktor Epstein auf dieses Detail vorbereitet. Alfred streitet diese Aussage vehement ab, und wieder wird Friedrich an Bleulers trockenen Ratschlag erinnert: »Sie müssen nicht alles sagen, was Sie denken, Doktor Pfister. Therapie ist kein Forum, um belastende Gedanken loszuwerden und sich danach wohler zu fühlen. Lernen Sie, solche Gedanken für sich zu behalten. Lernen Sie, ein Vehikel für unpassende Gedanken zu sein. Die richtige Zeitwahl ist alles.«

Yalom erhält im gesamten Roman einen doppelten Fokus aufrecht und zeigt die Parallelen zwischen Spinozas Kampf in den Nachwehen der Inquisition und dem Aufstieg des Nationalsozialismus, der weltweit schrecklichsten Inquisition. Alfred behält sein Exemplar der *Ethik*, und Friedrich verspricht, ihn durch die Lektüre zu führen. Alfred beginnt die *Ethik* zu lesen und ist verblüfft von Spinozas Kritik an der Religion, die er mit ihm teilt. Er spürt eine kognitive Dissonanz und begreift plötzlich, weshalb seine großen Helden wie Goethe Spinoza verehren. Aber vielleicht, so versucht Alfred sich einzureden, war ihnen gar nicht bewusst, dass unreines Blut der neuen »Rassenlehre« zufolge eine Gefahr für die Nation ist – eine Rationalisierung, die seine Freundschaft mit Hitler stärkt. Alfred, dem der Philosoph noch immer nicht aus dem Kopf geht, reist zweimal nach Rijnsburg, um das Spinoza-Museum zu besuchen. Das erste Mal war er 1922 dort, als er auf ein Gedicht stößt, das Einstein geschrieben hat, nachdem dieser einen ganzen Tag in der Spinoza-Bibliothek verbracht hatte. Alfred begeht den Fehler, dem Museumsführer von seinem Entschluss zu erzählen, den Ursprung von Spinozas Gedanken herauszufinden. »Sie sind nicht hier, um mehr über Spinoza zu erfahren«, zischt der Führer. »Sie sind hier, um ihn zu vernichten. Um zu beweisen, dass er seine Ideen gestohlen hat.« Alfred, zutiefst gedemütigt, als er des Museums verwiesen wurde, »hatte das Gesicht der Hölle gesehen: einen jüdischen Aufseher mit Amtsgewalt über einen Arier. Juden versperrten Nichtjuden den Zugang … Diesen Tag würde er niemals vergessen.«

Und das tut er auch nicht. Zwischen seinem Rauswurf 1922 aus dem Spinoza-Museum und seiner triumphalen Rückkehr 1941 als Reichsleiter Rosenberg passiert im Roman eine ganze Menge. Er reist nach Berlin zu einem Treffen mit Friedrich, der inzwischen Berater in der Ambulanz für Nerven- und Geisteskrankheiten ist. Alfred bringt ihn auf den neuesten Stand und erzählt ihm voller Begeisterung von einem Buch, das er entdeckt hat und das seine antisemitischen Gefühle bestätigt. Es sind die berüchtigten *Protokolle der Weisen von Zion*, die später als Schwindel entlarvt werden. Friedrich, der sich in den letzten drei Jahren einer Psychoanalyse unterzogen hat, ist ein besserer Zuhörer geworden. Er erinnert sich an sein Versprechen, Alfred zu helfen, Spinozas teuflisch verwirrende Ethik zu verstehen.

Friedrich, der ernsthaft daran interessiert ist, Alfred zu helfen, betrachtet ihn – weniger altruistisch – auch als potenzielle Fallstudie. Er kennt Alfred nun seit einem Vierteljahrhundert, seit jener Zeit, als er versucht hatte, den kleinen Jungen huckepack zu nehmen. Friedrich kennt auch Alfreds Vater, Bruder, Stiefmutter und Arzt. Alfred ist immer noch der gleiche kleine, ängstliche Junge von vor fünfundzwanzig Jahren, unfähig, sich zu amüsieren. »Dass solche Marotten ein Leben lang Bestand hatten, faszinierte Friedrich. Was für eine seltene Gelegenheit, die Entstehung der Persönlichkeitsbildung zu erforschen! Das könnte ein großer, beruflicher Durchbruch sein.« Das lebenslange Fortbestehen solcher Eigenschaften fasziniert auch Yalom, wie seine Romane zeigen. Auch wenn es Yalom nicht gänzlich gelingt, Friedrich zu einer dreidimensionalen Figur zu formen, macht die Kombination von Altruismus, Ehrgeiz und wachsender Behutsamkeit den jungen, deutschen Psychiater doch glaubwürdig. So ist auch Friedrichs Dialog mit Alfred überzeugend, abgesehen davon, dass er immer wieder das jiddische Wort *schmuéßn* benutzt.

Friedrichs psychologische Erkenntnisse sind ebenfalls glaubwürdig, und die erste offizielle Therapiesitzung verläuft gut. Alfred gesteht, dass seine Kollegen ihn »Sphinx« nennen, und folgt Friedrichs Aufforderung, frei über dieses Bild zu assoziieren. »Sphinx ... Wüste, riesig, geheimnisvoll, mächtig, rätselhaft, vertraut sich niemandem an ... gefährlich – die Sphinx erwürgte diejenigen, die ihre Rätselaufgabe nicht lösen konnten.« Mit Friedrichs Hilfe erkennt Alfred, dass sein sphinxartiges Verhalten sowohl Vor- als auch Nachteile hat. Dann beginnt Alfred sich zu seiner unerwiderten Liebe zu Hitler, einer idealisierten Vaterfigur, zu bekennen, von dem er sich die Liebe ersehnt, die ihm von seinem Vater versagt worden ist. »Ich glaube, er mag mich, aber er liebt mich nicht«, gesteht Alfred und verwendet fast dieselbe Sprache, die, wie wir uns erinnern, in Rosenbergs *Memoirs* auftaucht.

Wie Yalom glaubt auch Friedrich an eine Therapie im Hier und Jetzt und vermeidet eine langwierige und wahrscheinlich vergebliche Suche in der fernen Vergangenheit seines Patienten. Robert Waite betont in seiner Biographie von 1977, *The Psychopathic God: Adolf Hitler* (Der psychopathische Gott: Adolf Hitler), dessen ungelöste ödipalen Probleme, seine unzulänglichen Abwehrmechanismen und die Dämonisierung seiner Feinde mittels Projektion, was in einem toxischen Antisemitismus gipfelt, doch Waite verfolgt einen anderen psychobiographischen Ansatz als Yalom. Der Autor konzentriert sich hauptsächlich auf Rosenbergs persönliche und zwischenmenschliche Probleme sowie auf die Art und Weise, in der diese Probleme sich in der Patient-Therapeut-Beziehung manifestieren.

»Hass in der Gegenübertragung«

Alfred wusste nicht, dass Friedrich mit Karl Abraham über ihn gesprochen hatte. Friedrich ist entsetzt über einen Brief, den er von Alfred bekommen hat und in dem steht, dass *Die Protokolle der Weisen von Zion* in seiner Zeitung veröffentlicht worden sind, ein Buch, das den russischen Zaren auf die Idee brachte, eine Reihe tödlicher Pogrome anzuordnen. Wie kann Friedrich der Therapeut eines Patienten sein, der derart abscheuliche Taten begeht? Das ist eine der drängendsten therapeutischen Fragen Yaloms im Roman. »Ich weiß, dass er gefährlich ist«, gibt Friedrich zu. »Wie gehe ich mit meiner Gegenübertragung um?« Abraham spricht ein verwandtes Problem an: Die Gegenübertragung des *Supervisors*. »Da ich selbst Jude bin, ist es mir unmöglich, diesen hochgefährlichen, antisemitischen Menschen persönlich zu behandeln.« Abraham warnt Friedrich, dass er niemanden analysieren könne, der sich weigert, sich mit seiner Vergangenheit auseinanderzusetzen. Das wirft für Abraham – und Yalom – die Frage auf, *wes-*

halb Friedrich einem Soziopathen helfen will. Ist es, fragt sich Abraham, weil Friedrich versucht, sich mit seiner eigenen frühen Kindheit auseinanderzusetzen, um vielleicht den Lauf der Zeit umzukehren? Wenn das so ist, gibt Abraham zur Antwort, wäre die Mühe vergebens. *»Ihre Treffen mit Alfred Rosenberg sind Ihren inneren Konflikten in keiner Weise dienlich.«* Friedrich stimmt der Beurteilung seines Supervisors zwar zu, glaubt aber dennoch, dass er Rosenberg vielleicht zu einem moralischen Menschen umwandeln könne. Abraham kann seine Skepsis nur schlecht verbergen: »Nun, falls Sie den Antisemitismus erfolgreich analysieren könnten, würden Sie dafür den Nobelpreis bekommen, der Freud bislang versagt blieb.«

Friedrichs Frage an Abraham ruft D. W. Winnicotts klassischen Aufsatz von 1949 »Hate in the Counter-Transference« in Erinnerung, in dem er die Schwierigkeit erörtert, psychotische Patienten zu behandeln. Winnicott dachte dabei nicht an soziopathische Patienten wie Rosenberg, doch vieles von dem, was der britische Analytiker sagt, trifft auf Yaloms Figur zu. Winnicott versucht, die »objektive« Gegenübertragung des Analytikers zu verstehen. Um Hass in der Gegenübertragung zu verstehen, muss ein Analytiker zunächst in der Lage sein, das zu schaffen, was Winnicott ein »holding environment« nennt – einen sicheren therapeutischen Rahmen. Das kann Friedrich nicht bieten. Und er hat auch nicht die Zeit, seinem Patienten zu helfen, seine Hassgefühle in normale Bahnen zu lenken. Friedrichs »Analyse« Rosenbergs findet in den 1920er und 1930er Jahren statt, als die Psychoanalyse, der Sichtweise Freuds zufolge die Gegenübertragung noch als Hindernis für die Therapie betrachtete. Ein erweitertes Verständnis entwickelte sich Jahrzehnte später, als die Gegenübertragung zum ersten Mal als ein zwischen Analytiker und Patient gemeinsam geschaffenes, therapeutisches Werkzeug gesehen wurde, das als wichtige Informationsquelle für beide dienen konnte. Selbst mit einer erweiterten Sicht auf die Gegenübertragung kann Friedrich den objektiven Hass, den er für Rosenberg empfindet, nicht aussprechen, da dieser schon bald sein politischer Vorgesetzter sein wird, ausgestattet mit der Macht, seine Karriere als Arzt zu ruinieren.

Bis zum nächsten Treffen Rosenbergs mit Friedrich vergehen drei Jahre. Während dieser Zeit führte Hitler einen misslungenen Putsch in München an, wurde verhaftet, kam wegen Hochverrats ins Gefängnis, und in dessen Abwesenheit wurde Rosenberg zum Parteichef ernannt. Als Hitler nach nur dreizehn Monaten begnadigt wird, tritt er despotischer in Erscheinung denn je, besteht darauf, von allen mit »Führer« angesprochen zu werden und demütigt Rosenberg in aller Öffentlichkeit. Warum weigert Hitler sich, seinen loyalsten Gefolgsmann zu loben? Friedrich kehrt Rosenbergs bange Frage um: »Warum bedeutet dir seine Anerkennung so viel?« Getreu der Vorhersage Abrahams, bricht der behandlungsresistente Rosenberg die Therapie ab und formuliert eine verschleierte Drohung: »Ich werde dafür sorgen, dass diese jüdischen Gedanken Europa zusammen mit den Juden verlassen.« Das letzte Treffen findet 1936 in Berlin statt, als Friedrich, inzwischen Wehrmachtsarzt, geholt wird, um den an schweren Depressionen erkrankten Reichsleiter Rosenberg zu behandeln. Der historische Rosenberg war wegen »agitierter Depression« mindestens zweimal über längere Zeit stationär in psychiatrischer Behandlung; es liegt also im Bereich des Möglichen, dass er einer Art Psychotherapie unterzogen wurde. Rosenberg ist von den vernichtenden Kritiken zu *Der Mythus des 20. Jahrhunderts* und Hitlers Gleichgültigkeit ihm gegenüber am Boden zerstört. Beide Ablehnungen haben zu einer verheerenden narzisstischen Verletzung geführt. Friedrich erkennt, dass er vorsichtig sein muss, denn das Wohlergehen seiner Frau und seiner beiden Söhne steht auf dem Spiel. Zu Beginn des Treffens insistiert Friedrich, dass jeder von ihnen die Privatsphäre des anderen respektieren müsse: Vertraulichkeit gelte für beide. Alfred ist einverstanden, und dann bringt er Goethes Bewunderung für Spinoza ins Gespräch: »Ich will das Gleiche, was Goethe von Spinoza bekommen hat. Das alles brauche ich auch. Ich möchte ein Beruhigungsmittel meiner Leidenschaften.«

Spinozistische Therapie

Yalom hat uns geschickt auf Friedrichs spinozistische Behandlung Rosenbergs vorbereitet. Im Verlauf der Geschichte werfen wir immer wieder einen Blick in Friedrichs (und Yaloms) therapeutische Trickkiste von Fragen zur Erforschung der Patient-Therapeut-Beziehung. Er fordert Alfred auf, sich die folgenden Fragen zu stellen: »Gibt es etwas, was ich im Zusammenhang mit dem Gespräch mit Friedrich bedauere? Gab es wichtige Themen, die ich nicht angeschnitten habe?« Eine weitere Frage lautet: »Sag mir, was ich dir idealerweise sagen müsste?« Diese Fragen bringen Alfred nicht nur dazu, über sein Leben zu sprechen, sondern entwickeln die Spannung in der Geschichte und erhalten sie aufrecht. Die erzählerischen Fragen steuern sowohl Rosenbergs Therapie als auch Yaloms Roman.

Friedrichs therapeutische Strategie gründet auf Spinozas Überzeugung, dass alles, was wir tun, von inneren und äußeren Kräften bestimmt wird. Wenn uns dieses kausative Netzwerk bewusst wird, sind wir in der Lage, unser Leben zu verstehen. Friedrichs Behandlungsplan ist darauf ausgerichtet, Rosenberg zu helfen, sich von seiner masochistischen Abhängigkeit von der Anerkennung des Sadisten Hitler zu befreien. Eines Menschen Selbstliebe sollte von etwas Ewigem und Unveränderlichem abhängen, schlägt Spinoza vor, namentlich von der vollkommenen Liebe Gottes und nicht von einer unvollkommenen und ganz bestimmt nicht von einer grausamen und destruktiven Person. Die Schwierigkeit der spinozistischen Therapie liegt, wie Friedrich erkennt, zum Teil daran, dass es keine alleingültige oder einfache Technik im System des Philosophen gibt, nichts wie beispielsweise die Beichte im Katholizismus oder die Katharsis in der Psychotherapie. Das macht die spinozistische Therapie zu einer größeren Herausforderung als andere Formen philosophischer Beratung – und deshalb war Yaloms Aufgabe in diesem Roman anspruchsvoller als in *Und Nietzsche weinte* oder in *Die Schopenhauer-Kur*.

Auch diesmal scheitert die Therapie, in diesem Fall wegen der unangekündigten Ankunft Hitlers, der dem Reichsleiter verkündet, dass dieser für den neu geschaffenen Deutschen Nationalpreis für Kunst und Wissenschaft nominiert worden sei. Rosenberg, der nun von dem einzigen Menschen bestätigt wurde, dessen Anerkennung ihm etwas bedeutet, hat für Friedrich keine Verwendung mehr, und er vertraut Hitler an: »[I]ch glaube nicht, dass ich den Juden in ihm austreiben kann. Wir sollten ein Auge auf ihn haben. Vielleicht hat er ein wenig Resozialisierung nötig.« Rosenbergs Vertrauensbruch beendet seine Beziehung mit Pfister, dem einzigen Menschen, der ihm hätte helfen können, seiner fatalen Anziehung zu Hitler zu widerstehen. Pfister verschwindet aus dem Roman und kann nun über die Grenzen der Redekur nachdenken. Friedrichs Versuche, Rosenberg zu behandeln, beruhen, wie der Autor gegen Ende des Romans in »Fakt oder Fiktion? Historisches und Erfundenes auf dem Prüfstand« bemerkt, darauf, wie Yalom selbst ihn behandelt hätte. Einige Leser mögen sich fragen, wie der mitfühlende Wehrmachtspsychiater der Sache der Nazis weiterhin dienen konnte; immerhin gibt es viele gutherzige Menschen, die sich – freiwillig oder unfreiwillig – in zerstörerischen Organisationen wiederfinden. Ein anderer Autor hätte vielleicht gezeigt, dass Friedrich versucht hätte, sich aktiv gegen den deutschen Militarismus zu stemmen, doch dies hätte Yaloms Absichten in seinen Lehrromanen widersprochen, der die Therapie immer in den Dienst der Heilung stellt.

Das letzte Kapitel über Rosenberg beschreibt seinen zweiten Besuch 1941 im Spinoza-Museum, ein Ereignis, das sich als genauso wenig erfolgreich herausstellte wie der erste Besuch fast zwei Jahrzehnte zuvor. Er beißt sich an einem Zitat von Albert Einstein fest, über das er gestolpert war: »Das Geheimnis der Kreativität ist es, seine Quellen zu verstecken zu wissen«, und er ist überzeugt, dass er Spinozas Quellen aufdecken und ihn so als einen jüdischen Schwindler entlarven kann. Er konfisziert die Bücher in der Spinoza-Bibliothek, doch als er nach Berlin zurückkehrt, muss er feststellen, dass er keines davon lesen kann, da sie auf Griechisch oder Latein geschrieben wurden, Sprachen, die Rosenberg nicht versteht. Den Beweis, der seine Überzeugung hätte stützen können, Spinoza habe alle seine Ideen von anderen Denkern gestohlen, hat er nie gefunden. Und das spinozistische Beruhigungsmittel für seine Leidenschaften, das eine so tiefgreifend beruhigende Wirkung auf Goethe ausgeübt hat, findet er genauso wenig.

Das Beste und Schlechteste im Menschen

Das Spinoza-Problem hinterlässt uns zwei verblüffend unterschiedliche historische Figuren, deren Leben sich auf faszinierende Art und Weise kreuzen. »Spinoza lebte seine Philosophie«, merkt Yalom im Epilog an. »Er erreichte *amor dei intellectualis*, befreite sich von der Knechtschaft störender Leidenschaften und blickte seinem Lebensende mit heiterer Gelassenheit entgegen.« Spinozas Schriften sind auch heute noch kontrovers. Ein Portrait Spinozas prangte auf der niederländischen Tausend-Gulden-Banknote und 1956, am dreihundertsten Jahrestag seiner Exkommunikation, unterstützte David Ben-Gurion, der Premierminister Israels, eine neue, niederländische Gedenktafel an der Kirche, in der der Philosoph beerdigt wurde. Dennoch waren einige orthodoxe Mitglieder der israelischen Knesset empört, dass Ben-Gurion einen Ketzer ehrte; sie glaubten noch immer an die Rechtmäßigkeit des *Cherems* von 1656. Alfred Rosenberg distanzierte sich nie von Hitler oder von der Ideologie der Nazis und wurde 1946 neben anderen hochrangigen Offizieren gehängt. In einem Akt poetischer Gerechtigkeit wurde seine Leiche im Dachauer Krematorium verbrannt. Rosenbergs Tod hat dessen Schriften nicht den Garaus gemacht; sie werden noch immer von Leuten publiziert, die von der arischen Reinheit fasziniert sind.

In *Das Spinoza-Problem* liefert Yalom einen verblüffenden Kontrast zwischen Gut und Böse. Er fängt Spinozas weltabgewandte Wesensart ein, seine Realitätsferne, ohne die menschliche Seite des Philosophen zu opfern. Baruch Spinoza wird – vielleicht zum ersten Mal in der modernen Literatur – zu einer Person aus Fleisch und Blut. Yaloms Spinoza, achtsam im Temperament, doch revolutionär im Geist, zeigt, wie außergewöhnlich ein zurückgezogenes Leben sein kann. Der Roman, in dem Dichtung und Wahrheit, Erinnerung und Mythos verschmelzen, präsentiert uns eine schlüssige psychologische Erklärung für Spinozas Bemühungen, mit einem Beruhigungsmittel widerspenstige Emotionen zu bändigen. Yalom demonstriert, dass das Beruhigungsmittel des Philosophen seine Fähigkeit zu Freude und Staunen niemals zu trüben vermag. Wir erleben Spinozas starken Einfluss auf Goethe, und wir verstehen, weshalb dieser die *Ethik* ein Jahr lang als Quelle der Inspiration und der psychischen Heilung in seiner Tasche mit sich trug. Somit ist auch *Das Spinoza-Problem* eine Quelle der Inspiration und der psychischen Heilung, ein Beispiel für künstlerische Wahrheit, gebaut auf einem Fundament historischer Wahrheit.

Dadurch, dass Yalom Rosenberg als Sklaven seiner Sehnsucht nach Hitlers Anerkennung porträtiert, fängt er die obsessiven Grübeleien seiner Figur ein, den Kontrast zwischen seiner selbstgefälligen Überlegenheit, seines abgrundtiefen Selbsthasses und seiner Idealisierung Hitlers. Alfred, der an einer ausgeprägten narzisstischen Verletzung leidet, zu der er sich nie bekennen kann, erlebt eine bedrohliche und instabile innere Welt. Yalom zufolge war es Alfreds Tragödie, dass er Spinozas Vision von Glückseligkeit nie nachvollziehen konnte. Alfred stirbt, ohne das Spinoza-Problem lösen zu können, ein Scheitern, das Yalom zu einem tief bewegenden Roman voller philosophischer und psychologischer Weisheiten verarbeitet.

Alfred Rosenberg missversteht Einsteins Statement; er erkennt nicht, dass jedes Genie Gedanken von anderen nutzt, um darin neue und originelle Wahrheiten zu entdecken. Yalom hat seine eigenen Quellen verborgen – ob psychiatrisch, philosophisch oder literarisch –, die er sein Leben lang verfolgt hat. Ein großer Teil des Erfolgs von *Das Spinoza-Problem* beruht auf seinen vielen verschiedenen authentischen Stimmen. Rechtschaffen, ohne selbstgerecht zu sein, kommt Bento de Spinoza als sanft, aber furchtlos daher, Emotionen sind ihm suspekt, doch für Gedanken empfindet er große Leidenschaft; er ist ein Visionär, der auch heutzutage alle inspiriert, die sich mit seinen Schriften befassen. Franco Benitez ist ein hingebungsvoller Schüler, der später zu einem weltoffenen Lehrer wird und sich nicht scheut, die blinden Flecken seines Mentors aufzuzeigen und seiner eigenen Sichtweise auf Gott zu folgen. Rabbi Mortera vertritt die ernste Stimme der orthodoxen jüdischen Gemeinde, belastet durch die heimtückischen Mächte der Geschichte. Die Figur, die Yalom am nächsten ist, Friedrich Pfister, ist stets nachdenklich und empathisch, obwohl er weiß, dass weder das eine noch das andere dem Bösen Paroli bieten kann. Alfred Rosenberg bleibt fast den ganzen Roman über zwischen zwei Welten gefangen: die eine ist für ihn tot und die andere zu machtlos, um geboren zu werden. Er trifft seine schicksalhafte Wahl und ist gezwungen, mit den Konsequenzen zu leben. Yaloms Stimme ist ebenso stark, die Stimme eines meisterlichen Psychiaters und Romanautors, der uns einen schonungslosen Einblick in das Beste und Schlimmste gewährt, das die menschliche Natur zu bieten hat.

Ein Romanautor auf dem Höhepunkt seines Könnens

Es ist unmöglich, *In die Sonne schauen* oder *Alles ist vergänglich* zu lesen, ohne an das fortgeschrittene Alter des Autors erinnert zu werden. Aber wenn wir nichts über den Autor von *Das Spinoza-Problem* wüssten, kämen wir nicht auf die Idee, dass der Verfasser des Romans bereits über achtzig Jahre alt ist. Die Geschichte präsentiert den Erzähler auf dem Höhepunkt seines Schaffens; seine Zauberkraft war nie überzeugender. Michael Johnson zufolge war *Das Spinoza-Problem* Yaloms größte Leistung als Romanautor. Andere Rezensenten teilten seine Meinung. »Irvin Yalom ist in der Welt von heute der bedeutendste Autor psychologischer Fiktion«, preist Martin Seligman ihn im Klappentext der amerikanischen Originalausgabe. »Ich hätte nicht geglaubt, dass *Und Nietzsche weinte* oder *Die Schopenhauer-Kur* noch zu toppen seien, doch das ist ihm gelungen. *Das Spinoza-Problem* ist ein Meisterwerk.«

In der eindringlichen Schlussszene von *Das Spinoza-Problem* erzählt Yalom uns nicht nur, dass die Leichen von Rosenberg und neun anderen Nazis im Dachauer Krematorium verbrannt wurden. Yaloms Blick verweilt bis zum Ende ihrer grausamen Geschichte auf diesen Männern, die einem falschen Messias gehuldigt haben. »Zweiundzwanzig Kilogramm Asche, alles, was von den Nazi-Führern übrig blieb,wurde in einen Fluss gestreut und trieb bald in die Isar, die durch München fließt, wo diese traurigste und dunkelste aller Geschichten ihren Anfang genommen hatte.«

13

Denn alles ist vergänglich

Vorweggenommene Enden

Denn alles ist vergänglich: Geschichten aus der Psychotherapie, veröffentlicht 2015, gibt uns einen Einblick in das Leben des Mittachtzigers als Psychiater und als Schriftsteller. Yalom schreibt zwischen sieben und zehn Uhr morgens, ein Zeitraum, der für ihn normalerweise »unantastbar« ist, und trotzdem ist er bereit, auf seine Schriftstellerei zu verzichten und sich mit einem Patienten zu treffen, der dringend Hilfe braucht. Bereitwillig räumt er ein, dass er mit der Angst vor dem Tod genauso klarkommen muss wie seine Patienten. »Sie sehen sich mit etwas konfrontiert, mit dem wir uns alle früher oder später konfrontieren müssen«, sagt er zu einer Krankenschwester, die an einem Melanom leidet. »Ich habe keine bestimmte Krankheit, aber mein biblisches Alter zwingt mich ständig dazu, über mein Lebensende nachzudenken.«

Der Titel der deutschsprachigen Ausgabe Yaloms stammt aus den *Selbstbetrachtungen* des römischen Kaisers und Philosophen Marcus Aurelius aus dem zweiten Jahrhundert. »*Denn alles ist vergänglich. Alles dauert einen Tag – die da rühmen und die da gerühmt werden. Bald wirst du alles vergessen haben, und bald werden auch dich alle vergessen haben. Bedenke, dass du bald niemand und nirgends sein wirst.*« Yalom verwendet die düstere, grüblerische Passage als Epigraph des Buches und als Titel der zehnten und letzten Vignette. Marcus Aurelius war für Yaloms thematischen

Fokus eine herausragende Wahl. Der Altertumswissenschaftler R.B. Rutherford schreibt in seiner Einführung zu Marcus Aurelius' *Selbstbetrachtungen:* »Die *Selbstbetrachtungen* zeigen deutlicher als fast jeder antike Text, welch wichtige Rolle die Philosophie im Leben eines gebildeten Menschen spielen kann.« Die Stimmung von *Denn alles ist vergänglich* ist weniger traurig als elegisch, und wie in seinen früheren Bänden mit Erzählungen aus der Psychotherapie liegt der Schwerpunkt nicht auf dem Tod, sondern auf dem Leben. *Carpe diem,* mahnt Yalom seine Leser: Nutze den Tag, bedenke aber, dass das Gewahrsein des Todes die Wertschätzung des Lebens erhöht.

Die Geschichten in *Denn alles ist vergänglich* sind keine langwierigen Therapien, sondern kurze, anregende, therapeutische Skizzen, die manchmal nur auf einer oder zwei Sitzungen basieren. Die Geschichten ähneln Portraitminiaturen, in denen jedes Detail akribisch abgebildet ist. Jede Vignette wirft knifflige Fragen auf. Wie kann Yalom einem älteren Mann helfen, der nur eine einzige Konsultation gebucht hat, um eine seit sechzig Jahren bestehende Schreibblockade zu besprechen? Wie kann er einem jungen Mann Mut zusprechen, der in seinem Leben mehrere Verluste zu beklagen hatte, darunter den Selbstmord seines Arbeitgebers? Wie kann er eine neunundsechzigjährige russische Ballerina trösten, die in der Vergangenheit lebt? Wie kann er einen verpfuschten Fall mit einem Stanford-Radiologen einordnen, wenn dessen Ehefrau bei einer kürzlichen Zufallsbegegnung berichtet, dass sie ihr momentanes Leben Yalom zu verdanken hat? Wie soll er einen siebenundsiebzigjährigen ehemaligen CEO behandeln, der die Therapie als Wettstreit betrachtet und sich weigert, Erkenntnisse zu akzeptieren, von denen er insgeheim weiß, dass sie wahr sind? Wie reagiert er, wenn er entdeckt, dass das »unbezahlbare Geschenk« einer Krankenschwester für eine schwer kranke Patientin von Bösartigkeit statt von Mitgefühl getragen war? Wie kann er eine Patientin, die Schriftstellerin werden will, davon überzeugen, ihn ihre Geschichten lesen zu lassen, die sie ihr ganzes Leben vor allen versteckt hat? Wie würdigt er eine Patientin – eine »Wegbereiterin fürs Sterben« –, wenn er sein Versprechen nicht einlösen kann, bei ihrem Tod an ihrer Seite zu sein? Wie kann er auf eine Frau reagieren, die plötzlich zusieht, wie sich ihre Vergangenheit vor ihren Augen verändert? Wie kann er Weisheiten von Philosophen anbieten, wenn deren Gedanken oft keinen Trost spenden?

In jeder Vignette ist Yalom von seinen therapeutischen Zauberkünsten offenbar ebenso verdutzt und überwältigt wie seine Patienten. Die psychotherapeutischen Vignetten beschreiben Patienten, die sich oft in Extremsituationen befinden; sie leiden nicht an diagnostizierbaren Störungen, sondern an Problemen mit Existenzschmerz. Die Figuren in den Vignetten sind vergänglich – die da rühmen und die da gerühmt werden. Yaloms Herausforderung ist es, eine Therapie für jeden leidenden Patienten zu improvisieren und Wiedergutmachung für ein leidvolles Leben zu leisten. *Denn alles ist vergänglich* veranschaulicht das Geschenk der Therapie, das darin besteht, dass jeder Patient Empfänger und Spender von therapeutischer Dankbarkeit ist.

Ein Zeuge muss her: »Heilung auf Umwegen«

Yalom ist der Erste, der bekennt, dass er mit zunehmendem Alter sorgfältiger darauf achtet, welche Patienten er annimmt. »Ich habe nun durch Selektierung einen unsichtbaren Schild um mich herum errichtet«, berichtete er Simmy Richman in einem Interview von 2015. »Natürlich besuchen mich sehr belesene Menschen und solche, die sich für die Themen interessieren, über die ich schreibe« (Richman). Die meisten Patienten in *Denn alles ist vergänglich* beginnen bei Yalom eine Therapie, weil sie eines oder mehrere seiner Bücher gelesen haben.

Yaloms Patienten fürchten nicht, dass er ohne ihre Genehmigung über sie schreiben wird, aber nicht alle sind von seinen Texten begeistert. Paul Andrews, der runzlige vierundachtzigjährige Patient in der Anfangsgeschichte »Heilung auf Umwegen«, lobt *Und Nietzsche weinte* in den höchsten Tönen. »Am Anfang war er ein bisschen schwerfällig, aber dann kam er in Fahrt. Trotz der gestelzten Sprache und der stilisierten, gekünstelten Dialoge las er sich alles in allem nicht schlecht.« Vermutlich hat Yalom geschmunzelt, als er die Bewertung las: In jedem steckt ein Literaturkritiker! Obwohl nie klar ist, was Paul sich von einer einzigen Konsultation verspricht, leidet er anscheinend an chronischem, unbewältigtem Kummer. Fünfundvierzig Jahre lang schrieb er sich mit seinem Doktorvater Claude Mueller Briefe. Professor Mueller ist Autor einer von Yalom bewunderten Nietzsche-Biographie, und sein Tod 2002, zwölf Jahre zuvor, ist ein Verlust, den Paul noch immer betrauert. Yalom spürt, dass Paul nun eine Beziehung mit einem anderen bedeutenden Gelehrten anstrebt »und nun die Angel nach einem neuen Tanzpartner aus[wirft]«. Alles, was Yalom tun kann, ist, Zeugnis von Pauls tiefer Trauer abzulegen. »Ich frage mich, ob dieser Verlust noch immer schmerzt und ob *das* der Grund dafür ist, dass Sie eine Konsultation wollten.« Yalom kann mit Pauls ausweichendem, kryptischen Verhalten nichts anfangen, erntet aber den Respekt seines Patienten, als er die tiefe Liebe anspricht, die es in Pauls Beziehung mit Mueller gegeben hat. Vor die Wahl gestellt zwischen einem unreflektierten Dasein und sokratischer Selbstprüfung, entscheidet Paul sich für Ersteres, dankt Yalom für die »außerordentlich hilfreiche« Beratung, verabschiedet sich und zwingt Therapeut und Leser, über die vielen Rätsel im Leben des Patienten nachzudenken.

Therapeutische versus wahrhaftige Endungen: »Was ist real?«

In *Denn alles ist vergänglich* legt Yalom Zeugnis ab über die Todesfurcht seiner Patienten und auch über die seine. Seine Patienten wissen um sein Alter und die Möglichkeit, dass er in naher Zukunft vielleicht nicht mehr da sein wird, um ihnen zu helfen. Ihre Ängste um seine Gesundheit tauchen in vielen der Geschichten auf. »*Natürlich* machen Sie sich über mein Alter Gedanken«, sagt Yalom zu Charles in »Was ist real?«. Charles betrauert immer noch den Tod seines Vaters vor vielen Jahren und den erst kürzlichen Tod seines Arbeitgebers und Mentors James. Yalom spricht die Ängste seiner Patienten offen an. »Wir wissen beide, dass ich jetzt mit einundachtzig auf mein Lebensende zusteuere. Sie trauern gerade um James und auch um Ihren Vater, und es ist nur natürlich, dass Sie sich Sorgen machen, auch noch mich zu verlieren.«

Als Charles zugibt, sich Sorgen zu machen, dass Yalom sterben könnte, beschließt der Therapeut, auch seine eigenen Ängste offenzulegen, und beschreibt wie der Protagonist in Samuel Becketts Schauspiel *Das letzte Band* ein Phantasiebild, das glücklicherweise nicht wahr geworden ist.

> Ich sah meine tote Frau, die sich mit strahlendem Lächeln zu mir umdrehte und mich zu sich winkte. Als ich sie ansah, wurde ich plötzlich von Ergriffenheit und unvorstellbarer Trauer erfüllt. Dann verschwand plötzlich alles, und ich war wieder in der Gegenwart; sie war das blühende Leben, strahlte und schenkte mir ihr schönstes September-Lächeln. Ein warmer Schwall purer Freude überwältigte mich. Ich war dankbar, dass sie und ich noch am Leben waren, ich ging zu ihr, umarmte sie, und wir machten uns zu unserem Abendspaziergang auf.

Yalom und Charles brechen beide in Tränen aus, und Charles schließt aus diesem eben gehörten Phantasiebild richtigerweise, dass man dankbar für das sein sollte, was man hat. »Ja, genau«, stimmt Yalom ihm zu. »Ich sage, dass die Erwartung unseres eigenen Endes uns dazu ermutigen kann, die Gegenwart mit größerer Vitalität anzupacken.« Beide werfen einen Blick auf die Uhr und stellen fest, dass ihnen die Zeit davongelaufen ist – ein Detail, das erwähnenswert ist.

Wie alle Geschichten in *Denn alles ist vergänglich* endet auch »Was ist real?« überraschend. Die anstrengende Sitzung hat Charles »fix und fertig« gemacht, und mitfühlend setzt er hinzu: »Sie müssen auch müde sein.« Doch Yalom antwortet schwungvoll: »Ach was, überhaupt nicht. Es ist vielmehr so, dass mich eine tiefschürfende und aufrichtige Sitzung wie diese sogar belebt.« Ein perfektes Ende, stimmt's? Falsch. Ein paar Sekunden nachdem Charles die Praxis verlassen hat, schlägt sich Yalom an die Stirn, überlegt kurz, dass mehr Aufrichtigkeit angebracht wäre, öffnet die Haustür und gesteht: »Charles, ich bin gerade wieder in eine alte Gewohnheit verfallen und habe genau das gemacht, was ich nicht machen möchte. Ehrlich gesagt bin ich von dieser schwierigen, intensiven Arbeit durchaus müde, auch ein bisschen ausgelaugt, und ich bin froh, dass ich heute niemanden mehr im Terminkalender stehen habe.« Yalom sieht Charles an und wartet gespannt auf dessen Reaktion. »Ach, Irv, das war mir schon klar. Ich kenne Sie besser, als Sie glauben. Ich weiß, wann Sie einfach nur therapeutisch sein wollen.«

Der Leser wundert sich, ob es in einer Geschichte mit dem Titel »Was ist real?« angebracht ist, die »therapeutische Wahrheit« der echten Wahrheit gegenüberzustellen. Echte Wahrheit ist sowohl in der Therapie wie auch beim Schreiben schwieriger zu realisieren, denn dazu muss man sich gegen die vorherrschende Meinung stellen. Was wäre passiert, wenn Yalom die Tür nicht geöffnet und zugegeben hätte, dass auch er fix und fertig war? Höchstwahrscheinlich hätte Charles trotzdem von der Sitzung profitiert und seine Ängste um Yaloms Gesundheit vielleicht für den Moment zurückgestellt; dann wäre die Therapiesitzung allerdings weniger authentisch gewesen. Einerseits belebt die Therapie den ehrwürdigen Therapeuten, aber sie erschöpft ihn auch. Yaloms Ende der Geschichte ist perfekt, und es kann sein, dass ein wahrhaftiges Ende paradoxerweise auch therapeutisch ist. Zur echten Wahrheit gehört in diesem Fall Yaloms Entscheidung, mit zunehmendem Alter seine Grenzen zu akzeptieren, seine körperliche und geistige Erschöpfung. Dass er dazu steht, nicht mehr viel Zeit zu haben, zeigt uns mehr, als die Worte ausdrücken, dass man die Gegenwart mit größerer Vitalität anpacken muss – selbst wenn die Vitalität unweigerlich abnimmt.

Das Wunder der Liebe: »Arabesque«

Natascha, eine ehemalige Ballerina, ist immer noch vernarrt in ihren ersten Ehemann Sergej, einen weltberühmten Tänzer, auch wenn sie, als er sie verließ, so wütend auf ihn war, dass sie ihm das Gesicht mit einer zerbrochenen Flasche zerschnitt. In zwei Therapiesitzungen versucht Yalom, sie davon zu überzeugen, dass es nicht ihr Exmann ist, den sie liebt, sondern ihre magische Jugend als Primaballerina an der Scala. Der Humor von »Arabesque« ergibt sich daraus, dass Natascha bei jeder sich bietenden Gelegenheit an Yalom herumkrittelt und er es gutmütig über sich ergehen lässt. Dass sie Sergej die »Liebe meines Lebens« nennt, erläutert sie genauer. »Die Liebe meines Lebens bedeutet nicht unbedingt die Liebe meines *bewussten* Lebens. Sie als berühmter Psychiater sollten das verstehen.« »Mea culpa«, gesteht er. »Ich fand ihre sanften Seitenhiebe recht charmant und belebend.« Einen Augenblick später beschimpft sie ihn, weil er »nicht zuhört«, weil er anscheinend nicht begreift, dass Sergej ein »Gott« war, der über allem, über den Wolken schwebte. Sie empfindet Yaloms Bemerkungen zu Sergej grausam, fragt, ob er so mit allen seinen Patienten spreche. »Bitte betrachten Sie es als Kompliment an die Stärke, die ich in Ihnen sehe«, sagt er.

Natascha kennt seine Bücher, nennt Yalom den Henker der Liebe. Es ist nicht Liebe, hinter der er her ist, kontert er. »Meine Beute ist die Illusion der Liebe.« Dann zitiert er eine Passage von Schopenhauer, in der dieser die obsessive Liebe mit dem Licht der gleißenden Sonne vergleicht. »Wenn es in späteren Jahren matter wird, werden wir uns auf einmal des wundersamen, von Sternen übersäten Himmels bewusst, den die Sonne bis dahin verdunkelt oder verborgen hat.« Natascha würdigt seine Ehrlichkeit, kann sich einen Kommentar aber nicht verkneifen: »Noch ein paar heilsame Sitzungen wie diese, und der Notarzt muss mich nach Hause bringen.« Die Sitzung endet damit, dass Natascha fragt, ob sie sich per E-Mail oder Skype an ihn wenden könne, falls sie weitere Fragen hätte. »Natürlich. Aber denken Sie daran: Ich werde immer älter. Warten Sie also nicht zu lange.«

Die Unschärferelation: »Danke schön, Molly«

Die Unbestimmtheitsrelation, auch bekannt als Unschärferelation, geht davon aus, dass es in der Quantenmechanik unmöglich ist, beide – die Position und die Geschwindigkeit eines Objekts – zur selben Zeit exakt zu messen. Normalerweise denkt man nicht daran, dass die Unbestimmtheitsrelation die Psychotherapie regulieren könnte – jedenfalls nicht, bis man »Danke schön, Molly« liest. Alles an der Geschichte ist unbestimmt. Molly war jahrelang Yaloms Haushälterin und Mädchen für alles. In seinem Leben war sie auch ein »schmerzhafter Stachel«. Er kündigte ihr viermal, nur um sie jedes Mal danach wieder einzustellen, was die Richtigkeit ihrer Behauptung bestätigt, dass sie für ihn »unentbehrlich« war. Seinen Ärger mit ihr und den Unmut, von ihr abhängig zu sein, kann man nur erahnen.

Die Geschichte beginnt damit, dass Yalom an der Trauerfeier für Molly teilnimmt. Er ist überrascht, dass so viele seiner Kollegen aus Stanford gekommen sind. Er erinnert sich, dass Molly ihren eigenen strengen Vertraulichkeitskodex einhielt, der es ihr verbot, die Namen ihrer anderen Kunden zu offenbaren. Nach dem Ende der Trauerfeier kommt ein vornehmer Mann auf ihn zu. »Ich bin Alvin Cross, und das ist meine Frau Monica. Ich war vor einer halben Ewigkeit einmal bei Ihnen in Therapie.« Yalom ist es peinlich, dass er sich weder an den Namen noch an das Gesicht seines ehemaligen Patienten erinnern kann, und er spielt auf Zeit. Alles wird noch rätselhafter, als Monica ihrer Freude Ausdruck gibt, Yalom endlich kennenzulernen, und erklärt, dass sie ihre Ehe und zwei wunderbare Kinder ihm zu verdanken habe. Wieder zu Hause stöbert Yalom in seinen Patientenakten und stößt auf umfangreiche Therapieaufzeichnungen, obwohl er Alvin nur zwölf Stunden lang behandelt hatte. Dann rekonstruiert Yalom den Fall aus dem Jahr 1982, den er in jeder Hinsicht »vermasselt« hat. Alvin hatte die Therapie aus verschiedenen Gründen begonnen: der kürzliche Tod seines Bruders, von dem er sich seit Langem entfremdet hatte; seine Distanz zu Männern und Frauen; und sein zwanghaftes Masturbieren, für das er sich zutiefst schämte. Der vielleicht entscheidende Grund, weshalb Alvin die Therapie begann, war, dass er von einer Präsentation Yaloms anlässlich der Fallkonferenz zu seiner psychotherapeutischen Arbeit mit unheilbar kranken Krebspatienten gehört hatte. »Nun, ich bin derjenige, der solche Todesurteile schreibt«, gesteht Alvin, der Radiologe ist. »Ich schreibe diese Berichte schon lange, schon seit fünf Jahren, aber seit Ihrem Vortrag hat sich mein Blick darauf verändert.« Erst als ihm aufging, was seine Patienten empfinden, wenn sie seine Todesurteile lesen, kam Alvin seine eigene Angst vor dem Tod zum Bewusstsein.

Die ersten Therapiesitzungen sind hilfreich, und Alvin spricht offen über sein Leben. In der medizinischen Ausbildung hat Yalom gelernt, die aktuelle Krankengeschichte eines Patienten aufzunehmen, gefolgt von einer Befragung zur Familie des Patienten, zu seiner Ausbildung und Entwicklung. Dank seiner autodidaktischen literarischen Bildung kann er den Kern der Geschichte eines Menschen in wenigen Absätzen einfangen.

Alvin, der sich eine Frau und Kinder wünschte, hatte sich über die Jahre mit mehreren Frauen getroffen, die allerdings samt und sonders eine mögliche Beziehung mit ihm beendeten, nachdem sie ihn zu Hause besucht hatten. Warum? Seine Weigerung, das zu erklären, gibt ein neues Rätsel auf. Bald ist Alvin in der Therapie an eine Wand gestoßen und beschließt, die Behandlung zu beenden. »Das hat nichts mit Ihnen zu tun, Irv, sondern mit mir. Sehen Sie, es gibt einfach Dinge, über die ich nicht sprechen möchte.« Die Geschichte wird immer mysteriöser. Yalom kann Alvins Entscheidung nicht akzeptieren, die Therapie zu beenden, und verlangt, die Gründe für seinen heftigen Widerstand zu erfahren. »Ich setzte meinem Patienten wirklich sehr zu, konnte mich aber nicht zurückhalten. Meine Neugier war entflammt und hatte sich verselbstständigt.« Auch die Neugier des Lesers ist angefacht. Was wollte Alvin vor Yalom geheim halten? In welcher Beziehung stand Alvin zu Molly? Die Geschichte wird immer seltsamer, als Yalom einen ungewöhnlichen Vorschlag macht, die nächste Therapiesitzung bei ihm zu Hause abzuhalten. Verunsichert, bittet Alvin um Bedenkzeit. Am nächsten Morgen ruft er Yalom an und verkündet seinen Entschluss, die Therapie zu beenden. Yalom macht ihn mürbe, zwingt ihn, einem Hausbesuch zuzustimmen, und noch am selben Abend betritt er Alvins Haus, in dem dieser von ihm abgewandt vor einem Fenster sitzt, zu verlegen, um ihn anzusehen.

Das Geheimnis ist gelüftet: Alvin ist ein Messie. Sein Haus ist so vollgestopft mit alten Telefonbüchern, vergilbten Zeitungen, verstaubten Büchern, Krankenblättern und Röntgenbildern, dass Yalom Mühe hat, sich einen Weg zu ihm zu bahnen. Anfang der 1980er Jahre war zwanghaftes Horten in der Psychiatrie kein vertrautes Thema, klärt uns Yalom auf, und als er anbietet, Alvin zu helfen, der innerlich nun vor »Demütigung und Wut« kocht, winkt dieser prompt ab. Yalom macht sich solche Vorwürfe, dass er Alvin zu sehr unter Druck gesetzt hat, dass er einen befreundeten Psychiater konsultiert, der ihm helfen soll, seine Fassungslosigkeit zu verstehen. Die Geschichte über den Radiologen cum Messie scheint zu Ende zu sein.

Doch unerwarteterweise setzt sie sich bei Mollys Trauerfeier fort, als Yalom nach Jahrzehnten Alvin zum ersten Mal wiedersieht. Wie ist es ihm gelungen, sein Leben herumzudrehen? Die beiden Männer treffen sich auf einen Kaffee, und Alvin ist überrascht, dass Yalom sich nicht an dessen Empfehlung erinnert, die das Leben des Radiologen verändert hat. Einen oder zwei Tage nach der letzten Therapiesitzung hatte Yalom Alvin angerufen und ihm den Namen einer Person genannt, die wieder Ordnung in sein Haus – und sein Leben – bringen könnte. Molly arbeitete dreißig Jahre bis zu ihrem Tod für Alvin und kümmerte sich um sein Haus, seine Rechnungen und die Steuern. »Sie haben meinem Leben eine neue Richtung gegeben«, bedankt Alvin sich bei Yalom. »Sie haben mir so viel gegeben. Aber vor allem haben Sie mir Molly gegeben.«

Das Gefängnis des Ruhestandes: »Don't Fence Me In«

Der siebzigjährige Ex-CEO Rick Evans in »Don't Fence Me In« beginnt seine Therapie mit einem Ausruf: »Dieses Buch von Ihnen, *In die Sonne schauen: Wie man die Angst vor dem Tod überwindet*, ist stark, sehr stark. Besonders für jemanden in meinem Alter. Dieses Buch ist der Grund dafür, dass ich hier bin.« Wie Paul Andrews weiß auch Rick, subtil herablassend aufzutreten. Um die Therapie zu beschleunigen – sie haben nur eine einzige Sitzung vereinbart –, beschließt Yalom, ihm eine selbstoffenbarende Erfahrung über die Widrigkeiten des Alterns zu erzählen. Er berichtet, dass er mit vierzig Jahren wegen seiner nachlassenden Sehkraft einen Augenarzt aufgesucht hatte und zu hören bekam: »Nun, junger Mann, Sie sind genau im Zeitplan. Presbyopie. Altersweitsichtigkeit.« »Nette Geschichte«, entgegnete Rick. »Ich habe sie irgendwo in einem Ihrer Bücher gelesen. Ich verstehe, was Sie meinen, aber das ist nicht wirklich mein Problem.«

Seit Rick sich zur Ruhe gesetzt hat und in eine Seniorenresidenz umgezogen ist, stellt er *»ernsthafte und hartnäckige Anpassungsprobleme«* fest. Er weist Yaloms Mutmaßung als weit hergeholt zurück, dass der Gedanke an den Tod erst bei ihm angekommen ist, als er seine frühere Spontaneität gegen ein Leben in einem hochstrukturierten Altersheim eingetauscht hat. »Ich sah, dass er kaum merklich den Kopf schüttelte. ›Ich habe es noch nie als Gefängnis betrachtet. Es wird verdammt gut geführt, und ich kann es verlassen, wann immer ich will.‹«

Einige Geschichten in *Denn alles ist vergänglich* geben Yalom die Möglichkeit, über sich selbst und sein Leben als Autor zu schreiben. Rick wirft Yalom vor, die Bedeutung der Spontaneität zu ignorieren, doch der Therapeut widerspricht und räumt gern ein, dass Spontaneität in seinem Leben durchaus wichtig sei. »Ich persönlich schätze Spontaneität. Ich verlasse mich beim Schreiben darauf. Ich mag es, von unverhofften Dingen angezogen zu werden und mich in unvorhersehbare Richtungen aufzumachen. Ich mag das sogar sehr.« Ricks Problem ist, wie Yalom vermutet, nicht seine Liebe zur Spontaneität, sondern seine Weigerung, sich der Endlichkeit zu stellen, die ihm in seinem Leben in einer Seniorenresidenz täglich vor Augen geführt wird. Yalom kommen Therapiesitzungen wie ein Wettbewerb vor, und Rick zieht einen Schlussstrich, offensichtlich ohne viel Hilfe erhalten zu haben. Vier Monate später schickt er Yalom eine E-Mail, in der er die Erkenntnisse würdigt, die er in der Therapie gewonnen hat. Rick fügt den Songtext von »Don't Fence Me In« bei, in dem es eine Zeile gibt, in der ein Sheriff sagt: »I'm sending you to jail.«

Handeln statt denken: »Zeigen Sie Ihren Kindern, dass Sie Klasse haben«

»Zeigen Sie Ihren Kindern, dass Sie Klasse haben« enthüllt die verblüffenden Differenzen, die aus einer einzigen Äußerung erwachsen können. Die Geschichte beginnt damit, dass Yalom über Astrid berichtet, die er über ein Jahrzehnt lang als Therapeut und Supervisor betreut hat. Zunächst half Yalom, den Tod ihres Bruders zu verarbeiten, und später den ihres sechzehnjährigen Sohnes. Als Astrid an einer schweren Autoimmunerkrankung der Leber erkrankte, besuchte er sie zu Hause. Astrid führte ihre Genesung auf eine Transplantation und auf eine Krankenschwester zurück, die sich liebevoll über sie gebeugt und ihr ins Ohr geflüstert hatte: »Zeigen Sie Ihren Kindern, dass Sie Klasse haben«, ein Ratschlag, der für Astrid den Wendepunkt in ihrem Leben markierte. Sie überlebte die Lebertransplantation, um dann urplötzlich an einem Aneurysma zu sterben. Yalom nimmt an ihrem Begräbnis teil, und als er wieder gehen will, kommt Justine, Astrids Krankenschwester, auf ihn zu und erzählt, dass Astrid ihr ein Exemplar von *Die Schopenhauer-Kur* gegeben hatte. »[I]ch wollte Sie fragen, ob Sie noch immer Patienten annehmen.« Yalom, der sich am Adverb stört, das ihn an sein Alter erinnert, willigt ein, sie zu behandeln, und überlegt, ob sie vielleicht diejenige gewesen ist, die sich mit Astrid angefreundet hatte.

In der dritten und letzten Therapiesitzung beschließt Yalom, die Vertraulichkeit zu brechen, und fragt Justine, ob sie die Krankenschwester war, die Astrid die lebensverändernden Worte ins Ohr geflüstert hatte. Justine, verblüfft über die Frage, antwortet nach langem Schweigen: »Ja«, und Yalom erklärt ihr, weshalb ihre Worte für Astrid ein »unschätzbares« Geschenk gewesen waren. »Sie sagte, dass diese Worte sie augenblicklich wie durch ein Wunder aus sich selbst herauskatapultiert hatten, sie veranlasst hatten, an andere zu denken, ihr ein Gefühl von Bedeutung vermittelt hatten, ihr klargemacht hatten, dass sie, auch wenn sie im Sterben lag, ihrer Familie noch immer etwas geben konnte – dass sie ihnen vorleben konnte, wie man dem Tod ins Auge blickt« (S. 145 f.). Justine ist sprachlos. »Gütiger Gott«, sagt sie schließlich, »das ist der grausamste Scherz überhaupt.« Sie hatte die Worte nicht in Astrids Ohr *geflüstert*; sie hatte sie *gezischt*. Warum? Weil Justine Astrid um ihren Wohlstand und ihre große Familie beneidete. »Sie war jämmerlich. Ich war boshaft, rasend eifersüchtig und ärgerte mich wahnsinnig über sie.«

Wie soll ein Therapeut auf Justines Geständnis reagieren? Wie soll *irgendjemand* darauf reagieren? Ein Teil der Kraft in *Denn alles ist vergänglich* liegt darin, dass sich Leser in jeder Geschichte fragen, wie sie selbst in Yaloms Situation reagieren würden. Viele der Therapiegeschichten stellen lästige, psychomoralische Fragen. Was kann Yalom zu Justine sagen, was empathisch und ehrlich ist? Wie kann er vermeiden, dass sie sich noch schlechter fühlt? Jede Psychotherapie-Geschichte fordert die Leser heraus, Yaloms Entscheidungen zu überdenken.

Yalom erinnert Justine daran, dass sie trotz ihrer Ambivalenz Astrid gegenüber auch großen Trost in Astrids Leben gebracht hat. »Im Endeffekt sind es *Taten, nicht Gedanken, die wirklich zählen.*« Er fordert sie auch auf, ein Gedankenexperiment durchzuführen und sich an die vielen Patienten zu erinnern, denen sie in ihrem Leben geholfen hat. Dann stellt Yalom sich all die Menschen vor, deren Leben sie erleichtert, vielleicht sogar transformiert hat. Justine nickt stumm. Die Geschichte endet damit, dass Yalom sich bereit erklärt, Justine in Zukunft therapeutisch zu begleiten – eine Einladung, die sie, wie er hofft, annehmen wird.

Dunkle Seiten durchforsten: »Sie müssen die Hoffnung auf eine bessere Vergangenheit aufgeben«

Die nächste Geschichte »Sie müssen die Hoffnung auf eine bessere Vergangenheit aufgeben« gewährt Einblick in das Leben zweier Schriftsteller: in das Leben von Yaloms Patientin und in sein eigenes. Sally, eine Physiotherapeutin, war sechs Jahre zuvor schon einmal für nur vier Sitzungen bei Yalom in Therapie gewesen, um sich helfen zu lassen, den Tod ihres Vaters zu verarbeiten. Damals hatte sie nicht erzählt, dass sie Schriftstellerin werden wollte. Da nun aber ihr sechzigster Geburtstag naht, möchte sie sich von ihrem aktuellen Beruf zurückziehen und ihren Lebenstraum verwirklichen. »Ich habe den Entschluss gefasst, meine Schriftstellerei an erste Stelle zu setzen.«

Ihr ganzes Leben lang schreibt sie schon heimlich Gedichte und Geschichten, hat es aber nie gewagt, sie irgendjemandem zu zeigen. Mit achtzehn bekam sie einen Literaturpreis für angehende Schriftsteller, hielt sich aber immer für eine Betrügerin, die den Preis nicht verdient hätte. Alle ihre Schriftstücke bewahrt sie in zwei Kartons auf, der eine mit den alten Werken aus ihrer Jugend bis vor etwa fünfzehn Jahren ist zugeklebt und lagert außer Sichtweite, und der andere, in dem sie ihre aktuellen Werke verwahrt, steht unter ihrem Schreibtisch, »ist aufgeklappt und wartet auf weiteres Futter«. Yalom kann es nicht erwarten, ihre Schriften zu lesen. Doch er mahnt sich, es behutsam anzugehen: »*Nur keine Überidentifikation.*« Sally begann als Heranwachsende Gedichte und Geschichten zu schreiben. Als sie mit vierzehn herausfand, dass ihr Vater in ihrem Zimmer herumgeschnüffelt und einige ihrer Schriften mitgenommen und in einer Schublade mit seinen Pullovern versteckt hatte, verbrannte sie alle ihre Gedichte. »Was für eine Gewalttat gegen sich selbst!«, beklagt Yalom. Um sie davon abzuhalten, ein weiteres Paket mit alten Gedichten an ihren »Demon Lover« Austin zu vernichten, verrät ihr Yalom, dass er einen dicken Ordner mit der Aufschrift »Cuts« besitzt, in dem er das ganze Material lagert, das er aus seinen Romanen und Geschichten gestrichen hat. Es ist nicht zu befürchten, dass Yalom am Messie-Syndrom leidet wie früher Alvin Cross, aber er kann sich nicht von dem Material trennen, das es nicht in die Endfassung seiner veröffentlichten Bücher geschafft hat.

Sally hat Angst davor, ihre Werke zu lesen, insbesondere die autobiographische Geschichte »Busfahren«, die den Tag beschreibt, an dem sie im Alter von dreizehn daran denkt, sich umzubringen. Sie hat Angst, nach der erneuten Lektüre dieser Geschichte und ihrer anderen düsteren Schriften wieder in die Vergangenheit zurückzufallen, doch Yalom verspricht, sie sicher in der Gegenwart zu verankern. Sie öffnet den Karton mit ihren alten Schriften und liest ein Gedicht aus dem Jahr 1980 vor. Yaloms Augen füllen sich mit Tränen, einen Augenblick lang ist er sprachlos, was selten passiert, und dann bekennt er, dass es ihm sehr gefällt. »Welche Ehre, solche entscheidenden und kostbaren Momente wie diese mitzuerleben! Und ihr dabei zuzuhören, wenn sie ihre Gedichte las, war etwas ganz Besonderes. Ich habe kein musikalisches Gehör und kann mit Konzerten oder Opern nichts anfangen, doch am gesprochenen Wort hatte ich schon immer große Freude – Theater und vor allem Lyriklesungen. Und hier an diesem Tag wurde ich noch dafür bezahlt, dass ich dieses außergewöhnliche Theaterstück miterleben und solch erlesener Poesie lauschen durfte.«

Um Sally davon zu überzeugen, sich nicht als Betrügerin zu sehen – schließlich beruhten die Gedichte, die sie an Austin schrieb, auf einer heißen Liebesaffäre, die bald schon in die Brüche ging –, bietet Yalom ihr seine Erfahrungen mit künstlerischer Kreativität an. »Ich sagte zu ihr, dass die Transformation von Müll in Schönheit künstlerischer Triumph sei, und gäbe es nicht fehlgeleitete Leidenschaften, Tod, Verzweiflung und Verlust, dann wäre der überwiegende Teil der Kunstwerke niemals entstanden.« Es wäre schwierig, einen anderen Text eines Künstlers oder eines Theoretikers zu finden, der in einem einzigen Satz mehr Sinnhaftigkeit untergebracht hätte. Yalom überredet Sally, ihre Gedichte an Austin nicht zu vernichten, und verdientermaßen fühlt er sich wie ein »Held, der ein kostbares altes Manuskript vor den Flammen gerettet hatte«. Yalom ist auf andere Art und Weise heroisch oder zumindest kreativ: Er hat eine Geschichte über Sally geschrieben, die ihre verirrte Leidenschaft und ihre Verzweiflung in eine bewegende Geschichte verwandelt hat. Yaloms Geschichte endet mit einer Überraschung. Sally liest ihm abermals »Busfahrer« vor, aber nicht die ursprüngliche Version, die sie nicht finden konnte, sondern eine neue, die sie am Tag zuvor geschrieben hatte. In der überarbeiteten Fassung kauft der mitfühlende Busfahrer Sally eine Cola, lädt sie ein, sich vorn im Bus neben ihn an die Heizung zu setzen. Dort begleitet sie ihn den restlichen Tag, und er rettet ihr unbewusst das Leben. »Da sind Sie einen ziemlich beeindruckenden Weg gegangen«, verkündet Yalom. Die letzte Zeile von Yaloms Geschichte, gesprochen von Sally, liefert eines der schönsten Komplimente, die er je bekommen hat: »Das ist nicht so schwierig, wenn man einen freundlichen Busfahrer hat.«

Eine Wegbereiterin des Sterbens
»Schafft euch doch selbst eine tödliche Krankheit an: Hommage an Ellie«

Yalom hat viel darüber geschrieben, auf welche Weise sich seine zwei Leidenschaften, die existenzielle Psychotherapie und die Schriftstellerei, gegenseitig synergetisch ergänzen, aber er hat noch nie einen Interessenkonflikt zwischen seinen Tätigkeiten als Therapeut und als Schriftsteller angedeutet. Deshalb ist »Schafft euch doch selbst eine tödliche Krankheit an: Hommage an Ellie« eine so fesselnde Geschichte. Sie beginnt damit, dass Yalom während eines einmonatigen Retreats auf Hawaii eine »Abschieds«-E-Mail von Ellie bekommt, die ihre Entscheidung ankündigt, ihr Sterben zu beschleunigen, indem sie Essen und Trinken verweigert. Er wusste bereits, dass sie sterben würde; fünf Monate zuvor, als sie ihn zum ersten Mal aufgesucht hatte, erzählte sie ihm, dass sie an Eierstockkrebs erkrankt sei und noch weniger als ein Jahr zu leben habe. Die E-Mail erwischte ihn dennoch kalt.

Als Wissenschaftsautorin und Redakteurin ist Ellie eine talentierte Prosa-Schriftstellerin, was sich herausstellte, als sie ihn schriftlich um ein paar Therapiesitzungen bat. Yalom war sofort einverstanden, mit ihr zu arbeiten. Es gab nur ein Problem: Sie konnte sich sein Honorar nicht leisten. Er machte ihr das gleiche Angebot, das er vierzig Jahre zuvor Ginny Elkin gemacht hatte. Er wollte auf ein Honorar verzichten, wenn sie einverstanden wäre, dass er eine Zusammenfassung von jeder Sitzung schreiben würde; vor der jeweils nächsten Sitzung würden beide ihre Zusammenfassungen dem anderen mailen. Der Vorschlag gefiel Ellie, und sie nahm sein Angebot sofort an. Er war auch mit ihrem Wunsch einverstanden, sie bis zu ihrem Tod zu begleiten – ein kühnes Ansinnen, das bis dahin noch niemand an ihn gestellt hatte. Zu Yaloms Enttäuschung lasen sich die jeweiligen Zusammenfassungen der sechs Therapiesitzungen allerdings »gestelzt und uninspiriert«. Bei ihr lag es vielleicht an ihrer zunehmenden Erschöpfung und ihren »wiederholten Dankbarkeitsbezeugungen« dafür, dass er sie ohne Honorar behandelte; seine Aufzeichnungen litten darunter, dass sie offensichtlich »kaum noch die Energie aufbrachte, sich wirklich zu engagieren«. Angesichts ihres nahenden Todes hielt er es für unangemessen, ihre Zusammenfassungen zu kommentieren. Damals war er voll und ganz mit der Fertigstellung von *Das Spinoza-Problem* beschäftigt. Außerdem fühlte er sich schuldig, weil er ihr nicht von sich aus angeboten hatte, sie zu Hause zu besuchen, als sie zu krank war, um zu ihm zu kommen.

Ein anderer Therapeut-Schriftsteller hätte vielleicht überhaupt nicht über Ellie geschrieben oder die Vignette einfach mit ihrer Abschieds-E-Mail beendet, in der sie ihm ihre tief empfundene Dankbarkeit ausdrückte. Yalom überrascht uns zum einen, weil er erwähnt, dass er vor ihrem Tod seinen Roman auf Eis legte, um ihre Aufzeichnungen abermals zu lesen, und zum anderen, dass er gesteht, ihre Schriftstücke nicht schon beim ersten Lesen gewürdigt zu haben. Er beschloss, ihre Aufzeichnungen für das vorliegende Buch zu verwenden, und bat sie dazu telefonisch um Erlaubnis. Sie freute sich und hatte nur eine Bitte, die auch der sterbende Psychiater Jeff in *In die Sonne schauen* geäußert hatte: Yalom sollte kein Pseudonym, sondern ihren richtigen Namen verwenden. Sie ist die einzige Patientin in *Denn alles ist vergänglich*, deren Name nicht geändert wurde. Yaloms Vignette von Ellie ist eher ein Gedenken an sie und kein Destillat ihrer gemeinsamen Therapie. Er zitiert aus mehreren ihrer Schriften, darunter das folgende Beispiel aus ihrer vierten Zusammenfassung: »*Ich hasse es, meine Situation Leuten erklären zu müssen, die Anfänger in Sachen Sterben sind. Irv nimmt mir meine Befangenheit und hat keine Angst, mit mir die Dunkelheit zu betreten … Ich brauche Menschen, die mir in die Augen sehen können. Das kann Irv gut. Er schaut nicht weg.*«

Einem Sterbenden in die Augen zu schauen, erinnert an La Rochefoucaulds Metapher, in die Sonne zu starren. Darin liegt eine berührende Ironie, wie Yalom hervorhebt. Ellie war dankbar für seine Bereitschaft, ohne Honorar mit ihr zu arbeiten, und seine Anwesenheit war hilfreich für sie. Dennoch glaubt er, dass er sich angesichts seiner eigenen Todesfurcht *tatsächlich* von ihr abwandte. Dass er anfangs ihre Worte nicht wertschätzen konnte, lag nicht daran, dass diese gestelzt und uninspiriert waren, wie er glaubte; in Wahrheit war es die Macht der Verleugnung – *seiner* Verleugnung. Er hatte Ellie fälschlicherweise die Schuld für die fehlende Intimität in der Therapie gegeben, obwohl tatsächlich er schuld daran war. »*Ich* war das Problem. Ich schützte mich selbst.« Doch paradoxerweise ermöglichte ihm seine Verleugnung, die eigene Arbeit zu Ende zu bringen. In der Geschichte gibt es eine weitere Ironie. Als Yalom über seine eigene Angst vor dem Sterben reflektiert, erkennt er, dass in der ganzen Zeit seiner Analyse mit Olive Smith das Thema Todesfurcht nicht ein einziges Mal thematisiert worden war. »Unglaublich! Das Thema meines endgültigen Dahinscheidens – die furchterregendste Tatsache meines Lebens – hatte sich nie ergeben, war in dieser langen, persönlichen Analyse nicht ein einziges Mal zur Sprache gekommen.« Yalom spekuliert, dass Olive Smith, damals in ihren Siebzigern, sich vielleicht vor ihren eigenen Ängsten vor der Sterblichkeit geschützt hat. Ebenso überraschend ist, dass Yalom überzeugt davon ist, dass er Rollo May während der Therapie oft Angst gemacht hatte.

Hinter ein Etikett schauen: »Dreimal Tränen«

»Dreimal Tränen«, die mit zehn Seiten kürzeste Geschichte in *Denn alles ist vergänglich*, ist ein Protest gegen verlorene Individualität als Folge einer psychiatrischen Diagnose oder einer unpersönlichen Liebesbezeugung. Helena war vor Jahren nur ein einziges Mal zu einer Konsultation bei Yalom gewesen, aber sie hatte einen bleibenden Eindruck bei ihm hinterlassen. In der Woche vor der Konsultation hatte sie einen symbolischen Meilenstein in ihrem Leben erreicht: Sie hatte ihr Staatsexamen bestanden und ihre Zulassung als klinische Psychologin erhalten. Meilensteine sind nicht immer etwas Gutes, bemerkt sie traurig und erklärt Yalom dann, weshalb sie so vielem nachtrauert.

Helena führt seit fünfzehn Jahren eine »bürgerliche Ehe«, muss aber ständig an Billy, einen früheren Liebhaber, denken, der drei Monate zuvor an einem Hirntumor starb. Er war nicht gerade ein »Demon Lover« wie Austin, den Sally in romantischer Poesie verewigt hat, doch Billy und Helena haben zusammen viele leidenschaftliche Momente erlebt. Als Helena ihr Lieblingsbild von Billy mit den »Augen einer frischgebackenen Therapeutin« betrachtet, dämmert es ihr plötzlich, dass er bipolar gewesen sein könnte und ihre gemeinsamen »verrückten, wilden Sachen« vielleicht »nichts als …« gewesen waren. Unfähig, den Satz zu Ende zu bringen, bricht sie in Tränen aus. Ein zweites Mal weint sie, als sie beschreibt, wie desillusioniert sie war, als sie von Billy kurz vor seinem Tod eine E-Mail bekam, in der er schrieb, wie viel sie ihm bedeute. Die E-Mail ging an einhundertdreizehn Empfänger, was die Frage aufwirft, was an ihrer Freundschaft so besonders gewesen sein soll. Ein paar Augenblicke später bricht sie das dritte Mal zusammen, als sie Yalom erzählt, dass sie und Billy mit nur ein paar Stunden Unterschied auf die Welt kamen. »Es ist reiner Zufall, dass ich noch da bin und er tot ist. Es hätte auch andersherum sein können.«

Yalom hätte diese Therapiegeschichte mit »Die Liebe und ihr Henker« übertiteln können, wäre dieser Titel nicht schon anderweitig vergeben gewesen, aber hier wählt er eine neue Richtung und spricht sich gegen psychiatrische Etikettierung aus. »Ich kann verstehen, wie destabilisiert Sie sich jetzt fühlen, Helena. All die

Jahre sahen Sie Ihr Leben nur aus einer Perspektive, und jetzt plötzlich werden Sie mit einer neuen und anderen Version von Realität konfrontiert« (S. 198). Yaloms Einsicht tröstet Helena: Sie fühlt sich verstanden. Die Geschichten in *Denn alles ist vergänglich* zeigen die breiten Gräben, die verhindern, dass Menschen einander verstehen und auch sich selbst verstehen, doch Yaloms klärende Einsicht hat den Graben in Helenas Fall entschärft. Auch seine Bemerkung, dass Billy sich wahrscheinlich isoliert und verzweifelt fühlte, als ihm klar wurde, dass er sterben würde, spendet ihr Trost; sein Versuch, mit allen, die er kannte, in Kontakt zu treten, sei nicht darauf angelegt gewesen, seine einzigartige Beziehung mit ihr zu zerstören. Billy kehrt zu seiner »einstige[n] Komplexitat und überschäumende[n] Lebensfreude« zurück. Das sind die letzten Worte in dieser Geschichte.

Botschaften an das alltägliche Selbst: »Denn alles ist vergänglich«

Die Titelgeschichte eines Bandes mit Geschichten aus der Psychotherapie ist in der Regel etwas Besonderes, wie »Denn alles ist vergänglich« beweist. Jarod Halsey, der an der Universität im Hauptfach Philosophie studiert hat und inzwischen Dermatologe ist, sucht Yalom auf, weil er die Romane des Therapeuten gelesen hat. Jarod ist kein von unersättlicher Sexualität getriebener Philip Slate, hält sich aber für ein »Arschloch«, weil er darüber nachdenkt, eine Beziehung mit Maria zu beenden, die sich kürzlich einer Mastektomie unterzogen hat. Jarod kann sich nicht entscheiden, ob er eine Bindung mit Maria oder mit einer anderen Frau, Alicia, eingehen soll. Beide Frauen glauben, dass er sie heiraten will, während er in Wahrheit nicht sicher ist, ob er überhaupt mit einer von ihnen zusammen sein möchte.

Wie Philip verwickelt Jarod seinen Therapeuten lieber in abstrakte philosophische Debatten, als sich einer strengen Selbstprüfung zu unterziehen. Jarod gibt zu, dass er in der Therapie nur ungern etwas sagt, was Yaloms Ansichten über ihn trüben könnte. Er idealisiert Yalom, möchte, dass der Therapeut ihn für brillant hält und ihm eine vielversprechende Zukunft bescheinigt. Wie kann Jarod von der Therapie profitieren, fragt sich Yalom, wenn er nicht bereit ist, das anzusprechen, was ihn bedrückt?

Um diese Frage zu klären, entscheidet Yalom sich für eine unorthodoxe Strategie. Er liest ihm einen Abschnitt aus Marcus Aurelius' *Selbstbetrachtungen* vor, um ihn davon zu überzeugen, sich nicht darum zu kümmern, wie andere ihn wahrnehmen. Der antike Philosoph wusste, dass nur die eigenen Wahrnehmungen gefährlich sein können. Yalom wendet diese Strategie erfolgreich bei Andrew an, einem anderen Patienten, den er zur gleichen Zeit behandelt. Doch Jarod kann nicht erkennen, was diese philosophische Passage mit seinem Leben zu tun haben soll. Stattdessen wiederholt er, um sein Image bei Yalom aufzupolieren, eine Frage, die er seinem Professor in Dartmouth über Marcus Aurelius' Zielgruppe gestellt hatte. Wie nervtötend, grübelt Yalom insgeheim und ist verstimmt, dass Jarod immer noch versucht, ihn zu beeindrucken. Trotzdem beantwortet er Jarods Frage. »Soweit ich weiß, vertritt die Wissenschaft die Auffassung, dass Marc Aurel diese Gedanken hauptsächlich als tägliche Übung wiederholte, um seinen Entschluss zu stützen und sich zu mahnen, ein gutes Leben zu führen.«

Yaloms Erklärung trägt jedoch kaum dazu bei, die Therapie zu vereinfachen, und er gibt sich die Schuld für seine gescheiterte Strategie. »Er kam in einer Extremsituation zu mir, und ich reagierte professorenhaft und selbstgefällig und las ihm obskure Passagen eines Philosophen aus dem zweiten Jahrhundert vor. Welch amateurhafter Fehler! Was hatte ich erwartet? Dass er allein vom Lesen der Gedanken Marc Aurels augenblicklich und auf wunderbare Weise einsichtig wäre und sich ändern würde?« Die

Charaktere und die Situationen sind vollkommen unterschiedlich, aber Yaloms Aussage mag uns an Friedrich Pfisters gescheiterte Strategie erinnern, darauf zu hoffen, dass Alfred Rosenberg vom Lesen von Spinozas Philosophie profitieren könnte. Wie immer übernimmt Yalom die volle Verantwortung für das Scheitern einer Therapie, mehr Verantwortung, als ein Leser vielleicht für gerechtfertigt hält. Yalom, der zunehmend frustriert ist, bittet Jarod, sich für die nächste Sitzung zu überlegen, ob er einen Zusammenhang zwischen der Tatsache erkennt, dass er nicht weiß, was er für sich selbst möchte, und seiner großen Sehnsucht nach Yaloms Anerkennung.

Yaloms Anregung verschafft Jarod einen Durchbruch, die Entdeckung, dass er sich auf den Therapeuten statt auf sich selbst konzentriert hat, um herauszufinden, was er im Leben will. Dann schlägt er eine Mappe auf und zeigt Yalom mehrere Abschnitte aus den *Selbstbetrachtungen*, die mit seinem Leben zu tun haben. Jarod liest Yalom die Abschnitte vor, der erkennt, dass diese Sitzung ein Spiegelbild der letzten Sitzung ist: »Diesmal war er der Leser und ich der Zuhörer« (S. 223). Jarod wehrt sich gegen Yaloms Bitte, spezifisch zu erklären, welche Auswirkungen diese Abschnitte auf ihn hatten, aber er macht eine scharfsinnige Beobachtung über Marcus Aurelius' tägliche Praxis der Selbstprüfung. »Vergangene Woche habe ich die Fragen aufgeworfen: ›Für wen hat er geschrieben?‹ Jetzt verstehe ich. Es ist offensichtlich, dass seine *Selbstbetrachtungen* Botschaften an sein alltägliches Selbst sind, Botschaften von diesem tief in ihm steckenden Teil seines Selbst, das sich einem sinnvollen Leben verschrieben hat. Ich glaube, dass es das war, was Sie implizierten. Nun, und jetzt will *ich* das auch können. Ich bewundere ihn unglaublich. Was kann ich sonst noch sagen?« Es gibt viel mehr, was Jarod noch sagen könnte, beginnend mit der Beobachtung, dass seine Charakterisierung von Marcus Aurelius auch auf Yalom zutrifft. Es ist kaum vorstellbar, dass es jemanden geben sollte, der sich intensiver mit der täglichen Praxis der Selbstprüfung beschäftigt, als Yalom es tut. Yaloms meditative Schriften sind Botschaften aus diesem tief in ihm ruhenden Teil, der ein gutes Leben führen will, an sein alltägliches Selbst *und* an seine Leser, ob sie nun Therapeuten sind oder nicht.

Die Freude des Therapeuten

Yaloms Lebensweisheit ist ebenfalls von Freude durchdrungen: der Freude darüber, Psychotherapeut *und* Schriftsteller zu sein. Alle seine Geschichten aus der Psychotherapie spiegeln seine Liebe zu seinem Beruf als Therapeut wider. Was Yaloms Freude bemerkenswert macht, ist, wie Michael Shulman 2016 in einem Artikel in einer Ausgabe des *Journal of the American Psychoanalytic Association* feststellt, dass Analytiker ihre Arbeit oft als »entbehrungsreich, schmerzhaft und schwer zu ertragen« beschrieben haben, »während ihre Freuden nur sehr selten angesprochen wurden«. In einer weitreichenden Studie, die ein Licht auf die Psychoanalyse von ihren Anfängen bei Freud bis in die Gegenwart wirft, kommt Shulman zu dem Schluss, dass viele, vielleicht sogar die meisten »Routineberichte über die Erfahrungen von Analytikern mit der Arbeit und deren Schattenseiten leicht zu der Schlussfolgerung führen könnten, dass unser Beruf ungewöhnlich mühsam sei, dass die Arbeitstage der Analytiker üblicherweise schwierig zu ertragen und Burnouts alltäglich seien«.

Ein Blick auf *Denn alles ist vergänglich* verrät Yaloms uneingeschränkte Freude, mit Patienten zu arbeiten. Er erfreut sich an Aha-Momenten, subtilen Erleuchtungen, wenn er etwa entdeckt, dass nicht er Paul Edwards in »Heilung auf Umwegen« befragt hat, sondern dass der Patient die Rollen geschickt vertauscht hat. Yalom ist von Paul fasziniert, während andere Therapeuten lediglich frustriert, verärgert oder genervt wären. Yalom genießt es, Charles in »Was ist real?« an seinem Leben teilhaben zu lassen, was dem

Therapeuten ermöglicht, mit einem anderen Menschen in Kontakt zu treten und eine authentische, lebensbejahende Begegnung zu erreichen. Yalom liebt den Schlagabtausch mit Natascha in »Arabesque« und schwelgt in Witzen, mit denen er ihrem skurrilen Humor Paroli bieten kann. Trotz seiner therapeutischen Fehler in »Danke schön, Molly« ist Yalom glücklich, Alvin Cross zu helfen. In »Don't Fence Me In« vertraut Yalom Rick Evans an: »Ich schätze mich glücklich, anderen Menschen helfen zu dürfen, ganz besonders Menschen, die mit denselben Themen konfrontiert sind, die mich auch beschäftigen – Älterwerden, Ruhestand, Umgang mit dem Tod eines Ehepartners oder Freundes, Nachdenken über meinen eigenen Tod.« Justine Casey hat in »Zeigen Sie Ihren Kindern, dass Sie Klasse haben« die Worte vielleicht nicht als unbezahlbares Geschenk betrachtet, die sie Astrid ins Ohr flüsterte oder zischte, doch Yaloms Geschichte macht vielen Menschen Freude – auch ihm selbst. Er ist in »Sie müssen die Hoffnung auf eine bessere Vergangenheit aufgeben« so begeistert, Sally zuzuhören, die ihm ihre Gedichte und Geschichten vorliest, dass er sich schuldig fühlt, die Sitzung mit ihr zu genießen. Er beendet die Geschichte »Schafft euch doch selbst eine tödliche Krankheit an: Hommage an Ellie« damit, dass er bedauert, die Gelegenheit zu tieferen therapeutischen Begegnungen mit einer Frau mit einer »großartigen Seele« verpasst zu haben. In »Dreimal Tränen« gibt Yalom Helena zu verstehen, wie sehr ihre Worte ihn bewegen und berühren. Die beiden Aha-Erlebnisse in »Denn alles ist vergänglich«, das erste mit Andrew, das zweite mit Jarod, »erfüllen ihn mit Demut und Staunen«.

Yalom zeigt in diesen Geschichten, dass die enge Beziehung eines Therapeuten mit einem Patienten nicht übergriffig sein muss. Auch muss der Wunsch des Therapeuten, über einen Patienten zu schreiben, nicht unbedingt ausbeuterisch oder exhibitionistisch sein. Yalom proklamiert nicht nur seine Liebe zur Psychotherapie, sondern demonstriert sie auch in jeder Geschichte.

Therapie ist für ihn ein Abenteuer mit einer Fülle an intellektuellen und emotionalen Herausforderungen. Jedes Abenteuer ist mit Gefahren verbunden, und die Psychotherapie ist keine Ausnahme. Einige der therapeutischen Strategien Yaloms sind riskant, doch sie sind öfter erfolgreich, als dass sie scheitern, und sogar die Fehlschläge selbst sind Lernerfahrungen.

Schlussbemerkung

Yaloms Anleitung zum Glücklichsein und *Wie man wird, was man ist*

Yaloms Anleitung zum Glücklichsein, ein Dokumentarfilm von 2014, und *Wie man wird, was man ist*, seine Memoiren von 2017, bieten intime Momentaufnahmen aus dem Leben des Therapeuten als Mittachtziger. Der Dokumentarfilm der Regisseurin Sabine Gisiger beginnt und endet mit Schiffen und Segelbooten, die gemächlich unter den Klängen der *Peer-Gynt-Suite* von Edvard Grieg an Manhattan vorbeiziehen, gefolgt von Yaloms provokativer Therapiefrage: Wenn Sie eine Linie ziehen, die mit Ihrem Leben beginnt und mit Ihrem Tod endet, wo stehen Sie im Augenblick? Die Frage mag schockierend sein, räumt Yalom ein, aber sie unterstreicht den »Ablaufplan« des eigenen Lebens. Er wirft eine weitere, faszinierende Therapiefrage auf. Viele Menschen sind voller Reue. Sollten wir uns jetzt in einem Jahr wieder treffen: Was würden Sie in dieser Zeit anders machen, um ein Leben frei von Reue zu leben?

Die gebürtige Schweizerin Sabine Gisiger bemerkte in einem Interview mit Sunita Sehmi, dass sie einen Film machen wollte, der die Zuschauer auf die gleiche kathartische Art berührt, wie die Lektüre der Bücher Yaloms sie selbst bewegt hätte, einen Film, der »die Zuschauer inspiriert, über sich und ihr eigenes Leben nachzudenken« (Sehmi). Von Trauer über den Tod ihres Vaters und ihre Scheidung erfüllt, stieß Gisiger auf *Die Liebe und ihr Henker*, der sie zu ihrer Dokumentation inspirierte. Die Lektüre der Therapieerzählungen Yaloms »half mir, andere und, was noch wichtiger ist, mich selbst zu verstehen. Ich wollte den Trost weitergeben, den ich empfand, und so begann der Prozess« (Sehmi). *Yaloms Anleitung zum Glücklichsein* ist eine zarte Hommage an das Werk und das Leben des Therapeuten, ein herbstliches Portrait, das die Reife des Lebens offenbart. Der Dokumentarfilm zeigt den Therapeuten in seinem Studio, das zwischen Bäumen eingebettet im malerischen Palo Alto, Kalifornien, liegt, beschäftigt mit seinen beiden großen Leidenschaften, seiner Arbeit mit Psychotherapiepatienten und dem Schreiben. Wir sehen ihn an seinem Schreibtisch sitzen, die Bücherregale berstend voll mit Büchern über klinische Psychiatrie und Philosophie. Wir sehen, wie er mit seinem Fahrrad langsam durch Stanford und Palo Alto fährt, ein eleganter, älterer Herr mit seinem typischen khakifarbenen Hut. Wir sehen ihn beim Schnorcheln auf Hawaii, wohin er sich zum Schreiben zurückgezogen hat. Wir sehen Archivaufnahmen von Einwanderern, die vor einem Jahrhundert in die Vereinigten Staaten kommen, um an die Schiffspassage seiner Eltern und ihre Ankunft auf Ellis Island zu erinnern. Wir sehen Familienvideos mit seiner Mutter und seinem Vater und von der Gegend in Washington, D. C., wo sie über einem kleinen Lebensmittelladen wohnten. Wir sehen Fotos des jungen Irv Yalom und der jungen Marilyn Koenicks, die erst vierzehn war, als sie einander kennenlernten, und Fotos der glücklichen Brautleute von 1954 bei ihrer Hochzeit. Wir sehen ihn, der ein kleines Kind mit der Flasche füttert, während seine Frau zufrieden zusieht, dass er eine Zigarette aus dem Mund nimmt. Und wir sehen ihn in den Ferien mit seiner Frau, vier Kindern und fünf Enkelkindern in Ménerbes, einem malerischen, ummauerten Dorf im Südosten Frankreichs.

Der vierundsiebzigminütige Dokumentarfilm untersucht verschiedene Aspekte von Yaloms Leben: seine konfliktreiche Beziehung zu seinen Eltern, seine Entscheidung, Psychiater zu werden, hauptsächlich deshalb, weil es der beste Weg war, seinen Traum zu verwirklichen, Schriftsteller zu werden, seine Beziehung zu seiner Frau und den Kindern, sein fortgesetztes Engagement für die Psychotherapie und die Schriftstellerei und seine Gedanken zum Altern und zum Tod. Yaloms *Anleitung zum Glücklichsein* erinnert manchmal an eine Therapiesitzung oder philosophische Vorlesung; die meditative Eigenschaft des Dokumentarfilms wird in erster Linie diejenigen ansprechen, die mehr über Yaloms Leben wissen wollen, auch wenn sie nur wenig über seine unverkennbaren Beiträge zur Psychotherapie, zum Roman oder zum kreativen Sachbuch erfahren werden.

Ein fehlendes Fundament

Yalom bekennt sich zum Hier-und-Jetzt-Ansatz in der Therapie, aber als er auf einer großen Konferenz zu den »interessanten Wendungen in der Geschichte Ihres eigenen Lebens« gefragt wird, kehrt er zu seinen Ursprüngen zurück. »Wissen Sie, ich bekomme eine Menge Beifall und eine Menge Ehre, aber es gibt einen Teil in mir, für den das sehr unreal ist.« Während er spricht, werden Fotos seiner Eltern Benjamin und Ruth Yalom eingeblendet. »Meine Eltern waren vollkommen ungebildet, deshalb habe ich immer das Gefühl, dass ich kein Fundament im Rücken habe. Das ist ein bisschen destabilisierend. Und egal, wie viel Erfolg ich habe oder wie beliebt meine Bücher sind, es bleibt immer ein gewisses Unbehagen. Bin das wirklich ich? Habe wirklich ich das gemacht?« Im weiteren Verlauf des Dokumentarfilms kommt Yalom wieder darauf zurück, dass er keine Eltern hatte, die ihre Kinder umsorgten und förderten, und er beleuchtet die Vor- und Nachteile eines fehlenden Fundaments. »Es macht durchaus Sinn, darauf stolz zu sein, dein eigener Schöpfer, dein eigener Vater, dein eigener Mentor zu sein. Das kann einem sehr viel Befriedigung verschaffen. Andererseits gibt es diese Sehnsucht – vielleicht eine Art frühkindlicher Sehnsucht – nach einem Mentor oder Elternteil, der dich angeleitet und den ganzen Weg über begleitet hätte.« Dass ihm in seinem frühen Leben eine Führung gefehlt hatte, erfüllt ihn noch immer mit Traurigkeit, aber er spielt diese Rolle für seine Patienten. »Auf dieser Reise der Selbstexploration bin ich ein Führer. Und ich bin ein Führer, weil ich dort schon gewesen bin.«

Das Portrait, das sich aus dem Dokumentarfilm ergibt, stimmt mit dem überein, das Yalom in seinen Büchern über sich vermittelt. Freimütig räumt er seine problematische Beziehung zu seinen Eltern, insbesondere zu seiner Mutter, ein. Trotz seiner Enttäuschung über diese Beziehung gesteht Yalom, dass er seine Mutter nicht aus dem Kopf bekommt – wie seine Träume in *Meine Reise mit Paula* verraten. Dann sagt er, dass Trauern für Menschen, die noch offene Baustellen haben, schwieriger ist. Rückblickend fragt er sich, ob es etwas gegeben hätte, was er hätte tun können, um das Leben seiner Mutter glücklicher zu machen, und sagt: »Vermutlich hätte ich in diesen beiden letzten Jahren mit ihr reden sollen.«

Der Beginn einer lebenslangen Beziehung

Yalom wollte nicht die gleiche Ehe führen wie seine Eltern. »Ich wollte nicht den Zyklus des passiven Vaters und der überaggressiven Mutter wiederholen … Marilyn ist jemand, die ihren eigenen Kopf hat, aber sie versucht nicht, mich niederzuringen.«

Gisigers Dokumentarfilm stellt vergangenes und aktuelles Bildmaterial von Irvs und Marilyns langem gemeinsamem Leben zusammen. Der Film fängt ihre Freude ein, zusammen zu sein, eine Freude, die im Laufe der Zeit nur noch zugenommen hat. Von den beiden ist Yalom gelassener und zurückhaltender, Marilyn spontaner, verspielter und wagemutiger. Wir sehen ihnen zu, wie sie nackt in einem Whirlpool sitzen, sich entspannen und die Zeit miteinander genießen. Damit es keine trockene, akademische Dokumentation wird, sagt Marilyn grinsend, sollten sie den Zuschauern ermöglichen, selbst zu sehen, dass er eine Person aus Fleisch und Blut ist. »Ich glaube, du bist eine Exhibitionistin«, scherzt er in seiner besten Diagnostiker-Stimme, worauf sie neckisch reagiert und näher rückt: »Na ja, vielleicht stimmt das sogar. Aber was hat das für einen Sinn, wenn mir niemand zusieht?«

Der Dokumentarfilm liefert neue Informationen über die ersten Ehejahre der Yaloms. »In sein gutes Aussehen habe ich mich jedenfalls nicht verliebt«, stellt Marilyn klar, »sondern in seine Persönlichkeit: Er war interessant.« In einem Interview mit Terence Clarke in der *Huffington Post* äußerte Yalom, dass er sich mit Marilyn anfreundete, weil beide leidenschaftliche Leser waren. Sie mochten dieselben Autoren, Dostojewski, Dickens und Steinbeck. Er war sicher, dass sie die richtige Frau für ihn war. »Schon mit sechzehn habe ich mit einem Freund gewettet, dass ich sie heiraten würde.« Ein paar der Mädchen hielten ihn für einen »kleinen Streber«, bemerkt Marilyn und ergänzt, dass dieser Begriff in der Mitte des Jahrhunderts noch nicht so geläufig war. »Seine andere Stärke war, dass er mich mochte. Und er schien sehr sicher zu sein.« In dieser Zeit war er vernarrter in sie als sie in ihn. Während der gesamten Zeit an der Highschool war sie seine feste Freundin, allerdings war er sich nicht sicher, ob er auch ihr fester Freund war.

Die Herausforderung in den ersten Jahren ihrer Beziehung bestand darin, die Unterschiede ihrer Persönlichkeiten auszuhandeln. Sie war kontaktfreudiger, sozialer und selbstbewusster; er war vollauf mit seinen akademischen Studien beschäftigt. Die Fotos und Videos aus ihren Teenagerjahren zeigen ihn mit intensivem, ernstem Blick, als jungen Mann, der es nicht erwarten kann, sich im Leben zu beweisen, während sie kokett mit gewinnendem Lächeln in die Kamera schaut. Auf einem Foto neckt sie ihn und streckt ihm die Zunge heraus. Als Studentin in Wellesley ging sie gern mit anderen Männern aus. Und dann plaudert sie ein wenig aus dem Nähkästchen, was für ihn anscheinend ein alter Hut ist: »Wir lernten uns kennen, als wir sehr, sehr jung waren, und unabhängig davon, was Sie vielleicht denken, würde ich es jetzt sehr bedauern, wenn ich in den letzten sechs Jahren nicht andere Männer kennengelernt und Spaß mit ihnen gehabt hätte.« Ihre Rendezvous-Erfahrungen mit dem anderen Geschlecht am College gaben ihr die Zuversicht, auch mit anderen Männern zurechtzukommen. Ihr Bedürfnis, sich mit anderen Männern zu treffen, konnte er allerdings nicht nachvollziehen. »Leider hast du nicht verstanden, dass der Spaß, den ich mit anderen hatte, meine Gefühle für dich in keiner Weise beeinträchtigt haben. Tatsache ist jedenfalls, dass ich mich über meine Beziehungen zu anderen freuen und davon profitieren kann und du nicht.« Auch wenn sie ihren Feminismus ihrer Tochter Eve verdankt, hatte die junge Marilyn anscheinend schon in den 1950er Jahren eine sehr feministische Ader.

Irv Yalom verrät, dass sein ehrgeiziges Streben nach akademischem Erfolg andere Aktivitäten ausschloss. »Ich habe die ganze Zeit studiert. Das College und das Medizinstudium waren ein Horror für mich. Zum Medizinstudium wurden nur fünf Prozent Juden zugelassen, und das hieß, dass ich einen sehr guten Abschluss brauchte, um hineinzukommen.«

Yalom hat darüber geschrieben, dass er in bestimmten Phasen seines Lebens intensive Angstzustände hatte, was seine Frau in der Dokumentation bestätigt. »Ich glaube, dass es Leute gibt, die unter innerlichen Ängsten leiden. In Irvins Fall hat sich das wahrscheinlich in Ungeduld oder irgendwie in dem Gefühl ausgedrückt, sich im Leben beweisen zu müssen. Gelassenheit war ihm eher fremd.« Er stimmt ihrer Einschätzung zu. »Als ich mit dem Medizinstudium begann, hatte ich es unglaublich eilig – durchzukommen, zu heiraten, mir diese hübsche Frau zu sichern, die ich kennengelernt hatte.«

Marilyn Yalom

Marilyn Yalom, ein Jahr jünger als ihr Mann, studierte in Wellesley, an der Sorbonne und in Harvard. Sie erwarb einen Doktortitel für Vergleichende Literaturwissenschaft an der Johns Hopkins, war Professorin für Französisch am California State College und Gastprofessorin am Clayman Institute for Gender Research in Stanford, wo sie zwischen 1984 und 1985 als Direktorin arbeitete. Die beiden Yaloms leiteten 1975 gemeinsam einen Kurs in Stanford über »Tod in Literatur und Psychologie«. Die Kulturhistorikerin Marilyn Yalom hat zwölf Bücher geschrieben, die in zwanzig Sprachen übersetzt wurden. Die Californian State Assembly ehrte sie mit einem Certificate of Recognition für ihr 2008 erschienenes Buch *The American Resting Place: Four Hundred Years of History Through Our Cemeteries and Burial Grounds* (mit Fotos von Reid Yalom); besonders hervorgehoben wurden ihre »außerordentlichen Führungsqualitäten auf dem Gebiet der literarischen Künste und ihr fortgesetztes Engagement für die Sicherung der Lesequalität«. 1991 wurde sie von der französischen Regierung mit dem Officier des Palmes Académiques ausgezeichnet. Ihr 2012 erschienenes Buch *Wie die Franzosen die Liebe erfanden* kam in die engere Wahl für die Verleihung des Phi-Beta-Kappa-Gauss-Literaturpreises und für den American-Library-Preis in Paris. Ihr 2015 erschienenes Buch *Freundinnen* verfolgt einen kulturhistorischen Ansatz zur Freundschaft von Frauen in der westlichen Welt.

Wie die Franzosen die Liebe erfanden ist anspruchsvolle Kulturgeschichte, die aber auch Marilyn Yaloms unbezähmbaren Humor unterstreicht. Sie erinnert sich an ein Gespräch mit der Bestsellerautorin Elisabeth Badinter, kurz nachdem deren Ehemann Robert nach einer langen Regierungskarriere in den französischen Senat gewählt wurde. Als Marilyn Yalom sich »gedankenlos« nach dem Alter ihres Mannes erkundigt, würgt Elisabeth Badinter sie mit einem Lächeln ab: »Er ist achtundsechzig und schön wie ein Gott.« Verwundert über diese »ganz offen die sinnliche Liebe betonende Äußerung« kontert Marilyn Yalom: »Eine amerikanische Frau hätte niemals gesagt, was Sie gerade gesagt haben.« Auf die Frage, was eine Amerikanerin denn geantwortet hätte, gibt sie schelmisch zur Antwort: »Eher so etwas wie, er ist achtundsechzig und eine Nervensäge«, woraufhin beide Frauen in Gelächter ausbrechen.

In *Wie die Franzosen die Liebe erfanden* spricht Marilyn Yalom mehrmals über ihre Ehe, aber sie offenbart auch zwei ihrer vorehelichen Liebesbeziehungen. Sie erinnert sich, wie sie mit ihrem katholischen Freund im französischen Tours eine Kirche besuchte, als beide ein Jahr im Ausland verbrachten, um dort zu studieren. Beiläufig fügt sie hinzu, dass »ein freundlicher Pastor uns für Verliebte hielt, die eine voreheliche Beratung suchten«. Gegen Ende des Buches erinnert sie sich an eine Liebesaffäre mit einem Norweger in Frankreich, als sie zwanzig war, und erwähnt ein Telefonat vierzig Jahre später, in dem sie einander sofort wiedererkannten.

Marilyn Yalom weist auf einen entscheidenden Unterschied zwischen der Psychotherapie in Frankreich und den USA hin. Die französische Überzeugung, dass Liebe und Sex Geheimnisse wahren sollten, schränkt ein, was Paare einem Therapeuten anvertrauen. Sie zitiert einen Pariser Familientherapeuten, dem vor der Vorstellung graut, über diese Themen offen zu diskutieren. »Er wurde mit der Aussage zitiert: ›Wenn wir bei unserem Partner das Interesse an uns wachhalten wollen, ist das Geheimnis etwas ganz Wesentliches. Um meine Ehe lebendig zu halten, muss ich immer das Gefühl haben, dass es bei meiner Frau etwas gibt, das ich noch nicht kenne‹« (M. Yalom, *Wie die Franzosen die Liebe erfanden: Neunhundert Jahre Leidenschaft,* S. 64). Der Therapeut porträtierte die Ehe als zwei sich überschneidende Kreise, die sich nicht vollständig überlappen. »Wenn wir Franzosen«, sagte er, »über

›die Beziehung‹ nachdenken, dann gibt es nur selten mehr als ein Drittel Deckungsgleichheit. Verheiratete Paare haben hier nur ein Recht auf Freiräume, sie *müssen* auch ein Privatleben haben, um für den anderen interessant und verführerisch zu bleiben.«

Die Yaloms haben viele gemeinsame intellektuelle Interessen, sind aber seit ihrer frühen akademischen Ausbildung unterschiedliche Wege gegangen. »Ich habe eine Phase durchgemacht, in der ich mich sehr für Irvs Fachgebiet interessierte. Ich schrieb gerade eine psychoanalytische Interpretation des *Ulysses* von Joyce und wechselte dann vom Literaturunterricht zur Frauenforschung. Ich sage nicht, dass Psychotherapie für andere Leute nicht ratsam ist, wenn man einen guten Therapeuten hat. Aber was mich betrifft, so hatte ich schon so viel in meinem Privatleben, dass das nicht das war, was ich brauchte.« Nach dieser Feststellung sehen wir sie bei einer Yogastunde, ihrer liebsten Art des Stressabbaus, als ihr Trainer zu ihr sagt: »Seien Sie so sensibel für die Welt um sich herum, wie Sie es für Ihren Körper sind.«

Marilyn Yaloms tiefe psychologische Einsichten bereichern ihre feministische und kulturelle Wissenschaft, was daran zu erkennen ist, wie sie in *Wie die Franzosen die Liebe erfanden* in ihrer Erörterung von Proust zwischen »love-as-sickness« und »lovesickness« differenziert:

> Liebeskrank zu sein ist gefährlicher, als Liebeskummer zu haben. Eine Person mit Liebeskummer leidet unter der Abwesenheit oder der Gleichgültigkeit des Geliebten, aber gewöhnlich wird dieser Zustand überwunden, entweder indem man den geliebten Menschen für sich gewinnt oder indem man sich einer anderen Liebe zuwendet. Anders als beim Liebeskummer bedeutet die Liebeskrankheit, dass es für den Liebenden keinerlei Hoffnung gibt. Er oder sie wird immer leiden, während er liebt, und niemals ein »gesundes« Stadium des Liebens erreichen, das doch zumin-

dest ein minimales Interesse am Wohlergehen des anderen zur Voraussetzung hätte. Prousts Romanfiguren sind viel zu sehr in ihre eigene innerseelische Misere verstrickt, als dass sie in der Lage wären, sich auf irgendeine reife Art um einen anderen Menschen zu sorgen.

Eine legendäre Ehe

Es ist nicht verwunderlich, dass die Yaloms eine lange und vertraute Ehe führen. Das ergibt sich aus ihren gegenseitigen Danksagungen in ihren vielen Büchern. Irv Yalom ehrt seine Frau in *Liebe, Hoffnung Psychotherapie* mit der Widmung »Für Marilyn, Ehefrau, Geliebte, Lektorin, Seelenfreundin seit fünfzig Jahren – und hoffentlich für alle Zeit«. In *Und Nietzsche weinte* geht er im Nachwort näher darauf ein: »Meine Frau Marilyn, stets meine erste Leserin und schärfste Kritikerin, hat sich bei dieser Arbeit selbst übertroffen, indem sie nicht nur ihre Entstehung vom ersten Entwurf bis zur endgültigen Fassung kritisch begleitete, sondern auch noch den gelungenen Titel … beisteuerte.«

Marilyn Yaloms Zitate, Widmungen und Danksagungen kommen nicht weniger von Herzen. In ihrem 1985 erschienenen Buch *Maternity, Mortality, and the Literature of Madness* (Mutterschaft, Sterblichkeit und die Literatur des Wahnsinns) zitiert sie ihren Mann im Kapitel über Sylvia Plath: »Wie der Psychiater I. Yalom schrieb, bringt uns der Verlust eines Elternteils mit unserer eigenen Verletzlichkeit in Kontakt; wenn unsere Eltern sich selbst nicht retten konnten, wer will uns dann retten?«. Die Widmung in ihrem Buch *Eine Geschichte der Brust* von 1997 ist verführerisch alliterierend: »Für Irv. Für immer.« Sie beschließt ihr Buch *A History of the Wife* (Eine Geschichte der Ehefrau) von 2001 mit einer ironischen Anerkennung: »Wie immer zählte ich auf meinen Mann Irvin Yalom, Professor emeritus der Abteilung für Psychiatrie in Stanford, dass er den Text genau durchläse, und auf angeregte Diskussionen, wenn wir uns nicht einig waren. Da ich nun seit sechsundvierzig Jahren mit ihm verheiratet bin, habe ich die Vielzahl der Bedeutungen des harmlosen Wortes ›Ehefrau‹ kennen gelernt.« Als Widmung in *Wie die Franzosen die Liebe erfanden* verwendet sie einen mittelalterlichen Ausdruck: »*Nicht ihr ohne mich, nicht ich ohne euch (Ne vus sanz mei, ne ieo sanz vuz)*«.

Beide Yaloms sind angesehene Schriftsteller und füreinander Seelenverwandte, obwohl sie sich mit unterschiedlichen Themen befassen. Marilyn hat ein Buch über Friedhöfe und Begräbnisstätten geschrieben, ist aber am meisten bekannt für ihre Bücher über die Liebe. Irvin Yalom ist am besten bekannt für seine Bücher über existenzielle Psychotherapie, seine Rolle als Henker der Liebe und seine Hervorhebung der Furcht vor dem Tod. Daher scheint die Ehe der Yaloms eine schicksalhafte Vereinigung von Gegensätzen zu sein: eine Ehe von Eros und Thanatos, von Liebe und Tod.

Der Dokumentarfilm zielt nicht darauf ab, die Ehe der Yaloms zu idealisieren. Man spürt, dass es Zeiten gab, in denen die Ehe in Gefahr war. »Ich bin sicher, dass es im Laufe unserer Ehe Momente gab, in denen ich vielleicht gegangen wäre«, gesteht Marilyn ein. »Ich meine, solche Momente gibt es immer. Aber schlussendlich haben sich die Bindung an Irv, die Bindung an die Kinder und die Bindung zur Familie immer als stärker erwiesen. Deshalb bin ich nie gegangen.« Er sieht es ähnlich. »Es gab Zeiten, in denen ich mich vielleicht verliebt habe oder der Liebe zum Opfer gefallen bin, und das war ein großartiges Gefühl, aber es war immer sehr, sehr temporär. Und ich hatte immer diese Bindung zu Marilyn, die für mich stabil war wie ein Fels.« Beide bekräftigen, wie Marilyn es formuliert, dass eine Ehe nur dann funktionieren kann, wenn »man sich in erster Linie der anderen Person verpflichtet fühlt. Das ist etwas, woran man sich immer und immer wieder erinnern muss.«

Kulturelle und geschlechtsspezifische Unterschiede in der Liebe

Marilyn Yalom ist sich der kulturellen Einflüsse auf die Liebe und der Unterschiede zwischen französischen und amerikanischen Sichtweisen auf die Ehe wohl bewusst. Zum ersten Mal fielen ihr diese kulturellen Unterschiede auf, als sie an der Sorbonne in Paris studierte. In einem Interview von 2012 mit Royal Young anlässlich der Veröffentlichung von *Wie die Franzosen die Liebe erfanden*, spricht sie über die Intensität der Liebe, wie sie in Frankreich empfunden wird. »Mehr als alles andere gibt es die Auffassung, dass die Liebe ihre eigene Daseinsberechtigung hat, dass sie so leidenschaftlich wie möglich erlebt werden soll. Die Franzosen haben einen wunderbaren Ausdruck – *amour passion* –, das Nonplusultra. Wenn man lange genug in Frankreich gelebt hat, wird jemand eines Tages von seiner *amour passion* erzählen, der größten Liebe seines Lebens, oder er wird Sie fragen, ob Sie selbst jemals eine *amour passion* hatten.« Was passiert, wenn jemand diese Art von Liebe nicht erlebt hat? »Nun, dann ernten Sie mitfühlende Blicke. Für einen Franzosen ist fehlendes Verlangen tatsächlich ein Makel.«

Die Franzosen haben eine neunhundert Jahre alte Tradition, was romantische Liebe angeht, wie Marilyn Yalom im Interview betont, die bis zu den Troubadouren und Minnesängern zurückreicht. »Die Galanterie steht bei ihnen auf höchstem Niveau. Was hängt bei *Madame Bovary* in der Nonnenschule da an der Wand? Ein Bild der Mätresse des Königs von Frankreich [lacht]. Es ist also in ihrem Unterbewusstsein, dass die Liebe zählt, dass Sex zählt, dass die Liebe im Fleisch eingebettet ist.«

Marilyn Yalom gibt nie ein Urteil über die Liebe außerhalb der Ehe ab, aber sie stellt fest, dass es zunehmend schwieriger wird, eine dauerhafte Beziehung mit einer anderen Person aufzubauen, sei diese Person nun der Ehepartner oder nicht. Ihre Kommentare im Interview zu ihrer eigenen Ehe ähneln denen im Dokumentarfilm. »Nachdem ich nun siebenundfünfzig Jahre lang mit derselben Person verheiratet bin, von Zeit zu Zeit nicht ohne enormen Stress und Schwierigkeiten, muss ich sagen, dass ich die Langlebigkeit unserer Ehe und die Tatsache zu schätzen weiß, dass wir eine gemeinsame Geschichte haben und uns füreinander immer noch das Beste wünschen. Das ist sehr kostbar.«

Sowohl Irv als auch Marilyn Yalom würdigen die Macht des »Verliebens«, *amour passion*, aber sie schreiben unterschiedlich über das Phänomen. Er steht dem Verlieben misstrauischer gegenüber, betrachtet es klinisch, als eine Besessenheit oder Vernarrtheit, die nicht nur nicht von Dauer ist, sondern auch ernsthafte Konflikte hervorrufen kann. »Es geht darum, dass man liebt und nicht darum, dass man sich verliebt.« Sie schreibt über leidenschaftliche Liebe aus einer kulturellen Perspektive und legt dar, dass in manchen Kulturen die eheliche und die außereheliche Liebe gleichzeitig existieren. Sie zitiert Simone de Beauvoir und Jean-Paul Sartre, die eine primäre Beziehung außerhalb der Ehe gutheißen. »Das heißt, dass Sie in Ihren Liebes- und Sexualbeziehungen frei wären. Freiheit war das Passwort.« Irv und Marilyn bejahen beide die unsterbliche Liebe und haben hart daran gearbeitet, dieses Ideal in die Realität umzusetzen, aber sie neigt eher zur französischen Sicht, dass Liebe und Leidenschaft ihre eigene Daseinsberechtigung haben.

Im einzigen Moment in *Yaloms Anleitung zum Glücklichsein,* wo sie als Ehefrau und Ehemann drastisch unterschiedliche Ansichten vertreten, geht es um die Frage, ob Männer und Frauen unterschiedlich lieben. Als feministische Wissenschaftlerin ist Marilyn Yalom der Meinung, dass es erhebliche geschlechtsspezifische Unterschiede in der Liebe gibt. Sie bezieht sich im Dokumentarfilm auf die Geschichte von Héloise und Abelard, die sie sowohl in *A History of the Wife* als auch in *Wie die Franzosen die Liebe erfanden* behandelt. »Sie hat an ihrer Liebe zu Abelard auch dann noch festgehalten, als er sich längst von ihr getrennt hatte. Und so gehen sie in die Geschichte ein, er als Prototyp des Mannes, der primär lustgesteuert ist, und sie als der Prototyp der Frau, deren Bindungsgefühl viel länger andauert.« Irv Yalom widerspricht der Verallgemeinerung seiner Frau. »Aber nein, Moment mal! Alle Frauen – ist es wirklich so, dass Männer das nicht auch durchmachen? Ich meine, ich habe reihenweise Männer gesehen, die dasaßen und reihenweise ihrer ehemaligen Geliebten nachschmachteten. Das passiert auch Männern. Das ist kein – das ist kein absolut geschlechtsspezifisches Thema.« Marilyn lässt sich nicht unterkriegen und zitiert zur Unterstützung eine zeitgenössische Forscherin. »Nun, ich denke da im Besondern an das Buch der Neuropsychiaterin Louann Brizendine. Sie sagt, dass ein Mann zweimal so viel Platz im Gehirn für sexuelle Betätigung hat, während das empathische System des weiblichen Gehirns deutlich aktiver ist als beim Mann.« Irv Yalom ist nach wie vor nicht überzeugt. »Das ist ja fast so, als würde man sagen, dass Männer Frauen gar nicht wirklich lieben können oder mit ihnen zusammen sein oder sie wegschicken wollen. Ich käme nicht auf die Idee, dich wegzuschicken.« »Das stimmt!«, bemerkt Marilyn und lächelt.

Ohne sich bei dem kontroversen Thema geschlechtsspezifischer Liebe auf eine Seite schlagen zu wollen, ist vielleicht anzumerken, dass Louann Brizendine ihre Meinung zu diesem Thema geändert hat. Brizendine, eine Neuropsychiaterin, die einen Stiftungslehrstuhl für Psychiatrie an der University of California, San Francisco, innehat, ist Autorin der Bestseller *Das weibliche Gehirn* (2007) und *Das männliche Gehirn* (2011). In ersterem argumentiert sie: »Mädchen sind als Mädchen strukturiert, und Jungen sind von Anfang an Jungen. Ihr Gehirn ist bereits bei der Geburt unterschiedlich, und aus dem Gehirn stammen Impulse, Wertvorstellungen und die gesamte Wahrnehmung der Realität.« Sie räumt ein, dass sie, als sie *Das weibliche Gehirn* schrieb, mit zwei Stimmen in ihrem Kopf kämpfte – die eine war die wissenschaftliche Wahrheit, die andere Political Correctness. Sie entschied sich, den Fokus auf die wissenschaftliche Wahrheit statt auf die Political Correctness zu legen, obwohl wissenschaftliche Wahrheiten nicht immer willkommen sind. Sie muss diese Anmerkungen bereut haben, denn in einem Interview, das Alina Tugend 2014 mit Brizendine führte, konzediert diese, dass sie vielleicht »das Pendel zu weit in die andere Richtung ausschlagen ließ«, als sie die angeborenen Unterschiede zwischen den Geschlechtern betonte: »Männer und Frauen sind sich ähnlicher, als sie sich unterscheiden«, behauptet sie nun. »Schließlich sind wir alle dieselbe Spezies.«

Gibt es geschlechtsspezifische Unterschiede in Yaloms Romanen? Yaloms männliche Figuren sind sexuell getriebener als seine weiblichen, aber das mag daran liegen, dass alle Hauptprotagonisten in den vier Romanen Männer sind: Breuer und Nietzsche, Ernest Lash in *Die rote Couch*, Schopenhauer und Philip Slate sowie Spinoza und Alfred Rosenberg. Breuer ist sexuell besessen von seiner Patientin Anna O., eine düstere Besessenheit, die sich erst zum Ende des Romans lichtet. Nietzsche scheint nicht vom Gedanken an ihre Sexualität besessen zu sein, sondern davon, dass Lou Salomé ihn verrät. Seymour Trotter erliegt Belle Felinis sexuellen Avancen in *Die rote Couch*, aber es ist schwierig zu erkennen, wo Übertragungs- und Gegenübertragungsliebe aufhören und wo der Wunsch anfängt, eine Versicherungsgesellschaft zu betrügen. Carol Astrids sexuelle Avancen gegenüber Ernest sind nicht von Lust motiviert, sondern von Rache: Ihr Mann hat sie wegen einer jüngeren Frau verlassen. Philip Slate ist die Verkörperung unersättlichen sexuellen Appetits, das beste Beispiel für Marilyn Yaloms These, dass Männer von Lust, Frauen von Bindungswünschen getrieben seien.

Yaloms weibliche Figuren finden sich manchmal in den Fängen einer besessenen Liebe wieder, wie Thelma in *Die Liebe und ihr Henker*. Doch nach der Lektüre der Geschichte erinnern sich die Leser vielleicht lebhafter an Yaloms Geständnis, dass auch er unter zwanghafter Liebe gelitten hatte, als er in derselben Geschichte einräumte, eine Frau auf einer Konferenz kennengelernt zu haben, die »all meine Gedanken und Träume beherrschte«. Zunächst war seine Besessenheit befriedigend, doch irgendwann musste er sich erneut einer Therapie unterziehen, bis sein Verstand nach mehreren Monaten harter Arbeit wiederhergestellt war. Beim aufmerksamen Lesen von Yaloms Romanen und Geschichten aus der Psychotherapie drängt sich der Eindruck auf, dass seine männlichen Figuren eher von Lust getrieben sind als seine weiblichen – und dass sie eher unter sexueller Besessenheit leiden. Oder, um mit Marilyn Yaloms Worten zu sprechen: Die männlichen Figuren ihres Mannes demonstrieren ebenso wie Proust, dass liebeskrank zu sein ein gefährlicherer Zustand ist als Liebeskummer.

Bezeichnenderweise zeigen Yaloms männliche Figuren nicht das gleiche Bindungsverhalten wie seine weiblichen. In Yaloms Romanen oder Geschichten aus der Psychotherapie sehen wir keine Männer, die an anhaltender Trauer über den Tod eines Kindes oder des Ehepartners leiden, was wir aber sehen, ist Penny, die ihre Trauer um den Tod ihrer Tochter in *Die Liebe und ihr Henker* nicht überwinden kann, und Irene, die vom Tod ihres Mannes in *Die Reise mit Paula* am Boden zerstört ist. Natascha ist immer noch besessen von ihrem Exmann in *Denn alles ist vergänglich*, obwohl Yalom dies eher ihrem Wunsch zuschreibt, ihre magische Jugend wiederzuerlangen. Ein komplizierender Faktor bei der Erörterung der geschlechtsspezifischen Unterschiede in den drei Bänden mit Erzählungen aus der Psychotherapie ist, dass Yalom manchmal das Geschlecht einer Figur ändert, um die Identität eines Patienten zu schützen.

Vorweggenommene Enden

Yaloms Interview mit Simmy Richman von 2015 lässt an einen Abschied denken. Das Interview endet mit einem Leben ohne Bedauern, ähnlich wie zu Beginn von *Yaloms Anleitung zum Glücklichsein.* »Ich wollte immer schon Schriftsteller sein«, sagt Yalom zu Richman. »Wer weiß, wäre ich in einer anderen Generation aufgewachsen, hätte ich mich vielleicht direkt fürs Schreiben entschieden statt für die Medizin – womit ich nicht sagen will, dass es mich nicht auch enorm gereizt hätte, ein Heiler zu werden. Glücklicherweise konnte ich das eine mit dem anderen auf eine Weise miteinander verbinden, wie ich es mir nie im Leben hätte vorstellen können.«

Yaloms *Anleitung zum Glücklichsein* schließt mit zwei Zitaten: Thomas Hardys Beobachtung »Wenn es überhaupt einen Weg zum Besseren gibt, verlangt er einen vollen Blick auf das Schlimmste« und Schopenhauers Einsicht, dass wir, wenn die Sonne sich in späteren Jahren eintrübt, uns plötzlich des wundersamen Sternenhimmels bewusst werden. Yalom deutet an, dass das Leben eines Achtzigjährigen in vielerlei Hinsicht besser ist als das eines Siebzigjährigen. »Mit siebzig gibt es alle möglichen Probleme mit dem Körper, und man kann nicht machen, was man gern machen würde. Viele Leute leiden an unheilbarer Verzweiflung, nur bei mir ist es genau andersherum. Ich bin freier, mache mir keine Sorgen um dies und das und mache meine Arbeit mit viel Freude und Kreativität. Und so möchte ich nur das zu den jüngeren Leuten sagen, dass ihr vielleicht sogar noch bessere Tage vor euch habt … Im Moment genieße ich den Nachthimmel.«

Abschiedsbrief: *Wie man wird, was man ist*

In seinen Memoiren *Wie man wird, was man ist*, die er mit sechsundachtzig publizierte, genießt Yalom noch immer den Nachthimmel. Der Titel spielt auf Nietzsches Aufforderung »Werde, der du bist« an. Das letzte Kapitel in den Memoiren »Novize im Altern« ist auch das bewegendste, vielleicht, weil Yalom wie Prospero in *Der Sturm*, Shakespeares letztem Theaterstück, ankündigt, dass er seinen Zauberstab vergraben wird. An den Vormittagen verbringt er an sechs oder sieben Tagen die Woche noch immer drei bis vier Stunden mit Schreiben, ist aber überzeugt davon, dass *Wie man wird, was man ist* sein letztes Buch sein wird. »Meine Freunde und Kollegen stöhnen, wenn sie das hören. Das haben sie schon oft gehört. Aber ich fürchte, dieses Mal ist es etwas anderes.«

In *Wie man wird, was man ist* gibt Yalom keine abschließende Bewertung seiner Karriere als literarischer Schriftsteller ab, wohl aber in *In die Sonne schauen*, wo er seiner Freude am Schreinerhandwerk des Schreibprozesses Ausdruck verleiht: »das perfekte Wort finden, rohe Sätze feilen und polieren, am Klang von Ausdruck und Satzmelodie herumbasteln«. Yalom ist des ästhetischen Vergnügens des Schreibens, des Prosa-Handwerks nie müde geworden. »Als Autor, das weiß ich, fehlt mir die poetische Imagination der großen zeitgenössischen Schriftsteller wie Roth, Bellow, Oziuck, McEwan, Banville, Mitchell und zahlloser anderer, deren Werke ich mit Ehrfurcht lese, doch ich habe die mir gegebenen Talente umgesetzt. Ich bin ein ziemlich guter Geschichtenerzähler, habe sowohl Prosa als auch Sachbücher geschrieben und weitaus mehr Leser und Anerkennung gewonnen, als ich mir je hätte träumen lassen.«

Yalom vergleicht sich nie mit anderen Autoren von Geschichten aus der Psychotherapie, doch abgesehen von Freud, dem großartigsten Verfasser psychologischer Fallstudien, ist Yalom der Primus inter Pares unter den Autoren, die therapeutische Erkenntnisse mit meisterhaftem Geschichtenerzählen verbinden. Das höchste literarische Lob, das Yalom erhielt, erklärt er in *Wie man wird, was man ist*, war Rollo Mays Kommentar zu *Die Liebe und ihr Henker*: »Yalom schreibt wie ein Engel über die Teufel, von denen wir besessen sind.« Yaloms Talent zum Geschichtenerzählen brachte ihm den Titel »Scheherazade im Sprechzimmer« ein, wie Laura Miller ihn in einem Artikel in der *New York Times* von 2003 farbenfroh charakterisierte. Sie bezog sich auf *Die Liebe und ihr Henker*, worin, wie sie es beschreibt, »verblüffende Enthüllungen, hart erkämpfte Umwandlungen und bizarrste moralische Zwickmühlen« enthalten sind; der Titel ist ebenso geeignet für alle Psychotherapie-Geschichten Yaloms. In *Die rote Couch* beklagt Seymour Trotter die kurze Verweilzeit bedeutender psychiatrischer Texte in den Regalen, die nur etwa eine Generation umfasst; Yaloms fiktionale und nicht fiktionale Bücher werden allerdings viel länger überdauern, denn sie werden ihren Platz unter den Klassikern dieses Fachbereiches einnehmen.

Wie bringt Yalom eine Schriftstellerkarriere zum Abschluss, die sich auf über ein halbes Jahrhundert erstreckt? Um Nietzsches Worte aus *Also sprach Zarathustra* zu zitieren: »War das das Leben? Wohlan! Noch Ein Mal!« Es ist dieselbe Aussage, die Pam Swanvil gegen Ende von *Die Schopenhauer-Kur* zitiert. Es gibt nichts Besseres, um ein Buch von Yalom zu beenden, als einen Satz von Nietzsche zu zitieren, der seiner lebensbejahenden Aufforderung in *Also sprach Zarathustra* vorangeht, einen Satz, der die Essenz von Yaloms Werk als Psychiater und als Schriftsteller veranschaulicht: »Muth aber ist der beste Todtschläger: Muth, der angreift: der schlägt noch den Todt todt.«

Zum Tod von Marilyn Yalom

Nach der Veröffentlichung von *Der Therapeut als Erzähler* auf Englisch (*Writing the Talking Cure*, 2019) ist Irvin Yaloms geliebte Frau Marilyn 2019 im Alter von siebenundachtzig Jahren verstorben. Die Yaloms waren fünfundsechzig Jahre lang verheiratet. Die Todesursache war ein multiples Myelom, eine Krebserkrankung der Plasmazellen. Nachdem Marilyn von ihrer Diagnose erfahren hatte, schlug sie ihrem Ehemann vor, zusammen mit ihr ein Buch zu verfassen, in dem beide abwechselnd in aufeinanderfolgenden Kapiteln aus seiner oder ihrer Sicht über ihre letzten gemeinsamen Monate berichten. Das Ergebnis, *Unzertrennlich: Über den Tod und das Leben* (btb Verlag, 2021), ist ein Meisterwerk, sowohl ein Memoir am Ende des Lebens als auch eines über den Verlust des Ehepartners. Jeder schreibt und liest über die Ängste des anderen; ihr gemeinsames Schreibprojekt ist eine spezielle Form der Familientherapie. Wie ich in meiner Zusammenfassung *Psychoanalytic Memoirs* (Psychoanalytische Memoiren, 2022) ausgeführt habe, »gestalten Mann und Frau mit ergreifender Offenherzigkeit ein Buch *in extremis*«. In einem Brief an Marilyn 125 Tage nach ihrem Tod bekennt Irv, dass ihr Schreibprojekt ihn am Leben gehalten hat. Marilyn Yalom war die Muse ihres Mannes im Leben und ist es nun im Tod.

Literaturverzeichnis und Quellen

Adams, H. (1918). *The Education of Henry Adams.* Boston: Houghton Mifflin.

Albom, M. (1998). *Dienstags bei Morrie: Die Lehre eines Lebens* (4. Ausg.). München: Wilhelm Goldmann Verlag.

Andreasen, N. C. (2005). *The Creating Brain: The Neuroscience of Genius.* New York: Dana Press.

Antoninus, M. A. (1989). *Meditations.* Oxford: Oxford University Press.

Antoninus, M. A. (2018). *Selbstbetrachtungen.* München: Anaconda Verlag.

Austen, J. (2021). *Stolz und Vorurteil* (4. Ausg.). Null Papier Verlag.

Babacan, N. A. (2016). Will We Have a New Ending for Irvin Yalom's Novel? A Medical Oncologist View. *Journal of Oncological Science* 2, pp. 5–6.

Barley, A. (2016). Review of the Schopenhauer Cure. *Philosophy Now* 52. Retrieved Nov 9, 2016, from Https://philosophynow.org/issues/52/The_Schopenhauer_Cure_by_Irvin_Yalom

Barnett, L., & Madison, G. (2012). *Existential Therapy. Legacy, Vibrancy and Dialogue.* (L. Barnett, & G. Madison, Eds.) East Sussex, UK: Routledge.

Bass, E., & Davies, L. (2006). *Trotz allem: Wege zur Selbstheilung für Frauen, die sexuelle Gewalt erfahren haben* (13. Ausg.). Berlin: Orlanda Frauenverlag.

Berman, J. (2012). *Dying in Character: Memoirs on the End of Life.* Amherst: University of Massachusetts Press.

Berman, J. (2015). *Writing Widowhood: The Landscape of Bereavement.* Albany: State University of New York Press.

Berman, J. (2022). *Psychoanalytic Memoirs.* London: Bloomsbury Academic.

Breuer, J. S. (1895). *Studien über Hysterie.* Leipzig und Wien: Franz Deuticke.

Breuer, J., & Freud, S. (1895). *Studien über Hysterie.* Leipzig und Wien: Franz Deuticke.

Brizendine, L. (2008). *Das weibliche Gehirn.* München: Wilhelm Goldmann Verlag.

Charon, R., & Marcus, E. R. (2016). A Narrative Transformation of Health and Healthcare. In S. D. Rita Charon, *The Principles and Practice of Narrative Medicine* (pp. 271–291). New York: Oxford University Press.

Clarke, T. (2015, May 7). Irvin D. Yalom: A Conversation. *Huffington Post.* Retrieved from Https://www.huffingtonpost.com/terence-clarke/irvin-d-yalom-a-conversation.

Damasio, A. R. (2005). *Der Spinoza-Effekt: Wie Gefühle unser Leben bestimmen.* (1. Ausg.). Berlin: List Taschenbuch.

Dickens, C. (31. August 2007). Der Weihnachtsabend: Eine Geistergeschichte. (P. Gutenberg, Hrsg., & J. Seybt, Übers.) Leipzig: Druck und Verlag von Philipp Reclam jun. Von www.gutenberg.org abgerufen

Durant, W. (1926). *The Story of Philosophy: The Lives and Opinions of the Greater Philosophers.* New York: Simon and Schuster.

Durant, W. (1997). *Die Großen Denker* (2. Ausg.). Bergisch-Gladbach: Gustav Lübbe Verlag GmbH.

Eby, C. P. (1999). *Hemingway's Fetishism: Psychoanalysis and the Mirror of Manhood.* Albany: State University of New York Press.

Elms, A. C. (1994). *Uncovering Lives: The Uneasy Alliance of Biography and Psychology.* New York: Oxford University Press.

Erikson, E. H. (2016). *Der junge Mann Luther: Eine psychoanalytische und historische Studie.* Berlin: Suhrkamp.

Farber, L. H. (1976). *Lying, Despair, Jealousy, Envy, Sex, Suicide, Drugs, and the Good Life.* New York: Basic Books.

Ferenczi, S. (2013). *Das klinische Tagebuch.* Gießen: Psychosozial-Verlag.

Fiedler, L. A. (1966). *Love and Death in the American Novel.* New York: Stein and Day.

Fitzgerald, F. S. (1984). *Der Knacks.* Berlin: Merve Verlag.

Frank, A. W. (1995). *The Wounded Storyteller: Body, Illness and Ethics.* Chicago: University of Chicago Press.

Freeman, L. (1973). *Die Geschichte der Anna O.: Der Fall, der Sigmund Freud zur Psychoanalyse führte.* München: Kindler.

Freud, S. (1941). Bemerkungen über einen Fall von Zwangsneurose. In S. Freud, *Gesammelte Werke 1906–1909* (Bd. VII). London: Imago Publishing Co., Ltd.

Freud, S. (1949). Bemerkungen über die Übertragungsliebe. In S. Freud, *Gesammelte Werke 1913–1917* (Bd. 10). London: Imago Publishing Co. Ltd.

Freud, S. (1949). Trauer und Melancholie. In *Gesammelte Werke 1913–1917* (Bd. X). London: Imago Publishing Co., Ltd.

Freud, S. (1955). Ratschläge für den Arzt bei der psychoanalytischen Behandlung. In S. Freud, *Gesammelte Werke 1909–1913* (Bd. VIII). London: Imago Publishing Co., Ltd.

Freud, S. (1955). Selbstdarstellung. In S. Freud, *Gesammelte Werke 1925–1931* (Bd. XIV). London: Imago Publishing Co. Ltd.

Freud, S. (1959). *The Standard Edition of the Complete Psychological Works of Sigmund Freud.* London: The Hogarth Press.

Freud, S. (1986). *Briefe an Wilhelm Fließ: 1887–1904.* (J. M. Masson, Hrsg.) Frankfurt am Main: S. Fischer.

Freud, S. (2021). *Zur Geschichte der psychoanalytischen Bewegung.* epubli GmbH.

Freud, S., & Breuer, J. (2012). *Studien über Hysterie.* Bremen: outlook Verlag.

Gabbard, G. O. (2000). Disguise or Consent: Problems and Recommendations Concerning the Publication and Presentation of Clinical Material. *International Journal of Psycho-Analysis* 81, 1071–1086.

Gabbard, G. O. (2006). Review of The Schopenhauer Cure. *American Journal of Psychiatry* 163, 1118.

Gisiger, S. (Regisseur). (2014). *Yaloms Anleitung zum Glücklichsein* [Kinofilm].

Godwin, G. (1999). *Ein liebender Mann.* München: dtv.

Goethe, J. W. (2014). Aus meinem Leben: Dichtung und Wahrheit. e-artnow.

Goldstein, R. (2006). *Betraying Spinoza: The Renegade Jew Who Gave Us Modernity.* New York: Schocken.

Gornick, L. (2015, May 12). Why I Never Wrote About My Patients. *New York Times.*

Greenberg, G. (2015, May 2). Should Therapists Write About Patients? *New York Times.*

Gregory, B. S. (1989). Introduction. In B. Spinoza, *Tractatus Theologico-Politicus* (S. Shirley, Trans.). Leiden: E. J. Brill.

Hemingway, E. (1996). *Das kurze glückliche Leben des Francis Macomber.* Reinbek: Rowohlt.

Hemingway, E. (2018). *In einem andern Land.* Reinbek bei Hamburg: Rowohlt Verlag GmbH.

Hesse, H. (2001). *Das Glasperlenspiel.* Frankfurt am Main: Suhrkamp.

Hirschmüller, A. (1978). *Physiologie und Psychoanalyse in Leben und Werk Josef Breuers.* Bern: Huber.

Hoffman, E. (1989, September 6). Tales of Suspense from the Psychiatric Couch. *New York Times.*

Horney, K. (1950). *Neurosis and Human Growth: The Struggle Towards Self-Realization.* New York: Norton.

James, W. (1983). On a Certain Blindness in Human Beings. In *Talks to Teachers on Psychology: And to Students on Some of Life's Ideals.* Cambridge: Harvard University Press.

Johnson, M. (n. d.). *Revisiting Irvin Yalom's Seductive Novels of Ideas.* Retrieved Nov 12, 2016, from Facts & Arts: http://www.factsandarts.com/literary-essays/revisitingirvinyaloms-seductivenovels-of-ideas.

Joll, J. (1993, Februar 11). Nietzsche v. Nietzsche. *New York Review of Books.*

Jones, E. (2007). *Das Leben und Werk von Sigmund Freud (Band I)*

(Bde. I: Die Entwicklung zur Persönlichkeit und die großen Entdeckungen 1856–1900). Eschborn: Dietmar Klotz.
Jones, E. (2007). *Das Leben und Werk von Sigmund Freud (Band II)* (Bde. II: Jahre der Reife 1901–1919). Eschborn: Dietmar Klotz.
Josselson, R. (2008). *Irvin D. Yalom: On Psychotherapy and the Human Condition.* New York: Jorge Pinto Books.
Joyce, J. (2012). *Portrait des Künstlers als junger Mann.* München: Manesse.
Jung, C. G. (2003). *Erinnerungen, Träume, Gedanken* (13. Ausg.). Düsseldorf und Zürich: Patmos Verlag.
Kantrowitz, J. L. (2006). *Writing About Patients: Responsibilities, Risks, and Ramifications.* New York: Other Press.
Kaufmann, W. (1968). *Nietzsche: Philosopher, Psychologist, Antichrist.* Princeton: Princeton University Press.
Kesey, K. (1995). *Einer flog über das Kuckucksnest.* Reinbek: Rowohlt.
Kirsch, J. (1996, September 4). Getting Inside the Mind of a Shrink: A Review of Lying on the Couch. *Los Angeles Times.*
Kübler-Ross, E. (1985). *Über den Tod und das Leben danach.* Melsbach: »Die Silberschnur« GmbH.
Kübler-Ross, E. (1991). *On Life after Death.* Berkeley: Celestial Arts.
Kübler-Ross, E. (1997). *Das Rad des Lebens: Autobiographie.* München: Droemersche Verlagsanstalt Th. Knaur Nachf.
Kübler-Ross, E. (2014). *Interviews mit Sterbenden.* Freiburg: Kreuz.
Lichtenstein, H. (1983 (1977)). *The Dilemma of Identity.* New York: Jason Aronson.
Lieberman, M. A., Yalom, I. D., & Miles, M. B. (1973). *Encounter Groups: First Facts.* New York: Basic Books.
Lindner, R. (1955). *The Fifty Minute Hour.* New York: Rinehart.
Loftus, E., & Ketcham, K. (1995). *Die therapierte Erinnerung.* Hamburg: Klein.
Lynn, K. S. (1987). *Hemingway.* New York: Simon and Schuster.
Magee, B. (1998). *Bekenntnisse eines Philosophen.* München: Paul List Verlag GmbH & Co.
Mann, T. (1965). *Buddenbrooks.* Frankfurt am Main: Fischer Bücherei.

Masserman, J. (1947). *Principles of Dynamic Psychiatry.* New York: Saunders.

May, R., Angel, E., & Ellenberger, H. F. (1958). *Existence: A New Dimension in Psychiatry and Psychology.* New York: Simon and Schuster.

McAdams, D. P. (2005). What Psychobiographers Might Learn from Personality Psychology. In W. T. Schultz, *Handbook of Psychobiography* (pp. 64–83). Oxford: Oxford University Press.

Merkin, D. (2007, December 30). A Neurotic's Neurotic. *New York Times Magazine.*

Meyer, N. (2018). *Kein Koks für Sherlock Holmes.* Köln: Bastei Lübbe AG.

Middlebrook, D. W. (1991). *Anne Sexton: A Biography.* Boston: Houghton Mifflin.

Middlebrook, D. W. (1993). *Zwischen Therapie und Tod: Das Leben der Dichterin Anne Sexton.* Zürich: Arche Verlag AG.

Miller, L. (2003, June 15). The Last Word; Scheherazade in the Consulting Room. *New York Times.*

Moody, S. K. (2005, February 6). Review of the Schopenhauer Cure. *Seattle Times.*

Mosher, P. W., & Berman, J. (2015). *Confidentiality and Its Discontents: Dilemmas of Privacy in Psychotherapy.* New York: Fordham University Press.

Nabokov, V. (2005). *Erinnerung, sprich: Wiedersehen mit einer Autobiographie.* Reinbek: Rowohlt Taschenbuch-Verlag.

Nadler, S. (1999). *Spinoza: A Life.* Cambridge: Cambridge University Press.

Nelson, L. (2011, July 12). Hatewatch: White Supremacist Arthur Kemp Reprinting Forgotten Racist Texts. *Southern Poverty Law Center.* Retrieved July 28, 2016, from Http://splcenter.org/hatewatch/2011/
07/12/white-supremacist-Arthur.

Nietzsche, F. (1874). Schopenhauer als Erzieher. In F. Nietzsche, *Unzeitgemäße Betrachtungen.* Schloss-Chemnitz: Verlag von Ernst Schmeitzner.

Nietzsche, F. (1883). *Also sprach Zarathustra* (Aus dem Nachlaß 1882–1885 Ausg.). Leipzig: Alfred Kröner Verlag.

Nietzsche, F. (1887). *Die fröhliche Wissenschaft* (neue Ausgabe Ausg.). Leipzig: E. W. Fritzsch.

Nietzsche, F. (1889). *Götzen-Dämmerung oder Wie man mit dem Hammer philosophirt.* Leipzig: C. Naumann.

Nietzsche, F. (1894). *Jenseits von Gut und Böse* (4. Auflage Ausg.). Leipzig: C. G. Naumann.

Nietzsche, F. (1894). *Menschliches, Allzumenschliches* (2. Auflage Ausg.). Leipzig: C. G. Naumann.

Nietzsche, F. (1895). *Morgenröthe* (2. Auflage Ausg.). Leipzig: C. G. Naumann.

Nietzsche, F. (1992). *Basic Writings of Friedrich Nietzsche.* (W. Kaufmann, Ed.) New York: Modern Library.

Nietzsche, F. (30. Dezember 2020). Ecce Homo. (P. Gutenberg, Hrsg.) Deutscher Taschenbuch-Verlag. Von (https://www.projekt-gutenberg.org/nietzsch/eccehomo/index.html) abgerufen

Noël, B., & Watterson, K. (1992). *You Must Be Dreaming.* New York Poseidon Press.

O'Neill, E. (1989). *Der Eismann kommt.* Frankfurt am Main: Fischer-Taschenbuch-Verlag.

Pattison, E. M. (1984). Review of Inpatient Group Psychotherapy. *Psychiatric Services* 35, 500–501.

Pennebaker, J. (1997). *Emotion, Disclosure & Health.* Washington, DC: American Psychological Association.

Pennebaker, J. (1997). *Opening Up: The Healing Power of Expressing Emotions.* New York: Guilford Press.

Pollock, G. H. (1968). The Possible Significance of Childhood Object Loss in the Josef Breuer-Bertha Pappenheim (Anna O.)-Sigmund Freud Relationship«. *Journal of the American Psychoanalytic Association, 16*, 711–739.

Popkin, R. (2002). Spinoza's Excommunication. (H. M. Ravven, & L. E. Goodman, Eds.) *Jewish Themes in Spinoza's Philosophy*, 263–279.

Presley, G. (2012, March 5). *Interview with Irvin Yalom.* Retrieved

March 5, 2016, from http://www.kirkusreviews.com/features/inside-spinoza-problem

Raabe, P. B. (2002). *Issues in Philosophical Counseling.* Westport: Praeger.

Ravven, H. M. (2002). Spinozas Rupture with Tradition–His Hints of a Jewish Modernity. In H. M. Ravven, & L. E. Goodman (Eds.), *Jewish Themes in Spinoza's Philosophy* (pp. 187–223). Albany: State University of New York Press.

Reik, T. (1977). *Listening with the Third Ear: The Inner Experience of a Psychoanalyst.* New York: Jove/HBJ.

Review. (1974, November 8). »Every Day Gets a Little Closer«. *Kirkus Reviews.*

Review. (1996, Juni 15). »Lying on the Couch«. *Kirkus Reviews.*

Review. (1996, Juli 29). »Lying on the Couch«. *Publishers Weekly.*

Richman, S. (2015, März 25.). Irvin D. Yalom Interview: The Grand Old Man of American Psychiatry on What He Has Learned about Life (and Death) in His Still-Flourishing Career. *Independent.*

Richman, S. (2015, March 25). Irvin D. Yalom Interview: The Grand Old Man of American Psychiatry on What He Has Learned about Life (and Death) in His Still-Flourishing Career. *Independent.* Retrieved Aug 13, 2016, from http://www.independent.co.uk/news/people/profiles/irvin-d-yalom-interview

Rosenberg, A. (1930). *Der Mythus des 20. Jahrhunderts.* München: Hoheneichen-Verlag.

Rosenberg, A. (2015). *Memoirs.* Ostara Publications.

Roth, P. (2009/2015). Portnoys Beschwerden. München: Carl Hanser Verlag.

Rubin, M. (2005, January 8). Review of the Schopenhauer Cure. *Los Angeles Times.*

Rudnytsky, P. L. (2007). Book Review of Writing About Patients: Responsibilities, Risks and Ramifications. *Journal of the American Psychoanalytic Association*, 1406–1411.

Russel, B. (1954). *Philosophie des Abendlandes: Ihr Zusammenhang mit der politischen und sozialen Entwicklung* (3. Ausg.). Zürich: Europa Verlag A. G.

Sacks, O. (2013). *Drachen, Doppelgänger und Dämonen* (1. Ausg.). Reinbek: Rowohlt Verlag GmbH.

Sacks, O. (19. Februar 2015). »My Own Life«. *New York Times.*

Safranski, R. (2022). *Schopenhauer und Die wilden Jahre der Philosophie.* München: Carl Hanser Verlag.

Saks, E. (2007). *The Center Cannot Hold.* New York: Hyperion.

Saks, E., & Golshan, S. (2013). *Informed Consent in Psychoanalysis: The Law, the Theory, and the Data.* New York: Fordham University Press.

Schultz, W. T. (2005). *Handbook of Psychobiography.* Oxford: Oxford University Press.

Schwartz, D. B. (2012). *The First Modern Jew: Spinoza and the History of an Image.* Princeton: Princeton University Press.

Schwartz, M. (2001). *Weisheit des Lebens* (1. Ausg.). München: Goldmann Verlag.

Schwartz, M. F., Galperin, L. D., & Masters, W. H. (1995). Dissociation and Treatment of Compulsive Reenactment of Trauma Sexual Compulsivity. In: M. Hunter (Hrsg.), *Adult Survivors of Sexual Abuse: Treatment Innovations* (S. 174–186). Thousand Oaks: Sage.

Sehmi, S. (n. d.). An Interview with Sabine Gisiger. *Swiss Style Magazine.*

Sexton, A. (1977). *A Self-Portrait in Letters.* (L. G. Sexton, & L. Ames, Eds.) Boston: Houghton Mifflin.

Sexton, A. (1981). *Complete Poems.* Boston: Houghton Mifflin.

Sexton, L. G. (1997). *Auf der Suche nach meiner Mutter, Anne Sexton.* Frankfurt am Main: Fischer Taschenbuch Verlag GmbH.

Sharp, A. (1965). *A Green Tree in Gedde.* New York: New American Library.

Shulman, M. (2016). Unavoidable Satisfactions: The Analyst's Pleasure. *Journal of the American Psychoanalytic Association 64*, 697–727.

Silverman, P. R. (2004). *Widow to Widow: How the Bereaved Help One Another.* (2nd ed.). New York: Brunner-Routledge.

Simpson, E. (1989, September 3). I Had Botched This Case Beyond Belief: Love's Executioner. *New York Times.*

Smith, J.-D. (2006). Review of The Schopenhauer Cure. *International Journal of Group Psychotherapy*, 379–382.

Solomon, R. C. (2003). *Living with Nietzsche: What the Great »Immoralist« Has to Teach Us.* New York: Oxford University Press.

Spence, D. P. (1984). *Narrative Truth and Historical Truth: Meaning and Interpretation in Psychoanalysis.* New York: Norton.

Spinoza, B. (2012). *Theologisch-politischer Traktat.* Hamburg: Felix Meiner Verlag.

Spinoza, B. (2016). Ethik. e-artnow.

Stanley, A. (1991, July 15). Poet Told All; Therapist Provides the Record. *New York Times.*

Stewart, G. (1984). *Death Sentences: Styles of Dying in British Fiction.* Cambridge: Harvard University Press.

The Top 10 Most Influential Therapists. (2006). *Psychotherapy Networker.* Retrieved October 20, 21016, from org/magazine/article/661/the-top-10.

Thomas, L. (1987). *Das Leben überlebt: Geheimnis der Zellen.* München: Wilhelm Goldmann GmbH.

Tolstoi, L. (2008, 2021). *Der Tod des Iwan Iljitsch.* München: Anaconda-Verlag.

Tugend, A. (2014, Winter). Engendering Sons: Is It Doable–or Even Desirable–to Raise Gender-Neutral Children? *California Magazine.* Retrieved October 15, 2016, from Http://alumni.berkeley.edu/california-magazine/winter-2014-gender-assumptions.

Waite, R. G. (1977). *The Psychopathic God: Adolf Hitler.* New York: Basic Books.

Wampold, B. E. (2015). *The Great Psychotherapy Debate: The Evidence for What Makes Psychotherapy Work* (2nd ed.). New York: Routledge.

Weingarten, R. (2000). Foreword to the Perennial Classics edition. In I. D. Yalom, *Love's Executioner and Other Tales of Psychotherapy.* New York: Perennial Classics.

Wheelis, A. (1987). *The Doctor of Desire.* New York: Norton.

Winnicott, D. W. (1949). »Hate in the Counter-Transference«. *International Journal of Psycho-Analysis 30*, 69–74.

Worden, J. W. (2018). *Beratung und Therapie in Trauerfällen: Ein Handbuch* (5. unveränderte Ausg.). Bern: Hogrefe Verlag.

Wurmser, L. (1998). *Die Maske der Scham: Die Psychoanalyse von Schamaffekten und Schamkonflikten* (3. Ausg.). Berlin, Heidelberg: Springer Verlag.

Yalom, I. D. (1996). *Theorie und Praxis der Gruppenpsychotherapie* (4. Ausg.). München: Pfeiffer.

Yalom, I. D. (1996). *Und Nietzsche weinte* (10. Ausg.). München: btb Verlag.

Yalom, I. D. (1998). *Die rote Couch.* München: btb Verlag.

Yalom, I. D. (1999). *Die Liebe und ihr Henker* (7. Ausg.). München: btb Taschenbuch, Goldmann Verlag.

Yalom, I. D. (2000). *Die Reise mit Paula* (7. Ausg.). (H.-J. Maass, Übers.) München: Random House GmbH.

Yalom, I. D. (2000). Foreword. In S. F. Josef Breuer, *Studies on Hysteria.* New York: Basic Books.

Yalom, I. D. (2000). *Love's Executioner and Other Tales of Psychotherapy.* New York: Perennial Classics.

Yalom, I. D. (2002). *Jeden Tag ein bißchen näher.* München: btb Verlag.

Yalom, I. D. (2002). *The Schopenhauer Cure.* New York: Harper Perennial.

Yalom, I. D. (2003). *Was Hemingway von Freud hätte lernen können* (1. Ausg.). München: btb Verlag.

Yalom, I. D. (2004). *Liebe, Hoffnung, Psychotherapie* (1. Ausg.). München: btb Verlag.

Yalom, I. D. (2005). *Die Schopenhauer-Kur.* München: btb Verlag.

Yalom, I. D. (2005). *Im Hier und Jetzt.* München: btb-Verlag.

Yalom, I. D. (2006). Writing the Schopenhauer Cure. In *The Schopenhauer Cure.* New York: Harper Perennial.

Yalom, I. D. (2007). *Theorie und Praxis der Gruppenpsychotherapie* (5. Ausg.). Stuttgart: Klett-Cotta.

Yalom, I. D. (2010). *Der Panama-Hut* (13. Ausg.). München: btb Verlag.

Yalom, I. D. (2010). *Existenzielle Psychotherapie.* Bergisch-Gladbach: EHP.

Yalom, I. D. (2010). *In die Sonne schauen* (16. Ausg.). München: btb Verlag.

Yalom, I. D. (2012). *Das Spinoza-Problem.* München: btb Verlag.

Yalom, I. D. (2012). *Love's Executioner.* New York: Basic Books.

Yalom, I. D. (2015). *Autobiographical Note.* doi:https://www.yalom.com/biography

Yalom, I. D. (2015). *Denn alles ist vergänglich.* München: btb Verlag.

Yalom, I. D. (2017). *Wie man wird, was man ist* (7. Ausg.). München: btb Verlag.

Yalom, I. D., & Elkin, G. (1974). *Every Day Gets a Little Closer: A Twice-Told Therapy.* New York: Basic Books.

Yalom, I. D. & Yalom, M. (2021). *Unzertrennlich. Über den Tod und das Leben.* München: btb Verlag.

Yalom, M. (1985). *Maternity, Mortality, and the Literature of Madness.* University Park: Pennsylvania State University Press.

Yalom, M. (1997). *A History of the Breast.* New York: Knopf.

Yalom, M. (1998). *Eine Geschichte der Brust.* Düsseldorf: Marion von Schröder Verlag.

Yalom, M. (2001). *A History of the Wife.* New York: HarperCollins.

Yalom, M. (2008). *The American Resting Place: Four Hundred Years of History Through Our Cemeteries and Burial Grounds.* Boston: Houghton Mifflin Harcourt.

Yalom, M. (2013). *Wie die Franzosen die Liebe erfanden: Neunhundert Jahre Leidenschaft.* München: Graf Verlag.

Yalom, M., & Donovan Brown, T. (2017). *Freundinnen. Eine Kulturgeschichte.* München: btb Verlag.

Young, P. (1966). *Ernest Hemingway: A Reconsideration.* Pennsylvania: Pennsylvania State University Press.

Young, R. (2012, October 23). *Marilyn Yalom and the Language of Love.* Retrieved October 14, 2016, from Interview Magazine: https://www.interviewmagazine.com/culture/marilyn-yalom-how-the-french-invented-love.

Yovel, Y. (1989). *Spinoza and Other Heretics; The Adventure of Immanence.* Princeton: Princeton University Press.

Yovel, Y. (2012). *Spinoza: Das Abenteuer der Immanenz.* Göttingen: Steidl.

Die amerikanische Originalausgabe erschien 2019 unter dem Titel »Writing the Talking Cure. Irvin D. Yalom and the Literature of Psychotherapy« bei der State University of New York Press, Albany.

Der Verlag behält sich die Verwertung der urheberrechtlichen geschützten Inhalte dieses Werkes für Zwecke des Text- und Data-Minings nach § 44 b UrhG ausdrücklich vor.
Jegliche unbefugte Nutzung ist hiermit ausgeschlossen.

MIX
Papier | Fördert gute Waldnutzung
FSC® C014496

Penguin Random House Verlagsgruppe FSC® N001967

1. Auflage
Deutsche Erstveröffentlichung Januar 2024
btb Verlag in der Penguin Random House Verlagsgruppe,
Neumarkter Str. 28, 81673 München
Copyright © der Originalausgabe 2019
State University of New York
© der deutschsprachigen Ausgabe 2024
btb Verlag, München,
in der Penguin Random House Verlagsgruppe GmbH
Covergestaltung: semper smile, München, nach einem Entwurf von
© State University of New York Press
Covermotiv: Michael Zagaris
Satz: Uhl + Massopust, Aalen
Druck und Einband: GGP Media GmbH, Pößneck
RK · Herstellung: sc
Printed in Germany
ISBN 978-3-442-77360-2

www.btb-verlag.de
www.facebook.com/penguinbuecher